Qualidade de vida
na infância e na adolescência

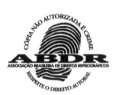

Q1   Qualidade de vida na infância e na adolescência : orientações para pediatras e profissionais da saúde mental / Francisco B. Assumpção Jr., Evelyn Kuczynski e cols. – Porto Alegre : Artmed, 2010.
424 p. ; 23 cm.

ISBN 978-85-363-2177-6

1. Psiquiatria – Crianças e adolescentes. 2. Pediatria. I. Assumpção Jr., Francisco B. II. Kuczynski, Evelyn.

CDU 616.89-053.2/.6

Catalogação na publicação: Renata de Souza Borges CRB-10/1922

Qualidade de vida
na infância e na adolescência

orientações para pediatras
e profissionais da
saúde mental

Francisco B. Assumpção Jr.
Evelyn Kuczynski
e colaboradores

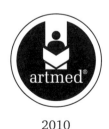

2010

© Artmed Editora S.A., 2010.

Capa
Paola Manica

Preparação do original
Juçá Neves da Silva

Leitura final
Renata Baum Ortiz

Editora sênior – Biociências
Cláudia Bittencourt

Projeto e editoração
Armazém Digital Editoração Eletrônica – Roberto Carlos Moreira Vieira

Reservados todos os direitos de publicação, em língua portuguesa, à
ARTMED® EDITORA S.A.
Av. Jerônimo de Ornelas, 670 – Santana
90040-340 Porto Alegre RS
Fone: (51) 3027-7000 Fax: (51) 3027-7070

É proibida a duplicação ou reprodução deste volume, no todo ou em parte, sob quaisquer formas ou por quaisquer meios (eletrônico, mecânico, gravação, fotocópia, distribuição na Web e outros), sem permissão expressa da Editora.

SÃO PAULO
Av. Angélica, 1091 – Higienópolis
01227-100 São Paulo SP
Fone: (11) 3665-1100 Fax: (11) 3667-1333

SAC 0800 703-3444

IMPRESSO NO BRASIL
PRINTED IN BRAZIL

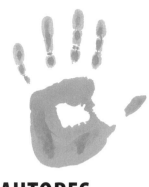

AUTORES

Francisco B. Assumpção Jr.
Psiquiatra da Infância e da Adolescência. Professor Livre-docente pela Faculdade de Medicina da Universidade de São Paulo (FMUSP). Professor Associado e Coordenador do projeto "Distúrbios do Desenvolvimento", do Instituto de Psicologia da USP. Membro da Academia Paulista de Psicologia (cad.16).

Evelyn Kuczynski
Pediatra. Psiquiatra da Infância e Adolescência. Doutora pela Faculdade de Medicina da Universidade de São Paulo (FMUSP/SP). Pesquisadora voluntária do Projeto "Distúrbios do Desenvolvimento", do Instituto de Psicologia da USP. Docente responsável pela Disciplina "Qualidade de Vida na Infância e Adolescência: Evolução Conceitual e Perspectiva Frente à Doença Crônica (e suas Repercussões)", do Departamento de Psiquiatria da FMUSP/SP.

Alexsandra Vieira Elias
Psicóloga. Psicopedagoga. Mestre em Ciências Médicas pela Universidade de Campinas (UNICAMP).

Andréa Yamaguchi Kurashima
Mestre e Doutora em Oncologia pela Fundação Antonio Prudente. Enfermeira do Centro Internacional de Pesquisa e Ensino do Hospital A.C. Camargo.

Carlos Henrique Martins da Silva
Doutor em Pediatria. Professor Associado do Departamento de Pediatria da Universidade Federal de Uberlândia (UFU).

Célia Lídia da Costa
Psiquiatra. Doutora em Oncologia pela Fundação Antonio Prudente. Diretora do Departamento de Psiquiatria e Psicologia do Hospital A.C. Camargo.

Claudio Arnaldo Len
Mestre e Doutor em Pediatria e Ciências Aplicadas à Pediatria pela Universidade Federal de São Paulo (UNIFESP). Professor Adjunto do Departamento de Pediatria da Escola Paulista de Medicina da UNIFESP.

Clovis Artur Almeida da Silva
Mestre e Doutor em Pediatria pela USP. Professor Livre-docente do Departamento de Pediatria da Faculdade de Medicina da Universidade de São Paulo (USP). Chefe da Unidade de Reumatologia Pediátrica ICR-HC-FMUSP.

Drauzio Viegas
Doutor pela Faculdade de Medicina da USP. Livre-docente em Pediatria pela Faculdade de Ciências Médicas de Santos – Fundação Lusíadas. Professor Titular do Departamento de Pediatria da Faculdade de Medicina da Fundação do ABC. Membro do Conselho Consultivo da Associação Brasileira de Brinquedotecas.

Egmar Longo Araújo de Melo
Fisioterapeuta. Mestre em Educação em Saúde pela Universidade de Fortaleza (UNIFOR). Doutoranda em Avances en Investigación sobre Discapacidad – Universidade de Salamanca – bolsista MAEC-AECID.

Erika Maria Monteiro Santos
Mestre e Doutora em Oncologia pela Fundação Antonio Prudente. Enfermeira do Centro Internacional de Pesquisa e Ensino do Hospital A.C. Camargo.

Julliene Érika Moreira Barreiro Soares
Psicomotricista. Terapeuta Ocupacional. Mestre em Educação em Saúde.

Kette D. R. Valente
Doutora em Neurologia pela Faculdade de Medicina da USP. Diretora do Laboratório de Neurofisiologia do IPq-HC-FMUSP.

Lilian Maria Cristofani
Professora Livre-docente pelo Departamento de Pediatria da FMUSP. Médica Assistente do Serviço de Onco-Hematologia do Instituto da Criança – HC-FMUSP.

Marcos Lopes
Mestrando em Ciências da Saúde pelo Serviço de Nefrologia Pediátrica do Instituto da Criança do HC-FMUSP. Supervisor de Equipe Técnica de Saúde das Unidades de Terapia Intensiva Neonatal e Pediátrica do Hospital Infantil Darcy Vargas. Professor da Pós-graduação em Enfermagem em Terapia Intensiva Neonatal e Pediátrica da Universidade Nove de Julho (UNINOVE). Professor convidado da Pós-graduação em Enfermagem em Unidade de Terapia Intensiva Pediátrica e Enfermagem em Neonatologia do Centro Universitário São Camilo.

Maria Iracema Capistrano Bezerra
Fisioterapeuta. Mestre em Saúde Coletiva pela UNIFOR.

Maria Sigride Thomé de Souza
Médica Supervisora do Laboratório de Neurofisiologia Clínica do IPq-HC-FMUSP.

María Teresa Moreno Valdés
Psicóloga. Doutora em Ciências Psicológicas. Estância de Pós-doutorado no Instituto de Integración em La Comunidad (INICO) – Universidade de Salamanca. Professora do Mestrado em Saúde Coletiva da UNIFOR.

Marília Penna Bernal
Terapeuta Ocupacional. Especialista em Saúde Mental na Infância e na Adolescência pela FACIS-IBEHE. Mestranda em Psicologia Clínica pela USP.

Marisa Silva Laranjeira
Mestre em Gastroenterologia Pediátrica pela UNIFESP. Docente do Departamento de Pediatria da Faculdade de Medicina da Fundação do ABC. Coordenadora da Enfermaria Pediátrica do Centro Hospitalar de Santo André.

Mariza Matheus Cuvero
Psiquiatra Geral da Infância e da Adolescência. Mestre em Ciências da Saúde pela UFU. Professora de Psicopatologia e Psicofarmacologia no Curso de Psicologia da União Educacional Minas Gerais (UNIMINAS).

Milena de Holanda Oliveira Bezerra
Psicóloga. Especialista em Saúde Pública e da Família pela Faculdade Kurius. Mestranda em Saúde Coletiva na UNIFOR. Docente da Faculdade Católica Rainha do Sertão (FCRS).

Mirna Albuquerque Frota
Enfermeira. Doutora em Enfermagem pela Universidade Federal do Ceará (UFC). Professora Adjunta do Mestrado em Saúde Coletiva e do Curso de Graduação em Enfermagem da UNIFOR.

Morgana Machado Masetti
Psicóloga. Mestre em Psicologia Social pela Pontifícia Universidade Católica de São Paulo (PUC-SP). Membro dos Doutores da Alegria.

Nívea de Macedo Oliveira Morales
Doutora em Medicina (Neurologia) pela USP-FMRP. Professora da Pós-graduação em Ciências da Saúde da FAMED/UFU e Medica Neurologista Pediátrica da UFU e da Associação de Assistência a Criança Deficiente (AACD-MG).

Sandra Shimoda
Enfermeira. Mestre em Oncologia pela Fundação Antônio Prudente (FAP). Enfermeira do Centro Internacional de Pesquisa e Ensino da Fundação Antônio Prudente.

Sílvia Maria de Macedo Barbosa
Médica Pediatra. Doutora em Ciências pela FMUSP. Chefe da Unidade de Dor e Cuidados Paliativos do Instituto da Criança – HC-FMUSP. Coordenadora do Comitê Pediatria da Sociedade Brasileira para o Estudo da Dor (SBED). Presidente da Academia Nacional de Cuidados Paliativos (ANCP).

Sonia Maria Baldini
Especialista em Psiquiatria Infantil pelo HC-FMUSP Mestre e Doutora em Pediatria pela FMUSP. Preceptora do Instituto de Assistência Médica ao Servidor Público Estadual de São Paulo.

Soraya Ocanha Age Saide Moura
Atriz e Palhaça pela Escola de Arte Dramática – EAD-ECA-USP. Coordenadora Nacional de Formação dos Doutores da Alegria, responsável pela sistematização de seleção e treinamento de novos integrantes.

Vera Hermina Kalika Koch
Chefe da Unidade de Nefrologia Pediátrica I. Criança – HC-FMUSP. Professora Livre-docente do Departamento de Pediatria da Faculdade de Medicina da Universidade de São Paulo (USP).

Vicente Odone Filho
Professor Titular do Departamento de Pediatria da FMUSP, Área de Onco-Hematologia Pediátrica.

Wellington Nogueira Santos Júnior
Ator formado pela Academia Americana de Teatro Dramático e Musical de Nova York. Fundador e Coordenador Geral dos Doutores da Alegria - Arte, Formação e Desenvolvimento.

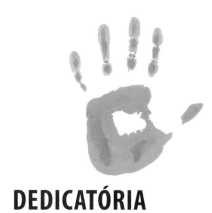

DEDICATÓRIA

Desejamos dedicar esta obra aos professores Pedro de Alcântara Marcondes Machado (pediatra, 1901-1979) e Stanislau Krynski (psiquiatra da infância e adolescência, 1920-1996), que, em 1955, se associaram para inaugurar o Serviço de Higiene Mental do Departamento de Pediatria da Faculdade de Medicina da Universidade de São Paulo, proposta pioneira, em território nacional, de atendimento em saúde mental infantil dentro de uma unidade pediátrica.

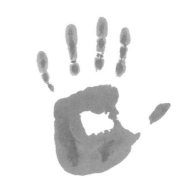

AGRADECIMENTOS

A todos os colaboradores e colaboradoras desta obra, que gentilmente cederam seu tempo, seu saber e sua experiência para que este livro se concretizasse.

À Editora Artmed, por apostar em nossa proposta e propiciar condições para o desenvolvimento do projeto.

A todos os familiares que confiam no trabalho de profissionais especializados e engajados na promoção de saúde (física e mental) a crianças e adolescentes.

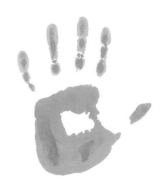

APRESENTAÇÃO

> [...] I'll always be a dreamin' man
> I don't have to understand
> I know it's alright.
>
> Dreamin' man
> He's got a problem [...]
> Neil Young, *Dreamin' Man*, 1992

"Qualidade de vida" (QV) é, hoje, uma ideia muito veiculada. No entanto, sua definição geralmente se baseia em conceitos vagos e obscuros. Há que se reconhecer que sua conceituação é tarefa difícil, talvez em função da longevidade desta expressão (cujo conceito remonta a Aristóteles), havendo sofrido inúmeras modificações e adaptações no decorrer dos séculos (e de seus respectivos contextos históricos).

Na infância e adolescência, a conceituação de QV é muito mais complexa, seja em função da dificuldade na obtenção de definições consensuais, seja por envolver a avaliação (qualitativa e/ou quantitativa) de sujeitos dessa faixa etária, um universo populacional extremamente particular quanto às suas características, em função da constante mutação que decorre do processo de crescimento e desenvolvimento.

Cumpre ressaltar que, independentemente da faixa etária a ser abordada, a QV envolve, em primeiro lugar, a assimilação e o exercício dos princípios da ética (princípios esses tão desvalorizados em nosso momento atual) por parte do Estado, da sociedade e dos indivíduos. Estudar e debater sobre QV requer a revisão dessas questões tão fundamentais, ainda que decepcionados com a ausência de sua inscrição como tema de consenso neste novo milênio.

Este livro se constitui na compilação da experiência e dos resultados de pesquisas (acadêmicas ou não) realizadas na última década por grupos de trabalho e pesquisadores nacionais de pontos variados deste nosso vasto território, com o intuito de aprimorar a discussão sobre QV na infância e adolescência, além de estruturar sua avaliação e levantar dados nacionais sobre o bem-estar de nossos jovens. Não faltou a contribuição de relatos de projetos que se propõem a provocar e a estimular a discussão e promoção de QV inserida na interface saúde/doença.

Apesar de o Estatuto da Criança e do Adolescente (sancionado em 13 de julho de 1990) ter recentemente atingido sua "maioridade", a promoção de saúde e qualidade de vida para nossas crianças e adolescentes ainda é um grande desafio em um país continental de tão intensos contrastes socioeconômicos, influências culturais das mais variadas e iniciativas institucionais desarmônicas e, no mais das vezes, insuficientes. A luta pela formação de profissionais e intervenção junto a todos esses jovens cidadãos ainda é tímida e carece de estrutura, seja ela governamental ou não.

Esperamos que esta pequena iniciativa provoque a reflexão sobre o tema da QV. Que esta obra auxilie pediatras e demais profissionais que se ocupam dos cuidados para com a criança e o adolescente a se aproximarem dessa questão, em que pesem todas as suas idiossincrasias e incongruências, mas que também estimule novos pesquisadores a incrementar e somar novas experiências e propostas.

Francisco B. Assumpção Jr.
Evelyn Kuczynski

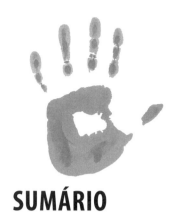

SUMÁRIO

PARTE 1
Qualidade de vida: aspectos conceituais

1 Evolução histórica do conceito de qualidade de vida 21
Francisco B. Assumpção Jr.

2 Qualidade de vida na infância e na adolescência 43
Evelyn Kuczynski

3 Instrumentos para aferição da qualidade de vida em pediatria 57
Andréa Yamaguchi Kurashima, Erika Maria Monteiro Santos

4 Qualidade de vida: sua percepção pela criança, pela família
e pelos profissionais 71
Marília Penna Bernal

5 Qualidade de vida e internação 89
Andréa Yamaguchi Kurashima, Sandra Shimoda

6 Qualidade de vida em unidades de terapia intensiva 103
Sonia Maria Baldini

7 Qualidade de vida e cuidados paliativos em pediatria 127
Sílvia Maria de Macedo Barbosa

PARTE 2
Tópicos especiais

8 Qualidade de vida nas leucemias da infância 137
Lilian Maria Cristofani, Evelyn Kuczynski, Vicente Odone Filho

9 Qualidade de vida em artrite idiopática juvenil 161
Claudio Arnaldo Len, Clovis Artur Almeida da Silva

10 Qualidade de vida em pacientes portadores de estomas urinários 177
Marcos Lopes, Vera Hermina Kalika Koch

11 Qualidade de vida nas epilepsias da infância 189
*Evelyn Kuczynski, Maria Sigride Thomé de Souza,
Kette D. R. Valente*

12 Qualidade de vida e paralisia cerebral 207
Nívea de Macedo Oliveira Morales, Carlos Henrique Martins da Silva

13 Qualidade de vida e quadros degenerativos neuromusculares 227
*María Teresa Moreno Valdés, Egmar Longo Araújo de Melo,
Maria Iracema Capistrano Bezerra*

14 Qualidade de vida e deficiência intelectual 259
*María Teresa Moreno Valdés, Julliene Érika Moreira Barreiro Soares,
Mirna Albuquerque Frota*

15 Qualidade de vida e autismo: um olhar além da síndrome 283
Alexsandra Vieira Elias, Francisco B. Assumpção Jr.

16 Qualidade de vida de cuidadores de portadores de autismo 305
*Nívea de Macedo Oliveira Morales, Carlos Henrique Martins da Silva,
Mariza Matheus Cuvero*

17 Qualidade de vida e TDAH 315
*María Teresa Moreno Valdés, Milena de Holanda Oliveira Bezerra,
Egmar Longo Araújo de Melo*

PARTE 3
Propostas de intervenção em qualidade de vida

18 O papel da psiquiatria e da psicologia hospitalar na qualidade de vida na infância e na adolescência: uma experiência em hospital oncológico 339
Célia Lídia da Costa

19 Psiquiatria de ligação e qualidade de vida em pediatria 361
Evelyn Kuczynski, Francisco B. Assumpção Jr.

20 Brinquedoteca terapêutica no âmbito hospitalar 387
Drauzio Viegas, Marisa Silva Laranjeira

21 Doutores da Alegria 397
Wellington Nogueira Santos Júnior, Soraya Ocanha Age Saide Moura, Morgana Machado Masetti

PARTE 1
Qualidade de vida: aspectos conceituais

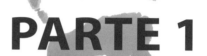

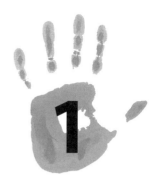

EVOLUÇÃO HISTÓRICA DO CONCEITO DE QUALIDADE DE VIDA

Francisco B. Assumpção Jr.

> Mas a civilização industrial só é possível quando não existe renúncia. É necessário desfrutar até os limites máximos impostos pela higiene e pela economia. De outro modo, as engrenagens param de funcionar.
>
> (Huxley, 1972)

A maior dificuldade ao falar sobre qualidade de vida é considerar, de maneira clara, seu conceito. Se o considerarmos de forma ampla, podemos encontrá-lo na própria Grécia, em Aristóteles, que já tratava do assunto no século IV a.C. Aristóteles apresentava, entretanto, um aspecto finalista, uma vez que estava convencido de que a própria natureza dota todos os animais de instrumentos próprios para viver melhor. Assim, o viver melhor seria um simples exercício da própria natureza, ao dizer que:

> [...] para todos os animais que caminham lhes são devidas as partes desse ofício, o que lhes permite levar o tronco completo, por exemplo, músculo, pele e órgãos que têm, para os animais, o mesmo poder. Porém, o princípio de alma nutritiva se encontra manifestamente no centro dessas três partes, segundo a observação e segundo o raciocínio.
>
> (Aristóteles, 1993)

Hipócrates, por sua vez, debatia que:

> [...] uma pessoa inteligente deve saber viver de modo a preservar sua saúde e valer-se dos conhecimentos próprios assim que ela estiver ameaçada. Pois uma coisa é óbvia: existe bem mais precioso do que a saúde? O médico deve saber dizer o que havia antes. Deve perceber o que ocorre no presente. E deve prever o que virá no futuro. É essa a arte que ele deve exercer.
>
> Pois em qualquer tratamento de uma doença, dois aspectos devem ser considerados: ajudar – ou pelo menos não prejudicar...
>
> (Hipócrates, 1989)

É ainda Hipócrates que, ao referir-se aos apetites em excesso, pergunta em que diferem os homens dos animais.

> Porque, considerando-se esses apetites, no que animais desprovidos de razão têm que lhe invejar? As bestas sabem se contentar com o que lhes dá satisfação. Alguém já viu um leão procurando ouro na terra? Qual touro a cupidez leva a combater? Qual pantera mostra desejos insaciáveis? O javali bebe, mas só enquanto tem sede; o lobo, após devorar a presa, se abstém de mais alimentação; mas o homem, durante dias e noites consecutivos, não para de festejar. A ordem das estações coloca fim ao desejo dos animais desprovidos de razão mas o homem é constantemente mordido pela luxúria.
>
> (Hipócrates, 1989)

Assim, na Grécia e mais tarde em Roma, os filósofos desenvolvem uma ideia contraditória, opondo a carne ao espírito; a materialidade do corpo, com suas pulsões, à imaterialidade do espírito que deve dominá-la, com os médicos preocupando-se com as partes inferiores e, em consequência, ditando as regras da higiene, e os filósofos preocupando-se com a parte superior e ditando regras morais. Isso é visto em Epicuro quando, em sua carta a Mecenas, lembra que:

> [...] o prazer supremo provém da ausência de todo o sofrimento e condena, enquanto fontes de problemas morais, as bebedeiras e os banquetes, bem como o prazer decorrente da frequência às mulheres.
>
> (Robert, 1998)

Na Idade Média, embora de maneira diversa, a ideia de cuidar da forma de vida como regra para viver melhor aparece com clareza no Regime de Saúde Salertiniano, já uma proposta médica que diz:

> Respira um ar sereno, brilhante de pureza,
> Da qual nenhuma exalação turva a clareza;
> Evita os odores infectos e vapores deletérios
> Que sobem dos esgotos e empestam a atmosfera...
> Queres dos teus prazeres prolongar o sucesso?
> Do vício e da mesa evita o excesso...
> Se o mal é insistente, cabe à arte reagir:
> Mais que curar o mal, a arte deve prevenir.
> O ar, o repouso e o sono, o prazer e a comida
> Preservam a saúde do homem, saboreados com medida:
> O abuso torna em veneno esse bem inocente
> Destruindo o corpo e turvando a mente...
>
> (Sournia, 1995)[1]

Durante esse mesmo período, por ocasião do início da cristianização europeia (por volta do século IV), observa-se uma oposição entre o prazer da carne e o engrandecimento do espírito. Isso porque a vinda de Cristo para a salvação humana é imaginada sob o ponto de vista da corrupção da carne e, assim, dá-se uma sexualização (em sentido amplo) da mesma, com o carnal transformando-se em sexual e o pecado original sendo assimilado ao pecado da carne (Verdon, 1996).

Entretanto, toda a questão do bem-estar vai passar pela noção da individualidade, *nihil praeter individuum* (nada existe fora do indivíduo), sendo a ligação aos outros estabelecida a partir de um desígnio superior e o trabalho (e o auxílio mútuo) considerado a base de um modelo social, de sustentação e de bem-estar. Da mesma forma, as noções de propriedade, trabalho e ganho não eram vistas sob o ponto de vista eminentemente econômico, o que alterou de maneira substancial a noção de satisfação com a vida (Rops, 1993).

O próprio Santo Agostinho, ao criticar a luxúria, relata que ela se relaciona ao excesso e à abundância, com o excesso associado à carne e à bebida, enquanto a abundância se referia à riqueza (Agostinho, 2002). Estabelece-se assim uma ligação quase direta entre a atividade médico-filosófica e uma vida melhor, tornando talvez pretensioso imaginar que a preocupação com o "viver melhor" seja um privilégio da modernidade.

Sua atualidade decorre, contudo, do processo de desenvolvimento tecnológico, citado de forma exaustiva como o mais importante marco da virada do milênio, sendo considerado diretamente ligado aos meios de produção e de consumo; portanto, com uma visão diversa do que se pensou durante a Antiguidade Clássica e a Idade Média.

---

[1]Extratos de uma tradução versificada no século XVIII.

> Dessa maneira, estabelecer uma definição universal sobre o que é qualidade de vida, sobretudo quando nos referimos à criança e ao adolescente, é extremamente difícil, pois as tentativas vêm se multiplicando há muito tempo e sendo elaboradas a partir de uma ótica própria ou vinculada aos interesses focais de cada autor que sobre ela se debruça.

Dessa maneira, estabelecer uma definição universal sobre o que é qualidade de vida, sobretudo quando nos referimos à criança e ao adolescente, é extremamente difícil, pois as tentativas vêm se multiplicando há muito tempo e sendo elaboradas a partir de uma ótica própria ou vinculada aos interesses focais de cada autor que sobre ela se debruça.

A origem do conceito de qualidade de vida é apresentada por Ostenfeld (1994), entre outros autores, quando traz o pensamento de Aristóteles que, ao se deparar com a expressão "eudaimonia", interpretou-a como: "[...] algo próximo do sentir-se realizado e pleno, o fim último, o bem maior e supremo, que só poderia ser alcançado pela prática das virtudes".

Era esse o ensinamento para que se alcançasse o objetivo proposto, a prática da virtude durante a vida inteira. Segundo o autor, Aristóteles diz ainda que: "[...] a essência da felicidade estaria na atividade virtuosa, sendo todos os demais bens condições necessárias e contributivas para ela".

Aristóteles estaria, dessa forma, propondo a realização das potencialidades humanas.

Albuquerque (2005) complementa a ideia ao afirmar que:

> [...] analisando a semântica da expressão, observa-se que sua difusão tem sido tão popular, em todo o mundo, que ainda não existe consenso, do ponto de vista acadêmico, na aceitação de uma única definição.

Assim, considerando a obra em questão, procuraremos um maior cuidado na identificação dos aspectos comportamentais e de orientação dos indivíduos, com base em seus próprios padrões, a fim de fornecer informações e estímulos para mudanças qualitativas desses comportamentos e hábitos. Desse modo, embora este livro apresente e compreenda diversas experiências, procedentes de diferentes pesquisadores e variados locais do País, sua estratégia foi buscar um equilíbrio entre conceitos provenientes da psicologia, da biologia e da sociologia, projetados sobre as atividades cotidianas do indivíduo e relacionados ao bem-estar físico e emocional, às relações interpessoais, às atividades de lazer, às atividades sociais e ao desenvolvimento e realização pessoal. Enfim, àquelas situações que a princípio constituem o próprio ser-no-mundo.

A procura de uma origem histórica ou conceitual de qualidade de vida, ao mesmo tempo em que encontra substancial produção intelectual em diferentes pensadores, traz divergências marcantes em si mesma.

Gracia-Guillén (1996) relata que o conceito de qualidade de vida, na sociedade atual, não é oriundo nem da filosofia, nem da teologia, nem da ética, mas da sociologia e da economia, a partir de uma ideia de liberdade que coloca o homem de maneira antropocêntrica e o considera capaz de mudar a si mesmo e, em consequência, a própria sociedade.

Mais recentemente, o Grupo de Qualidade de Vida da Organização Mundial de Saúde (WHOQOL Group, 1995) a define como:

> [...] a percepção do indivíduo de sua posição na vida, no contexto da cultura e do sistema de valores nos quais vive e em relação a seus objetivos, expectativas, padrões e preocupações.

> Gracia-Guillén (1996) relata que o conceito de qualidade de vida, na sociedade atual, não é oriundo nem da filosofia, nem da teologia, nem da ética, mas da sociologia e da economia, a partir de uma ideia de liberdade que coloca o homem de maneira antropocêntrica e o considera capaz de mudar a si mesmo e, em consequência, a própria sociedade.

Diante desse conceito, Fleck e colaboradores (1999) concluem que: "[...] fica clara a posição da OMS quanto ao caráter subjetivo e multidimensional do termo e a inclusão de elementos positivos e negativos em sua avaliação".

O WHOQOL Group (1995) considera ainda que, em tempos mais recentes, foi o presidente norte-americano Lyndon Johnson quem, em seu discurso de posse, empregou pela primeira vez a expressão "qualidade de vida", ao declarar que: "[...] os objetivos não podem ser medidos pelo balanço dos bancos. Eles só podem ser medidos pela qualidade de vida que proporcionam às pessoas".

Resta saber, entretanto, se não deixamos de considerar o balanço dos bancos (e a história recente mostra-nos que não deixamos de considerá-lo) para passarmos a considerar o balanço dos gastos governamentais com saúde mais do que o próprio bem-estar das pessoas. Dauphine (1999, apud Albuquerque, 2005) relata ainda que o termo "qualidade de vida" teria sido utilizado por Pigou, em 1920, falando sobre o impacto governamental em relação à vida das classes menos favorecidas.

Durante a década de 1940, as indústrias de produtos manufaturados desenvolveram os conceitos de produtos com qualidade e de controle de qualidade. Após 1945, o conceito de qualidade de vida foi associado à aquisição desses bens, passando-se a buscar índices para sua mensuração. Esses índices primeiramente eram genéricos e se referiam a expectativa de vida e mortalidade infantil, entre outros aspectos, passando, desde 1960, a surgir indicadores subjetivos focados na satisfação, no bem-estar e na felicidade das pessoas, avaliados por suas experiências de vida (Constantino, 2007). "Coisifica-se",

> Durante a década de 1940, as indústrias de produtos manufaturados desenvolveram os conceitos de produtos com qualidade e de controle de qualidade. Após 1945, o conceito de qualidade de vida foi associado à aquisição desses bens, passando-se a buscar índices para sua mensuração. Esses índices primeiramente eram genéricos e se referiam à expectativa de vida e mortalidade infantil, entre outros aspectos, passando, desde 1960, a surgir indicadores subjetivos focados na satisfação, no bem-estar e na felicidade das pessoas, avaliados por suas experiências de vida (Constantino, 2007). "Coisifica-se", assim, a própria noção de vida, ao se estabelecer controles de qualidade para objetos e para o próprio existir, assemelhando-os.

Quando verificamos os atuais conceitos de qualidade de vida, observamos diversos enfoques e visões, vários deles merecendo reflexão e análise. Assim, Rufino Netto (1994) considera que qualidade de vida boa ou excelente corresponde à possibilidade de alguém ter condições mínimas para obter o máximo de seu potencial para viver, amar, trabalhar, produzindo bens e serviços, fazendo ciências ou arte.

Na mesma linha de pensamento, Martins, França e Kimura (1996) sugerem que o conceito de qualidade de vida é atingido a partir da subjetividade e abarca todos os elementos essenciais da condição humana, embora isso seja bastante difícil de ser definido.

Dessa maneira, qualidade de vida pode ser definida como algo intrínseco ao ser humano, sendo parte integrante das relações familiares, amorosas, sociais e ambientais (Constantino, 2007). Portanto, quanto maior o estado de normalidade de uma sociedade, mais ampla é a percepção de qualidade de vida e maior o grau de bem-estar e de acesso a bens materiais e culturais (Matos, 1998). Poderíamos, aqui, discordar da afirmação, posto que o conceito de normalidade social proposto parece se pautar mais por um critério ideal do que por um critério normativo e estatístico, uma vez que a maioria das sociedades modernas, embora proponha um estado de bem-estar social, preocupa-se muito pouco com a qualidade de vida propriamente dita, que fica à mercê de critérios ideológicos e mercadológicos.

Todavia, temos de considerar que o cotidiano é determinante para a satisfação e a insatisfação das pessoas, estando, assim, relacionado com a sensação de bem-estar (Ferrans, 1996); em consequência, a qualidade de vida deve incorporar o bem-estar no âmbito social, na saúde, na medicina e na satisfação psicológica (Ballesteros, 1996, apud Constantino, 2007).

Em termos gerais, estamos falando, então, da forma como o indivíduo interage (considerando-se seu equipamento genético-constitucional e seu investimento sociocultural – Ajuriaguerra, 1973) com o mundo externo. Tal forma está, portanto, ligada às características da experiência humana e relacionada de maneira direta às percepções do bem-estar, sendo importante estabelecer parâmetros sensíveis para detecção e qualificação do impacto psicossocial (Assumpção Júnior et al., 2000).

> Infelizmente, até o momento, o que se consegue perceber é a dificuldade em avaliar essa condição, pois sob a insígnia de "qualidade de vida" jazem as mais variadas concepções, desde capacidade física até desempenho social, passando por ideias subjetivas de bem-estar e inserção satisfatória num contexto cultural.
>
> (Assumpção Júnior et al., 2000)

Quando citado de maneira isolada, o termo qualidade de vida costuma ser compreendido como as condições em que um indivíduo, um país ou uma região está vivendo, misturando-se conceitos sociológicos, econômicos, sanitários, educacionais e outros, à procura de indicadores que espelhem um (teórico) bem-estar social (Constantino, 2007).

Desse modo, os últimos tempos foram pródigos nos modelos de classificação e diagnóstico de qualidade de vida, permitindo simplificações, distorções e conceitos parciais e de caráter puramente funcionalista (que se enquadram muito bem em uma sociedade globalizada e com um objetivo centrado na produção e no consumo).

Assim, no âmbito de um modelo social estressante, imposto ao indivíduo por uma sociedade capitalista e de consumo (na qual cada um vale pelo que tem e produz), podemos observar um desgaste tão intenso que justifica a procura de alternativas compensadoras, na maior parte das vezes também ligadas aos mesmos mecanismos de consumo.

É lamentável, porém, que justamente essas considerações, ligadas à sobrevivência de um modelo competitivo e funcionalista sem levar em consideração as exigências do corpo e da própria pessoa, passem a fazer parte da preocupação da maioria daqueles que se envolvem com o estudo da qualidade de vida. Desse modo, buscam-se variadas formas para atenuar o desgaste cotidiano sem que o mesmo seja questionado, tendo-se até a pretensão de tentar dar ao indivíduo isolado a condição e o poder de fazer desaparecer os fatores que o induzem ao estresse e a uma vida infeliz (Constantino, 2007).

Dessa maneira, os criadores de produtos e os especialistas em *marketing* de nossa Idade Média[2] passam a apresentar "receitas" que propõem a

---

[2] Corresponde a um trocadilho criado por Santos (2002), sugerindo que se leia mídia, de acordo com a escrita latina, para que seja possível proporcionar um jogo de palavras entre Idade Média e Idade Mídia.

atenuação do cansaço físico ou mental com fórmulas corretas, que variam da compra de um determinado produto (ligado ou não à esfera da saúde) à mudança de hábitos e condutas sociais (p. ex., a proibição de determinadas atitudes públicas ligadas à cultura e diretamente relacionadas à própria individualidade).

Portanto, conforme Santos (2002), o despotismo atual do dinheiro, com o subsistema financeiro se apresentando como se fosse o próprio sistema econômico e social, provoca diferentes rupturas no tecido social de maneira brutal, passando-se a ignorar

> a brutalidade no trato com o ser humano, visto que o dinheiro, em estado puro, dá as costas à realidade do ambiente em que se instala. Ele apenas se preocupa com outros dinheiros.

Entretanto, somente subvertendo essa visão e privilegiando a existência real das pessoas como individualidades é que poderemos começar a pensar sobre a noção de qualidade de vida. Caso contrário, permaneceremos atrelados aos conceitos midiáticos ligados a concepções estritamente econômicas.

A QUESTÃO DO ESTRESSE

O estresse não é um fenômeno isolado que pode ser visto de maneira individual. Assim, embora possa ser associado a um sem número de enfermidades, culpá-lo diretamente por qualquer alteração é, no mínimo, simplista, posto que ele, em si, é uma condição básica para a própria sobrevivência do indivíduo (Constantino, 2007).

Seu excesso, ocasionado pelas maiores dificuldades adaptativas provenientes de uma sociedade complexa, é que deve ser considerado; assim, temos de pensar a respeito do modelo de vida que estabelecemos, ao menos nos últimos 300 anos. Isso porque o estresse, como dado isolado, pode ocasionar aquilo que chamamos de *eustress* (uma reação positiva ligada a mecanismos da própria sobrevivência) e o que denominamos *distress* (ligado ao desgaste já citado) (Constantino, 2007).

Dessa forma, ele não pode ser visto somente como um dado negativo ou uma doença, mas como algo que nós mesmos produzimos como espécie, ao enfraquecer o organismo, propiciando a oportunidade para o surgimento de doenças.

Logo, ainda que não seja uma patologia, em sua vertente negativa, deve ser tratado, pois seus efeitos podem ser graves (Lipp, 1998). São esses mesmos estímulos estressantes que obrigam o indivíduo a responder adequadamente a uma situação com dispêndio de mais energia, provocando um desgaste que, embora possa levá-lo a atingir seus objetivos, ocasiona consequências a serem consideradas. Assim, se sua recompensa for satisfatória, neutraliza-se o estresse. Se, ao contrário, o esforço for coercitivo, permeado pela competição e com a presença de relações pessoais fragmentadas, a frustração é constante e a sensação de desamparo muito forte. Por conseguinte, são esses fatores negativos que levam ao estresse e ao próprio desgaste biológico (Constantino, 2007).

Cabe, então, pensarmos nas dificuldades que a vida nesta pós-modernidade proporciona e em qual é o caminho que se descortina para as próximas gerações. Isso se quisermos desempenhar algum papel na qualidade de vida dessas gerações, papel que já se revela ao pensarmos sobre o que oferecemos e exigimos de nossas crianças.

O estresse é *um fato importante da vida, mas ele o é por ser uma parte de seu cotidiano*, impossível de ser evitado. Entretanto, seu excesso produz tal tensão que pode afetar o indivíduo em várias de suas atividades (muitos consideram que afetar seu trabalho, reduzindo sua produtividade, em decorrência de afetar sua vida pessoal e sua saúde, seja o ponto mais importante). Contudo, temos de pensar se devemos aceitar toda a quantidade de estresse a que somos submetidos ou se podemos recusar parte dele ou aprender como utilizar a resposta em benefício próprio. Mais ainda: somos obrigados a pensar sobre quais modelos de vida propomos para as gerações seguintes e o que esperamos delas! Claro que isso se torna muito difícil em uma espécie complexa e teoricamente colaborativa sob o ponto de vista da organização.

Os primeiros conceitos de estresse foram apresentados por Claude Bernard, em 1865, quando descreveu a capacidade dos seres vivos para manter constante seu equilíbrio interno em relação ao ambiente externo (homeostase). Depois, descreveu a capacidade de resposta da pessoa diante de eventos perigosos (fuga ou luta), com aquilo que Buck (1986) descreve mais tarde como os três sistemas de emoção.

> Os primeiros conceitos de estresse foram apresentados por Claude Bernard, em 1865, quando descreveu a capacidade dos seres vivos para manter constante seu equilíbrio interno em relação ao ambiente externo (homeostase).

Em 1926, Selye observou sintomas e sinais comuns em indivíduos que sofrem de distúrbio físicos e seguiu com seus estudos em animais e humanos, chegando a considerações de ordem psicológica, social e filosófica.

Em 1940, Harold Wolff e Stewart Wolf apresentaram estudos sobre a reação do estômago diante de uma grande variedade de estímulos emocionais. Desse modo, Bernard, Cannon, Wolff e Selye estabeleceram as bases médicas e biológicas do estresse (Constantino, 2007).

A partir dessas graduais descobertas como mecanismo compensatório, uma crescente atenção vem sendo dada às necessidades das pessoas com relação a cuidados de saúde, alimentação, atividade física, descanso e outras, sempre, porém, valorizando a questão da funcionalidade e da produtividade como pontos inquestionáveis e de extremo valor. Em consequência, procura-se definir qualidade de vida pelo que é feito por alguém visando, mais do que a si mesmo e a terceiros, a um contexto produtivo e de consumo (Constantino, 2007).

Quando pensamos na criança, a questão se mostra mais complexa, uma vez que, por sua falta de autonomia e independência, ela tem poucas condições de fazer algo por si ou colaborar com o outro, sendo parte passiva das relações, dependendo da atuação do adulto que determina e modela suas atividades.

Surge, então, o conceito de estilo de vida, que, conforme a OMS (World Health Organization, 2004), está associado à forma como as pessoas vivem e às escolhas que fazem. Claro que essa é uma visão puramente teórica, visto que muitas das opções feitas são relacionadas com o contexto, a cultura, os hábitos, os ambientes familiar e social e com o conhecimento acumulado sobre a própria vida que se dispõem em um momento histórico.

Falar em estilos de vida é, portanto, falar do ser-no-mundo, de como ele se relaciona com o próprio mundo e com o mundo das coisas e das pessoas. Evidencia-se, então, a noção de vida saudável, e somos tentados a adotar receitas preestabelecidas de felicidade, vinculadas à adoção de hábitos – como é, neste momento, o reforço constante sobre a atividade física e uma pseudoalimentação saudável –, bem como modelos-padrão de enfrentamento de situações adversas e de estabelecimento de relações afetivas modelares, com um objetivo claro de bem viver. Inclui-se aqui uma grande parte dos modelos de autoajuda, tão em voga neste início de século, bem como as seitas com caráter messiânico (algumas vezes, inclusive, com embasamento científico).

Compreender a importância do estilo de vida para as pessoas é ampliar a concepção de vida saudável para a de vida prazerosa e satisfatória. É agir não só em favor da saúde, mas também em favor de objetivos menos pragmáticos e embasados apenas na produção. É não só adotar hábitos de vida saudáveis, mas contribuir para relações mais solidárias em um mundo individualista, globalizado e de extrema competitividade. É forçar a criação de políticas públicas que incidam de forma positiva não somente na saúde de todos, mas, sobretudo, que sejam capazes de lidar com as pessoas, considerando-as individualmente e de modo positivo (Constantino, 2007).

Embora discussões dessa natureza tenham ganhado destaque, as preocupações maiores são de caráter objetivo, visando à minimização de gastos com os sistemas de saúde. É por isso que vemos as estratégias para promoção de alimentação saudável ou de atividade física. Isso ocorre porque essas considerações transformam o próprio existir humano em políticas públicas, direcionadas funcionalmente, e o envolvimento de profissionais passa também a ser voltado à superação desses problemas e não à melhoria da própria forma de existir.

Promover apenas a saúde não é promover qualidade de vida, mas sim um dos muitos itens que a compõem. Reduzir a morbidade e a mortalidade associadas à alimentação não saudável e à falta de atividade física é considerar só alguns indicadores gerais daquilo que chamamos de qualidade de vida, fenômeno de muito maior complexidade que meramente a análise desses indicadores.

Claro que intervenções eficazes possibilitam às pessoas viver mais e levar uma vida mais saudável, porém isso não significa reduzir as desigualdades, promover o desenvolvimento ou, o que é muito mais importante, garantir a felicidade.

É evidente que a preservação da autoestima e da realização é de fundamental importância, embora não possamos desprezar o bem-estar biológico, psicológico e social, posto que, em teoria, esses três aspectos devem estar em equilíbrio dinâmico, ainda que sejam marcados pelo ambiente socioeconômico. Logo, é essencial pensarmos no impacto sobre o bem-estar do indivíduo e as reações do organismo (biológicas ou psicológicas) causadas pelas mudanças sociais. Isso acontece porque o ser humano é um todo biológico, ecológico e socialmente determinado, sendo seu bem-estar dependente de seu relacionamento com situações em que se vê como participante de um grupo social e de uma comunidade, isso com o sentido de sistema sociocultural (Freire, 1983).

Dessa maneira, o conceito de saúde não é apenas a ausência de doença, implicando um completo bem-estar biológico, psicológico e social, conceito esse enfatizado pelo WHOQOL Group (1995) e que oportuniza discussões psicossociais, unindo diversos campos de conhecimento na procura de uma visão mais ampla de ser humano. Assim, é esse equilíbrio nos aspectos biológico, psicológico e social que permeia a noção de qualidade de vida (Kertesz; Kerman, 1985), e não apenas a supervalorização de um aspecto específico.

Nos dias atuais, a medicina, funcionando muitas vezes como aparelho ideológico do Estado (Althusser, 1980), empenha-se em manter a saúde das pessoas de maneira equilibrada, em um arremedo do "Admirável mundo novo" de Huxley, que parece estar muito mais próximo do que imaginamos. Passa a ser quase obrigatório manter exercícios físicos, enriquecer as pos-

> Promover apenas a saúde não é promover qualidade de vida, mas sim um dos muitos itens que a compõem. Reduzir a morbidade e a mortalidade associadas à alimentação não saudável e à falta de atividade física é considerar só alguns indicadores gerais daquilo que chamamos de qualidade de vida, fenômeno de muito maior complexidade que meramente a análise desses indicadores.

> Dessa maneira, o conceito de saúde não é apenas a ausência de doença, implicando um completo bem-estar biológico, psicológico e social, conceito esse enfatizado pelo WHOQOL Group (1995) e que oportuniza discussões psicossociais, unindo diversos campos de conhecimento na procura de uma visão mais ampla de ser humano. Assim, é esse equilíbrio nos aspectos biológico, psicológico e social que permeia a noção de qualidade de vida (Kertesz; Kerman, 1985), e não apenas a supervalorização de um aspecto específico.

sibilidades de trabalho para aumentar a produtividade, ter *hobbies* criativos e ativos em um padrão de consumo satisfatório e aprofundar a intensidade dos relacionamentos com parentes, família, amigos, mesmo que todas essas categorias tenham perdido seu lugar dentro de uma sociedade pautada pelo individualismo massificado.

> Diga culpa da civilização. Deus não é compatível com as máquinas, a medicina científica e a felicidade universal. Deve-se optar. Nossa civilização escolheu a máquina, a medicina e a felicidade. Eis porque é preciso guardar esses livros trancados no cofre. Eles são indecentes.
>
> (Huxley, 1972)

A simplificação daquilo que é chamado de qualidade de vida como uma teórica conquista do bem-estar e do manejo do estresse é tão marcante que podemos vê-la, de maneira bastante funcional, nas especificações de Kertesz e Kerman (1985), pela análise dos seis aspectos representados no "Hexágono vital", que descreve o estilo de vida integralmente saudável em seis pontos: alimentação, atividade física regular, tempo de repouso adequado, espaço para lazer e diversão, trabalho que tenha a possibilidade de realização e inserção em grupo social (de apoio).

Alimentação

Consumir o saudável e necessário; eliminar o tóxico.

> Mas quando viu os pacotes de biscoitos pan-glandulares e os pseudobifes vitaminados, não foi capaz de resistir às palavras de persuasão do vendedor.
>
> (Huxley, 1972)

Desprezam-se aqui todas as questões culturais e individuais. Embora o consumo de drogas, como a cafeína ou o álcool, sobretudo em excesso, seja discutível, é interessante observar como passamos a nos aproximar das sociedades e culturas mais rígidas, que criticamos pela falta de maleabilidade e de flexibilidade. No entanto, em uma cultura de consumo, é curioso imaginar como se estabelece essa mudança nos costumes sem que se altere a produção de bens de consumo. Entretanto, cabem aqui notícias como, por exemplo, a decisão da Assembleia Legislativa de São Paulo que proibiu "a venda de itens com gordura trans, considerada prejudicial à saúde" nas cantinas das escolas públicas e privadas da cidade, obrigando a inclusão de "pelo menos duas frutas, água de coco, queijos magros e iogurtes", em um total desrespeito não somente às questões culturais e familiares, como ao próprio direito da família de poder decidir sobre seu padrão alimentar (Assembleia Legislativa de São Paulo, 2009).

Atividade física regular

> Já tinha quase acabado de desbastar o tronco quando percebeu, com espanto, que estava cantando – cantando! Foi como se, caindo do exterior para dentro de si, tivesse traído a si próprio pegando-se em flagrante delito. Ele ruborizou, sentindo-se culpado.
>
> (Huxley, 1972)

Existe a recomendação de que deve ser cumprida de forma regular, com frequência semanal de pelo menos três dias, devendo se tornar hábito e ser realizada em local ventilado, com roupas e equipamentos apropriados, combinando exercícios de relaxamento com resistência (Kertsz; Kerman, 1985).

Embora a própria OMS recomende que as pessoas se mantenham ativas em todas as fases do ciclo de vida, com a finalidade de prevenir enfermidades cardiovasculares e diabete, fortalecer a musculatura e melhorar o estado funcional, transformar a citação em regras de felicidade parece, no mínimo, muito simplista.

É claro que sabemos do valor do exercício físico, porém algumas das afirmações nos parecem exageradas. Certamente, o exercício influi na melhor funcionalidade dos órgãos internos e visa ao aumento da força, da flexibilidade, do equilíbrio e da função cardiovascular, porém, mesmo sabendo que ele pode aumentar a disposição, dizer que observamos melhorar a autoimagem e a autoestima já implica uma concepção própria do homem vinculada a questões estéticas e de desempenho características de nossa sociedade de consumo. Mais ainda, considerar que o exercício físico permite a manutenção ou reinserção em um grupo social, bem como a ampliação das relações sociais, significa que valorizamos, em especial, determinadas atividades e determinados grupos sociais.

Philippi (2006, p. 75) considera que a escolha da atividade física deve combinar com a pessoa, posto que "[...] começar uma atividade física é uma das decisões difíceis que exigem determinação, já que existem muitos fatores que jogam contra quando se leva uma vida sedentária". É por isso que nos parece muito claro que estamos estabelecendo regras que desconsideram as características pessoais ao estabelecer que obrigatoriamente qualidade de vida (QV) esteja ligada a atividades físicas. Isso porque, desde que a espécie começou a se inscrever em um modelo de cultura, e lá se vão mais ou menos 15.000 anos, algumas atividades exercidas por indivíduos específicos não se inscrevem em um roteiro de atividade física, já sendo escolhidas a partir das próprias tendências individuais.

Tempo de repouso adequado

Mesmo sendo uma das melhores formas de controlar o estresse, é interessante imaginar isso no contexto de um modelo de produção, com horário de trabalho determinado e avaliação a partir de índices de produtividade. Quando pensamos em nossas crianças, temos exatamente a dimensão de que lhes é exigido muito mais do que deveria ou, mesmo, do que elas conseguem fornecer. Ter uma noite de sono adequada é fundamental, respeitando o indivíduo e sua natureza quanto às horas que lhe são necessárias para repor as energias. Preocupações, incluindo notas, provas ou desempenho esportivo, podem impedir a conciliação do sono, com tendência à repetição, estabelecendo-se quadros de insônia que devem ser vistos como sinal a ser considerado.

> "Quando pensamos em nossas crianças, temos exatamente a dimensão de que lhes é exigido muito mais do que deveria ou mesmo do que elas conseguem fornecer."

Assim, muitos dos problemas de sono têm origem no próprio estilo de vida (Martins; Mello; Tufik, 2001), pois questões sociais, como trabalho ou escola, bem como problemas no âmbito familiar, costumam levar à fragmentação e restrição do sono, com prejuízos diretos em sua qualidade e quantidade.

> "Como consequências da alteração do padrão de sono, podem ocorrer reduções da eficiência do processamento cognitivo, do tempo de reação e responsividade atencional; além de déficit de memória, aumento da irritabilidade, alterações metabólicas, endócrinas e quadros hipertensivos."

Como consequências da alteração do padrão de sono, podem ocorrer reduções da eficiência do processamento cognitivo, do tempo de reação e responsividade atencional; além de déficit de memória, aumento da irritabilidade, alterações metabólicas, endócrinas e quadros hipertensivos.

(Martins; Mello; Tufik, 2001)

Espaço para lazer e diversão

> Substituto da Paixão Violenta. Regularmente, uma vez por mês, irrigamos o organismo com adrenalina. É o equivalente completo do medo e da

cólera. Todos os efeitos técnicos do assassinato de Desdêmona e do fato de ela ter sido morta por Otelo, sem qualquer das inconveniências.

(Huxley, 1972)

Hobbies, preferencialmente ativos, devem figurar no cotidiano de cada um, pois a partir deles o organismo relaxa e se recompõe. Entretanto, quando se diz que é importante estruturar o tempo livre, planejar as horas de diversão com algo prazeroso, como *hobbies* e atividades culturais e sociais (Kertesz; Kerman, 1985), nos vem à cabeça a estruturação de tantas e tais atividades que são programadas para a população infantil que a transforma em pequenos executivos, com agendas tão cheias de "atividades de lazer" que os impedem daquilo que há de mais fundamental para qualquer filhote, a possibilidade de brincar.

Isso porque lazer, em sua definição clássica (Dumazedier, 1979), corresponde ao conjunto de ações escolhidas pelo sujeito para diversão, recreação e entretenimento, em um processo pessoal de desenvolvimento. É um conjunto de ocupações às quais se entrega por livre vontade, para repousar, para se divertir e se entreter. Assim, ele não tem significado em si mesmo (Dumazedier, 1980), sendo o ócio capaz de oferecer a possibilidade de introspecção, de brincadeira, de convívio e de amizade (De Masi, 1999), coisas essas muito negadas para as nossas populações infantis, tão sobrecarregadas de atividades. Essas atividades de lazer, inerentes ao próprio período de desenvolvimento infantil, são cada vez mais organizadas, o que impede que realmente proporcionem os benefícios que deveriam apresentar.

> Entretanto, quando se diz que é importante estruturar o tempo livre, planejar as horas de diversão com algo prazeroso, como *hobbies* e atividades culturais e sociais (Kertesz; Kerman, 1985), nos vem à cabeça a estruturação de tantas e tais atividades que são programadas para a população infantil que a transforma em pequenos executivos, com agendas tão cheias de "atividades de lazer" que os impedem daquilo que há de mais fundamental para qualquer filhote, a possibilidade de brincar.

> Essas atividades de lazer, inerentes ao próprio período de desenvolvimento infantil, são cada vez mais organizadas, o que impede que realmente proporcionem os benefícios que deveriam apresentar.

Trabalho que tenha a possibilidade de realização

Odioso? Eles não o julgam desse modo. Ao contrário, gostam dele. Sete horas e meia de trabalho agradável, não exaustivo, e depois a ração de soma, jogos, copulação e filmes sensíveis. Que poderiam querer mais?

(Huxley, 1972)

Nesse enfoque, Kertesz e Kerman (1985) entendem que o trabalho deva conter possibilidade de realização ou de satisfação pessoal e subsistência digna. Quando pensamos nas atividades ligadas aos nossos modelos de educação infantil, essas questões se tornam mais importantes ainda.

O termo trabalho vem do latim *tripalium*, com o significado de tortura, acompanhada de sofrimento, esforço. Aliás, esse é o conceito presente também no Gênesis, quando Deus, ao expulsar Adão do Paraíso, o castiga dizendo que terá de "ganhar o pão com o suor do próprio rosto". Com o advento de uma sociedade de produção, ele passa a ser conceituado como a atividade própria do ser humano, que transforma a natureza a partir de certa matéria dada, passando a ser visto economicamente como atividade que o homem realiza com propósito da produção de bens e serviços. O interessante é que esse conceito passa a ser aplicado para a criança, de quem os pais cobram uma produção a partir da frase de que "eles não têm nada para fazer além de estudar", esquecendo-se de que, na maioria das espécies, a primeira fase da vida (equivalente, em certa medida, à infância humana) é caracterizada por ser um período de desenvolvimento, no qual se aprende a viver com os outros (se a espécie é gregária como a nossa), sem necessidade de qualquer tipo de produção. Essa questão assume tal importância que podemos ver, por exemplo, manchetes dizendo que "alfabetização precoce divide especialistas", enfatizando, porém, que "as crianças estão sendo pressionadas a terminar o primeiro ano do ensino fundamental com 6 anos" e que "não é colocando o filho em uma escola que ensine alemão no primeiro ano de vida que os pais vão garantir que a criança seja um adulto melhor" (Alcalde, 2009). Poderíamos, até mesmo, dizer que não se irá garantir que seja um adulto que viva melhor ou poderemos quase afirmar que a transformaremos em uma criança que, sem dúvida, vive pior.

Assim, Gorz (2003) relata que o trabalho é uma invenção da modernidade, gerado a partir do capitalismo industrial, não estando ligado às tarefas do dia a dia. O trabalho estaria ligado à atividade realizada na esfera social, determinada como útil e remunerada. Embora, se considerarmos a questão da remuneração, o estudo infantil não possa ser considerado trabalho, se excluirmos a questão econômica, ele se enquadra diretamente como tal. Porém, como é a remuneração que se reflete como uma ferramenta de socialização, fundamentando direitos e cidadania, uma vez que a criança não os tem, sobra a ela somente a sobrecarga física e mental, pois ela ainda não adquire uma existência e uma identidade social, embora se insira em uma rede de relações. Considerando que não podemos conceituar nosso modelo educacional como fonte de criação, inspiração, invenção e

> Considerando que não podemos conceituar nosso modelo educacional como fonte de criação, inspiração, invenção e realização, pensamos que não será a partir dele que a vida das crianças será enriquecida por satisfação e prazer.

realização, pensamos que não será a partir dele que a vida das crianças será enriquecida por satisfação e prazer.

Se observarmos Dejours (1999) dizer que o trabalho é um fator de equilíbrio e desenvolvimento, quando possibilita a aliança entre o desejo de executar a tarefa e suas necessidades físicas, independentemente da natureza do trabalho e das condições em que o realiza, vemos quão distantes estamos ao pensar nas atividades infantis da pós-modernidade.

Inserção em grupo social (de apoio)

> Os Alfas podem ser completamente socializados – mas com a única condição de que executem trabalhos de Alfa. Só de um Ípsilon pode-se esperar os sacrifícios dos Ipsilones, pela boa razão de que, para eles, aquelas tarefas não constituem sacrifícios; são a linha de menor resistência.
>
> (Huxley, 1972)

Garante o melhor suporte aos estímulos estressores, observado quando se tem o apoio e o afeto de um grupo de pessoas, em situações difíceis, em determinadas ocasiões em que se tenha de tomar decisões importantes, podendo-se dialogar e refletir com pessoas que saibam escutar (Keterz; Kerman, 1985). Em relação à criança, esses sistemas de suporte são ainda mais importantes, uma vez que caracterizam modelos de segurança biológica e afetiva, indispensáveis aos filhotes de qualquer espécie animal.

Esse apoio pode ser do tipo (Pietrukowicz, 2001, p. 11):

- emocional – relacionado às emoções, apresentando os sentimentos de estima, pertencimento e confiança, surgindo a sensação de aceitação e controle ao encararem as situações difíceis;
- material ou instrumental – manifestado a partir da ajuda direta;
- educacional ou informativo – caracterizado por informações, conselhos, esclarecimentos ou conhecimentos, possibilitando a troca de informação, o sentimento de pertencimento e a percepção de que os sentimentos do indivíduo são compreendidos e aceitos.

> Em relação à criança, esses sistemas de suporte são ainda mais importantes, uma vez que caracterizam modelos de segurança biológica e afetiva, indispensáveis aos filhotes de qualquer espécie animal.

Isso ocorre porque um grupo social é um sistema de relações e de interações recorrentes entre pessoas, que passam a ser capazes de agir em conjunto, visando atingir um objetivo comum. Muitos são os sistemas que servem de apoio, porém, para a criança, temos, obrigatoriamente, de destacar a escola e a família, com os amigos constituindo um sistema de importância só a partir da adolescência. Nesses grupos, regras de conduta formam-se para que sejam estabelecidas condutas adaptadas, o que gera normas sociais que recompensam ou punem inadaptações. Assim, são criados ou mantidos valores sociais, os quais se relacionam diretamente com o espaço e o tempo.

O ENFOQUE DA QUALIDADE DE VIDA NA FAMÍLIA E NA ESCOLA

> A felicidade é uma soberana exigente, principalmente a felicidade dos outros. Uma soberana muito mais exigente do que a verdade, se se está condicionado a aceitar as coisas sem opor obstáculos.
>
> (Huxley, 1972)

O conceito de qualidade de vida é, hoje, parte integrante de uma preocupação comercial que vê, em seu aprimoramento, a solução de questões biológicas, psicológicas e sociais, sempre no âmbito de uma visão corporativa e organizacional, visando a obter a melhor solução para seu produto (uma sociedade globalizada e de consumo), aliada a maior velocidade de produção e de consumo. Do ponto de vista atual da família e da escola, a qualidade de vida deveria representar a valorização das condições ambientais, o que nos parece difícil com a concentração da criança em pequenos espaços, fenômeno observado e acelerado a partir dos anos 1960. Deveria, ainda, se preocupar com a definição de procedimentos da tarefa em si, coisa que a família passou a delegar à escola ou a terceiros (é interessante notar a terceirização das funções maternas, delegadas, cada vez com mais frequência, a babás ou outros profissionais) que, por sua vez, passam a se preocupar muito mais com aspectos formais e de conteúdo, do que com aspectos formativos e pedagógicos, na acepção do termo. Essa preocupação levaria a um maior cuidado com o ambiente físico e com o aprimoramento dos padrões de relacionamento interpessoal (Albuquerque; França, 1998), fatos esses não muito considerados nos últimos tempos.

> O resultado prático dessa falta de preocupação com aquilo que poderíamos chamar de qualidade de vida na infância leva ao surgimento de falta de perspectivas e de projetos existenciais, que originam o tédio e aumentam os sintomas de depressão e angústia.

O resultado prático dessa falta de preocupação com aquilo que poderíamos chamar de qualidade de vida na infância leva ao surgimento de falta de perspectivas e projetos existenciais, que originam o tédio e aumentam os sintomas de depressão e angústia. Em sua essência, como não se trabalha com uma população que toma decisões ou produz sob o ponto de vista econômico, ainda não temos estruturas que defendam ou propugnem os mesmos conceitos de qualidade de vida que vemos em ambientes empresariais, embora já se preocupem com questões operacionais, que originam limitações de comportamento, bem como o controle do tempo de maneira integral para a criança, perdendo-se, assim, a noção da importância do brincar e dos mecanismos exploratórios infantis.

Dessa maneira, a pequena preocupação que temos com a qualidade de vida da criança ainda tem estreita relação com a valorização e a cobrança por seu melhor desempenho, desconsiderando-se aquilo que já afirmamos quando dissemos que a ideia de qualidade de vida tem como principal objetivo a busca de um equilíbrio psíquico, físico e social em seu contexto pessoal, respeitando seu nível de desenvolvimento, independentemente de sua produtividade acadêmica ou das expectativas familiares a respeito dela. Dessa forma, seria valorizada sua felicidade e sua perspectiva de crescimento pessoal. Isso acontece porque o próprio crescimento traz em si o sofrimento, característico da condição humana, uma vez que exige um esforço que implica desgaste físico e mental. Portanto, o cuidado com a criança deveria tentar minimizar essa dificuldade essencial, a partir do aumento da variedade de possibilidades de atividade, com o intuito de evitar a monotonia, estimulando a criatividade, bem como seria essencial assegurar-lhe suporte social.

Qualidade de vida é, portanto, um resultado geral obtido a partir da satisfação na família e na escola, associado a saúde, segurança física, mental e social, implicando a possibilidade de desenvolvimento, porém sempre sob uma perspectiva individual e com caráter subjetivo. A qualidade de vida é impossível de ser balizada por regras externas gerais e sob o controle do aparato institucional, visto que este, embora proporcione índices e indicadores gerais, é incapaz (e deve realmente se esforçar em sê-lo) de avaliar e garantir aquilo que é o cerne da própria humanidade, sua liberdade e possibilidade de escolha. Esquecer disso é mergulhar no perigoso terreno das distopias e dos modelos teóricos que, ainda que nem tão longe no tempo, trazem tristes memórias de violência e desrespeito.

REFERÊNCIAS

AJURIAGUERRA, J. *Manual de psiquiatria infantil*. Barcelona: Toray-Masson, 1973.

ALBUQUERQUE, S. M. R. L. *Envelhecimento ativo*: desafio dos serviços de saúde para a melhoria da qualidade de vida dos idosos. 2005. Tese (Doutorado) - Faculdade de Medicina da Universidade de São Paulo, São Paulo, 2005.

ALBUQUERQUE, L.; FRANÇA, A. C. L. As estratégias de recursos humanos e gestão da qualidade de vida no trabalho: o *stress* e a expansão do conceito de qualidade total. *Rev. Adm. São Paulo*, v. 33, n. 2, p. 40-51, 1998.

ALCALDE, Luisa. Alfabetização precoce divide especialistas. *Estado de São Paulo*, São Paulo, 20 abr. 2009. p. A14.

ALTHUSSER, L. *Ideologia e aparelhos ideológicos do Estado*. Lisboa: Presença, 1980.

ARISTÓTELES. *Parva naturalia*. Madrid: Alianza, 1993.

ASSUMPÇÃO JÚNIOR, F. B. et al. Escala de avaliação de Qualidade de Vida (AUQEI): validade e confiabilidade de uma escala para qualidade de vida em crianças de 4 a 12 anos. *Arq. Neuro-Psiquiatr.*, v. 58, n. 1, p. 119-127, 2000

ASSEMBLEIA aprova projeto que barra doces em cantina escolar. *Agora: Folha de São Paulo*, São Paulo, 17 abr. 2009. Caderno Cotidiano, p. a-6.

BUCK, E. The psychology of emotion. In: LEDOUX, J.; HIRST, W. *Mind and brain*. Cambridge: Cambridge University, 1986. p. 275-300.

CONSTANTINO, M. A. C. *Avaliação da qualidade de vida*: desenvolvimento e validação de um instrumento, por meio de indicadores biopsicossociais, junto à Comunidade da Universidade de São Paulo. 2007. Tese (Doutorado em Nutrição) - Programa de Pós Graduação Interunidades em Nutrição Humana Aplicada (PRONUT) da Universidade de São Paulo, São Paulo, 2007.

DE MAIS, D. *O futuro do trabalho*: fadiga e ócio na sociedade pós-industrial. Rio de Janeiro: J. Olympio; Brasília, DF: Ed. da UnB, 1999.

DEJOURS, C. *A banalização da injustiça social*. Rio de Janeiro: FGV, 1999.

DUMAZEDIER, J. *Sociologia empírica do lazer*. São Paulo: Perspectiva, 1979.

FERRANS, C. E. Development of conceptual model of quality of life.Scholary *Inquiry Nurs Pract.*, v. 10, n. 3, p. 293-303, 199.

FLECK, M. P. A. et al. Aplicação da versão em português do instrumento de avaliação de qualidade de vida da Organização Mundial de Saúde (WHOQOL-100). *Rev. Saúde Pública*, v. 33, n. 2, p. 198-205, 1999.

FREIRE, G. *Médicos, doentes e contextos sociais*: uma abordagem sociológica. Rio de Janeiro: Globo, 1983.

GORZ, A. *Metamorfoses do trabalho*: crítica da razão econômica. São Paulo: Annablume, 2003.

HUXLEY, A. *Admirável mundo novo*. São Paulo: Edibolso, 1972.

HIPÓCRATES. *Sur le rire et la folie*. Paris: Rivages, 1989.

GRACIA-GUILLÉN, D. M. Ética de la calidad de vida. *Cuad Progr Reg Bioét*., n. 2, p. 31-40, abr. 1996.

KERTESZ, R.; KERMAN, B. *El manejo del stress*. Buenos Aires: IPPEM, 1985.

LIPP, M. N. *Como enfrentar o stress*. 5. ed. Campinas: Ícone, 1998.

MARTINS, L.; FRANÇA, A. P. D.; KIMURA, M. Qualidade de vida de pessoas com doença crônica. *Rev. Latinoam. Enferm.*, v. 4, n. 3, p. 5-8, 1996.

MARTINS PJF, MELLO MT, TUFIK S. Exercício e sono. *Rev. Bras. Med. Esp.*, v. 7, n. 1, p. 28-36, 2001.

MATOS, O. As formas modernas do atraso. *Folha de S. Paulo*, 27 set. 1998. Primeiro Caderno, p. 3.

OSTENFELD, E. Aristotle on the good life and quality of life. In: NORDENFELT, L. (Ed.). *Concepts and measurement of quality of life in health care*. Dordrecht, Boston: Kluwer Academic Publishers, 1994. p. 19-33.

PHILIPPI, S. T. *A dieta do bom humor*. São Paulo: Panda Books, 2006.

PIETRUKOWICZ, M. C. L. C. *Apoio social e religião*: uma forma de enfrentamento dos problemas de saúde. 2001. Dissertação (Mestrado em Saúde Pública) - Escola Nacional de Saúde Pública, Fundação Oswaldo Cruz, Rio de Janeiro, 2001.

ROBERT, J. N. *Eros Romain*. Paris: Hachette, 1998.

ROPS, D. *A Igreja das catedrais e das cruzadas*. São Paulo: Quadrante, 1993.

RUFINO NETTO, A. Qualidade de vida: compromisso histórico da epidemiologia. In: LIMA E COSTA, M. F.; SOUSA, R. P. (Org.). *Qualidade de vida*: compromisso histórico da epidemiologia. Belo Horizonte: Coopmed/Abrasco, 1994. p. 11-18.

AGOSTINHO, Santo. *Confissões*. São Paulo: Martin Claret, 2002.

SANTOS, M. *O país distorcido*. São Paulo: Publifolha, 2002.

SOURNIA, J. C. *História da medicina*. Lisboa: Instituto Piaget, 1995.

VERDON, J. *Le plaisir au Moyen age*. Paris: Hacchette, 1996.

WORLD HEALTH ORGANIZATION. Global strategy on diet, physical activity and health. Geneva, 2004. Fifty Seventh World Health Assembly (WHA57.17). Disponível em: <http://www.who.int/dietphysicalactivity/en/>. Acesso em: 20 jun. 2009.

WHOQOL GROUP. The World Health Organization Quality of Life assessment (WHOQOL): position paper from the World Health Organization. *Soc. Sci. Med.*, v. 41, n. 10, p. 14031409, 1995.

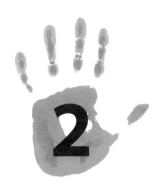

QUALIDADE DE VIDA NA INFÂNCIA E NA ADOLESCÊNCIA

Evelyn Kuczynski

Crianças (felizmente) são seres que vemos por toda parte. Todos somos capazes de identificá-las, em qualquer ambiente. Difícil é identificar, com tanta precisão, o destino de cada uma delas. Se vai brincar, estudar, trabalhar (ainda criança), roubar, etc. Várias são amadas. Muitas, barbaramente usadas (e violadas) ou pior que isso. A distância entre o mundo "real" (não confunda com "realeza", mas sim com "visceral") e a "utopia", almejada e veiculada pelo discurso das organizações que se ocupam do tema, sejam elas governamentais ou não, é abissal. A "utopia" só fala do que a criança deve "ser", "ter", "precisar", enquanto no mundo "real" ela sofre com a orientação para o estudo e o trabalho, em um adestramento moral que a impede de exercer o principal ato a que sua imagem é frequentemente associada: "brincar" (Del Priore, 2002).

– Eh, carvoero!

Só mesmo estas crianças raquíticas
Vão bem com estes burrinhos descadeirados.
A madrugada ingênua parece feita para eles...
Pequenina, ingênua miséria!
Adoráveis carvoeirinhos que trabalhais como se brincásseis!

– Eh, carvoero!

(Bandeira, 1993a)

Falar sobre o surgimento do conceito de "infância" não nos faz retroceder demasiado na história, uma vez que a preocupação com as crianças é, de fato, muito recente, se considerarmos tal fase um período de duração bastante reduzida, firmando-se o fim da infância a partir do aparecimento das primeiras mudanças físicas surgidas com a puberdade, momento em que o indivíduo passa a ser visto como jovem, tendo novas responsabilidades e deveres, o que o enquadra diretamente como membro ativo e produtivo na sociedade em que se encontra (Ariès, 1981).

Só com o surgimento do que se passou a denominar escola, em meados do século XVII, altera-se a situação e, a partir do século XVIII, floresce uma vasta literatura sobre a criança. Tal literatura, produzida principalmente por médicos, visava, em geral, os costumes educativos, orientando, por exemplo, separar a criança dos serviçais, costume esse bastante popular em tempos anteriores, para que não absorvesse seus maus costumes (Donzelot, 1977).

É, também, o final do século XVIII que traz à tona um fato que talvez possa ser considerado um dos mais importantes na história da infância. Corresponde à descrição de Vitor, o menino selvagem de Aveyron, por Itard (Postel; Quettel, 1994), episódio que marca a primeira abordagem médico-pedagógica de uma criança portadora de um provável distúrbio em seu desenvolvimento e que, diferentemente do que se pensava até então, passa por uma abordagem reabilitadora, voltada para a recuperação de faculdades perdidas. Isso só foi possível em função da mudança do paradigma filosófico que embasava a prática médica, a partir da influência de pensadores que, como Locke e Condilac, propõem ser o homem uma "tábula rasa", na qual os estímulos provenientes do ambiente escreverão a história.

A introdução do termo "bem-estar" na definição de saúde da Organização Mundial de Saúde (OMS), de 1946, causou uma revolução que podemos considerar copérnica. Antes, a predominância da economia capitalista liberal (gerando uma sociedade consumista, com seus antecedentes utilitaristas do conceito) utilizava a saúde como um produto, um bem de consumo. Dessa forma, a economia consumista dominante era influenciada pela medicina, assim como toda a sociedade.

A medicina é precisa sobre o limite do normal, do saudável e do patológico. Diz o que se deve comer, beber, vestir, e, dessa forma, influencia toda a nossa vida. A medicina impregna a economia, a política, e até a ética, com terminologia e filosofia. Assim sendo, essa introdução tem uma enorme importância na compreensão das mudanças que se seguiram na descrição, na classificação e na terminologia de transtornos que ocorrem, principalmente, no campo da saúde mental.

A profissão médica não teve, até meados do século XX, um grande interesse nos resultados secundários de sua práxis ou na autonomia de seu paciente. A medicina, que é *ciência, método e arte* (Medina et al., 1996), exceto entre os "práticos", nunca teve um grande interesse pelos doentes. Como *ciência*, o progresso permite um campo crescente de conhecimento e efervescente especialização. Como *método*, acolhe com interesse tudo que é novo e útil para a resolução científica e o engrandecimento heroico de seus praticantes.

A *arte* nasce para defender a *mente* da *doença* a qualquer preço, bem como para postergar a *morte*, mais do que pelo desejo motivado, biográfico e independente daqueles que sofrem ou esperam por ela.

Tudo isso deve ser reconhecido, pois está documentado na história. As atitudes sociais só agora mudam, em favor da independência pessoal, afastando-nos do paternalismo médico, que, apesar de haver sido gratificante e confortável no passado, é reconhecido como perigoso no presente. A atual tendência de priorizar a qualidade de vida (QV) surge a partir da Segunda Guerra Mundial, com a escalada de consumo médico. A partir do surgimento de recursos tecnológicos, os meios médicos se tornam muito caros.

Nem todos os medicamentos são caros, nem todos os medicamentos caros são bons, mas quase todos os bons são caros. É nesse contexto de valoração econômica que a utilidade da aplicação de índices de QV surgiu, ao tentar avaliar os efeitos de medicações e/ou técnicas inovadoras contra os índices de gastos de capital e anos adicionados à vida dos pacientes.

QUALIDADE DE VIDA: UM NOVO CAMPO DE ESTUDO

Nas décadas mais recentes, várias pesquisas envolvendo crianças e adolescentes portadores de condições crônicas e incapacitantes constataram uma maior incidência de morbidade psiquiátrica nestes do que em grupos-controle, fisicamente sadios (Breslau, 1985; Cadman et al., 1987; Garralda; Bailey, 1989). Na avaliação psicopatológica de indivíduos nessas condições, instrumentos de avaliação validados em populações saudáveis não se mostram adequados devido (muitas vezes) à impossível distinção entre mal-estar físico e sintomas subjetivos (Glazer; Ivan, 1996).

> [...] Para que o menino
> Durma sossegado,
> Sentada ao seu lado
> A mãezinha canta:
> – Dodói, vai-te embora!
> Deixa o meu filhinho, [...]
>
> (Bandeira, 1993b)

A definição tradicional de "cura", ou "sucesso terapêutico", prejudica a comparação da evolução psicossocial e funcional entre os vários protocolos clínicos e desconsidera a avaliação de intervenções psicossociais. Mais que

> A definição tradicional de "cura", ou "sucesso terapêutico", prejudica a comparação da evolução psicossocial e funcional entre os vários protocolos clínicos e desconsidera a avaliação de intervenções psicossociais. Mais que isso, perde de vista uma questão essencial: a experiência de viver transcende a simples mensuração da duração da vida (Glazer; Ivan, 1996).

isso, perde de vista uma questão essencial: a experiência de viver transcende a simples mensuração da duração da vida (Glazer; Ivan, 1996).

[...] ensaios clínicos avaliam tamanho do tumor, desaparecimento, reaparecimento, sobrevida. Pacientes medem a qualidade de vida [...]

(Schipper; Levitt, 1985, apud Lewis, 1996)

Capacidade funcional e desempenho não refletem, necessariamente, uma vida considerada gratificante e satisfatória. Visando contornar dificuldades mencionadas, surgiu, no meio médico, a avaliação da QV. O conceito de QV não é novo, visto que a discussão sobre o que constitui o "bem-estar" ou a "felicidade" remonta a Platão e Aristóteles (The Special Interest Research Group on Quality of Life; The International Association for the Scientific Study of Intellectual Disabilities, 2000).

> Vale a pena viver – nem que seja para dizer que não vale a pena...
>
> (Quintana, 1983a)

O conceito de QV foi introduzido com empenho na medicina quando o "curar" passou a ter de se parecer com outras atividades econômicas. Entretanto, a diferença essencial é que a primeira é fonte de gastos, enquanto as demais são fontes de riqueza e prosperidade. As fundações da ideia inicial de QV surgem durante a revolução burguesa (o Iluminismo francês), mas o desprezo, por parte da medicina, aos conceitos e às preocupações que deram origem à ideia de QV pode ser identificado desde a Grécia.

> Em suas raízes históricas e filosóficas, a ideia de QV é um índice de progresso na consciência social da pessoa. Essa deve influenciar a esfera da prática médica. É um triunfo da pessoa sobre o objeto, do sofrimento singular sobre a patologia sem discurso. A dificuldade se aloja no estabelecer um método de generalização objetiva que não perca de vista a subjetividade do indivíduo.

Desconsiderando o contexto econômico, o conceito de QV, em sua essência, nada mais é que a busca do valor, restabelecendo a subjetividade do individual. O conceito de QV se esforça em focalizar não a doença, mas o "ficar doente", uma ideia que combina a objetividade da doença com a subjetividade biográfica existencial da indisposição. Em suas raízes históricas e filosóficas, a ideia de QV é um índice de progresso na consciência social da pessoa. Essa deve influenciar a esfera da prática médica. É um triunfo da pessoa sobre o objeto, do sofrimento singular sobre a patologia sem discurso. A dificuldade se aloja no estabelecer um método de generalização objetiva que não perca de vista a subjetividade do indivíduo.

Este capítulo se propõe a levantar as principais características conceituais que definem o estudo da QV, em especial na infância e na adolescência, ante a perspectiva de sua utilização como parâmetro no campo da saúde mental em pediatria.

NOVAS CONCEPÇÕES PARA UM CONCEITO MILENAR

Profissionais da área da saúde vêm focalizando suas atenções sobre a mensuração de resultados e consequências de intervenções terapêuticas das mais variadas, cuja concepção e quantificação são sempre controversas. Muitos indicadores utilizados se estruturam a partir de modelos enfocando a "doença", um conceito médico de anormalidade, indicado por sinais e sintomas. A "má saúde" do indivíduo é demonstrada por sentimentos de dor e desconforto, além de percepções de mudança no funcionamento e sensações ou sentimentos não habituais.

A doença pode ser o resultado de uma anormalidade patológica, mas não o é necessariamente. Uma pessoa pode se sentir mal sem que a ciência médica seja capaz de detectar uma doença. Assim, a mensuração do estado de saúde teria de levar em consideração ambos os conceitos (Bowling, 1997).

A partir do século XX, passa-se a valorizar as sensações do paciente, e não apenas as avaliações profissionais, baseadas em medidas clínicas. A remissão do sintoma ou as taxas de sobrevida já não são mais suficientes. Ao falar do tratamento de condições crônicas ou associadas a risco de vida, a terapêutica deve ser avaliada quanto à probabilidade de conduzir a uma vida que valha a pena ser vivida, tanto em termos sociais e psicológicos como físicos. A definição "negativa" de saúde (ausência de doença) e a definição de saúde da Organização Mundial de Saúde de 1946 (o total bem-estar físico, psicológico e social) há muito são reconhecidas como limitadas (World Health Organization, 1958, apud Bowling, 1997).

> A vida
> Não vale a pena e a dor de ser vivida. [...]
>
> [...] Quero esquecer tudo:
> – A dor de ser homem... [...]
>
> Quero descansar
> Humildemente pensando na vida [...]
> Na vida inteira que podia ter sido e que não foi. [...]
>
> (Bandeira, 1993c)

Taxas de mortalidade e morbidade de uma determinada população, absenteísmo na escola e no trabalho, retorno às atividades escolares e ao trabalho, utilização de serviços de saúde, todas essas medidas são sujeitas a erros grosseiros, visto não abrangerem as condições subjetivas de saúde de um determinado grupo avaliado. Além disso, o ponto em que não há mais saúde é, na verdade, desconhecido. Um modelo mais positivo seria o de uma escala de sensação, ou de bem-estar, que passe dos indivíduos plenos de energia para os que se sentem bem e, por fim, até os que se sentem mal e os definitivamente doentes (Merrel; Reed, 1949, apud Bowling, 1997), fazendo uso da palavra "saúde" mais do que "doença", o que enfatiza o aspecto "positivo" da escala.

As múltiplas influências sobre a evolução do paciente demandam um modelo mais abrangente. Os fatores não biológicos que influenciam a recuperação e a evolução do paciente incluem (Bowling, 1997):

a) o estado psicológico do paciente
b) a motivação e a adesão a estratégias de cunho terapêutico
c) o *status* socioeconômico
d) a disponibilidade de recursos da saúde
e) a rede de suporte social
f) crenças e comportamentos, individuais e culturais

Assim sendo, a avaliação da evolução também deveria considerar o sistema de valores do indivíduo em avaliação. A QV em relação à saúde seria um conceito mais amplo do que simplesmente o estado de saúde pessoal, levando em conta o bem-estar social (Bowling, 1997), apesar de, até hoje, não haver um consenso sobre a definição de ambos os termos.

Patrick e Erickson (1993, apud Bowling, 1997) descreveram as diversas contribuições da sociologia (funcionalismo) e da psicologia (bem-estar subjetivo) como alicerces teóricos da conceituação de QV. Outra abordagem de contribuição sociológica cuja importância tem sido gradualmente reconhecida (Ziller, 1974, apud Benner, 1985; Bowling, 1997) é a fenomenologia (que levanta a questão da avaliação da QV dependente do indivíduo que sofre a experiência).

Jonsen, Siegler e Winslade (1982, apud Lewis, 1996) aventam que o termo QV representa uma tentativa de nomear algumas características da experiência humana. O fator central que a determina, para alguns autores (Hinds, 1990; Rosenbaum; Cadman; Kirpalani, 1990), seria a sensação subjetiva de bem-estar. Na tentativa de uma definição muito abrangente, outros defendem que a QV envolve todos os aspectos que temporalmente cercam o diagnóstico e o tratamento de uma doença e que se estendem além da questão médica, incluindo estilo de vida, comunidade e vida familiar (Reaman; Haase, 1996). No entanto, há raros estudos empíricos com tentativas de definir as qualidades que fazem a vida (e a sobrevida) valer a pena.

Mendola e Pelligrini (1979) definiram QV como a aquisição, por parte de um indivíduo, de uma situação social satisfatória, dentro dos limites da capacidade física percebida. Já Shin e Johnson (1978, apud Bowling, 1997) sugerem que a QV consiste na possessão dos recursos necessários para a satisfação das necessidades e dos desejos individuais, assim como a participação em atividades que permitam o desenvolvimento pessoal, a autorrealização e uma avaliação satisfatória quando da comparação entre si mesmo e os demais. Todos esses fatores são dependentes de experiências prévias e de conhecimento.

Patterson (1975) identifica certas características consideradas essenciais para qualquer avaliação de QV:

a) saúde geral
b) *status* de desempenho
c) conforto geral
d) *status* emocional
e) *status* econômico

todas contribuindo para a proposição feita por Shin e Johnson (1978, apud Bowling, 1997).

Da mesma forma, o Grupo para Qualidade de Vida da Organização Mundial de Saúde inclui, em sua definição, a importância da percepção do indivíduo quanto a sua posição na vida, no contexto cultural e no sistema de valores em que vive, assim como em relação a seus objetivos (Whoqol Group, 1993, apud Bowling, 1997). O Grupo de Pesquisa com Especial Interesse na Qualidade de Vida da International Association for the Scientific Study of Intellectual Disabilities e da Organização Mundial de Saúde (2000) define a QV como um conceito rico e variado, que utiliza recursos tanto da *ciência* quanto da *arte* e que se manifesta não apenas em dados de pesquisa e mensuração, mas também em uma variedade de expressões pessoais consistentes com o ser, pertencer e se tornar individual, abrangendo os seguintes principais domínios:

a) bem-estar
b) variabilidade interpessoal
c) variabilidade intrapessoal
d) contexto pessoal
e) perspectiva do intervalo de vida
f) holismo
g) valores, escolhas e controle pessoal
h) percepção
i) autoimagem
j) autoridade

Cella (1992) considera a QV como formada por dois componentes, tidos como básicos: a subjetividade e a multidimensionalidade. A subjetividade é definida como a capacidade do paciente de avaliar suas próprias condições e expectativas, utilizando os processos cognitivos subjacentes para a percepção da qualidade de vida (percepção da doença, percepção do tratamento, expectativas pessoais, avaliação de riscos e danos). A multidimensionalidade é dividida em quatro áreas correlatas, porém distintas: física, funcional, emocional e social. Além dessa visão multidimensional, Olweny (1992) também considera o impacto da influência cultural, principalmente quando se analisam as diferenças entre países desenvolvidos e em desenvolvimento. Nesse sentido, é absolutamente imprescindível que se evite o "transplante" de conceitos de um contexto cultural para outro sem levar em consideração a especificidade de cada um (Kóvacs; Andrade Filho; Sgorlon, 1998).

> Basicamente, a QV é reconhecida como um conceito que representa as respostas individuais aos efeitos físicos, mentais e sociais da doença sobre o cotidiano, e que influencia a extensão em que a satisfação pessoal com as circunstâncias da vida pode ser adquirida. Ela abrange mais que apenas o bem-estar físico, dado que inclui percepções de bem-estar, um nível básico de satisfação e uma sensação geral de valoração de si mesmo (Bowling, 1997).

Basicamente, a QV é reconhecida como um conceito que representa as respostas individuais aos efeitos físicos, mentais e sociais da doença sobre o cotidiano, e que influencia a extensão em que a satisfação pessoal com as circunstâncias da vida pode ser adquirida. Ela abrange mais que apenas o bem-estar físico, dado que inclui percepções de bem-estar, um nível básico de satisfação e uma sensação geral de valoração de si mesmo (Bowling, 1997).

A QUALIDADE DE VIDA DA INFÂNCIA: UM TERRENO FRÁGIL

Na avaliação de crianças e adolescentes (dando prioridade aos submetidos a um longo convívio com enfermidades), qual seria o conceito de QV?

Hinds (1990) acredita que, para crianças e adolescentes (sadios ou doentes), "bem-estar" pode significar "[...] o quanto seus desejos e esperanças se aproximam do que realmente está acontecendo. Também reflete sua prospecção, tanto para si quanto para os outros [...]" e "[...] é muito sujeita a alterações, sendo influenciada por eventos cotidianos e problemas crônicos".

Já Pal (1996) considera que os instrumentos que se propõem a mensurar essa "variável" diferem muito quanto à importância que dão à função familiar e às relações sociais como fatores para o bem-estar da criança. Também entende que há pouca congruência entre as concepções de papel e função normal da criança em cada idade, em e entre vários contextos sociais. A possibilidade de que a experiência da enfermidade seja um evento único nas suas impressões, cujo padrão de desenvolvimento não seja passível de comparação a qualquer outro, é priorizada.

Jenney e Campbell (1997) criticam a falta de definições para QV entre os autores que trabalham com esse conceito, e Bradlyn e Pollock (1996) a definem como multidimensional, incluindo, mas não se limitando ao funcionamento social, físico e emocional da criança e do adolescente e, quando pertinente, de sua família, devendo ser um parâmetro sensível às alterações que ocorrem no evoluir do desenvolvimento. Eiser (1997) critica a definição desse conceito a partir de características que não possui, sublinhando a atenção que é dada às incapacidades adquiridas ou a um ideal de conjugação de aspirações e experiência. Também ressalta a diferença crucial entre o que é QV na visão do adulto e da criança.

Lindström (1994) considera que um modelo ideal de QV abrange quatro esferas de vida:

a) a esfera global (sociedade e macroambiente)
b) a esfera externa (condições socioeconômicas)
c) a esfera interpessoal (estrutura e função do apoio social)
d) a esfera pessoal (condições físicas, mentais e espirituais), de aplicação universal

Na opinião do autor, em se considerando a criança, as esferas global e externa estão acima de qualquer outra, sendo supervalorizadas, porque as crianças nascem e se desenvolvem nessas circunstâncias, diferentemente do adulto, que as tem como bastidores de seu momento atual. As condições promotoras de saúde seriam essenciais às crianças, dada a vida que terão pela frente. A pedra filosofal seria a equalidade – dentro do princípio "pelos melhores interesses da criança".

QUALIDADE DE VIDA E DOENÇA CRÔNICA NA INFÂNCIA

A enfermidade infantil é bastante vinculada a ideias extremamente negativas e avassaladoras. Como cuidadores, somos com frequência levados a tentar "apagar" da memória do indivíduo tais vivências, estabelecendo, assim, uma melhor evolução, quase que "indenizando" a criança por tal sofrimento. Contudo, é imperioso lembrar a importância das experiências ditas "negativas" como solo em que germina a tolerância à frustração, uma capacidade essencial para a sobrevivência do ser humano, assim como para a elaboração de

> Ao longo da história que envolve pesquisas em QV na infância, é pouco frequente a preocupação com a elaboração de métodos ou instrumentos que apreendam a percepção e repercussão da doença do ponto de vista do paciente, resultando em grandes discrepâncias quanto à resposta e à evolução clínica.

futuros conflitos e perdas, que provavelmente virão (Jenney; Campbell, 1997; Postlethwaite et al., 1996).

Ao longo da história que envolve pesquisas em QV na infância, é pouco frequente a preocupação com a elaboração de métodos ou instrumentos que apreendam a percepção e repercussão da doença do ponto de vista do paciente, resultando em grandes discrepâncias quanto à resposta e à evolução clínica. Esse tipo de preocupação, na verdade, ainda é muito recente dentre os estudos realizados, e as dificuldades de uma abordagem tão complexa, por envolver um indivíduo em desenvolvimento (também quanto a sua capacidade de expressão), acabam gerando uma maior timidez nessa área, com poucas e esparsas tentativas pioneiras.

A mensuração da QV tem sido cada vez mais aceita durante todas as fases do processo de tratamento, desde o diagnóstico inicial, até a cura, remissão prolongada ou êxito fatal (Cella, 1992), sendo o câncer uma das primeiras enfermidades a serem vinculadas a esse conceito. Tal tendência se mantém quanto a pesquisas e protocolos realizados na faixa etária pediátrica.

A ideia que envolve grande parte dessas iniciativas é a de desenvolver um parâmetro mais sensível e universal para detectar e comparar o impacto psicossocial de condições clínicas e esquemas terapêuticos diversos, de asma a transplante renal.

Infelizmente, sob a insígnia de "QV" reúnem-se as mais variadas concepções, de capacidade física e *status* econômico (Campbell, 1976) a desempenho social (Cella, 1992), passando por ideias subjetivas de bem-estar e inserção satisfatória em um contexto sociocultural (Kuczynski; Assumpção Júnior, 1999). Na verdade, tanta discórdia quanto à conceituação desse termo parece refletir o ainda profundo subdesenvolvimento das medidas de evolução na saúde (Merrell; Reed, 1949, apud Bowling, 1997).

Slevin e colaboradores (1988) constataram grandes discrepâncias ao tentar determinar a significância e a fidedignidade da avaliação da QV pelos profissionais de saúde (a partir da associação das avaliações do profissional e do paciente), concluindo que os médicos não conseguem avaliar adequadamente a QV de seus pacientes, devendo a avaliação da QV priorizar a autoavaliação do indivíduo doente.

Tendo em vista que a qualidade de vida é uma percepção unicamente pessoal, denotando de que forma o paciente se sente sobre seu estado de saúde e/ou aspectos não médicos de sua vida, muitos instrumentos disponíveis na literatura médica parecem apontar para o alvo errado. Dessa forma, pode-se afirmar que a QV só pode ser adequadamente medida pela determinação da opinião dos pacientes e suplementando (ou substituindo) os instrumentos desenvolvidos pelos *experts* (Gill; Feinstein, 1994).

No caso do indivíduo em desenvolvimento, muitas das propostas apresentadas são extremamente conflituosas, e algumas características do universo infantil contribuem para isso. A criança e o adolescente têm graus peculiares de percepção de si mesmos e do mundo, em função da sua fase de desenvolvimento, o que dificilmente pode ser uniformizado em uma só concepção de satisfação pessoal. Percepções paternas e da equipe médica em contato com a criança sob avaliação apresentam, em geral, baixos índices de correlação com a autoavaliação infantil (Canning, 1994; Canning et al., 1992; Eiser, 1997; Pantell; Lewis, 1987).

De fato, é digno de nota que, em décadas mais recentes, surja a pressão da sociedade como um todo para que as crianças se envolvam em atividades voltadas para a formação de um *curriculum* que as habilite a ter maior potencial de competitividade em um futuro mercado acadêmico e de trabalho, em detrimento de disponibilidade temporal para exercer a atividade primordial nessa fase da vida, em que assimila conhecimentos, experiências e satisfação pessoal: o brincar.

CONCLUSÕES

> Maximizar a qualidade de vida é uma ambição humana, talvez universal na sua natureza, mas sua forma é individualmente única.
>
> (Schalock, 1996)

Diante do exposto, parece evidente que ainda estamos muito distantes de uma concepção universal de QV para a infância, como também de meios de avaliação adaptados ao universo infantil. A maior prioridade é instituir definições que traduzam os interesses da criança e do adolescente, e não os dos adultos que os avaliam. É preciso instaurar métodos de avaliação que captem a percepção do indivíduo a ser avaliado, não as expectativas e percepções do cuidador (seja pai ou profissional de saúde). O indivíduo em desenvolvimento é capaz de se expressar; nós é que não conseguimos (ou não nos propomos a) entendê-lo (Kuczynski, 2002).

Para obtermos o máximo de resposta de nossos esquemas terapêuticos e evoluir cada vez mais no sentido de um esquema de tratamento "ideal", seguindo os interesses do maior beneficiário (a criança), urge que se descartem os "pré-conceitos" (e "preconceitos") para explorar o universo da experiência infantil ante a doença. Como "consumidor", a criança tem direito a ser ouvida e respeitada, na medida em que puder captar e entender a trajetória que seguirá sua vida quando de um diagnóstico, seja ele de diabete, asma ou câncer.

Como técnicos envolvidos e implicados nesse processo, devemos nos abster de posturas pejorativas do tipo: "[...] coitadinho(a), ele(a) tem(teve) câncer [...]", o que só incrementa o prejuízo que advém dessa experiência singular (Kuczynski; Assumpção Júnior, 1998).

Inúmeros trabalhos (que serão apresentados em detalhes ao longo desta obra) já ressaltam resultados otimistas quanto à evolução psicossocial de crianças portadoras de doenças crônicas. No entanto, ainda é pouco frequente na literatura a preocupação com a elaboração de métodos, instrumentos e levantamentos que apreendam a percepção e a repercussão da doença do ponto de vista do paciente pediátrico, resultando em grandes discrepâncias quanto à resposta e à evolução clínica desse grupo.

> [...] Embora idade e senso eu aparente,
> Não vos iluda o velho que aqui vai:
> Eu quero os meus brinquedos novamente!
> Sou um pobre menino ... acreditai ...
> Que envelheceu, um dia, de repente!...
>
> (Quintana, 1983b).

REFERÊNCIAS

ARIÈS, P. *História social da criança e da família*. 2. ed. Rio de Janeiro: Guanabara Koogan, 1981. Tradução D. Flaksman.

BANDEIRA, M. Meninos carvoeiros. In: BANDEIRA, M. *Estrela da vida inteira*. 20. ed. Rio de Janeiro: Nova Fronteira, 1993a.

BANDEIRA, M. O menino doente. In: BANDEIRA, M. *Estrela da vida inteira*. 20. ed. Rio de Janeiro: Nova Fronteira, 1993b.

BANDEIRA, M. Antologia. In: BANDEIRA, M. *Estrela da vida inteira*. 20. ed. Rio de Janeiro: Nova Fronteira, 1993c.

BENNER, P. Quality of life: A phenomenological perspective on explanation, prediction, and understanding in nursing science. *ANS Adv Nurs Sci.*, v. 8, n. 1, p. 1-14, Oct 1985.

BOWLING, A. *Measuring health:* a review of quality of life measurements scales. Buckingham: Open University, 1997.

BRADLYN, A. S.; POLLOCK, B. H. Assessment of quality of life. *N Engl J Med.*, v. 335, n. 7, p. 521, 1996.

BRESLAU, N. Psychiatric disorder in children with physical disabilities. *J Am Acad Child Psychiatry*, v. 24, n. 1, p. 87-94, 1985.

CADMAN, D. et al. Chronic illness, disability, and mental and social well-being: findings of the Ontario Child Health Study. *Pediatrics*, v. 79, n. 5, p. 805-813, 1987.

CAMPBELL, A. Subjective measures of well-being. *Am Psychol*, v. 2, p. 117-124, 1976.

CANNING, E. H. et al. Mental disorders in chronically ill children: parent-child discrepancy and physician identification. *Pediatrics*, v. 90, n. 5, p. 692-696, 1992.

CANNING, E. H. Mental disorders in chronically ill children: case identification and parent-child discrepancy. *Psychosom Med.*, v. 56, n. 2, p. 104-108, 1994.

CELLA, D. F. Quality of life: the concept. *J Palliative Care*, v. 8, n. 3, p. 08-13, 1992.

DEL PRIORE, M. Apresentação. In: DEL PRIORE, M. (Org.) *História das crianças no Brasil*. 3. ed. São Paulo: Contexto, 2002. p. 7-17.

DONZELOT, J. *A polícia das famílias*. Rio de Janeiro: Graal, 1977.

EISER, C. Children's quality of life measures. *Arch. Dis. Child.*, v. 77, n. 4, p. 350-354, 1997.

GARRALDA, M. E.; BAILEY, D. Psychiatric disorders in general paediatric referrals. *Arch. Dis. Child.*, v. 64, p. 1727-1733, 1989.

GILL, T. M.; FEINSTEIN, A. R. A critical appraisal of the quality of quality-of-life measurements. *JAMA*, v. 272, n. 8, p. 619-926, 1994.

GLAZER, J. P.; IVAN, T. M. Psychiatric aspects of cancer in childhood and adolescence. In: LEWIS, M. (Ed.). *Child and adolescent psychiatry:* a comprehensive textbook. 2nd ed. Baltimore: Williams & Wilkins, 1996. p. 956-968.

HINDS, P. Quality of life in children and adolescents with cancer. *Semin Oncol Nurs.*, v. 6, p. 285-291, 1990.

JENNEY, M. E.; CAMPBELL, S. Measuring quality of life. *Arch Dis Child*, v. 77, n. 4, p. 347-350, 1997.

KÓVACS, M. J.; ANDRADE FILHO, A. C. C.; SGORLON, A. C. L. Avaliação da qualidade de vida em pacientes oncológicos em estado avançado da doença. In: CARVALHO, M. M. M. J. (Org.) *Psico-oncologia no Brasil:* resgatando o viver. São Paulo: Summus, 1998. p. 159-231.

KUCZYNSKI, E. *Avaliação da qualidade de vida em crianças e adolescentes sadios e portadores de doenças crônicas e/ou incapacitantes*. Tese (Doutorado) - Faculdade de Medicina da Universidade de São Paulo, São Paulo, 2002.

KUCZYNSKI, E.; ASSUMPÇÃO JR, F. B. Definições atuais sobre o conceito de qualidade de vida na infância e na adolescência. *Pediatria Moderna*, v. 35, n. 3, p. 73-78, 1999.

KUCZYNSKI, E.; ASSUMPÇÃO JR, F. B. Transtornos psiquiátricos em crianças e adolescentes com câncer. *Sinopse de Pediatria*, v. 3, p. 56-64, 1998.

LEWIS, M. (Ed.) *Child and adolescent psychiatry*: a comprehensive textbook. 2nd ed. Baltimore: Williams & Wilkins, 1996, p. 956-968.

LINDSTRÖM, B. Quality of life for children and disabled children based on health as a resource concept. *J Epidemiol Community Health*, v. 48, n. 6, p. 529-530, 1994.

MEDINA, A. et al. Quality of life and medicine: a historical note. *History of Psychiatry*, v. 7, (26 Pt 2), p. 225-229, Jun. 1996.

MENDOLA, W. F.; PELLIGRINI, R. V. Quality of life and coronary artery bypass surgery patients. *Soc Sci Med,* v. 13A, p. 457-461, 1979.

OLWENY, C. L. M. Qualitiy of life in developing countries. *J Palliat Care*, v. 8, n. 3, p. 25-30, 1992.

PAL, D. K. Quality of life assessment in children: A review of conceptual and methodological issues in multidimensional health status measures. *J Epidemiol Community Health*, v. 50, n. 4, p. 391-396, 1996.

PANTELL, R.; LEWIS, C. Measuring the impact of medical care in children. *J Chron Dis*, v. 40, S1, p. 99S-108S, 1987.

PATTERSON, W. The quality of survival in response to treatment. *JAMA*, v. 233, p. 280-281, 1975.

POSTEL, J.; QUETTEL, J. *Nouvelle histoire de la psychiatrie*. Paris: Dunod, 1994.

POSTLETHWAITE, R. J. et al. Lessons from psychosocial studies of chronic renal failure. *Arch Dis Child*, v. 75, n. 5, p. 455-459, 1996.

QUINTANA, M. *Poesias*. 6. ed. Porto Alegre: Globo, 1983a.

QUINTANA, M. Soneto VIII. In: QUINTANA, M *Poesias*. 6. ed. Porto Alegre: Globo, 1983b.

REAMAN, G. H.; HAASE, G. M. Quality of life research in in childhood cancer. The time is now. *Cancer*, v. 78, n. 6, p. 1330-1332, 1996.

ROSENBAUM, P.; CADMAN, D.; KIRPALANI, H. Pediatrics: Assessing quality of life. In: SPILKER B. (Ed.) *Quality of Life Assessment in Clinical Trials*. New York: Raven, 1990. p. 205-215.

SCHALOCK, R. L. Preface. In: SCHALOCK, R. L.; SIPERSTEIN, G. N. *Quality of Life*. Washington (D.C.): American Association on Mental Retardation, 1996. v. 1: Conceptualization and measurement.

SLEVIN, M. L. et al. should measure quality of life, the doctor or the patient? *Br J Cancer*, v. 57, p. 109-112, 1988.

THE SPECIAL INTEREST RESEARCH GROUP ON QUALITY OF LIFE; THE INTERNATIONAL ASSOCIATION FOR THE SCIENTIFIC STUDY OF INTELLECTUAL DISABILITIES (IASSID). *Quality of life*: its conceptualization, measurement, and application. WHO-IASSID Work Plan, August 2000. Não publicado.

LEITURAS COMPLEMENTARES

JONSEN, A. R.; SIEGLER, M.; WINSLADE, W. J. *Clinical ethics*. New York: Macmillan, 1982.

MERRELL, M.; REED, L. J. *The Epidemiology of Health, Social Medicine, its Deviations and Objectives*. New York: The Commonwealth Fund, 1949.

PATRICK, D. L.; ERICKSON, P. *Health status and health policy: quality of life in health care evaluation and resource allocation*. New York: Oxford University, 1993.

SCHIPPER, H.; LEVITT, M. Measuring quality of life: risks and benefits. *Cancer Treat Rep*, v. 69, n. 10, p. 1115-1125, 1985.

SHIN, D. C.; JOHNSON, D. M. Avowed happiness as an overall assessment of the quality of life. *Soc Indic Res.*, v. 5, n. 475-492, 1978.

WHOQOL GROUP. *Measuring quality of life:* the development of the World Health Organization Quality of Life Instrument (WHOQOL). Geneva: World Health Organization, 1993.

WORLD HEALTH ORGANIZATION. *The first ten years of the World Health Organization*. Geneva, 1958.

ZILLER, R. C. Self-others orientations and quality of life. *Social Indicators Research*, v. 1, p. 307-327, 1974.

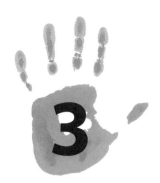

INSTRUMENTOS PARA AFERIÇÃO DA QUALIDADE DE VIDA EM PEDIATRIA

Andréa Yamaguchi Kurashima
Erika Maria Monteiro Santos

A avaliação da qualidade de vida (QV), em particular a relacionada à saúde (QVRS), vem ganhando grande importância, uma vez que as medidas clínicas tradicionais são de utilidade limitada e a QVRS poderia medir o impacto da doença e do tratamento, permitindo a incorporação de um resultado segundo a percepção do próprio indivíduo.

O estudo da qualidade de vida é relativamente recente. Segundo Wood-Dauphinee (1999), esse conceito foi mencionado pela primeira vez em 1920, no livro de Pigou sobre economia e bem-estar social.

No início da década de 1970, o termo qualidade de vida se difundiu. Nessa época, predominaram o desenvolvimento e os testes de instrumentos que mediam qualidade de vida relacionada à saúde (Wood-Dauphinee, 1999).

> O estudo da qualidade de vida é relativamente recente. Segundo Wood-Dauphinee (1999), esse conceito foi mencionado pela primeira vez em 1920, no livro de autoria de Pigou sobre economia e bem-estar social.

Nas décadas de 1980 e 1990 foi observado um aumento no rigor metodológico relacionado ao desenvolvimento dos questionários, com maior preocupação a respeito das propriedades psicométricas. Em virtude da maior preocupação com os aspectos metodológicos, pormenores relacionados à tradução e à validação cultural dos instrumentos começaram a se destacar (Wood-Dauphinee, 1999).

A avaliação da qualidade de vida pode ser quantitativa ou qualitativa. A quantitativa envolve o uso de instrumentos com questões que podem gerar índices ou escores. Na qualitativa, utilizam-se questionários abertos ou entrevistas semiestruturadas (King; Hinds, 1998).

> Os instrumentos para avaliar a qualidade de vida relacionada à saúde podem ser genéricos ou específicos. Os genéricos permitem a avaliação de crianças saudáveis e doentes, na prática clínica ou em estudos populacionais, e possibilitam a comparação entre diversos estados de saúde (Solans et al., 2008).

Os instrumentos para avaliar a qualidade de vida relacionada à saúde podem ser genéricos ou específicos. Os genéricos permitem a avaliação de crianças saudáveis e doentes, na prática clínica ou em estudos populacionais, e possibilitam a comparação entre diversos estados de saúde (Solans et al., 2008). Entretanto, esses instrumentos podem não ser responsivos a pequenas mudanças clínicas nas crianças, e podem ser mais longos, o que dificultaria sua aplicação (Eiser; Morse, 2001).

Os instrumentos genéricos podem ser divididos em perfis de saúde e medidas de preferência. Os perfis de saúde foram desenvolvidos para serem aplicados em todos os grupos de pessoas. Permitem a comparação entre doenças, porém possuem efeitos limitados em grupos de pacientes com doenças ou submetidos a tratamentos que ocasionem efeitos específicos (Aaronson, 1991; Guyatt; Feeny; Patrick, 1993; King; Hinds, 1998).

As medidas de preferência constituem o segundo tipo de instrumentos genéricos, refletindo as preferências do paciente quanto ao tratamento e a seus resultados. Nessas medidas, a avaliação da qualidade de vida é sintetizada em um único número que vai de 0 (morte) até 10 (saúde plena). Essas medidas refletem tanto o estado de saúde quanto o valor desse estado atribuído pelo paciente (Guyatt; Feeny; Patrick, 1993; King; Hinds, 1998).

> Os instrumentos específicos têm a vantagem de conter itens relevantes (sintomas, problemas, efeitos colaterais) de uma doença ou de um determinado tratamento.

Os instrumentos específicos, por sua vez, têm a vantagem de conter itens relevantes (sintomas, problemas, efeitos colaterais) de uma doença ou de um determinado tratamento. Esses instrumentos podem ser doença-específicos (câncer) ou população-específicos (crianças). Um instrumento câncer-específico, por exemplo, deve ser capaz de diferenciar padrões de sintomas experimentados por pacientes submetidos a diferentes formas de tratamento. Além disso, são sensíveis na detecção de pequenas mudanças nos domínios de interesse do médico e do paciente (Guyatt; Feeny; Patrick, 1993).

> No entanto, os instrumentos específicos apresentam limitações. Não permitem a comparação da QV de crianças com diferentes condições.

No entanto, os instrumentos específicos apresentam limitações. Não permitem a comparação da QV de crianças com diferentes condições. Em alguns casos, assim como ocorre com alguns testes, o aumento da especificidade ocasiona a redução da sensibilidade à detecção de uma determinada condição. Sendo específicos, não podem ser aplicados em crianças que apresentem diversas condições. Além disso, a aplicação em crianças com doenças raras é limitada pela inexistência de medidas, uma vez que, para garantir características psicométricas no desenvolvimento de um instrumento, é necessária uma amostra de tamanho adequado (Eiser; Morse, 2001).

CARACTERÍSTICAS PSICOMÉTRICAS DOS INSTRUMENTOS

Existem duas características que são fundamentais ao escolher um instrumento para avaliar a qualidade de vida – validade e confiabilidade.

Validade

Validade de um instrumento de qualidade de vida significa que ele mede aquilo que se propõe a medir. Isso indica que, ao se medir um comportamento (itens), que é a representação do traço latente, está se medindo o próprio traço latente, como a qualidade de vida, por exemplo (Pasquali, 2003). Existem três tipos de validade, que variam de acordo com o tipo de informação fornecida e com o objetivo do investigador: validade de conteúdo, de construto e de critério (Lobiondo-Wood; Haber, 2001; Mcdowell; Nell, 1996).

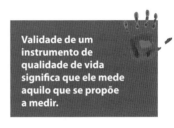

Validade de um instrumento de qualidade de vida significa que ele mede aquilo que se propõe a medir.

A validade de conteúdo ocorre quando um instrumento contém questões que são representativas do domínio que se pretende medir. É determinada a partir da análise do instrumento por um painel de juízes (entre 3 a 10) (Erthal, 2001; Lobiondo-Wood; Haber, 2001; Mcdowell; Nell, 1996).

A proposta da validade de critério é estimar como um indivíduo irá se comportar, com base na pontuação obtida por um instrumento. Em geral, na verificação dessa validade é utilizado o novo instrumento e um instrumento-padrão. Existem duas formas de validade relacionadas a critério: a coincidente, que se refere à correlação entre dois instrumentos com os mesmos conceitos, administrados ao mesmo tempo; e a de previsão, relativa à correlação entre a medida do novo instrumento e a aplicação do instrumento-padrão em uma medida futura (Erthal, 2001; Lobiondo-Wood; Haber, 2001).

A validade de construto envolve a definição do construto e da estrutura interna do instrumento e o relacionamento entre o instrumento e critérios externos (Lobiondo-Wood; Haber, 2001). Essa validade em relação a um instrumento pode ser trabalhada sob vários aspectos: análise da representação comportamental do construto, análise por hipótese, curva de informação da teoria da resposta do item e erro de estimação da teoria psicométrica tradicional (Pasquali, 2003). Para análise da representação, pode ser utilizada a análise fatorial e a da consistência interna. A análise de hipótese fundamenta-se na capacidade do instrumento de determinar ou predizer um critério externo a ele mesmo. A validação convergente-divergente faz parte da análise de hipótese. Essa validação parte de dois princípios: o instrumento deve se correlacionar de maneira significativa com outras variáveis com as quais o construto medido deveria estar relacionado (validade convergente), e o instrumento não deve se correlacionar com variáveis das quais ele deve diferir (validade discriminante). Uma outra forma de análise por hipótese é a correlação com testes que meçam o mesmo construto. Assim, um novo instrumento é comparado com o "padrão-ouro" (Pasquali, 2003).

Confiabilidade

> Confiabilidade equivale a estimar o erro que um instrumento comete ao medir um conceito. Refere-se a três aspectos: à precisão, que implica medir com o menor erro possível; à estabilidade, pois um instrumento deve obter os mesmos resultados quando aplicado em diferentes momentos ou indivíduos; e à homogeneidade ou consistência interna, ou seja, todos os itens de uma escala devem medir o mesmo conceito (Lobiondo-Wood; Haber, 2001; Mcdowell; Nell, 1996).

Confiabilidade equivale a estimar o erro que um instrumento comete ao medir um conceito. Refere-se a três aspectos: à precisão, que implica medir com o menor erro possível; à estabilidade, pois um instrumento deve obter os mesmos resultados quando aplicado em diferentes momentos ou indivíduos; e à homogeneidade ou consistência interna, ou seja, todos os itens de uma escala devem medir o mesmo conceito (Lobiondo-Wood; Haber, 2001; Mcdowell; Nell, 1996).

A estabilidade pode ser verificada por meio do teste-reteste ou da forma paralela ou alternada. A confiabilidade de teste-reteste é verificada mediante administração de um instrumento em duas ou mais ocasiões, em um intervalo em que não seja esperada alteração do fenômeno que se deseja observar. A confiabilidade de forma paralela ou alternada consiste na aplicação do mesmo instrumento em duas ocasiões que difiram quanto à forma de redação das questões (Lobiondo-Wood; Haber, 2001; Mcdowell; Nell, 1996; Streiner; Norman, 1995).

A homogeneidade pode ser verificada por quatro métodos: a questão de correlações totais, a confiabilidade da metade dividida, o coeficiente de Kuder-Richardson (KR-20) e o coeficiente alfa de Cronbach. A questão de correlações totais mede a relação de cada item com a escala a que pertence, sendo ele excluído, pois sua inclusão no cálculo do coeficiente ocasiona a superestimação do coeficiente (Lobiondo-Wood; Haber, 2001; Streiner; Norman, 1995). Alguns autores estabelecem como 0,20 a correlação mínima (Streiner;

Norman, 1995) e outros como 0,40 (Ware; Gandek, 1998). A confiabilidade da metade dividida é obtida pela divisão da escala em duas metades, que são, então, comparadas. A escala é considerada confiável se a pontuação das duas escalas for semelhante. O KR-20 é uma estimativa da homogeneidade utilizada em instrumentos que têm respostas dicotômicas. O coeficiente baseia-se na coerência das respostas a todas as questões. O coeficiente alfa de Cronbach, o mais utilizado para determinar a confiabilidade de um instrumento, utiliza a mesma fórmula do KR-20, aplicada em questões com respostas com mais de duas alternativas (Lobiondo-Wood; Haber, 2001; Streiner; Norman, 1995). Para comparação entre grupos, é recomendável um coeficiente superior a 0,60 (Cella, 1998) ou 0,70 (Streiner; Norman, 1995).

Finalmente, a confiabilidade pode ser testada a partir do cálculo do coeficiente de correlação na utilização do mesmo instrumento por dois observadores (Lobiondo-Wood; Haber, 2001).

TRADUÇÃO E ADAPTAÇÃO TRANSCULTURAL DOS INSTRUMENTOS DE QUALIDADE DE VIDA

Maneesriwongul e Dixon (2004) relatam que, para estudos em que são utilizadas medidas quantitativas, é necessário traduzi-las para a língua em que será utilizada. Os valores refletidos em um instrumento e o significado dos construtos podem variar de uma cultura para outra (Chang; Chay; Holroyd, 1999). Assim, a qualidade da tradução e a validação dos instrumentos têm importância na obtenção dos resultados.

Segundo Guillemin, Bombardier e Beaton (1993), existem esforços para desenvolver medidas de avaliação de qualidade de vida, e, com poucas exceções, a maioria das medidas foi desenvolvida em inglês. Para realizar pesquisas em outras línguas, duas abordagens podem ser utilizadas:

1. desenvolver uma nova medida ou
2. traduzir um instrumento já desenvolvido (Guillemin; Bombardier; Beaton, 1993).

Apesar de ideal, uma vez que um instrumento deva ser desenvolvido na perspectiva da cultura na qual será utilizado, a elaboração de uma medida consome tempo e impede a comparação entre estudos. No entanto, a simples tradução não é adequada, porque existem diferenças culturais e de linguagem. Portanto, faz-se necessária a adaptação transcultural, que tem dois componentes: a tradução da medida e a adaptação, isto é, a combinação entre a tradução literal das palavras e sentenças de uma língua para outra e a adaptação relacionada ao contexto cultural e estilo de vida (Chang; Chau; Holroyd, 1999; Maneesriwongul; Dixon, 2004).

Maneesriwongul e Dixon (2004) descrevem as seguintes categorias para tradução dos instrumentos:

a) tradução apenas: o instrumento é traduzido da língua original para a língua-alvo; aplicável quando apenas um tradutor está disponível, há economia de tempo e custo
b) tradução com teste: o instrumento traduzido é aplicado em uma amostra para testar a qualidade da tradução, também é realizada quando há apenas um tradutor disponível, com economia de tempo e custo
c) tradução reversa (*back-translation*): o instrumento é traduzido da língua original para a língua-alvo; então, essa última versão é traduzida para a língua original por outros tradutores, e as duas versões são comparadas
d) tradução reversa com teste em indivíduos com domínio da língua original: é possível avaliar a correspondência semântica e teste de confiabilidade e validade, mas com consumo de tempo e custo
e) tradução reversa e teste em indivíduos bilíngues: podem ser verificadas correspondência semântica e confiabilidade e validade em sujeitos bilíngues, no entanto, a versão pode não ser apropriada para os monolíngues
f) tradução reversa e teste em indivíduos monolíngues e bilíngues: podem ser verificadas correspondência semântica, confiabilidade e validade, no entanto, há consumo de tempo e custo, podendo ser difícil identificar indivíduos bilíngues

Algumas recomendações são realizadas para assegurar a qualidade da adaptação de um instrumento. As traduções são mais eficientes quando realizadas por, pelo menos, dois tradutores independentes, o que permite a detecção de erros e interpretação divergente. A qualificação dos tradutores é importante (Maneesriwongul; Dixon, 2004).

Apesar da ampla utilização da tradução reversa, há críticas quanto ao seu uso. Aponta-se que a tradução reversa lida apenas com o significado literal da tradução e, ao ser empregada como um método para garantir a tradução literal do instrumento, não detecta diferenças conceituais (Nasser, 2005). Além disso, Swaine-Verdier e colaboradores (2004) salientam que, se a tradução tiver boa qualidade, a tradução reversa poderá resultar em um instrumento distinto do original.

O comitê que realiza a revisão deve ser constituído para produzir uma versão final do instrumento. Parte do papel do comitê é revisar as instruções do questionário, assim como as escalas de resposta para cada questão (escalas do tipo Likert). O comitê deve ser multidisciplinar, constituído por especialistas na doença e nos conceitos a serem explorados; sugere-se também especialistas em linguística e tradutores. No processo de adaptação transcultural, a versão original e a final são igualmente importantes, e ambas estão sujeitas a modificações. O comitê também pode modificar ou eliminar itens que considerar irrelevantes, inadequados ou ambíguos, ou, ainda, acrescentar itens que achar necessários e adequados à cultura (Beaton et al., 2000; Guillemin; Bombardier; Beaton, 1993).

A tradução deve ser compreensível para a maioria dos indivíduos. As recomendações para atingir esse objetivo incluem: frases curtas com palavras-chave da maneira mais simples possível; uso da voz ativa, no lugar da passiva; nomes, no lugar de pronomes; termos específicos. Além disso, devem ser evitados: coloquialismos; modo subjetivo; advérbios e preposições que signifiquem quando e onde; formas possessivas; palavras vagas; sentenças com dois verbos que sugiram ações diferentes (Guillemin; Bombardier; Beaton, 1993).

Alguns autores levantam, também, a possibilidade de que o conceito de qualidade de vida possa não estar ligado somente à cultura (Fox-Rushby; Parker, 1995). Em uma perspectiva abstrata, alguns autores têm considerado a existência de uma "cultura universal" de qualidade de vida, isto é, sem interferência de nação, cultura ou época; é importante que as pessoas se sintam bem psicologicamente, possuam boas condições físicas e apresentem integração social e competência funcional (Bullinger et al., 1993).

> Em uma perspectiva abstrata, alguns autores têm considerado a existência de uma "cultura universal" de qualidade de vida, isto é, sem interferência de nação, cultura ou época, é importante que as pessoas se sintam bem psicologicamente, possuam boas condições físicas e apresentem integração social e competência funcional (Bullinger et al., 1993).

INSTRUMENTOS PARA AVALIAÇÃO DA QUALIDADE DE VIDA EM PEDIATRIA

Varricchio (1990) ressaltou que tanto a doença quanto o tratamento afetam a qualidade de vida dos pacientes, e a utilização de medidas válidas, confiáveis e com relevância clínica nessa área facilitará o planejamento de um cuidado apropriado, bem como a evolução de intervenções específicas.

A natureza pessoal da qualidade de vida sugere o questionamento direto da criança e do adolescente para obtenção de sua opinião, justificando abordagens que utilizem medidas autoaplicativas de acordo com a idade e a fase cognitiva.

> A natureza pessoal da qualidade de vida sugere o questionamento direto da criança e do adolescente para obtenção de sua opinião, justificando abordagens que utilizem medidas autoaplicativas de acordo com a idade e a fase cognitiva.

Kuczynski e Assumpção Júnior (1999) salientam que os métodos de avaliação da qualidade de vida de crianças devem captar a percepção de quem será avaliado, e não as expectativas e percepções do cuidador familiar ou profissional, pois o indivíduo em desenvolvimento é também capaz de se expressar.

Tratando-se de doenças crônicas, seu impacto na qualidade de vida do indivíduo pode exercer influência direta no processo de tomada de decisão. Segundo Reaman e Haase (1996), a avaliação da qualidade de vida relacionada à saúde da criança, do adolescente ou do jovem adulto, submetidos ao tratamento, por exemplo, do câncer, ou que tenham sobrevivido a essa experiência, é o primeiro passo para a avaliação do potencial impacto na qualidade de vida geral do indivíduo. Dessa forma, cada vez mais estudos sobre a qualidade de vida dos pacientes portadores de neoplasia vêm sendo desenvolvidos. Esses estudos podem abranger a avaliação de pacientes em diferentes circunstâncias e nas diferentes fases do tratamento. Na fase de diagnóstico, por exemplo, pode avaliar a influência da família no sentimento de desesperança em crianças; no caso de sobreviventes do câncer, pode envolver a avaliação do impacto de intervenções para a promoção da saúde na qualidade de vida relacionada à saúde ou, em pacientes em fase terminal, para avaliar as últimas semanas de vida, bem como a inclusão dessa temática em estudos clínicos para desenvolvimento de novos fármacos (Blotcky et al., 1985; Hudson et al., 1999; Morris et al., 1986).

Para utilizar um instrumento de avaliação da QV na prática clínica, é necessário que ele atenda a alguns critérios:

1. o instrumento deve ser breve, mantendo, no entanto, confiabilidade e validade
2. deve ser bem desenvolvido, com facilidade na obtenção da pontuação
3. deve ser responsivo a mudanças no estado do paciente (Varni; Burwinkle; Lane, 2005)

Solans e colaboradores (2008), em uma revisão sistemática de instrumentos para avaliação da qualidade de vida em pediatria, identificaram 94 instrumentos, dos quais 30 eram genéricos e 64 eram doença-específicos.

Dentre os instrumentos genéricos, 10 foram desenvolvidos nos Estados Unidos, 7 no Reino Unido e apenas 2 em diversos países de forma simultânea. A maior parte dos instrumentos foi elaborada para crianças com 5 anos ou mais. Ainda dentre os genéricos, 13 utilizam exclusivamente autorrelato; 4, apenas relato dos *proxies* e 13 usam autorrelato e relato dos *proxies*. Um fato importante é que apenas 16,7% dos instrumentos avaliados nessa revisão apresentam informações sobre confiabilidade interna e reprodutibilidade (Solans et al., 2008).

Os instrumentos doença-específicos foram elaborados para um conjunto de 27 doenças, e, destas, as com maior número de instrumentos desenvolvidos foram asma (10), câncer (8) e epilepsia (7). Da mesma forma como observado nos instrumentos genéricos, a maior parte foi desenvolvida nos Estados Unidos (22) e Reino Unido (10). Do total de instrumentos específicos, 45,3% apresentam dados sobre consistência interna e reprodutibilidade (Solans et al., 2008).

Nessa revisão, os autores destacam que, embora a maioria dos instrumentos publicados apresente dados sobre a confiabilidade interna, o número dos que apresentam informação sobre reprodutibilidade, validade de construto e capacidade em detectar mudanças clínicas significativas foi pequeno (Solans et al., 2008).

A seguir, são apresentados instrumentos de avaliação de qualidade de vida em pediatria. A seleção foi baseada no artigo de Solans e colaboradores (2008) e no Patient-Reported Outcome and Quality of Life Instruments Database (Mapi Research Trust, 2009).

Instrumentos genéricos

Autoquestionnaire de Qualité de Vie Enfant Imagé (AUQUEI)

Trata-se de um instrumento genérico para avaliação da qualidade de vida. Assumpção Júnior e colaboradores (2000) validaram a Escala de qualidade de vida da criança (AUQEI – *Autoquestionnaire Qualité de Vie Enfant Imagé*), desenvolvida por Magnificat e Dazord (1997). O instrumento é capaz de verificar os sentimentos da criança em relação a seu estado presente, não o avaliando com base em seu desempenho ou produtividade. É uma autoavaliação com base no ponto de vista da satisfação da criança, visualizada a partir de quatro figuras que são associadas a diversos domínios da vida, e composta de 26 questões que exploram relações familiares, sociais, atividades, saúde, funções corporais e individuação.

Child Health Questionnaire (CHQ)

Desenvolvido com o mesmo objetivo do SF-36, é um instrumento para avaliação do estado de saúde, para aplicação em crianças e adolescentes entre 5 e 18 anos. O CHQ mede 14 conceitos – há duas versões *proxy* (uma com 28 e outra com 50 itens) e uma versão de autorrelato com 87 itens (Mapi Research Trust, 2009). Sua versão original é em língua inglesa, no entanto, múltiplas traduções são relatadas. Ruperto e colaboradores (2001) relataram a adaptação transcultural em 32 países em um projeto multicêntrico. A versão em português, no Brasil, tem origem na versão portuguesa do instrumento. Em sua validação, verificou-se que o *alfa* Cronbach foi superior em 91% dos domínios. A média da confiabilidade teste-reteste foi 0,60 (Machado et al., 2001).

Child Health and Illness Profile (CHIP)

Tem como objetivo avaliar o estado de saúde e bem-estar de crianças (versão CHIP-CE para crianças entre 6 e 11 anos) e adolescentes (versão CHIP-AE para adolescentes entre 11 e 17 anos). A versão CHIP-CE apresenta 45 itens para autorrelato e duas versões para preenchimento pelos pais (uma com 45 e outra com 76 itens); a versão CHIP-AE apresenta 153 itens. Não há relato de tradução para o português (Mapi Research Trust, 2009).

Revised Children Quality of Life Questionnaire (KINDLR)

Questionário genérico para avaliação da qualidade de vida, apresenta 24 itens, e pode ser preenchido pela criança ou pelos pais (versão *proxy*). Há quatro versões: uma para crianças entre 4 e 7 anos; outra para crianças entre 8 e 11 anos; uma para crianças entre 12 e 16 anos; e outra para os pais. Também estão disponíveis cinco módulos específicos que complementam o questionário genérico: obesidade, asma, dermatite, câncer e diabete (Bullinger et al., 2008; Ravens-Sieberer; Bullinger, 1998). Desenvolvido originalmente em alemão, foi traduzido para 14 línguas. Não há informação disponível sobre tradução para o português.

KIDSCREEN

KIDSCREEN é um conjunto de instrumentos genéricos para avaliação da qualidade de vida para administração em crianças e adolescentes (entre 8 e 18 anos). São três versões: a KIDSCREEN-52 (a versão mais longa, que avalia 10 domínios da QV); a KIDSCREEN-27 (versão curta que avalia cinco domínios); e a KIDSCREEN-10 Index, que apresenta um escore global de QV. Foi desenvolvido simultaneamente em 13 países europeus (Ravens-Sieberer et al., 2008; The Kidscreen Group, 2009).

Pediatric Quality of Life Inventory (PedsQL)

O PedsQL é uma forma de instrumento modular, na qual há um questionário genérico que é complementado por questionários condição-específicos. O PedsQL geral apresenta 23 itens, com quatro escalas e três pontuações gerais. Apresenta versões de autorrelato para crianças entre 5 e 18 anos (quatro versões – entre 5 e 7 anos, 8 e 12, e 13 e 18 anos, e também para adultos jovens entre 18 e 25 anos); e a versão *proxy* (quatro versões – para idades entre 2 e 4 anos, 5 e 7 anos, 8 e 12 anos e 13 e 18 anos) (Varni; Seid; Rode, 1999; Varni; Seid; Kurtin, 2001).

O PedsQL apresenta cerca de 23 módulos específicos, dentre os quais podem ser destacados: asma, câncer, impacto familiar, satisfação com o cuidado, fadiga, entre outros (Varni, 2009). Foram validados para o português brasileiro o módulo genérico (versão autorrelato e *proxy*, exceto a versão para adultos jovens) e os módulos específicos – artrite, câncer, cardiopatia, paralisia cerebral, fadiga, dor pediátrica, satisfação com o cuidado e impacto familiar (Klatchoian et al., 2008; Scarpelli et al., 2008a, 2008b; Varni, 2009).

REFERÊNCIAS

AARONSON, N. K. Methodologic issues in assesing the quality of life of cancer patients. *Cancer*, v. 67, n. S3, p. 844-850, 1991.

ASSUMPÇÃO JÚNIOR, F. B. Diagnóstico e quadro clínico da depressão na infância e adolescência. In: LAFER, B. et al. (Ed.). *Depressão no ciclo da vida*. Porto Alegre: Artmed, 2000. p. 36-44.

ASSUMPÇÃO JÚNIOR, F. B. et al. Escala de avaliação de qualidade de vida (AUQEI – Autoquestionnaire Qualité de Vie Enfant Imagé): validade e confiabilidade de uma escala para qualidade de vida em crianças de 4 a 12 anos. *Arq. Neuropsiquiatr.*, v. 58, n. 1, p. 119-127, 2000.

BEATON, D. E. et al. Guidelines for the process of cross-cultural adaptation of self-report measures. *Spine*, v. 25, n. 24, p. 3186-3191, 2000.

BLOTCKY, A. D. et al. Family influences on hopelessness among children early in the cancer experience. *J. Pediatr. Psychol.*, v. 10, n. 4, p. 479-493, 1985.

BULLINGER, M. et al. Developing and evaluating cross-cultural instruments from minimum requirements to optimal models. *Qual. Life Res.*, v. 2, n. 6, p. 451-459, 1993.

BULLINGER, M. et al. Psychometric properties of the KINDL-R questionnaire: results of the BELLA study. *Eur. Child. Adolesc. Psychiatry*, v. 17 (Supl. 1), p. 125-132, 2008.

CELLA, D. F. Quality of life. In: HOLLAND. J. C. (Ed.). *Psyco-oncology*. New York: Oxford University Press, 1998. p. 1135-1146.

CHANG, A. M.; CHAU, J. P.; HOLROYD, E. Translation of questionnaires and issues of equivalence. *J. Adv. Nurs.*, v. 29, n. 2, p. 316-322, 1999.

EISER, C.; MORSE, R. Quality-of-life measures in chronic diseases of childhood. *Health Technol. Assess.*, v. 5, n. 4, p. 1-157, 2001.

ERTHAL, T. C. Fundamentos estatísticos para a construção dos testes. In: _____. *Manual de psicometria*. 6. ed. Rio de Janeiro: Jorge Zahar, 2001. p. 74-130.

FOX-RUSHBY, J.; PARKER, M. Culture and the measurement of health-related quality of life. Research in Europe on quality of life assessment. *Eur. Rev. Appl. Psychol.*, v. 45, p. 257-264, 1995.

GUILLEMIN, F.; BOMBARDIER, C.; BEATON, D. Cross-cultural adaptation of health-related quality of life measures: literature review and proposed guidelines. *J. Clin. Epidemiol.*, v. 46, n. 12, p. 1417-1432, 1993.

GUYATT, G. H.; FEENY, D. H.; PATRICK, D. L. Measuring health-related quality of life. *Ann. Int. Med.*, 118, n. 8, p. 622-629, 1993.

HUDSON, M. M. et al. Feasibility of implementing health promotion interventions to improve health-related quality of life. *Int. J. Cancer Suppl.*, v. 12, p. 138-142, 1999.

KING, C. R.; HINDS, P. S. *Quality of life from nursing and patients perspective*: theory, resarch, practice. Boston: Jones and Bartlett Publishers, 1998.

KLATCHOIAN, D. A. et al. Quality of life of children and adolescents from São Paulo: reliability and validity of the Brazilian version of the Pediatric Quality of Life Inventory version 4.0 Generic Core Scales. *J. Pediatr. (Rio de Janeiro)*, v. 84, n. 4, p. 308-315, 2008.

KUCZYNSKI, E.; ASSUMPÇÃO JÚNIOR, F. B. Definições atuais sobre o conceito de qualidade de vida na infância e adolescência. *Pediatr. Mod.*, v. 35, p. 73-78, 1999.

LOBIONDO-WOOD, G.; HABER, J. Confiabilidade e validade. In: _____ . *Pesquisa em enfermagem*: métodos, avaliação crítica e utilização. 4. ed. Rio de Janeiro: Guanabara Koogan, 2001. p. 186-199.

MACHADO, C. S. et al. The Brazilian version of the Childhood Health Assessment Questionnaire (CHAQ) and the Child Health Questionnaire (CHQ). *Clin. Exp. Rheumatol.*, v. 19, n. 4 (Supl. 23), p. S25-S29, 2001.

MAGNIFICAT, S.; DAZORD, A. Évaluation de la qualité de vie de l'enfant: validation d'un questionnaire, premiers résultats. *Neuropsychiatr. Enfance Adolesc.*, v. 45, p. 106-114, 1997.

MANEESRIWONGUL, W.; DIXON, J. K. Instrument translation process: a methods review. *J. Adv. Nurs.*, v. 48, n. 2, p. 175-186, 2004.

MAPI RESEARCH TRUST. Patient-reported outcome and quality of life instruments database. Lyon, 2009. Disponível em: <http://www.proqolid.org>. Acesso em: 03 maio 2009.

MCDOWELL, I.; NELL, C. Measuring health: a guide to rating scales and questionnaires. 2nd ed. New York: Oxford University Press, 1996.

MORRIS, J. N. et al. Last days: a study of the quality of life of terminally ill cancer patients. *J. Chronic. Dis.*, v. 39, n. 1, p. 47-62, 1986.

NASSER R. A method for social scientists to adapt instruments from one culture to another: the case of the job descriptive index. *J. Soc. Sci.*, v. 1, p. 232-237, 2005.

PASQUALI, L. *Psicometria*: teoria dos testes na Psicologia e na Educação. Petrópolis: Vozes, 2003.

RAVENS-SIEBERER, U. et al. The KIDSCREEN-52 quality of life measure for children and adolescents: psychometric results from a cross-cultural survey in 13 european countries. *Value Health*, v. 11, n. 4, p. 645-658, 2008.

RAVENS-SIEBERER, U.; BULLINGER, M. Assessing health-related quality of life in chronically ill children with the German KINDL: first psychometric and content analytical results. *Qual. Life Res.*, v. 7, n. 5, p. 399-407, 1998.

REAMAN, G. H.; HAASE, G. M. Quality of life research in childhood cancer: the time is now. *Cancer*, v. 78, n. 6, p. 1330-1332, 1996.

RUPERTO, N. et al. Cross-cultural adaptation and psychometric evaluation of the Childhood Health Assessment Questionnaire (CHAQ) and the Child Health Questionnaire (CHQ) in 32 countries. Review of the general methodology. *Clin. Exp. Rheumatol.*, v. 19, n. 4 (Supl. 23), p. S1-S9, 2001.

SCARPELLI, A. C. et al. Measurement properties of the Brazilian version of the Pediatric Quality of Life Inventory (PedsQL) cancer module scale. *Health Qual. Life Outcomes*, v. 6, p. 7, 2008a.

SCARPELLI, A. C. et al. The pediatric quality of life inventory (PedsQL) family impact module: reliability and validity of the Brazilian version. *Health Qual. Life Outcomes*, v. 20, n. 6, p. 35, 2008b.

SOLANS, M. et al. Health-related quality of life measurement in children and adolescents: a systematic review of generic and disease-specific instruments. *Value Health*, v. 11, n. 4, p. 742-764, 2008.

STREINER, D. L.; NORMAN, G. R. *Health measurement scales*: a practical guide to their development and use. 2nd ed. Oxford: Oxford University Press, 1995.

SWAINE-VERDIER, A. et al. Adapting quality of life instruments. *Value Health*, v. 7 (Supl. 1), p. S27-S30, 2004.

THE KIDSCREEN GROUP. *Description of KINDSCREEN instruments*. Hamburg, 2009. Disponível em: <http://kidscreen.diehauptstadt.de/kidscreen/master/project/index.html>. Acesso em: 03 maio 2009.

VARNI, J. W. PedsQL. Lyon, 2009. Disponível em: <http://www.pedsql.org/index.html>. Acesso em: 03 maio 2009.

VARNI, J. W.; BURWINKLE, T. M.; LANE, M. M. Health-related quality of life measurement in pediatric clinical practice: an appraisal and precept for future research and application. *Health Qual. Life Outcomes*, v. 3, p. 34, 2005.

VARNI, J. W.; SEID, M.; KURTIN, P. S. PedsQL 4.0: reliability and validity of the Pediatric Quality of Life Inventory version 4.0 generic core scales in healthy and patient populations. *Med. Care*, v. 39, n. 8, p. 800-812 2001.

VARNI, J. W.; SEID, M.; RODE, C. A. The PedsQL: measurement model for the pediatric quality of life inventory. *Med. Care*, v. 37, n. 2, p. 126-139, 1999.

VARRICCHIO CG. Relevance of quality of life to clinical nursing practice. *Semin. Oncol. Nurs.*, v. 6, n. 4, p. 255-259, 1990.

WARE, J. E.; GANDEK JR., B. Methods for testing data quality, scaling assumptions and reliability: the IQOLA project approach. *J. Clin. Epidemiol.*, v. 51, n. 11, p. 945-952, 1998.

WOOD-DAUPHINEE, S. Assessing quality of life in clinical research: from where have we come and where are we going? *J. Clin. Epidemiol.*, v. 52, n. 4, p. 355-363, 1999.

QUALIDADE DE VIDA: SUA PERCEPÇÃO PELA CRIANÇA, PELA FAMÍLIA E PELOS PROFISSIONAIS

Marília Penna Bernal

> O correr da vida embrulha tudo. A vida é assim: esquenta e esfria, aperta e afrouxa, sossega e depois desinquieta. O que ela quer da gente é coragem.
>
> (Guimarães Rosa)

Este capítulo propõe uma discussão da avaliação de qualidade de vida (QV) na infância, relacionando-a a diferentes perspectivas, ou seja, às visões da própria criança sobre sua QV, da família e dos profissionais ligados a ela, discussão ainda mais recente do que a própria questão da QV na infância, sobre a qual existem poucas publicações.

Há raros estudos empíricos com tentativas de definir as qualidades que fazem a vida valer a pena (Kuczynski, 2003). Temos observado maior interesse nos estudos sobre QV nos últimos anos; no entanto, ainda podemos notar a escassez de trabalhos no que se refere à QV na infância, sobretudo se a associarmos à prática daqueles que lidam diretamente com esse indivíduo que se encontra em pleno desenvolvimento.

Não nos cabe, neste capítulo, discutir o conceito de QV e tampouco o faremos; será necessário apenas abordar alguns aspectos que façam referência à discussão proposta. Qualidade de vida é um conceito global que aborda as diferentes facetas da vida de um indivíduo: saúde,

> Qualidade de vida é um conceito global que aborda as diferentes facetas da vida de um indivíduo: saúde, família e meio ambiente, dentre outros (Assumpção Júnior et al., 2000).

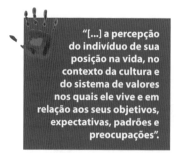

"[...] a percepção do indivíduo de sua posição na vida, no contexto da cultura e do sistema de valores nos quais ele vive e em relação aos seus objetivos, expectativas, padrões e preocupações".

família, meio ambiente, dentre outros (Assumpção Júnior et al., 2000). Em Fleck e colaboradores (2000), encontramos a definição de QV proposta pelo Grupo de Qualidade de Vida da Organização Mundial de Saúde (OMS): "[...] a percepção do indivíduo de sua posição na vida, no contexto da cultura e do sistema de valores nos quais ele vive e em relação aos seus objetivos, expectativas, padrões e preocupações".

Outro termo encontrado na literatura é o de qualidade de vida relacionada à saúde (*health related quality of life*), QVRS – utilizado com objetivos semelhantes aos de QV, no entanto, parece implicar aspectos mais diretamente associados às enfermidades ou intervenções em saúde. Em publicações, ambos vêm sendo utilizados como sinônimos (Seidl; Zannon, 2004).

Pensar em QV leva à reflexão sobre tudo aquilo que se relaciona com o grau de satisfação, felicidade e bem-estar (embora hoje não exista consenso sobre seu significado). Tratando-se de crianças, torna-se ainda mais difícil compartilhar de uma concepção, visto que QV na infância está relacionada principalmente a brincadeiras, harmonia e prazer e varia conforme as fases do crescimento, o desenvolvimento infantil e as relações familiares (Barreiri et al., 2003).

A partir do início da década de 1990, parece se consolidar uma concordância entre os estudiosos da área no que diz respeito a dois aspectos relevantes sobre o conceito de qualidade de vida: subjetividade e multidimensionalidade. Pesquisadores enfatizam que a QV só pode ser avaliada pela própria pessoa, ao contrário das tendências iniciais, quando era avaliada por um observador, em geral um profissional da saúde (Seidl; Zannon, 2004).

De acordo com o exposto, notamos que QV é um conceito que envolve a avaliação subjetiva do sujeito em questão, uma vez que se propõe a avaliar como o indivíduo se sente em relação a sua vida em determinado momento. Para Anders (2004), esse tema envolve as dimensões subjetiva e objetiva, sendo eminentemente subjetivo, porque a realidade de vida pertence a cada um e qualidade de vida é algo intrínseco que só pode ser avaliado pelo próprio sujeito, pois resulta de interações e interpretações vivenciadas ao longo de suas experiências. Para Puig e colaboradores (2008), a premissa que sustenta a QVRS é que a informação necessária deverá ser obtida diretamente da pessoa à qual se refere.

Na avaliação do bem-estar da criança e do adolescente, torna-se fundamental a experiência subjetiva; para conhecer a experiência de QV, é necessária a descrição direta do próprio indivíduo sobre o que sente a respeito de sua vida (Ribeiro, 2003, apud Gaspar et al., 2006).

Tudo isso nos parece muito claro se considerarmos os conceitos de QV; porém, ao se tratar da criança, nos encontramos diante de inúmeras dificuldades no que se refere à questão da subjetividade e avaliação de QV. Estamos muito aquém de uma concepção universal e uniforme de QV na infância, bem como de meios de avaliação desse conceito adaptados ao universo infantil (Assumpção Júnior et al., 2000).

Glaser e colaboradores (1997b) nos colocam diante da questão dos instrumentos de avaliação de QV, relatando que os desenvolvidos para adultos não são apropriados para crianças, por questões que envolvem crescimento, desenvolvimento e dependência de pais e cuidadores. Os autores completam dizendo que existem poucos instrumentos para autopreenchimento (ou seja, que envolvam a questão do próprio indivíduo relatar sua QV) no universo infantil.

> Estamos muito aquém de uma concepção universal e uniforme de QV na infância, bem como de meios de avaliação desse conceito adaptados ao universo infantil (Assumpção Júnior et al., 2000).

Assim, estamos diante de um desafio. Os instrumentos destinados à avaliação de QV existentes para o universo infantil nem sempre consideram os aspectos da subjetividade, não sendo acessíveis às crianças. Isso impossibilita, muitas vezes, uma avaliação a partir da perspectiva da própria criança.

Ao desenvolver um instrumento de QVRS para crianças, é importante inserir itens que correspondam às suas experiências e atividades, ao seu funcionamento no dia a dia e aos contextos relevantes à idade que se procura avaliar (Matza et al., 2004). É necessária também uma linguagem simples e clara, para o entendimento da criança, permitindo acesso a aspectos que atuem em seu cotidiano (Fernandes; Souza, 1999). Silva e Leite (2006) atentam para a questão das diferenças de vocabulário e da sofisticação de linguagem entre os diferentes grupos etários, dessa forma, as medidas de qualidade de vida e de estado de saúde a partir da perspectiva do paciente podem ser difíceis ou impossíveis.

A criança e o adolescente têm diferentes graus de percepção de si mesmos e do mundo em decorrência de sua fase de desenvolvimento e, com isso, dificilmente podem ser uniformizados em uma só concepção de satisfação pessoal (Assumpção Júnior et al., 2000).

Dentre os trabalhos realizados na área da saúde abordando a QV do doente crônico pediátrico, é pouco frequente na literatura a preocupação em elaborar métodos ou instrumentos que apreendam a percepção e a repercussão da doença do ponto de vista do paciente (Kuczynski, 2002). Ainda para Kuczynski, as dificuldades de uma abordagem tão complexa, por envolver um indivíduo em desenvolvimento e sua relativa capacidade de expressão, geram uma timidez nessa área, com poucas tentativas.

Para Jenney e Campbell (1997), tem sido um desafio encontrar um entendimento exato da perspectiva da criança, de como ela avalia seu estado de saúde e funcional, e, ainda, um instrumento que possa realizar essa avaliação. Existe a necessidade de instituir definições que traduzam os interesses da criança e do adolescente, e não dos adultos que os avaliam, sendo eles pais ou profissionais (Kuczynski; Assumpção Júnior, 1999; Ribeiro et al., 2004).

Observar a qualidade de vida das crianças é bastante importante, pois permite compreender os significados de suas vidas. É preciso, portanto, utilizar métodos para entender melhor a saúde e o bem-estar infantil, a fim de obter informações e efetuar mudanças significativas com relação aos cuidados clínicos das crianças (Elias, 2005).

Deparamo-nos, então, com a dificuldade em avaliar a QV na infância, visto a relativa escassez de instrumentos adequados e, ainda, o fato de a criança ter sido, por muito tempo, considerada incapaz de fornecer informações válidas sobre seus níveis de funcionamento e bem-estar (Parsons et al., 1999).

> De modo tradicional, a QV das crianças tem sido verificada por meio das percepções dos pais ou responsáveis (Barreire et al., 2003; Souza, 1999). No entanto, Eiser (1997) observa a diferença existente entre o que é QV na infância na visão do adulto e da própria criança.

De modo tradicional, a QV das crianças tem sido verificada por meio das percepções dos pais ou responsáveis (Barreire et al., 2003; Souza, 1999). No entanto, Eiser (1997) observa a diferença existente entre o que é QV na infância na visão do adulto e da própria criança. Crianças e pais não necessariamente dividem pontos de vista semelhantes sobre o impacto da enfermidade; limitações funcionais podem ser superdimensionadas pelos familiares, em especial por aqueles mais próximos ao paciente, subestimando, assim, a QV (Melo; Valdés; Pinto, 2005) da criança.

> Contar com um adulto como informante sobre a QV da criança pode resultar em um relato incompleto em relação à questão da experiência subjetiva da criança, e, assim, a percepção de sua QV pode ficar prejudicada (Eiser; Morse, 2001a).

Contar com um adulto como informante sobre a QV da criança pode resultar em um relato incompleto em relação à questão da experiência subjetiva da criança, e, assim, a percepção de sua QV pode ficar prejudicada (Eiser; Morse, 2001a).

PERSPECTIVA DA CRIANÇA

> Isto porque quando eu era pequeno, eu não compreendia como as outras pessoas pensavam. E Julie tinha dito para a Mãe e o Pai que eu sempre ia achar isso muito difícil. Mas eu não achava isso difícil agora. Porque eu decidi que era um tipo de quebra-cabeça, tem sempre uma maneira de resolvê-lo.
>
> (Haddon, 2004, p. 157)

Para Strong (1979, apud Parsons et al., 1999), a avaliação de QV na infância, por meio de relato de terceiros, vem da crença de que os pais são melhores informantes da saúde das crianças do que elas mesmas. No entanto, há evidências de que as crianças são capazes de fornecer informações relevantes, se as questões forem elaboradas de maneira que lhes seja acessível (Eiser; Mohay; Morse, 2000).

O relato pelos próprios pacientes tem ganhado maior importância na pediatria, o que faz com que se deva reconsiderar o conteúdo e o contexto do relato de terceiros (Parsons et al., 1999). Estudos mostram que as avaliações de QVRS realizadas por pais de crianças com doenças crônicas sofrem influências de fatores como a carga de cuidado, os medos e as preocupações relacionados à doença da criança. Dessa forma, os resultados de QVRS pela perspectiva dos pais são piores do que os das próprias crianças (Puig et al., 2008).

A capacidade funcional e o desempenho não implicam necessariamente uma vida considerada gratificante e satisfatória; para crianças e adolescentes doentes, bem-estar pode significar o quanto seus desejos e esperanças se aproximam do que realmente está acontecendo (Assumpção Júnior et al., 2000). Na infância, a doença é vinculada à imagem de uma experiência negativa e avassaladora, algo que deveríamos, como cuidadores, ser capazes de transformar para estabelecer uma melhor evolução (Kuczynski; Assumpção Júnior, 1999). Para Anders e Lima (2004), ao buscar compreender a experiência da criança e do adolescente, deve-se considerar seus aspectos positivos e negativos, pois a doença é, ao mesmo tempo, privação e reformulação. A existência da doença é uma dimensão da vida. Holmes e Holmes (apud Kuczynski; Assumpção Júnior, 1999), ao avaliar 124 crianças menores de 15 anos e com mais de 10 anos de sobrevida, detectaram que 13 consideravam a doença um fator positivo em suas vidas.

> A capacidade funcional e o desempenho não implicam necessariamente uma vida considerada gratificante e satisfatória; para crianças e adolescentes doentes, bem-estar pode significar o quanto seus desejos e esperanças se aproximam do que realmente está acontecendo (Assumpção Júnior et al., 2000).

> Ao buscar compreender a experiência da criança e do adolescente, deve-se considerar seus aspectos positivos e negativos, pois a doença é, ao mesmo tempo, privação e reformulação. A existência da doença é uma dimensão da vida.

Em estudo realizado por Elias (2005), no qual foi avaliada a qualidade de vida de 20 crianças autistas (de 4 a 12 anos) e 20 normais (da mesma faixa etária), observam-se resultados que mostram que ambos os grupos apresentaram semelhança na maneira como vivenciam os diversos aspectos de suas vidas, indicando QV positiva a partir de suas percepções. Para essa autora, ao considerarmos a criança apenas sob a ótica da funcionalidade, deixamos em segundo plano algo bem mais relevante, que é o sujeito como ser subjetivo, capaz de expressar seus sentimentos e emoções. Os resultados desse estudo permitem questionar a habilitação dessas crianças, influenciada pelo nível de desempenho funcional, incluindo processo de educação, treinamento, motivação, características da personalidade, oportunidades sociais e condições médicas gerais. Segundo Elias (2005), QV para a criança autista não significa obrigatoriamente a mesma considerada pelos especialistas ou por seus pais. É necessário, portanto, escutá-las e compreendê-las, a fim de possibilitar o estabelecimento de parâmetros que ultrapassem a mera questão da funcionalidade e do desempenho.

De acordo com Kuczynski (2002), para obtermos o máximo de respostas terapêuticas, devemos nos desfazer de nossos preconceitos para explorar, com nossos instrumentos de avaliação (os quais deverão ser desenvolvidos), o universo da experiência infantil ante a doença.

Em pesquisa realizada por Anders e Lima (2004), sobre QV de crianças e adolescentes que realizaram transplante de medula óssea (TMO), foi observado que eles desenvolveram uma capacidade de viver com suas limitações e possibilidades, adaptando-se conforme as necessidades. De acordo com as autoras, os indivíduos venceram as dificuldades impostas pela doença e pelo tratamento, em busca de uma vida melhor, livre da doença e com expectativa de cura. Apesar da complexidade que envolve o TMO, todas as crianças consideraram sua vida normal. Anders e Lima concluem que reconhecer o sucesso do tratamento transcende a cura biológica, estendendo-se para a dimensão social e psicológica após o TMO. Nessa perspectiva, a QV da criança e do adolescente está relacionada com a recuperação de seu estado de saúde nas três dimensões: biológica, social e psicológica; e será restaurada de forma crescente quando aniquilar a imagem abalada pela adversidade da doença.

Seguindo a mesma linha de pensamento, por meio de resultados de sua pesquisa, Elias (2005) conclui que, muito além das condições incapacitantes inerente ao autismo, existe a criança, a qual é resultado de interações e interpretações, vivenciadas ao longo de suas experiências, nas quais, muitas vezes, ela consegue transformar em vida aquilo que costuma ser visto como dor. Dessa forma, não é o autismo em si que irá indicar o nível de QV, mas o modo como a criança pode viver com ele.

Schwimmer, Burwinkle e Varni (2003) chamam a atenção para o fato de que muitos estudos são realizados com relação a algumas patologias, no caso de adultos. Com crianças, no entanto, essas referências se tornam raras, como no caso de QV de crianças obesas; são raros os estudos que as envolvem, havendo maior número de estudos conduzidos com adultos. Esses mesmos autores observam que os relatos das crianças diferem daqueles fornecidos pelos pais, e associam isso ao fato de que a visão da criança é baseada em suas percepções de estados internos, enquanto a dos pais é realizada por observações de comportamentos das crianças. Eles ainda destacam o fato de que, normalmente, é a percepção dos pais sobre a QVRS que influencia os serviços de saúde.

Melo, Valdés e Pinto (2005) apontam que a maioria dos estudos realizados com portadores de distrofia muscular de Duchenne se refere à QV de adolescentes por meio da avaliação dos pais.

Os resultados de estudo realizado por Ferreira (2008) evidenciam que as crianças e os adolescentes são competentes para falar sobre suas experiências, contribuindo para uma maior compreensão sobre a qualidade de vida na infância, bem como para o fornecimento de subsídios que viabilizem estratégias de melhoria dos padrões de QV adequadas às necessidades físicas, mentais e de desenvolvimento social dessa população.

Landgraf e Abetz (apud Matza et al., 2004) relatam que crianças menores de 5 anos podem fornecer informações empíricas fiéis em conceitos concretos de saúde, como no caso de dor e uso de medicamentos. Os questionários utilizados para avaliar questões subjetivas ou domínios abstratos, como impacto emocional da doença, são mais apropriados para crianças maiores de 5 anos. Assim, crianças menores de 4 anos frequentemente podem fornecer algumas informações em aspectos concretos de seus estados de saúde (Matza et al., 2004).

Para Eiser e Morse (2001b), as crianças não compartilham das mesmas visões dos adultos a respeito de causa, etiologia e tratamento de doenças, podendo interpretar de maneira diferente algumas questões e adotar uma perspectiva de tempo diversa sobre o curso da doença. Além disso, a forma como respondem aos questionários elaborados para adultos pode ser comprometida pela idade e pelo desenvolvimento cognitivo. Reforçando: é importante que se instaurem métodos de avaliação capazes de captar a percepção do indivíduo a ser avaliado (Kuczynski; Assumpção Júnior, 1999).

QUALIDADE DE VIDA DA CRIANÇA SOBRE DIFERENTES PERSPECTIVAS

Viva cada instante, viva cada momento,
Proteja da razão teu sentimento.
Tente ser feliz enquanto
A tristeza estiver distraída.
Conte comigo
A cada segundo dessa vida

E o tempo vai passar
Ao longo dessa estrada.
Novas estórias lhe serão então contadas.
E você vai crescer,
Sonhar, sorrir, sofrer
Entre vilões, moinhos, dragões e poucas fadas.

(Canção para Jade – Toquinho/Mutinho)

Citando Bruil e Maes (1995, apud Theunissen et al., 1998), apenas recentemente a concordância entre crianças e pais no que diz respeito a QV tem sido investigada. Matza e colaboradores (2004) acrescentam que essa concordância de relatos tem produzido resultados mistos.

Para Rajmil e colaboradores (1999), utiliza-se a avaliação por meio de terceiros quando a pessoa em questão não pode ser avaliada, como uma forma de substituição, a fim de obter dados mais confiáveis, no entanto, sempre que a criança for capaz de fornecer seus dados de maneira confiável, seu relato é a estratégia ideal, por ser consistente com a definição de QVRS (Matza et al., 2004).

Um dos desafios da QVRS é que não há um consenso sobre o melhor tipo de informação, sobretudo na pediatria (Parsons et al., 1999). A pessoa ideal para responder sobre a QVRS é o próprio indivíduo. No caso da criança, devido a seu pouco entendimento sobre a complexidade dos itens envolvidos nessa avaliação e por falta de instrumentos adequados, ainda é preciso recorrer a outros respondentes (Glaser et al., 1997b).

De acordo com Assumpção Júnior e colaboradores (2000), a concordância entre mães e crianças provavelmente pode se alterar no caso de a criança apresentar uma doença crônica, pois a avaliação do adulto estaria baseada muito mais em inferências sobre o real estado de satisfação da criança (a partir de modelos mentais compatíveis com o desenvolvimento cognitivo e afetivo do adulto) do que sobre a análise da própria realidade efetuada pela criança. Eiser e Morse (2001a) comprovam isso ao dizer que, em geral, os pais percebem a doença como um impacto mais negativo do que a própria criança.

No entanto, o relato a partir de outras perspectivas, no caso de QV de crianças, não deve ser descartado. São relatos importantes para obter informações sobre a QV de algumas crianças, as quais estão incapazes de fornecer essas informações (Wallander; Schmitt; Koot, 2001). Melo, Valdés e Pinto (2005) sugerem que a família deve estar inserida na avaliação da QV da criança, com foco nos aspectos funcionais e psicossociais. Para Chang e Yeh (2005), os relatos dos pais são mais válidos para crianças menores de 12 anos do que para adolescentes, uma vez que os resultados de sua pesquisa observaram uma maior concordância no grupo de crianças-pais do que no grupo de adolescentes-pais. Assim, os autores opinam que, no caso de adolescentes, esses relatos devem ser utilizados apenas como complementares.

Rajmil e colaboradores (1999), em pesquisa, verificaram que algumas características daqueles que respondem pelas crianças estão associadas às variáveis de saúde da própria criança, e isso, provavelmente, influencia no momento de responder ao questionário. Dessa forma, os autores sugerem que é necessário coletar dados sobre as pessoas que responderão pela criança. Para esses pesquisadores, os principais fatores que podem influenciar as respostas dos outros são: questões avaliadas, características dos que respondem e a relação destes com a criança.

A percepção da mãe a respeito da QVRS pode estar envolta por suas expectativas em relação ao filho, pelo que considera QVRS e por seu conhecimento da doença e de suas consequências (Parsons et al., 1999).

É importante que possamos estar atentos às prováveis diferenças entre as avaliações realizadas pelas crianças e pelos pais (Puig et al., 2008), os quais podem sofrer algumas influências, como: desenvolvimento de outras crianças que conheçam (outros filhos ou filhos de pessoas próximas), expectativas e desejos para suas crianças, estresses e sua própria saúde mental. É essencial deixar claro como a saúde mental e suas percepções de doença influenciam na avaliação da QV de suas crianças (Eiser; Morse, 2001b).

> É importante que possamos estar atentos às prováveis diferenças entre as avaliações realizadas pelas crianças e pelos pais (Puig et al., 2008), os quais podem sofrer algumas influências, como: desenvolvimento de outras crianças que conheçam (outros filhos ou filhos de pessoas próximas), expectativas e desejos para suas crianças, estresses e sua própria saúde mental. É essencial deixar claro como a saúde mental e suas percepções de doença influenciam na avaliação da QV de suas crianças (Eiser; Morse, 2001b).

Theunissen e colaboradores (1998), em um estudo exploratório de QV, avaliam em que medida há consenso entre pais e crianças (com idades entre 8 e 11 anos), na avaliação da QVRS da criança. Nesse estudo, as crianças relataram QVRS inferior à descrita por seus pais em domínios relacionados a queixas físicas, funções motoras, autonomia, funções cognitivas e emoções positivas. Os resultados mostram que os relatos dos pais não devem substituir os das crianças, uma vez que foram encontradas diferenças entre ambos.

Em Parsons e colaboradores (1999), o relato dos pais sobre saúde mental e QV das crianças foi bem menor do que os mencionados por elas próprias. Assim como os achados em literatura da área, os autores encontraram maiores significados entre os domínios de questões objetivas. Os resultados indicam que as crianças

> Os resultados indicam que as crianças são capazes de fornecer dados de sua QVRS de forma válida e confiável. Em outras palavras, os relatos das crianças fazem sentido e têm significado.

são capazes de fornecer dados de sua QVRS de forma válida e confiável. Em outras palavras, os relatos das crianças fazem sentido e têm significado.

Para Fernandes e Souza (1999), entrevistas com os pais permitem conhecer não só as medidas de QV, como também aspectos importantes que afetam as relações e o comportamento das crianças. As autoras ainda complementam referindo a importância de os dados obtidos por relato dos pais serem confirmados com a própria criança, a fim de obter informações novas a respeito do real impacto da doença em sua vida.

Eiser e Morse (2001a) ressaltam que, em algumas circunstâncias, a única alternativa para avaliar a QV da criança é por meio do relato de outras pessoas – em geral dos pais, podendo também contribuir relatos de outros parentes, equipe médica, professores, etc. É importante considerar o relato de terceiros para a avaliação da criança quando esta se encontra muito doente, é muito nova ou está impossibilitada de se autoavaliar; sendo assim, não podemos desconsiderar a importância do adulto para tal avaliação. No entanto, essas autoras enfatizam o fato de que a percepção do outro pode trazer informações complementares e importantes sobre a criança (Eiser; Morse, 2001a). De qualquer forma, seriam informações complementares, e não substitutivas. A avaliação de QV na infância sob outros pontos de vista torna-se necessária nessa prática, se não for possível obter os relatos das crianças (Chang; Yeh, 2005).

Em pesquisa realizada por Schwimmer, Burwinkle e Varni (2003) sobre a QVRS de uma população de crianças obesas, os resultados dos relatos dos pais tiveram menores índices do que os das próprias crianças em relação a todos os domínios do questionário utilizado pelos autores.

Achembach e colaboradores (1987, apud Puig et al., 2008) recomendam três tipos de informantes: a própria criança, seus pais e, no caso da criança que frequenta escola, os professores. Eiser e Morse (2001a) também sugerem os professores para avaliar a QVRS, acreditando que estes tenham uma visão baseada em sua experiência com várias crianças. Os professores são profissionais com experiência no comportamento e função esperados para as crianças, além de serem emocionalmente independentes do envolvimento em que os pais ou outros familiares se encontram (Glaser et al., 1997b); dessa forma, tendem a ser mais imparciais.

Puig e colaboradores (2008) realizaram um estudo com escolares entre 8 e 12 anos, a fim de comparar a QVRS da perspectiva da criança, dos professores e dos pais. Houve pouca concordância para os domínios de função física, enquanto o funcionamento escolar e os problemas cognitivos tiveram os maiores índices de consenso entre crianças-pais, crianças-professores e professores-pais. Esse estudo sugere que a avaliação de QVRS não seja uma questão de observação, e sim de comunicação. Os autores apontam para o fato de que adultos e crianças costumam compartilhar informações sobre assuntos tidos como problemas, e, no caso de crianças com doenças graves, isso pode estar relacionado a todos os domínios da QVRS, mais especificamente ao funcionamento físico, enquanto, para crianças saudáveis, a comunicação estará mais focada na vida escolar, uma vez que esta tem um lugar de extrema importância no cotidiano infantil.

Em resultados obtidos por Glaser e colaboradores (1997b), ao avaliarem a percepção das crianças em congruência com a dos professores, os domínios relacionados a deambulação e linguagem foram pior avaliados pelas primeiras, contudo, os professores avaliaram a emoção dessas crianças de maneira mais prejudicada do que elas próprias. Em relação às respostas das crianças e dos pais, pouca concordância foi encontrada nas questões relacionadas a confiança no futuro e autoestima.

Eiser e Morse (2001a), com o objetivo de determinar a consonância entre a percepção dos pais e a das crianças por meio de base de dados, encontraram 14 artigos sobre o assunto, sendo que 11 tinham o intuito de validar questionários sobre QV, e não de relacionar a concordância entre diferentes percepções. Maior consenso foi encontrado entre crianças e pais em comportamentos observáveis, tais como funcionamento físico, e menor nos não observáveis, como emoção ou funcionamento social (assim, os pais são mais hábeis para avaliar os domínios físicos do que os sociais e emocionais). Também foi observado que os pais relatam menores qualidades de desempenho em questões cognitivas e atividades sociais do que as próprias crianças.

Na mesma pesquisa, os relatos dos pais sugerem maior concordância do que os dos enfermeiros que cuidam das crianças. Em relação aos professores, houve concordância em domínios de cognição, audição, visão e dor, e pouca concordância em outros domínios (deambulação, fala e emoção), nos quais as crianças relatam sua QVRS menor em comparação aos depoimentos dos professores (Eiser; Morse, 2001a).

Em consequência da relevância do tema e da relativa escassez de pesquisas sobre o consenso entre pais, crianças e profissionais a respeito da qualidade de vida na infância, principalmente em se tratando de publicações nacionais, vem sendo desenvolvida uma pesquisa no Instituto de Psicologia da Universidade de São Paulo (IP-USP), *stricto sensu*, em nível de mestrado, que visa a analisar o consenso entre as respostas de pais, professores e crianças portadoras da síndrome de Asperger ou autismo de autofuncionamento. Para tal pesquisa, optou-se pelo uso de uma escala de autoavaliação subjetiva de qualidade de vida na infância, que leva em conta o nível de desenvolvimento e as particularidades da aplicação de um questionário a uma criança (Kuczynski; Assumpção Júnior, 1999). A Escala de Avaliação de Qualidade de Vida (AUQEI), validada em nosso meio por Assumpção Júnior e colaboradores (2000), é um instrumento genérico, aplicável a crianças de 4 a 12 anos, que se propõe a avaliar o estado subjetivo de bem-estar do indivíduo, permitindo obter um perfil de satisfação da criança diante de diferentes situações da vida no momento atual, sem partir de inferências realizadas sobre

> A Escala de Avaliação de Qualidade de Vida (AUQEI), validada em nosso meio por Assumpção Júnior e colaboradores (2000), é um instrumento genérico, aplicável a crianças de 4 a 12 anos, que se propõe a avaliar o estado subjetivo de bem-estar do indivíduo, permitindo obter um perfil de satisfação da criança diante de diferentes situações da vida no momento atual, sem partir de inferências realizadas sobre seu desempenho e produtividade (Assumpção Júnior et al., 2000).

seu desempenho e produtividade (Assumpção Júnior et al., 2000). Essa escala procura englobar as características discutidas neste capítulo, propondo uma linguagem acessível ao universo infantil, com aspectos que envolvam o cotidiano da criança.

Realizou-se uma análise prévia dos dados obtidos até o momento, composta por uma amostra de 18 crianças, suas respectivas mães e seus professores, a fim de verificar a concordância entre tais avaliações. Pudemos perceber que, consistentemente com os achados de Elias (2005), as avaliações de QV pela perspectiva das crianças são positivas. Dessa forma, apesar das condições inerentes ao autismo, essas crianças se sentem felizes, reforçando que capacidade funcional e desempenho não implicam, necessariamente, ter uma vida considerada gratificante e satisfatória (Kuczynski; Assumpção Júnior, 1999). Essa concepção está de acordo também com as colocações de Anders e Lima (2004), segundo as quais, apesar das condições de uma patologia, as crianças consideraram suas vidas normais.

A escolha em avaliar a concordância inserindo os professores na avaliação de QV da criança deu-se devido a sugestões de pesquisadores da área (Eiser; Mohay; Morse, 2000; Glaser et al., 1997b; Puig et al., 2008). Na análise das avaliações de professores, pais e crianças, em nossos achados até o presente momento, tanto o índice de QV geral quanto os itens isolados apresentaram concordância, sem diferenças significativas. Desse modo, apesar de ser uma amostra, nossos dados confirmam as afirmações de alguns pesquisadores (Fernandes; Souza, 1999; Eiser; Morse, 2001a; Glaser et al., 1997a; Jenney; Campbell, 1997; Melo; Valdés; Pinto, 2005) de que os relatos de pais e professores (ou de cuidadores mais próximos das crianças) não deverão ser descartados e podem trazer informações importantes. Da mesma forma, os depoimentos das crianças são válidos nas avaliações de QV infantil, sendo de extrema importância considerarmos sua subjetividade, a fim de propormos terapêuticas que considerem a qualidade de vida dessa população.

Em estudo realizado por Billson e Walker (1994) sobre o estado de saúde de sobreviventes com câncer, as avaliações dos médicos tiveram maiores diferenças do que aquelas entre as crianças e os pais, em todas as categorias, sendo a maior discrepância encontrada na categoria dor.

Médicos e enfermeiros têm percepções mais limitadas porque veem as crianças em situações de restrição. Questões futuras devem analisar como essas diferenças de perspectivas podem ser consideradas (Eiser; Morse, 2001a).

Eiser e Morse (2001a) relatam que os pediatras costumam supor que os pais podem fornecer informações válidas sobre o impacto da doença e do tratamento para a criança, no entanto, é cada vez mais conhecido que a perspectiva da criança, embora diferente, é igualmente válida, por isso, as autoras sugerem que o melhor é incluir informações de ambos: criança e cuidador. Glaser e colaboradores (1997a), em seus achados, relatam que respondentes que têm maior contato com a criança (os pais) avaliam de maneira mais próxima à percepção infantil.

> Eiser e Morse (2001a) relatam que os pediatras costumam supor que os pais podem fornecer informações válidas sobre o impacto da doença e do tratamento para a criança, no entanto, é cada vez mais conhecido que a perspectiva da criança, embora diferente, é igualmente válida, por isso, as autoras sugerem que o melhor é incluir informações de ambos: criança e cuidador.

É preciso aceitar o valor de ambas as perspectivas, da criança e de terceiros (tanto dos pais quanto dos profissionais), deixando claras as diferentes correlações entre essas percepções e suas implicações para a QV da criança (Eiser; Morse, 2001b).

Pelo exposto, fica evidente a existência de controvérsias no que tange a essa temática. Além disso, pode-se perceber a importância dos relatos dos pais e dos profissionais sobre a avaliação da QV das crianças, mas é necessário estar atento ao fato de que esses relatos não irão substituir o da criança, e sim complementá-lo.

CONCLUSÕES

> Então, agora, quando não sei o que alguém está dizendo, ou eu pergunto o que querem dizer ou me afasto.
>
> (Haddon, 2004, p. 11)

Depois de várias décadas de pouco crescimento, o conceito de qualidade de vida aparece como medida essencial em atendimento de saúde (Souza, 1999). Qualidade de vida é uma expressão cada vez mais citada nas mais variadas publicações sobre evolução e terapêutica em diversas condições clínicas. A ideia de desenvolver um parâmetro mais sensível e universal para detectar e comparar o impacto psicossocial de condições clínicas e esquemas terapêuticos diversos é de fundamental importância (Assumpção Júnior et al., 2000). As clínicas deveriam fornecer oportunidades de avaliação sobre os efeitos da intervenção e também sobre QVRS de crianças e adolescentes (Schwimmer; Burwinkle; Varni, 2003).

A QV pode ser uma representação subjetiva da criança e do adolescente em seu mundo e em sua percepção do mesmo (Ferreira, 2008); é um conceito

> A visão da criança difere da do adulto em seus entendimentos sobre saúde, causas da doença e suas crenças no funcionamento dos medicamentos. Por essas razões, não se pode esperar correlações significativas entre a avaliação das crianças e a de seus pais (Eiser, apud Eiser, 1997).

cuja avaliação é subjetiva e deve ser analisada na perspectiva do paciente sempre que isso for possível; é também um construto multidimensional que integra vários aspectos (Matza et al., 2004).

A visão da criança difere da do adulto em seus entendimentos sobre saúde, causas da doença e suas crenças no funcionamento dos medicamentos. Por essas razões, não se pode esperar correlações significativas entre a avaliação das crianças e a de seus pais (Eiser, apud Eiser, 1997).

Algumas vezes, deparamo-nos com situações em que se torna inviável a criança responder ao questionário. Nesses casos, o uso de avaliações de QV pela perspectiva de outros é válido, mas, sempre que possível, a opinião da criança deverá ser considerada (Jenney; Campbell, 1997).

Não existem dúvidas de que há muito a ser feito para melhorar a maneira de mensurar a QV e, por conseguinte, o efeito disso na prática e nas pesquisas (Eiser; Morse, 2001b). Se considerarmos a discrepância entre a concordância de pais e crianças na avaliação de QV destas, evidenciada por alguns estudos, podemos supor que o instrumento ideal para avaliar a QV infantil seria aquele que o fizesse a partir da visão do próprio indivíduo (Jenney; Campbell, 1997), prezando a premissa da subjetividade.

As percepções dos adultos acerca de uma vida de qualidade para as crianças podem não refletir as opiniões e os ideais destas (Wallander; Schmitt; Koot, 2001). Ao considerar a análise de QV da criança, é essencial que fique claro para quem está sendo destinado o instrumento, a fim de que se estabeleça sua validade e, dessa forma, obtenha-se uma avaliação significativa relacionada à percepção da criança (Jenney; Campbell, 1997).

Infelizmente, até o momento, o que se consegue perceber é a dificuldade em avaliar essa condição, pois, sob a insígnia de QV, jazem as mais variadas concepções, desde a capacidade física até o desempenho social, passando por ideias subjetivas de bem-estar e inserção satisfatória em um contexto cultural (Assumpção Júnior et al., 2000).

É importante estar atento ao contexto em que os pais se encontram ao avaliar a situação das crianças, o que pode incluir o impacto na família, o relacionamento entre os irmãos e os progressos escolares (Eiser, 1997).

Para Ferreira (2008), as opiniões de crianças e adolescentes não têm sido ouvidas; o desafio consiste em respeitar seus pontos de vista, garantindo a liberdade de participação conforme suas possibilidades. De acordo com a autora, os programas elaborados e implementados por adultos, sem a participação de crianças e adolescentes, talvez não atinjam a meta pretendida. Ainda para Ferreira, dar voz a crianças e adolescentes, principalmente àqueles em situação de maior vulnerabilidade à epidemia, pode apresentar resultados surpreendentes.

Estamos diante de novos rumos que nos possibilitam, de fato, buscar alternativas para aqueles aos quais nos propomos a cuidar, pensando naquilo que realmente possa deixar a criança e o adolescente felizes, e não no que supomos que os deixem felizes.

O ideal é priorizar o relato do paciente infantil como estratégia, utilizando o dos pais como medida secundária (Billson; Walker, 1994). Para Kuczynski (2002), o indivíduo em desenvolvimento é capaz de se expressar, e somos nós que não conseguimos entendê-lo.

Os resultados do estudo de Anders e Lima (2004) comprovam isso, evidenciando que as crianças e os adolescentes são competentes para falar sobre suas experiências. As autoras ainda sugerem novos estudos para aprofundar as discussões sobre as questões éticas e metodológicas de ter crianças e adolescentes como informantes.

Qualidade de vida na infância é um tema tão importante que não pode ser deixado de lado (Eiser; Morse, 2001b). Certamente, deverá ser uma preocupação de todos aqueles que trabalham com crianças, sendo um dos objetivos de maior importância garantir que elas tenham experiências de vida com qualidade (Wallander; Schmitt; Koot, 2001).

Os relatos por meio das perspectivas dos outros, sejam eles pais ou profissionais da saúde ou da educação, não devem ser descartados, pois podem fornecer informações importantes. No entanto, tais relatos devem ser utilizados de maneira a complementar o relato das crianças e dos adolescentes. Na situação de "consumidores" dos "produtos" que oferecemos a essa população, a criança e o adolescente têm direito a serem ouvidos e respeitados à medida que puderem captar e entender a trajetória que seguirão suas vidas depois de se descobrirem portadores de uma doença crônica (Kuczynski; Assumpção Júnior, 1999).

REFERÊNCIAS

ANDERS, J. C. S. *O transplante de medula óssea e suas repercussões na qualidade de vida de crianças e adolescentes que o vivenciaram*. 2004. Tese (Doutorado em Saúde Pública) – Universidade de São Paulo, Ribeirão Preto, 2004.

ANDERS, J. C.; LIMA, R. A. G. Crescer como um transplantado de medula óssea: repercussões na qualidade de vida da criança e adolescente. *Rev. Latoam. Enferm.*, v. 12, n. 6, p. 866-874, nov./dez. 2004.

ASSUMPÇÃO JÚNIOR, F. B. et al. Escala de avaliação de qualidade de vida (auto-questionnaire qualité de vie enfant imagé): validade e confiabilidade de uma escala para qualidade de vida em crianças de 4 a 12 anos. *Arq. Neuropsiquiatr.*, v. 58, n. 1, p. 119-127, 2000.

BARREIRE, S. G. et al. Qualidade de vida de crianças ostomizadas na ótica das crianças e das mães. *J. Pediatr.,* v. 79, n. 1, p. 55-62, 2003.

BILLSON, A. L; WALKER, D. A. Assessment of health status in survivors of cancer. *Arch. Dis. Child.,* v. 70, n. 3, p. 200-204, 1994.

CHANG, P. C.; YEH, C. H. Agreement between child self-report and Parent proxy report to evaluate quality of life in children with cancer. *Psychooncology,* v. 14, n. 2, p. 125-134, 2005.

EISER, C. Children´s quality of life measures. *Arch. Dis. Child.,* v. 77. n. 4, p. 350-354, 1997.

EISER, C.; MOHAY, H.; MORSE, R. The mesasurement of quality of life in young children. *Child. Care, Health Dev.,* v. 26, n. 5, p. 401-414, 2000.

EISER, C.; MORSE, R. Can parents rate their child´s health-related quality of life? Results of a systematic review. *Quality Life Res.,* v. 10, n. 4, p. 347:357, 2001a.

EISER, C.; MORSE, R. A review of measures of quality of life for children with chronic illness. *Arch. Dis. Child.,* v. 84, n. 3, p. 205-211, 2001b.

ELIAS, A. V. *Autismo e qualidade de vida.* 2005. Dissertação (Mestrado em Ciências Médicas) - Faculdade de Ciências Médicas da Universidade Estadual de Campinas, Campinas, 2005.

FERNANDES, P. T.; SOUZA, E. A. P. Inventário simplificado de qualidade de vida na epilepsia infantil: primeiros resultados. *Arq. Neuropsiquiatr.,* v. 57, n. 1, p. 40-43, 1999.

FERREIRA, J.C. *Qualidade de vida nas perspectivas de crianças e adolescentes portadores de HIV/AIDS.* 2008 Dissertação (Mestrado em Psicologia) - Universidade Católica de Goiás, Goiânia, 2008.

FLECK, M. P. A. et al. Aplicação da versão em português do instrumento abreviado de avaliação da qualidade de vida " WHOQOL-bref". *Rev. Saúde Pública,* v. 34, n. 2, p. 178-183, 2000.

GASPAR, T. et al. Qualidade de vida e bem-estar em crianças e adolescentes. *Rev. Bras. Ter. Cogn.,* v. 2, n. 2, p. 47-602006.

GLASER, A. W. et al. Influence of proxy respondents and mode of administration on health status assessment following central nervous system tumours in childhood. *Qual. Life Res.,* v. 6, n. 1, p 43-53, 1997a.

GLASER, A. W. et al. School behaviour and health status after central nervous system tumours in childhood. *Br. J. Cancer,* v. 76, n. 5, p. 643-650, 1997b.

HADDON, M. *O estranho caso do cachorro morto.* Rio de Janeiro: Record, 2004.

JENNEY, M. E. M.; CAMPBELL, S. Measuring Quality of Life. *Arch. Dis. Child.,* v. 77, n. 4, p. 347-350, 1997.

KUCZYNSKI, E.; ASSUMPÇÃO, F. B. Definições atuais sobre o conceito de qualidade de vida na infância e adolescência. *Pediatr. Mod.,* v. 35, n. 3, p. 73-78, 1999.

KUCZYNSKI, E. *Avaliação da qualidade de vida em crianças e adolescentes sadios e portadores de doenças crônicas e/ou incapacitantes.* 2002. Tese (Doutorado em Psiquiatria) – Faculdade de Medicina da Universidade de São Paulo, São Paulo, 2002.

KUCZYNSKI, E. Qualidade de vida na infância e na adolescência. In: ASSUMPÇÃO JÚNIOR, F. B.; KUCZYNSKI, E. (Org.). *Tratado de psiquiatria da infância e adolescência.* São Paulo: Atheneu, 2003. p. 625-632.

MATZA, L. S. et al. Assessment of health-related quality of life in children: a review of conceptual, methodological, and regulatory issues. *Value Health,* v. 7, n. 1, p. 79-92, 2004.

MELO, E. L. A.; VALDÉS, M. T. M.; PINTO, J. M. S. Qualidade de vida de crianças e adolescentes com distrofia muscular de Duchenne. *Pediatr. (São Paulo),* v. 27, n. 1, p. 28-37, 2005.

PARSONS, S. K. et al. Health-related Quality of Life in pediatric bone marrow transplant survivors: according to whom? *Int. J. Cancer,* v. 12 p. 46-51, 1999.

PUIG, R. F. et al. Measuring health-related quality of life in children from different perspectives using the pediatric quality of life inventory (PedsQL) and teachers' rattings. *J. Public Health*, v. 16, n. 5, p. 317-325, 2008.

RAJMIL, L. et al. Influence of proxy respondents in children´s health interview survey. *J. Epidemiol. Community Health,* v. 53, n. 1, p. 38-42, 1999.

RIBEIRO, J. T. et al. Avaliação da qualidade de vida de pré escolares portadores de cárie severa. *Arq. Odontol.,* v. 40, n. 2, p. 111-206, 2004.

SEIDL, E. M. F.; ZANNON, C. M. L. C. Qualidade de vida e saúde: aspectos conceituais e metodológicos. *Cad. Saúde Pública,* v. 20, n. 2, p. 580-588, 2004.

SCHWIMMER, J. B.; BURWINKLE, T. M.; VARNI, J. W. Health- related quality of life of severely obese children and adolescents. *JAMA,* v. 289, n. 14, p. 1813-1819, 2003.

SILVA, V. C.; LEITE, A. J. M. Qualidade de vida em crianças com distúrbios obstrutivos do sono: avaliação pelo OSA-18. *Rev. Bras. Otorrinolaringol.,* v. 72, n. 6, p. 747-756, nov./dec. 2006.

SOUZA, E. A. P. Qualidade de vida na epilepsia infantil. *Arq. Neuropsiquiatr.,* v. 57, n. 1, p. 34-39, 1999.

THEUNISSEN, N. C. M. et al. The proxy problem: child versus parent report in health-related quality of life research. *Quality Llife Res.,* v. 7, n. 5, p. 387-397, 1998.

WALLANDER, J. L.; SCHMITT, M.; KOOT, H. M. Quality of Life Measurement in Children and Adolescents:Issues, Instruments and Applications. *J. Clin. Psychol.,* v. 57, n. 4, p. 571-585, 2001.

QUALIDADE DE VIDA E INTERNAÇÃO

Andréa Yamaguchi Kurashima
Sandra Shimoda

> É ouvindo a criança naquilo que ela necessita dizer, em sua própria linguagem, em seu peculiar modo de ver o mundo, que podemos tornar a relação médico-paciente mais sadia, e trazer para a realidade médica outras questões – e novos olhares.
>
> (Oliveira, 1993)

Qualidade de vida é um conceito multidimensional intrincado, que sintetiza o bem-estar físico, funcional, espiritual, psicológico e social do indivíduo. Incorpora a pessoa em sua totalidade, levando em conta a perspectiva individual sobre a saúde e a doença, e envolve tudo o que traz valor e significado para a vida (George; Clipp, 2000; Mast, 1995).

A característica essencial da vida de cada indivíduo é, por vezes, difícil de ser definida, sobretudo se essa vida estiver sob risco. A doença pode, portanto, ser encarada como um obstáculo e um desafio para a criança e sua família, na tentativa de manter o bem-estar e a qualidade de vida diante de uma adversidade, e a hospitalização torna-se um dos eventos mais comuns no processo do adoecer de uma criança com diagnóstico crônico.

De forma geral, a hospitalização causa um impacto emocional na criança e em sua família, pois é uma experiência potencialmente traumática. O hospital leva a criança a confrontar-se com dois aspectos importantes: um ambiente estranho a sua realidade e um estado de desamparo, ao perceber sua fragilidade corporal que resultou no adoecimento (Soares, 2001).

A doença na infância também pode estar relacionada a experiências negativas, e, de maneira geral, os profissionais da saúde tendem a minimizá-la diante das crianças em uma forma de proteção. Acredita-se que haja uma oportunidade de crescimento nessa experiência, uma vez que existe a possibilidade de desenvolvimento de tolerância à frustração, capacidade essencial para superar conflitos e sobreviver no futuro (Kuczynski; Assumpção Júnior, 1999).

IDENTIFICAÇÃO DO PROBLEMA

Segundo Soares e Bomtempo (2004), durante o desenvolvimento da criança, o meio em que ela vive é explorado de forma contínua e recíproca e, por meio dessa interação mútua, à medida que características ambientais sejam favoráveis e oportunidades sejam oferecidas, ocorrem modificações em seu repertório comportamental e na natureza funcional do meio.

Na criança, os efeitos da hospitalização podem variar em decorrência de sua idade, das experiências prévias de hospitalização, de determinadas variáveis individuais e, em especial, de seu repertório de habilidades de enfrentamento, e as consequências psíquicas e físicas decorrentes da hospitalização podem até mesmo comprometer o processo de desenvolvimento (Valladares, 2004).

Motta e Enumo (2004) referem, ainda, que a criança que necessita de visitas regulares ao hospital pode encontrar dificuldades e obstáculos em sua vida social e familiar. Acrescenta-se a esse quadro a necessidade de adaptação a essa situação que não fazia parte da sua vida.

Dentre essas adversidades, podemos identificar elementos físicos, sociais e emocionais que podem interferir na qualidade de vida da criança. Pensando assim, caso seja possível prevenir ou aliviar sintomas físicos ou sofrimento psicológico, mantendo as rotinas e atividades de vida diárias do paciente o mais próximo de sua vivência, poderemos assisti-lo e os que o cercam, confortando-os nessa trajetória.

Hinds e colaboradores (2006) afirmam que a avaliação de qualidade de vida para a faixa etária pediátrica e adolescente em oncologia vem crescendo nos últimos anos – em especial a voltada para a fase de tratamento, sobretudo em relação aos sobreviventes.

Com base em trabalhos da literatura, a mesma autora desenvolveu um modelo com três categorias de fatores que influenciam a qualidade de vida de crianças e adolescentes portadores de doença crônica grave, como o câncer (Hinds, 1990):

a) Ambiente interno: fatores da criança e do adolescente que são indicativos de seu nível de funcionamento. Inclui a compreensão da doença,

a negação adaptativa, o controle de sintomas, a restrição de liberdade e a competência pessoal.
b) Ambiente imediato: fatores de pessoas significativas, tais como familiares e profissionais, e como a criança/o adolescente se relaciona com eles. Inclui a angústia familiar em relação à doença, o mecanismo de enfrentamento familiar, o envolvimento/distanciamento e o humor da enfermagem.
c) Ambiente institucional: fatores do sistema social público. Inclui a estrutura econômica e os sistemas políticos e sociais.

Hinds (1990) descreve, ainda, a qualidade de vida de crianças e adolescentes com câncer como seu senso subjetivo de bem-estar durante toda a experiência do câncer, refletindo o quanto seus desejos e esperanças correspondem ao que está acontecendo, bem como sua orientação em relação a seu próprio futuro e ao dos outros. Várias dimensões estão envolvidas nessa percepção: física (funcionamento e integridade), social (participação significativa em atividades inter e intrapessoais) e psicológica (sentimentos em relação a si e ao futuro). Seu senso de bem-estar pode ser mutável, influenciado também por eventos diários, problemas crônicos, características de personalidade e habilidades cognitivas. Reflexões sobre definições mais amplas da qualidade de vida envolvem todos os aspectos da existência que cercam temporalmente o diagnóstico da doença e seu tratamento, ultrapassando as questões médicas e incluindo estilo de vida, comunidade e vida familiar (Reaman; Haase, 1996). Um modelo descrito por Lindström (1994) considera quatro esferas da vida: global (macroambiente e sociedade); externa (condições socioeconômicas); interpessoal (estrutura e rede de apoio social) e pessoal (aspectos físicos, mentais e espirituais).

A hospitalização também pode ocasionar distúrbios de afetividade, pensamento abstrato limitado e dificuldades cognitivas (Ceribelli et al., 2009).

Dessa forma, questões importantes emergem à luz do problema, tais como a identificação de possíveis fatores complicadores do processo de hospitalização, gerando medo, insegurança e sentimentos diversos que podem dificultar o processo de adesão ao tratamento ou mesmo o enfrentamento da doença.

Soares (2001) relata que um dos problemas existentes na hospitalização infantil deriva do descuido de aspectos psicológicos, pedagógicos e sociológicos envolvidos nessa situação.

> A hospitalização também pode ocasionar distúrbios de afetividade, pensamento abstrato limitado e dificuldades cognitivas (Ceribelli et al., 2009).

> Soares (2001) relata que um dos problemas existentes na hospitalização infantil deriva do descuido de aspectos psicológicos, pedagógicos e sociológicos envolvidos nessa situação.

Diante da doença crônica ou de patologia que ocasione uma sequela grave para a vivência da criança e do adolescente, a avaliação periódica da qualidade de vida pode ser implementada. Barreire e colaboradores (2003) utilizaram a escala do AUQEI para avaliar a qualidade de vida de crianças ostomizadas. Dentre seus resultados, a família foi mencionada como fonte de bem-estar (segundo escore mais elevado), e a autonomia demonstrou ser o fator mais comprometido na percepção das crianças.

Sabe-se também que vários outros fatores influenciam a qualidade de vida do indivíduo. Mesmo em situações extremas, como crianças que morreram de complicações relacionadas ao tratamento oncológico, ou seja, terapias mais agressivas, tiveram uma pior qualidade de vida quando comparadas com aquelas que tiveram progressão da doença. A medida foi avaliada segundo o grau de diversão (p=0,03), o nível de tristeza (p=0,03) e o humor (p=0,002) (Wolfe et al., 2000).

INTERVENÇÕES ESPECÍFICAS

Assumpção Júnior e colaboradores (2000) ressaltam que a abordagem da doença não pode se processar apenas na visão biológica do ser humano, devendo ser consideradas, ainda, as vivências decorrentes do problema em questão, bem como o quanto a qualidade de vida se encontra comprometida.

A avaliação da qualidade de vida durante a internação deve ser implementada como indicador de qualidade da assistência prestada pela equipe. Mesmo na população pediátrica, a QV irá oferecer dados e diretrizes para o planejamento do tratamento.

> Em virtude das diferentes fases de desenvolvimento em que se encontram, a criança e o adolescente têm diferentes graus de percepção de si mesmos e do mundo. Dessa forma, não é possível uniformizá-los em uma só concepção de satisfação pessoal.

Muitas vezes, nos voltamos para os pais/responsáveis para identificar as necessidades das crianças/dos adolescentes. No entanto, Kuczynski e Assumpção Júnior (1999) alertam para a importância de conhecer algumas características do universo infantil para a avaliação da qualidade de vida. Em virtude das diferentes fases de desenvolvimento em que se encontram, a criança e o adolescente têm diferentes graus de percepção de si mesmos e do mundo. Dessa forma, não é possível uniformizá-los em uma só concepção de satisfação pessoal.

As necessidades emocionais e sociais da criança hospitalizada devem ser sempre consideradas, além de abranger a utilização de técnicas adequadas de comunicação e relacionamento (Soares; Vieira, 2004).

Promover condições para que a criança hospitalizada se desenvolva de maneira adequada ante uma adversidade torna-se um tópico de suma importância. Um marco bastante significativo na história da criança hospitalizada foi a criação do programa *Mãe participante*, fundamentado no pressuposto de que a presença da mãe é essencial para o bem-estar da criança durante a hospitalização (Lima; Rocha; Scochi, 1999; Oliveira; Dantas; Fonseca, 2004).

Para que isso fosse respeitado, em 1990 foi criado um estatuto a fim de garantir às crianças o direito maior de serem respeitadas: Lei 8.069 – Estatuto da Criança e do Adolescente (Collet; Rocha, 2004; Imori et al., 1997; Oliveira, 1993).

Ainda em termos de legislação, para assegurar melhor o interesse das crianças e dos adolescentes, foi realizada uma iniciativa da Sociedade Brasileira de Pediatria no Conselho Nacional dos Direitos da Criança e do Adolescente (CONANDA), aprovando a Resolução nº 41, de outubro de 1995 (Anexo 1), que trata dos direitos da criança e do adolescente hospitalizados.

A partir dessa resolução, foi possível perceber um importante movimento da sociedade brasileira em prol da assistência prestada à criança hospitalizada, assegurando que seu crescimento e desenvolvimento sejam preservados, como, por exemplo, a formação de classes hospitalares para garantir o processo de aprendizagem (Brasil, 2002).

Devemos programar estratégias que reduzam o efeito da hospitalização na vida da criança. Algumas das principais intervenções utilizadas para minimizar o impacto de uma internação pediátrica, e que acreditamos serem factíveis de implementação, mesmo diante de condições socioeconômicas mais desprivilegiadas, serão mencionadas a seguir.

Comunicação terapêutica

Sadala e Antonio (1995) demonstraram em seu trabalho que a comunicação terapêutica é um meio bastante eficaz para que a criança possa adquirir confiança durante o processo de hospitalização. Ressaltam, ainda, a importância de respeitar alguns pontos, tais como aceitação, envolvimento, empatia e compreensão das necessidades de dependência e independência por parte dos profissionais da saúde.

O brincar

Tratando-se de hospitalização, o brinquedo tem um importante valor terapêutico, influenciando bastante no restabelecimento físico e emocional da criança, pois pode tornar o processo de internação menos traumatizante e mais alegre, fornecendo melhores condições para a recuperação (Françani et al., 1998).

Para Junqueira (1999, 2002), o brincar insere-se nesse contexto como uma tentativa de transformar o ambiente das enfermarias, proporcionando condições psicológicas melhores para as crianças e os adolescentes internados.

Motta e Enumo (2004) referem que o brincar pode ter uma aplicação técnica para ajudar a criança na compreensão e na adaptação mais adequada aos procedimentos médicos e como recurso para a técnica de imaginação/distração, utilizada para adaptar crianças à hospitalização. Constitui, ainda, um recurso viável e adequado para o enfrentamento da hospitalização.

A presença do palhaço

Na maioria das vezes, quando tratamos do assunto "criança hospitalizada", a figura do palhaço está relacionada à presença de diversos grupos que atuam em hospitais e que têm mostrado um efeito bastante positivo nesse tipo de atividade, pela promoção do bem-estar da criança hospitalizada, desencadeando sorrisos e alegria (Motta; Enumo, 2004).

Arteterapia

Para Valladares (2004), a arteterapia restabelece uma maneira natural de a criança se comunicar com as outras pessoas. Por meio dessa intervenção, a criança amplia seu conhecimento sobre o mundo e se desenvolve emocional e socialmente, sendo um excelente meio para canalizar, de maneira positiva, as variáveis do desenvolvimento da criança hospitalizada.

Atenção aos adolescentes

A adolescência é um período de transição importante na formação do indivíduo adulto. Quando a vida da pessoa é colocada em risco, sua realidade é confrontada com outras necessidades específicas derivadas da patologia e do tratamento.

Os profissionais da saúde devem primeiro ter consciência das características próprias dessa população, sobretudo relacionadas as suas necessidades, que podem ser diferentes daquelas da população pediátrica e da adulta com a mesma patologia. Oferecer um tratamento médico altamente especializado para adolescentes deverá incluir informação, educação, suporte social, bem como cuidados especiais voltados a sua realidade, incluindo nessa etapa a internação em unidade própria para esses pacientes. Esses cuidados podem incluir (Whelan, 2003):

a) tratamento médico e de enfermagem específicos e especializados
b) suporte para fornecer informação apropriada a adolescentes e seus familiares
c) ambiente de hospitalização adequado ao adolescente
d) suporte educacional e vocacional para que este possa se reintegrar à sociedade
e) atendimento às necessidades psicológicas dos adolescentes e familiares
f) reconhecimento e suporte ao adolescente em questões relacionadas à transição social, educacional, sexual e familiar

Atenção aos irmãos

Uma população com frequência considerada "invisível" são os irmãos dos pacientes acometidos por doenças crônicas e/ou graves. Nas doenças crônicas, como as neoplasias, cada vez mais se dedica atenção à prevenção de sequelas, reintegração adequada do paciente à sociedade e promoção de sua qualidade de vida. Essa preocupação, ainda de forma pouco padronizada, pode e deve ser estendida à família da criança, incluindo os irmãos do paciente.

Nolbris, Enskär e Hellström (2007) analisaram fenomenologicamente a experiência de ser irmão de paciente com câncer. Existe uma percepção maior da relação entre irmãos a partir do diagnóstico. Em seu estudo, o irmão admitiu que, quando necessário, assumia um papel de proteção e defesa. Os irmãos também vivenciaram períodos de altos e baixos em suas própria vidas, variando de felicidade a uma vida com preocupações e ansiedade.

Packman e colaboradores (2005) avaliaram a qualidade de vida dos irmãos de pacientes com câncer em um acampamento, demonstrando a importância do engajamento dos profissionais da saúde na atenção a essa população. Houtzager e colaboradores (2005a) salientam que a qualidade de vida dos irmãos de pacientes com câncer tem sido utilizada para descrever sua adaptação psicológica diante de seus parentes com doenças graves. Irmãos entre 7 e 11 anos referiram, de maneira significativa, mais problemas motores, um fardo maior da doença, queixas físicas e problemas emocionais. Os autores sugerem a inclusão de autoavaliação para obter uma medida mais realística desses irmãos e sua qualidade de vida.

Nos dois primeiros meses, a partir do diagnóstico, os irmãos têm pior qualidade de vida. Problemas de saúde anteriores podem predizer problemas de ajustamento tardios. Expectativas positivas em relação ao curso da doença do irmão parecem protegê-los de angústia (Houtzager et al., 2005b). Os mesmos autores detectaram que o funcionamento psicossocial dos irmãos estava prejudicado um mês após o diagnóstico, mas tendia a melhorar com o passar do tempo (Houtzager et al., 2004a).

Segundo estudo de Houtzager e colaboradores (2004b), um número relativamente alto de irmãos de 7 a 11 anos referiram problemas emocionais (42%), sociais (34%) e de qualidade de vida (47%).

Em um estudo em andamento no Departamento de Pediatria do Hospital A.C.Camargo, pacientes e irmãos entre 6 e 12 anos estão sendo avaliados em termos de sua qualidade de vida, utilizando-se o AUQEI. Como parte da calibração e do teste de compreensão das respostas à escala, é solicitado à criança que cite situações que exemplifiquem desde sentir-se "Muito infeliz" a "Muito feliz". Algumas nuanças do impacto da doença na vida do irmão do paciente hospitalizado podem ser identificadas, como ilustram os relatos a seguir (Cunha; Kurashima, 2009):

- Exemplo de situações em que a criança referiu estar **Muito infeliz**:
  Paciente
  a) quando estou vomitando
  b) quando fico com bastante dor
  c) quando descobri que estava doente
  d) quando fiquei careca
  e) quando os meninos da escola começaram a colocar apelidos em mim
  f) **quando uma amiga da Pediatria morreu**
  g) **quando fiquei na UTI, sozinha e com medo de morrer**
  h) quando faço QT
  i) quando meu bisavô morreu
  Irmão
  a) quando descobriram a doença da minha irmã
  b) **quando minha irmã ficou internada**
  c) quando minha irmã está vomitando
  d) quando caiu o cabelo da minha irmãzinha
  e) quando fico sozinha
  f) quando brinco sozinha
  g) **quando fico longe da minha família**
  h) quando gritam comigo
  i) quando meu cachorrinho morreu

- Exemplo de situações em que a criança referiu estar **Infeliz**:
  Paciente
  a) quando coisas acontecem de um jeito que eu não queria
  b) quando tive que fazer a cirurgia do pé
  c) **quando tive de ficar internada**

Irmão
a) quando caiu o cabelo da minha irmã
b) quando brinco sozinha
c) quando briguei com a minha amiga
d) **quando minha irmã teve de voltar para o hospital**

- Exemplo de situações em que a criança referiu estar **Feliz**:
Paciente
a) quando jogo *videogame*
b) quando meu avô melhorou depois de cair e se machucar
c) **quando fiquei sabendo da alta depois de 40 dias no hospital**
Irmão
a) **quando minha irmã voltou do hospital**
b) quando passo de ano
c) quando me fazem rir
d) quando minha irmã fez a cirurgia

- Exemplo de situações em que a criança referiu estar **Muito feliz**:
Paciente
a) na minha festa de aniversário
b) **quando fui embora do hospital**
c) quando o tumor diminuiu bastante
d) quando passeava com outros pacientes com a mesma doença
e) quando fui viajar nas férias
f) quando o irmão está junto
g) quando meu irmão veio me visitar
h) quando não vejo minha mãe chorando por minha causa
i) quando estou com minha família inteira e saio para passear
Irmão
a) na minha festa de aniversário
b) **quando minha irmã chegou do hospital**
c) quando meu irmão parou de fazer quimioterapia
d) quando estou na escola
e) quando passo de ano
f) quando tirei 10 na prova
g) quando estou brincando
h) quando me fazem cócegas

ATUAÇÃO DA EQUIPE DE SAÚDE

Vários autores consideram que a experiência de enfrentar a doença e a hospitalização pode constituir uma oportunidade para que a criança adquira

> Vários autores consideram que a experiência de enfrentar a doença e a hospitalização pode constituir uma oportunidade para que a criança adquira padrões comportamentais mais adaptativos, e esse processo pode representar uma oportunidade para que aprenda mais sobre a doença e o funcionamento de seu corpo, adquira habilidades de enfrentamento e demonstre capacidade para tomada de decisão, independência, autocontrole e autoconfiança, tornando-se participante nas decisões clínicas. (Soares; Bomtempo, 2004; Valladares, 2004).

padrões comportamentais mais adaptativos, e esse processo pode representar uma oportunidade para que aprenda mais sobre a doença e o funcionamento de seu corpo, adquira habilidades de enfrentamento e demonstre capacidade para tomada de decisão, independência, autocontrole e autoconfiança, tornando-se participante nas decisões clínicas (Soares; Bomtempo, 2004; Valladares, 2004).

Dessa forma, é importante a implementação de um planejamento individualizado e especializado da equipe, mediante adoção de intervenções específicas que busquem um resultado satisfatório do processo de hospitalização e enfrentamento da criança e de sua família, minimizando as possíveis sequelas desse momento (Oliveira; Collet, 1999).

Para que um profissional seja reconhecido como, por exemplo, um enfermeiro oncologista pediátrico habilidoso, exige-se tanto um envolvimento pessoal quanto a manutenção da proficiência técnica na especialidade (Hinds, 1990). A equipe de saúde deve estar atenta para a avaliação da qualidade de vida de crianças e adolescentes com doença crônica ou grave, não só os atendendo em suas necessidades físicas, mas procurando reconhecer suas aspirações presentes e futuras, quaisquer distâncias entre esses desejos e assistindo-os em abordagens factíveis que os levem a diminuir essa diferença.

REFERÊNCIAS

ASSUMPÇÃO JÚNIOR, F. B. Diagnóstico e quadro clínico da depressão na infância e adolescência. In: LAFER, B. et al. (Ed.). *Depressão no ciclo da vida*. Porto Alegre: Artmed, 2000. p. 36-44.

ASSUMPÇÃO JÚNIOR, F. B. et al. Escala de avaliação de qualidade de vida (AUQEI – Autoquestionnaire Qualité de Vie Enfant Imagé): validade e confiabilidade de uma escala para qualidade de vida em crianças de 4 a 12 anos. *Arq. Neuropsiquiatr.*, v. 58, n. 1, p. 119-127, 2000.

BARREIRE, S. G. et al. [Quality of life of children with stomas: the children and mothers' point of view]. *J. Pediatr. (Rio de Janeiro)*, v. 79, n. 1, p. 55-62, 2003.

BRASIL. Ministério da Educação. Secretaria de Educação Especial. Classe hospitalar e atendimento pedagógico domiciliar: estratégias e orientações. Brasília, DF, 2002.

CERIBELLI, C. et al. A mediação de leitura como recurso de comunicação com crianças hospitalizadas. *Rev. Latino-Am. Enfermagem*, v. 17, n. 1, p. 81-87, 2009.

COLLET, N.; ROCHA, S. S. M. M. Criança hospitalizada: mãe e enfermagem compartilhando o cuidado. *Rev. Latino-Am. Enfermagem,* v. 12, n. 2, p. 191-197, 2004.

CUNHA, B. M.; KURASHIMA, A. Y. Avaliação da Qualidade de Vida de Pacientes Pediátricos Oncológicos de 7 a 12 anos e seus irmãos. 2009. Trabalho a ser apresentado no Programa Institucional de Bolsas de Iniciação Científica PIBIC/CNPq e Fundação Antonio Prudente.

FRANÇANI, G. M. et al. Prescrição do dia: infusão de alegria. Utilizando a arte como instrumento na assistência à criança hospitalizada. *Rev. Latinoam. Enfermagem*, v. 6, n. 5, p. 27-33, 1998.

GEORGE, L. K.; CLIPP, E. C. Quality of life: conceptual issues and clinical implications. *Neurol. Rep.*, v. 24, p. 127-132, 2000.

HINDS, P. S. Quality of life in children and adolescents with cancer. *Semin. Oncol. Nurs.*, v. 6 n. 4, p. 285-291, 1990.

HINDS, P. S. et al. Advances in defining, conceptualizing, and measuring quality of life in pediatric patients with cancer. *Oncol. Nurs. Forum*, v. 33 (1 Suppl), p. 23-29, 2006.

HOUTZAGER, B. A. et al. Quality of life and psychological adaptation in siblings of paediatric cancer patients, 2 years after diagnosis. *Psychooncol.*, v. 13, n. 8, p. 499-511, 2004b.

HOUTZAGER, B. A. et al. Sibling self-report, parental proxies, and quality of life: the importance of multiple informants for siblings of a critically ill child. *Pediatr. Hematol. Oncol.*, v. 22, n. 1, p. 25-40, 2005a.

HOUTZAGER, B. A. et al. One month after diagnosis: quality of life, coping and previous functioning in siblings of children with cancer. *Child. Care Health Dev.*, v. 31, n. 1, p. 75-87, 2005b.

HOUTZAGER, B. A. et al. Coping and family functioning predict longitudinal psychological adaptation of siblings of childhood cancer patients. *J. Pediatr. Psychol.*, v. 29, n. 8, p. 591-605, 2004a.

IMORI, M. C. et al. Participação dos pais na assistência à criança hospitalizada: revisão crítica da literatura. Acta Paul. Enf., v. 10, n. 3, p. 37-43, 1997.

JUNQUEIRA, M. F. P. S. O brincar e o desenvolvimento infantil. *Pediatr. Mod.*, v. 35 n. 12, p. 988-990, 1999.

JUNQUEIRA, M. F. P. S. A relação mãe-criança hospitalizada e o brincar. *Pediatr. Mod.*, v. 38, n. 1/2, p. 44-46, 2002.

KUCZYNSKI, E.; ASSUMPÇÃO JÚNIOR, F. B. Definições atuais sobre o conceito de qualidade de vida na infância e adolescência. *Pediatr. Mod.*, v. 35, n. 3, p. 73-78, 1999.

LIMA, R. A. G.; ROCHA, S. M. M.; SCOCHI, C. G. S. Assistência à criança hospitalizada: reflexões acerca da participação dos pais. *Rev. Latino-Am. Enfermagem*, v. 7, n. 2, p. 33-39, 1999.

LINDSTRÖM, B. Quality of life for children and disabled children based on health as a resource concept. *J. Epidemiol. Community Health*, v. 48 n. 6, p. 529-530, 1994.

MAST, M. E. Definitions and measurement of quality of life in oncology nursing research: review and theoretical implications. *Oncol. Nurs. Forum*, v. 22, n. 6, p. 957-964, 1995.

MOTTA, A. B.; ENUMO, S. R. F. Brincar no hospital: estratégia de enfrentamento da hospitalização infantil. *Psicol. Estud.*, 2004, vol.9, n.1, p. 19-28, 2004. Disponível em: <http://www.scielo.br/pdf/pe/v9n1/v9n1a04.pdf>. Acesso em: 20 ago. 2009.

NOLBRIS, M.; ENSKÄR, K.; HELLSTRÖM, A. L. Experience of siblings of children treated for cancer. *Eur. J. Oncol. Nurs.*, v. 11, n. 2, p. 106-112, 2007. Discussão p. 113-116.

OLIVEIRA, H. A enfermidade sob o olhar da criança hospitalizada. *Cad. Saúde Pública*, v. 9, n. 3, p. 326-332, 1993. Disponível em: <http://www.scielo.br/pdf/csp/v9n3/20.pdf>. Acesso em: 20 ago. 2009.

OLIVEIRA, B. R. G. de; COLLET, N. Criança hospitalizada: percepção das mães sobre o vínculo afetivo criança - família. *Rev. Latino-Am. Enfermagem*, v. 7, n. 5, p. 95-102, 1999.

OLIVEIRA, G. F. DANTAS, F. D. C.; FONSECA, P. N. O impacto da hospitalização em crianças de 1 a 5 anos de idade. *Rev. SBPH*, v. 7, n. 2, p. 37-54, 2004.

PACKMAN, W. et al. Siblings of pediatric cancer patients: the quantitative and qualitative nature of quality of life. *J. Psychosoc. Oncol.*, v. 23, n. 1, p. 87-108, 2005.

REAMAN, G, H.; HAASE, G. M. Quality of life research in childhood cancer: the time is now. *Cancer*, v. 78, p. 1330-1332, 1996.

SADALA, M. L. A.; ANTONIO, A. L. O. Interagindo com a criança hospitalizada: utilização de técnicas e medidas terapêuticas. *Rev. Latino-Am. Enfermagem*, v. 3, n. 2, p. 93-106, 1995. Disponível em: <http://www.scielo.br/scielo.php?script=sci_arttext&pid=S0104-11691995000200008>. Acesso em: 20 ago. 2009.

SOARES, M. R. Z.; BOMTEMPO, E. A criança hospitalizada: análise de um programa de atividades preparatórias para o procedimento médico de inalação. *Estud. Psicol. (Campinas)*, v. 21, n. 1, p. 53-64, 2004.

SOARES, M. R. Z. Hospitalização infantil: análise do comportamento da criança e do papel da psicologia da saúde. *Pediatr. Mod.*, v. 37 n. 11, p. 630-632, 2001.

SOARES, V. V.; VIEIRA, L. J. E. S. Percepção de crianças hospitalizadas sobre realização de exames. *Rev. Esc. Enferm. USP*, v. 38, n. 3, p. 298-306, 2004. Disponível em: <http://www.scielo.br/pdf/reeusp/v38n3/08.pdf>. Acesso em: 20 ago. 2009.

VALLADARES, A. C. A. Arteterapia com crianças hospitalizadas. *Rev. Eletr. Enf.*, v. 6, n. 3, p. 410-411, 2004.

WHELAN, J. Where should teenagers with cancer be treated? *Eur. J. Cancer.*, v. 39, n. 18, p. 2573-2578, 2003.

WOLFE, J. et al. Symptoms and suffering at the end of life in children with cancer. *N. Engl. J. Med.*, v. 342, n. 5, p. 326-333, 2000.

ANEXO 1
Conselho Nacional dos Direitos da Criança e do Adolescente – CONANDA

Resolução nº 41 de Outubro de 1995
Direitos da Criança e do Adolescente Hospitalizados

1. Direito a proteção à vida e à saúde, com absoluta prioridade e sem qualquer forma de discriminação
2. Direito a ser hospitalizado quando for necessário ao seu tratamento, sem distinção de classe social, condição econômica, raça ou crença religiosa
3. Direito a não ser ou permanecer hospitalizado desnecessariamente por qualquer razão alheia ao melhor tratamento de sua enfermidade
4. Direito a ser acompanhado por sua mãe, pai ou responsável, durante todo o período de sua hospitalização, bem como receber visitas
5. Direito a não ser separado de sua mãe ao nascer
6. Direito a receber aleitamento materno sem restrições
7. Direito a não sentir dor, quando existam meios para evitá-la
8. Direito a ter conhecimento adequado de sua enfermidade, dos cuidados terapêuticos e diagnósticos a serem utilizados, do prognóstico, respeitando sua fase cognitiva, além de receber amparo psicológico quando se fizer necessário
9. Direito a desfrutar de alguma forma de recreação, programas de educação para saúde, acompanhamento do currículo escolar, durante sua permanência hospitalar
10. Direito a que seus pais ou responsáveis participem ativamente do seu diagnóstico, tratamento e prognóstico, recebendo informações sobre os procedimentos a que será submetida
11. Direito a receber apoio espiritual e religioso conforme prática de sua família
12. Direito a não ser objeto de ensaio clínico, provas diagnósticas e terapêuticas, sem o consentimento informado de seus pais ou responsáveis e o seu próprio, quando tiver discernimento para tal
13. Direito a receber todos os recursos terapêuticos disponíveis para sua cura, reabilitação e/ou prevenção secundária e terciária
14. Direito a proteção contra qualquer forma de discriminação, negligência ou maus-tratos
15. Direito ao respeito a sua integridade física, psíquica e moral
16. Direito a prevenção de sua imagem, identidade, autonomia de valores, dos espaços e objetos pessoais
17. Direito a não ser utilizado pelos meios de comunicação, sem a expressa vontade de seus pais ou responsáveis, ou a sua própria vontade, resguardando-se a ética
18. Direito a confidência dos seus dados clínicos, bem como direito a tomar conhecimento dos mesmos, arquivados na instituição, pelo prazo estipulado por lei
19. Direito a ter seus direitos constitucionais e os contidos no Estatuto da Criança e do Adolescente, respeitados integralmente pelos hospitais
20. Direito a ter uma morte digna, junto a seus familiares, quando esgotados todos os recursos terapêuticos disponíveis

QUALIDADE DE VIDA EM UNIDADES DE TERAPIA INTENSIVA

Sonia Maria Baldini

A partir de 1960, ante as necessidades de atendimento especializado a crianças gravemente enfermas, surgiram as unidades de terapia intensiva (UTIs) pediátricas (Green, 1979; Halm, 1990; Rothstein, 1980; Waller et al., 1979) e neonatais (Thornton et al., 1984). Desde então, com a especialização do pediatra nessa área e o advento de recursos tecnológicos com progressiva sofisticação, tem sido possível um combate cada vez mais eficaz à doença grave. Com a sobrevivência dessas crianças, aumentou a exigência de pesquisas para garantir-lhes uma melhor qualidade de vida, tanto durante a internação como após a alta.

Com a crescente recuperação física da criança gravemente enferma, tornou-se cada vez mais urgente a preocupação com sua recuperação psicológica – fator importante que vai ter influência direta sobre sua qualidade de vida.

> Com a crescente recuperação física da criança gravemente enferma, tornou-se cada vez mais urgente a preocupação com sua recuperação psicológica, um fator importante que vai ter influência direta sobre sua qualidade de vida.

Benjamin (1978), no entanto, avaliando os problemas psicológicos detectados após a recuperação da doença aguda grave, destaca que a recuperação psicológica não ocorre ao mesmo tempo ou em decorrência simples daquela. Além disso, em pacientes pediátricos hospitalizados em UTIs, as manifestações de ansiedade, depressão, delírio e embotamento afetivo são mais intensas do que naqueles internados em enfermarias (Jones; Fiser; Livingston, 1992). Na UTI, a criança estabelece um relacionamento com a aparelhagem, preocupando-se com o gotejamento do soro, o desligamento de monitores e aparelhos de ventilação, criando fantasias que poderão comprometer sua autoestima e imagem corporal, provocar comportamentos regressivos e patológicos que poderão influir de forma negativa no desenvolvimento psíquico saudável após a alta hospitalar. O conhecimento desse fato torna imprescindível a procura por estratégias para lidar com essas situações e auxiliar a criança em suas dificuldades emocionais e de compreensão de sua doença, evitando ou amenizando danos psicológicos futuros.

A partir de 1980, começaram a surgir estudos sobre os aspectos psicológicos da criança internada em UTI, embora possamos encontrar trabalhos referentes às dificuldades apresentadas pelos pais dessas crianças desde 1977. A partir de então, houve uma preocupação cada vez mais intensa tanto com os pais como com a criança internada, procurando-se de diversas maneiras promover a humanização das UTIs (Baldini, 1997, 2001; Bouley; Von Hofe; Blatt, 1994; Cataldo; Maldonado, 1987; Groot-Bollüjt; Mourik, 1993; Jay, 1977, 1982; Rannã, 1987; Stevens, 1981; Tobias; Valentim; Valentim, 1986; Vestal, 1981; Wilson; Broome, 1989; Youngblut; Shiao, 1993). Existem muitas técnicas para efetivar essa humanização, como dar informações de maneira adequada à criança e aos pais, fazer com que estes participem nos cuidados com a criança, permitir a manifestação de sentimentos por meio do brinquedo terapêutico e a participação em grupos de pais. Vários autores têm destacado a necessidade de técnicas especializadas para a abordagem psicológica da criança internada e seus pais (Baldini, 2001; Halm, 1990; Philichi, 1989; Pinto, 1996; Rothstein, 1980; Tobias; Valentim; Valentim, 1986).

A internação de pacientes em estado grave nas UTIs é extremamente estressante tanto para a criança como para os pais, que, nesse momento, encontram--se muito vulneráveis e fragilizados, também necessitando de apoio, e sem condições de auxiliar o filho doente. Rothstein (1980) constatou que mesmo famílias estáveis necessitam de auxílio para lidar com o estresse emocional e psicológico associado à hospitalização de uma criança.

Para os familiares da criança em UTI, a doença é um evento súbito e inexplicado. Embora possa ser descrita em termos técnicos, é muito difícil ser compreendida e emocionalmente aceita pelos pais. O caráter súbito da admissão em uma UTI pediátrica, no geral, não deixa tempo disponível para o preparo da criança para a internação. No início, ela se encontra muito doente, confusa e sem ter por perto alguém que conheça, aumentando sua necessidade de contato físico com entes queridos (Freud, 1952). Jay (1977) preconiza estimular os pais para que toquem e falem com seus filhos na UTI, mesmo que estes estejam inconscientes ou não responsivos, pois não sabemos o quanto a criança, nesse momento, pode ouvir ou sentir. No entanto, devemos lembrar que, antes de assumirem o papel de pais de uma criança agudamente doente, os pais necessitam fazer o luto de seu papel perdido: o de pais de uma criança saudável. Precisam, também, de tempo para assimilar o fato de que os outros, e não eles, têm a vida da criança sob seus cuidados. Youngblut e Shiao (1993) relataram queda na coesão familiar desde a admissão na UTI até 2 a

4 semanas após a alta. Essa queda foi bem maior se comparada ao estudo de Mercer e Ferketich (1990) realizado com famílias de crianças com patologias de menor gravidade.

A partir da década de 1980, reconhecendo a complexidade dessas situações, o investimento em pesquisas sobre a humanização no atendimento em UTIs tem sido uma preocupação de diversos autores (Baldini, 2001; Bartel et al., 2000; Charpak; Ruiz; Figueroa de Calume, 2000; Halm, 1990; Minde et al., 1980; Ortiz et al., 1993; Stevens, 1981; Tobias; Valentim; Valentim, 1986). Tem sido utilizado o *grupo de pais* como estratégia para promover a maior participação dos mesmos na interação com o filho gravemente doente. Essas atividades iniciaram em enfermarias e depois em UTIs neonatais e pediátricas. O grupo de pais de crianças em UTI apresenta certas características, como gravidade da doença do filho, dificuldade em permanecer ao seu lado como pais participantes, ambiente estranho e sofisticado da UTI, sofrimento intenso e desestruturação familiar. Por essas razões, enfrentam problemas e vivências peculiares, como nos casos de coma, quando sua presença não é registrada pelo filho, levando-os a se sentirem frustrados (Rothstein, 1980).

O papel dos pais durante a internação da criança é valioso e insubstituível, recomendando-se que os cuidados sejam amplos o bastante para incluí-los, permitindo-lhes sentir sua contribuição como essencial, e que passem por essa experiência junto com o filho. Oferecer um ambiente de UTI pediátrica e neonatal humanizado, que reconheça os pais como indivíduos capazes de oferecer elementos vitais aos cuidados dispensados ao filho, representa um poderoso auxílio para aliviar o estresse parental e da criança, tornando essa experiência mais tolerável. As intervenções que facilitam a transição do papel de *pais* para o de *pais-de-uma-criança-doente* incluem estratégias que os capacitam a compreender e delinear um padrão de comunicação clara com a equipe. O auxílio para a manutenção do equilíbrio emocional do paciente e de seus pais é importante para que estes possam dar apoio ao filho durante a internação e estar em condições, após a alta, de retomar gradualmente suas atividades, amenizando atitudes patológicas que possam causar descompensação emocional na criança e em sua família (Cagan, 1988; Curley, 1993).

Para implantar técnicas conforme essa filosofia de atendimento, demonstrou-se que é necessário o conhecimento das reações emocionais das crianças internadas e de seus pais, além da interação da família com a equipe multidisciplinar da UTI. Baldini (2001) constatou que as reações de desespero e tristeza foram características do período de admissão do filho na UTI, tanto pediátrica como neonatal. Essas reações podem ser atribuídas à elevação do nível de ansiedade decorrente do caráter súbito da doença, da ignorância a respeito da etiologia, dos sentimentos de culpa, do desconhecimento do ambiente de UTI e de vivências de situações traumáticas pregressas.

Os autores consultados foram unânimes em afirmar que todas as técnicas e os recursos investidos no apoio psicológico ao doente grave e sua família requerem a conscientização de sua importância, bem como preparo e dispêndio de tempo dos profissionais envolvidos. No entanto, todo investimento nesse campo certamente contribui bastante para a melhora na qualidade de vida durante e após o evento agudo estressante. Essa melhora se reflete na tranquilização do paciente, de seus familiares e da equipe hospitalar responsável pelo doente.

ESTRATÉGIAS E TÉCNICAS PARA O AUMENTO DA QUALIDADE DE VIDA EM UTIs PEDIÁTRICA E NEONATAL

Informações à criança sobre a doença e os procedimentos

Em relação à criança, o impacto da internação em UTI depende de sua idade, do estágio emocional em que se encontra e da capacidade de compreensão de sua doença e da internação. O tipo de doença, a qualidade do vínculo que mantém com seus pais e a capacidade da equipe hospitalar em lidar com cada criança em especial também são variáveis importantes. Além desses fatores, temos ainda as características individuais da própria criança, suas fantasias, sua personalidade e seu temperamento, a estrutura psíquica, o grau de maturação emocional e cognitiva, o grau de instrução, o relacionamento com seus pais antes e durante a internação, a história de vida de cada um e o relacionamento com a equipe (Baldini; Krebs, 1999; Freud, 1952).

Ao lidar com crianças gravemente doentes, não podemos esquecer que elas podem apresentar comportamentos regressivos importantes, retrocedendo para fases anteriores ao que seria esperado para seu desenvolvimento cronológico. Antes de fornecer-lhes informações, devemos nos familiarizar com suas formas de comunicação, procurando entendê-las. O choro é uma das formas de comunicação da criança pequena, no entanto, ouvi-la chorar com frequência produz ansiedade nos profissionais da saúde, que tentam acalmá-la, por isso, deve-se procurar determinar a causa do choro, solucionando, assim, o problema (fome, dor, frustração, frio, etc.). A dificuldade de sucção pode ser uma forma de a criança comunicar estresse; quando muito ansioso, o lactente sente-se incapaz de utilizar a sucção para se acalmar. Quanto à alimentação e ao sono, devem ser respeitadas as demandas da criança, com horários flexíveis. Os procedimentos, quando possível, devem ser executados fora dos horários de sono. O respeito aos horários noturnos de sono são necessários para evitar que a criança entre em privação deste. Cada paciente é único, e suas necessidades devem ser individualizadas, mesmo às expensas de alterações nas rotinas da equipe (Wilson; Broome, 1989).

A criança tem uma grande capacidade de observação e percepção de tudo o que ocorre no mundo ao seu redor e em seu mundo interior, podendo ser acometida de intensas crises de angústia quando pressente seu prognóstico.

A incompreensão do adulto, sua negativa às perguntas ou suas respostas mentirosas são capazes de aumentar a dor e causar problemas colaterais maiores. Quando mente, o adulto o faz na expectativa de defender a criança do sofrimento, iludido pelo mito de que, se for negada a dor, esta será anulada de forma mágica. O médico, às vezes, também participa dessa negação, amenizando o diagnóstico ou o prognóstico. Dessa forma, projeta na criança sua parte infantil, que rejeita o conhecimento da verdade. Esse mecanismo de defesa dificulta a elaboração de seu luto pessoal e também o da criança enferma (Pinto, 1996). Falar da morte não significa criar a dor, tampouco aumentá-la; ao contrário, a verdade alivia a criança e a ajuda a elaborar suas perdas.

> A criança tem uma grande capacidade de observação e percepção de tudo o que ocorre no mundo ao seu redor e em seu mundo interior, podendo ser acometida de intensas crises de angústia quando pressente seu prognóstico.

Ao ser admitida na UTI, a criança precisa saber por que está sendo internada e o que acontecerá enquanto estiver ali. A verdade sempre deve ser dita em termos diretos, porém de forma tranquila e serena. As informações devem ser dadas conforme a capacidade de compreensão que, de fato, esteja apresentando, e não segundo a capacidade normal para a faixa etária. Os pais devem dizer exatamente onde estarão e em quanto tempo irão retornar, contribuindo para a tranquilização da criança e amenizando a ansiedade de separação. Ela precisa saber o que verá e ouvirá nesse ambiente diferente e, o mais importante, o que irá sentir. Uma abordagem honesta sobre o assunto da dor e dos procedimentos resultará em confiança e cooperação. Em relação à criança inconsciente ou semiconsciente, deve-se agir da mesma forma assim que recobrar a consciência. É importante ter em mente as diferenças de faixa etária e o modo de abordagem para cada criança. Em geral, as crianças mais velhas requerem mais tempo para serem preparadas para procedimentos dolorosos, devendo ser esclarecidas sobre o tempo de duração da dor.

Embora a verdade deva ser colocada acima de tudo, se dita por um profissional despreparado pode causar muitos danos. Por sua vez, a mentira, ainda que caridosa e humanitária, diminui a autoridade do médico e enfraquece a confiança nele depositada. Muitos pais preferem esconder a verdade e a tristeza atrás de uma fisionomia de falsa alegria. Na maioria das vezes, a criança percebe a realidade camuflada, entra no jogo das mentiras e dos fingimentos e passa a fingir também. Dessa forma, é negada a todos a oportunidade de serem feitas as perguntas suscitadas pelas suspeitas de cada um. Uma afirmação leviana e inconsistente poderá ser tão prejudicial e inoportuna quanto uma informação desnecessária precipitada ou uma revelação útil sonegada. Uma "mentira humanitária" poderá ter efeito a curto prazo, porém, logo a criança se dará conta de que foi enganada, ao perceber que as afirmações do médico não correspondem à gravidade da situação (Pinto, 1996). Além disso, ela pode perceber uma situação de morte iminente, demonstrando grande ansiedade.

Antes de fornecer informações à criança, deve-se procurar conhecê-la da melhor maneira possível, para avaliar de forma correta seus recursos psicológicos e seu estado emocional e cognitivo. É importante avaliar seu grau de ansiedade em relação à doença e à internação e sua capacidade em tolerar frustrações necessárias. Deve-se verificar se seu discurso é coerente com a realidade a que está sendo submetida, qual a capacidade de compreensão de seu estado, a facilidade ou dificuldade em manifestar sentimentos e a forma de comunicá-los à equipe. A utilização do desenho ou de dramatizações pode auxiliar na simbolização de sentimentos e pensamentos, principalmente em crianças com maior regressão emocional. Como se trata de uma avaliação subjetiva, às vezes há necessidade de intervenção de profissionais especializados. As informações fornecidas à criança quanto a seu estado clínico devem ser conversadas de maneira simples e clara, levando-se em conta sua faixa etária e capacidade de compreensão no momento da doença. Deve-se lembrar que é muito mais traumático para ela a forma como se lida com um evento catastrófico do que o próprio evento em si. Se os familiares mostram sinais de desespero, acontecimentos simples podem se tornar traumáticos, causando-lhe transtornos psicológicos graves. Permitindo que expresse seus sentimentos, emoções e pensamentos, poderemos ter acesso a pelo menos uma parte de suas fantasias quanto à doença e à internação, ajudando-a a esclarecer suas dúvidas e corrigir eventuais ideias errôneas. Como nem sempre a verbalização é possível em razão da baixa faixa etária, regressão emocional, motivos inconscientes ou impedimentos devidos à doença ou aparelhagem da UTI, a utilização de desenhos ou dramatização pode auxiliar no esclarecimento de sentimentos e pensamentos.

A responsabilidade a respeito da forma como as informações são dadas à criança é muito grande. Em crianças com menos de 4 anos, por exemplo, o sentimento de culpa pode ser muito intenso, pois elas consideram a doença como punição. Esse sentimento entrará na formação de sua personalidade, fazendo parte de sua história de vida, podendo ser carregado sem elaboração e causar distorções em seu comportamento futuro. Além disso, a palavra do médico tem, para a criança, o poder de autoridade. A forma como é dita, em uma ocasião em que ela se sente extremamente debilitada e vulnerável, pode levar a distorções e mal entendidos. Essas dificuldades podem funcionar como trauma, constituindo a base de problemas futuros, com comprometimento da autoestima e da imagem corporal. Ao dar informações sobre o prognóstico da doença, os autores pesquisados são unânimes em afirmar que não se deve tirar totalmente as esperanças nem da criança nem dos pais. Isso não significa que a gravidade da doença deva ser negada. Na verdade, o que se deseja expressar é que nenhum médico pode ter certeza absoluta quanto ao momento exato da morte. Recomenda-se não dizer à criança que ela irá morrer, mas apenas afirmar que é portadora de uma doença muito grave, devendo cooperar para que a equipe possa fazer o máximo por ela. Nunca se deve mentir, para que a criança não perca a confiança nas pessoas que cuidam dela. Deve-se confortá-la quando percebe seu prognóstico, deixar que manifeste livremente seus sentimentos e aceitar suas reações, sem ser superindulgente, porém afirmando, apenas, a gravidade de sua doença.

Para evitar reações emocionais patológicas aos traumas inerentes à doença grave e aos procedimentos em uma UTI, deve-se permitir à criança manifestar toda sua angústia, medo e tristeza. Ao perceber que podemos aceitar seus sentimentos de maneira tranquila e natural, ela ficará mais confiante para aceitar em si mesma esses sentimentos, dando-lhes completa vazão e protegendo, dessa forma, sua saúde mental.

Em nossa opinião, a verdade, por mais traumática que seja, causa menos danos do que a mentira, minimizando a angústia e aumentando a confiança no médico. Entretanto, às vezes, o próprio profissional encontra dificuldades em aceitar a realidade com relação ao diagnóstico e ao prognóstico e em lidar com as incertezas quanto à evolução da doença. É preciso que o médico tenha elaborado em si próprio a existência da doença como um fenômeno da natureza, sua ocorrência na criança, as limitações da medicina atual e suas próprias limitações como ser humano para poder transmitir à criança uma notícia dolorosa de forma a não traumatizá-la.

> A verdade, por mais traumática que seja, causa menos danos do que a mentira, minimizando a angústia e aumentando a confiança no médico.

Por sua vez, a imposição de limites às exigências da criança, que às vezes são difíceis de colocar pelo sentimento de pena ou pesar que experimentamos, também pode auxiliá-la a superar essa experiência. O ato firme do médico ou da enfermeira ao fazer um procedimento necessário, transmitindo-lhe a confiança de que vai suportar a situação, contribui para o fortalecimento da personalidade, quando ela percebe que sobreviveu ao trauma. Atos superprotetores causam situações angustiantes, e atitudes que não transmitem confiança podem torná-la confusa e assustada.

Visitas

No ambiente estranho da UTI, é frequente as crianças sentirem muito medo, que pode se manifestar como angústia declarada ou como retraimento. A percepção de rostos familiares logo após a internação auxilia a criança a se assegurar de que não foi abandonada. Estamos de acordo com os autores que recomendam autorizar as visitas precoces. Permitindo a permanência de um dos pais o maior tempo possível, principalmente para a criança com menos de 3 anos, é possível amenizar a angústia de separação e evitar a depressão analítica, se a internação for prolongada.

Antes dos 6 meses de vida, o rompimento das rotinas normais e confortáveis para a criança é muito estressante. Após os 6 meses, ela já reconhece seus pais, é capaz de desenvolver vínculos firmes e reage fortemente quando separada de seus familiares. A maioria dos lactentes e pré-escolares considera confortante a presença dos pais, o que aumenta sua capacidade para lidar com situações de estresse. No caso de crianças internadas em terapia intensiva, Wilson e Broome (1989) recomendam que os pais fiquem disponíveis para visitas sempre que possível. Hoje em dia, já é possível a permanência dos pais durante todo o tempo de internação em UTI.

> O horário de visitas livre e a participação nos cuidados facilitam o processo de luto da família, permitindo que seus membros manifestem afeto pelo parente e se sintam úteis, o que facilita a dor da perda.

De acordo com a experiência de Katele (1991) com relação a pacientes em risco de vida internados em UTI, o horário de visitas livre e a participação nos cuidados facilitam o processo de luto da família, permitindo que seus membros manifestem afeto pelo parente e se sintam úteis, o que facilita a dor da perda.

O brincar e a recreação

Além das informações adequadas e das visitas frequentes, alguns autores (Freud, 1974; Green, 1979; Piaget, 1971, 1973; Stevens, 1981; Winnicott, 1984) destacam a importância de promover recursos para que as crianças possam brincar, conforme seu estado clínico permita. Estamos plenamente de acordo com esses estudos que mostram a utilização de brinquedos como forma terapêutica ou para recreação. No primeiro caso, as brincadeiras facilitam, para a criança, a elaboração, isto é, a compreensão e integração, em seu psiquismo, de seus sentimentos, bem como a troca de papéis (p. ex., o papel de paciente com o de médico, transformando sua situação de passiva em ativa). Na segunda situação, o objetivo seria o próprio lazer, um direito e uma necessidade humanos. A possibilidade de desenhar e dramatizar permite à criança entender o mundo que a cerca e elaborar os conflitos. As luvas preenchidas com ar, as seringas sem agulha e outros materiais simples podem servir como brinquedos, estimulando sua imaginação e o processo de simbolização. Todos os pacientes conscientes devem ter a possibilidade de ser estimulados a brincar, não necessitando, para isso, qualquer material sofisticado. As crianças muito assustadas ou deprimidas podem se sentir impossibilitadas de brincar, sendo esse um sintoma para identificar aquelas que necessitam de maior atenção e apoio psicológico ou de consultas especializadas.

Frequentemente, em serviço de UTI, devemos tomar atitudes invasivas, impessoais e frias no que se refere ao controle dos sentimentos. Muitas vezes, essa é a diferença entre a vida e a morte, a única possibilidade de salvar a vida do paciente. Essas situações, em grande parte inevitáveis, como a passagem de um tubo endotraqueal ou a drenagem de tórax de urgência em uma criança consciente, podem levar a consequências psicológicas graves que, embora não possam ser priorizadas naquele exato momento, não devem ser menosprezadas. Nesses casos, são de grande valor a sedação e, quando possível, intervenções psicológicas precoces que permitam a manifestação de sentimentos por meio de brinquedos, desenhos, dramatização ou pela fala.

O brincar e o desenhar são importantes meios de compreensão do que se passa com o mundo interno (emocional) da criança. As crianças, mesmo doentes, têm necessidade de brincar e se movimentar, como forma de entender o mundo que as cerca e elaborar seus conflitos e frustrações. As restrições, com frequência necessárias em uma UTI, devem permitir algum movimento, quando seguro. Pode-se permitir à criança utilizar as mãos e partes não restritas do corpo para brincar. Deve-se estar atento às "pistas" que ela dá e relacioná-las à circunstância do momento, que nem sempre coincide com o que nós achamos ser o mais conveniente. Como exemplo, em nossa experiência pessoal, citamos o caso de um menino de 8 anos em condições clínicas que possibilitavam a retirada do respirador, mas que piorava a cada tentativa de fazê-lo respirar sem a ajuda do aparelho. Solicitamos, então, que desenhasse uma figura humana qualquer. Ele a desenhou, porém com uma grande "tromba" ligada a uma caixa, em substituição ao nariz, simbolizando sua dependência do respirador. Com a utilização dos desenhos e esclarecimentos quanto ao seu estado clínico, foi possível a elaboração de sua insegurança e a retirada do respirador pôde ser realizada.

O uso de brinquedo terapêutico, desenhos, dramatizações e histórias possibilita que o profissional compreenda as necessidades e os sentimentos da criança e possa auxiliá-la a se sentir mais confiante.

Informações aos pais ou responsáveis

Em 1984, Fiser, Stanford e Dorman, utilizando entrevistas com pais de crianças internadas em UTI, concluiram que a intervenção que mais citavam como auxílio para diminuir o estresse eram as informações frequentes. As informações aos pais devem ser claras e em linguagem simples. Eles devem ser encorajados a fazer perguntas, mesmo que as achem básicas ou tolas. É bom lembrar que alguns hesitam em buscar informações ou revelar seus temores, por isso, os profissionais sempre devem dar informações, quer sejam requisitadas quer não, para diminuir a ansiedade, a qual pode ser transmitida aos filhos.

Durante a entrevista inicial, consideramos importante obter informações sobre outras situações graves vivenciadas, experiência familiar com doenças e hospitalizações e a forma como lidaram com outras situações de estresse, pois é provável que os mesmos mecanismos sejam utilizados na presente circunstância. A principal marca da comunicação efetiva é a escuta do que os pais têm a dizer. Às vezes, o silêncio do médico é precioso. Sua ansiedade, entretanto, leva à tendência a preencher os períodos de silêncio com uma enxurrada de fatos e dados. A ansiedade dos pais torna, para eles, extremamente difícil integrar e assimilar as informações apresentadas, que devem ser repetidas com frequência (Foss; Tenholderm, 1993; Wolterman; Miller, 1985). A permissão para a participação dos pais nos cuidados e procedimentos com o filho contribui muito para que se tranquilizem, permitindo-lhes sentir que o estão beneficiando, exercendo seu papel parental na UTI e possibilitando um vínculo mais satisfatório com a criança.

O desconhecimento quanto ao ambiente de UTI é preocupante, propiciando fantasias pessimistas que constituem um fator importante de estresse para os pais, o qual pode ser aliviado já na primeira entrevista, ao início da internação. Pelas próprias características do ambiente e da doença grave, as famílias experimentam a vivência de ter um filho na UTI como um evento catastrófico, pois não dispõem de tempo para se adaptar à nova situação. Aconselhamos realizar a apresentação do ambiente e fornecer explicações a respeito deste para que, estando mais cientes do que irão encontrar, possam diminuir um fator de estresse à internação.

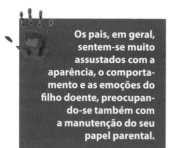

Os pais, em geral, sentem-se muito assustados com a aparência, o comportamento e as emoções do filho doente, preocupando-se, também, com a manutenção do seu papel parental.

Os pais, em geral, sentem-se muito assustados com a aparência, o comportamento e as emoções do filho doente, preocupando-se, também, com a manutenção do seu papel parental. Esses fatores constituem experiências muito estressantes para eles, principalmente em relação às falsas interpretações, fantasias e aos sentimentos de culpa que suscitam.

Ao final da primeira semana de internação, a maioria dos pais descreve sentimentos predominantes de preocupação, medo, tristeza e susto, sentindo-se incapazes de cuidar de si mesmos, justificando a necessidade de apoio para enfrentar a situação de crise. A aparência, o comportamento e as emoções da criança em UTI são citados na literatura como uma causa importante de estresse para os pais. Lewandowski (1980) relatou que certos estímulos ambientais na UTI, como a visão da criança coberta de equipamentos e tubos, eram grandes fontes de estresse. Miles e colaboradores (1989), em estudo com um grande número de mães e pais de crianças internadas em UTI pediátrica, afirmaram que, para estes, os aspectos mais estressantes dessa situação são ver o filho sofrer, ver a criança triste e assustada e a incapacidade desta para se comunicar com eles. Hughes e Choonara (1998) relataram aumento na ansiedade dos pais devido a alterações de comportamento na criança após a retirada da sedação. Baldini (2001) confirmou que a maioria dos pais sente esses temores; eles afirmam que se sentem muito assustados, tristes e preocupados ao ver a situação do filho na UTI. No entanto, quase 30% dos pais em UTI neonatal referiram sentir-se confiantes ao ver a criança bem assessorada, o que nos faz pensar que situações tais como ver o filho sofrer ou sentir dor são mais estressantes do que a aparência da criança nos aparelhos.

A aplicação de questionários específicos é útil para avaliar do grau de estresse dos pais. A participação em grupos de pais também mostra resultados bastante satisfatórios. A realização de uma anamnese cuidadosa, levantando os recursos psicológicos da família e as formas como manejou as situações de crise anteriores, também é de grande auxílio. Deve-se reforçar os pontos positivos, incentivando a família a reativar seus recursos para que possa lidar satisfatoriamente com o evento estressante de ter um filho internado na UTI. Devem ser promovidas atividades que permitam a participação dos pais nos cuidados com a criança, mantendo o sentimento de que são necessários e reforçando o vínculo pais-filho doente. A veracidade e a frequência das informações, tanto para o paciente como para seus pais, com o apoio necessário para que estas sejam compreendidas, suportadas e avaliadas de forma correta, também são muito importantes.

Baldini (2001) propõe a aplicação dos questionários apresentados nos Quadros 6.1 e 6.2 quando da internação do filho em UTI.

Quanto às informações sobre o prognóstico, devem ser dadas quando solicitadas. Todres (1993) sugere montar uma escala de 0 a 10, evitando termos vagos (p. ex., raramente, possivelmente, etc.) que podem ser mal interpretados. Ao comunicarmos uma notícia de piora clínica, os pais, às vezes, apegam-se a dados irrelevantes e parciais, como "ontem teve um pico febril, hoje não teve, portanto está melhorando", para se apoiar e corroborar a negação da realidade global de mau prognóstico. Algumas vezes, os médicos reforçam essas crenças, fornecendo detalhes parciais da evolução da criança que os pais não têm condições de avaliar. Só o médico tem condições de interpretar todos os dados clínicos que, em conjunto, irão mostrar se houve melhora ou piora, e o que isso significa em termos de prognóstico. Aos pais, deve ser dada uma "impressão clínica" global do caso, inserindo-os o máximo possível na realidade, suportando suas reações como parte do processo de aceitação da verdade. O médico não deve se assustar nem criticar a "negação" dos pais quando recebem uma notícia dolorosa, mas compreender que, por enquanto, eles não estão em condições de aceitar a realidade para não se desintegrarem emocionalmente (trata-se de um mecanismo de defesa do ego, portanto, uma "proteção" contra a loucura).

QUADRO 6.1

PROPOSTA DE QUESTIONÁRIO PARA AVALIAÇÃO DOS PAIS À ADMISSÃO DO FILHO EM UTI

Qual sua ideia quanto à doença de seu filho(a)?
( ) Ideia adequada
( ) Ideia parcial
( ) Ideia inadequada
( ) Não sabe

O que acha que causou a doença atual de seu filho?
( ) Ideia adequada
( ) Ideia parcial
( ) Ideia inadequada
( ) Não sabe
( ) Outros (especificar)

Que ideia tem quanto ao ambiente de UTI?
( ) Não tem ideia alguma
( ) Ideia vaga
( ) Ideia pessimista
( ) Ideia adequada

Como costuma reagir a situações difíceis?
( ) Desespero
( ) Tristeza
( ) Procura apoio
( ) Com fé em Deus
( ) Conforma-se
( ) Fuga do problema
( ) Somatizações
( ) Choque, surpresa
( ) Outros (especificar)

Quais suas necessidades nesta situação?
( ) Apoio da família
( ) Receber informações
( ) Apoio da equipe
( ) Ter fé em Deus
( ) Acompanhar o filho
( ) Ajuda com os outros filhos
( ) Conforto físico

Quais suas expectativas em relação ao tratamento de seu filho?
( ) Expectativas otimistas
( ) Expectativas acima da realidade
( ) Está inseguro
( ) Não sabe

Como acha que seu filho vai reagir ao tratamento?
( ) Vai melhorar
( ) Está incerto
( ) Sabe que tem risco de vida
( ) Espera milagre
( ) Não sabe

Qual sua ideia quanto ao motivo da internação na UTI?
( ) Ideia adequada
( ) Ideia parcial
( ) Ideia inadequada
( ) Não sabe

Quais as suas reações à internação de seu filho na UTI?
( ) Desespero ( ) Tristeza
( ) Choque, surpresa ( ) Preocupação
( ) Alívio ( ) Insegurança
( ) Negação ( ) Esperança
( ) Culpa

Já passou por outra situação grave, estressante ou difícil?
( ) Sim (especificar)
( ) Não

Na sua opinião, quais as necessidades de seu filho nesta situação?
( ) Atendimento médico
( ) Presença dos pais
( ) Apoio da equipe
( ) Aliviar o sofrimento
( ) Distrações
( ) Não sabe
( ) Outros (especificar)

( ) Ajuda financeira
( ) Apoio de amigos
( ) Acompanhar o tratamento
( ) Ter alta logo
( ) Conhecer o médico
( ) Reconhecer a competência da equipe
( ) Outros (especificar)

Gostaria de participar do grupo de pais da UTI?
( ) Sim
( ) Não (especificar o motivo)

QUADRO 6.2

PROPOSTA DE QUESTIONÁRIO PARA AVALIAÇÃO DOS PAIS DURANTE A INTERNAÇÃO DO FILHO EM UTI

Sua ideia inicial quanto à doença de seu filho sofreu modificações?
( ) Sim　　　　　　　　　　　　( ) Não　　　　　　　　　　　　( ) Não sabe

Sua ideia inicial quanto ao motivo da internação na UTI sofreu modificações?
( ) Sim　　　　　　　　　　　　( ) Não　　　　　　　　　　　　( ) Não sabe

Sua ideia quanto à causa da doença sofreu modificações?
( ) Sim　　　　　　　　　　　　( ) Não　　　　　　　　　　　　( ) Não sabe

Quais suas reações quanto à aparência, ao comportamento e às emoções de seu filho?
( ) Sente-se assustado　　　　　　　　( ) Com pena
( ) Triste　　　　　　　　　　　　　　( ) Impotente
( ) Preocupado　　　　　　　　　　　 ( ) Sente culpa
( ) Confiante　　　　　　　　　　　　( ) Outras (especificar)

Qual seu comportamento durante a estada com seu filho(a)?
( ) Controlou-se　　　　　　　　　　　( ) Deu apoio ao filho
( ) Não se controlou　　　　　　　　　( ) Não deu apoio ao filho

Quais suas reações quanto aos procedimentos com seu filho(a)?
( ) Aceita que sejam realizados, mas não　　( ) Fica assustado
　　quer assistir　　　　　　　　　　　　　( ) Gostaria de auxiliar, mas não permitem
( ) Assiste e auxilia　　　　　　　　　　　( ) Outras (especificar)
( ) Assiste mas não auxilia

Sua ideia inicial quanto ao ambiente da UTI sofreu modificações? Quais?
( ) Melhorou o conceito　　　　　　　　( ) A ideia inicial não se modificou
( ) Ainda está assustado　　　　　　　　( ) É um local cansativo
( ) Está mais confiante　　　　　　　　 ( ) Piorou o conceito

Qual sua opinião quanto ao grupo de pais?
( ) Recebeu apoio　　　　　　　　　　　( ) Não pôde participar
( ) Indiferente　　　　　　　　　　　　　( ) Gostou de ter participado
( ) Prejudicou　　　　　　　　　　　　　( ) Não quis participar

As necessidades de seu filho estão　　　　E as suas necessidades?
sendo atendidas?　　　　　　　　　　　　( ) Sim
( ) Sim　　　　　　　　　　　　　　　　 ( ) Não
( ) Não　　　　　　　　　　　　　　　　( ) Em parte (comente)
( ) Em parte (comente)

Como está se sentindo em relação ao seu papel de pai (mãe) dentro da UTI?
( ) Tranquilo(a) por saber que pode cuidar　　( ) Prefere que o cônjuge cuide
　　do filho　　　　　　　　　　　　　　　　( ) Sente-se inseguro para cuidar na UTI
( ) Sente-se frustrado　　　　　　　　　　　 ( ) Prefere não ficar com o filho na UTI
( ) Prefere que equipe assuma os cuidados　　( ) Não tem apoio familiar para ficar na UTI
( ) Sente-se mais responsável　　　　　　　　( ) Outros (especificar)
( ) Fica dividido por causa dos outros filhos

Qual sua opinião quanto ao fornecimento de informações?
( ) Está satisfatório
( ) É insuficiente, ainda tem dúvidas
( ) As informações são fornecidas de forma inadequada (especificar)
( ) Não pergunta (especificar o motivo)

Como está sendo o relacionamento com a equipe?
( ) Bom com todos　　　　　( ) Teve atrito com alguns　　　　　( ) Ruim com todos

(continua)

QUADRO 6.2

PROPOSTA DE QUESTIONÁRIO PARA AVALIAÇÃO DOS PAIS DURANTE A INTERNAÇÃO DO FILHO EM **UTI** (*continuação*)

Como se sente em relação aos outros pais?
( ) Gosta de conversar
( ) Prefere não conversar
( ) Não pôde conversar, mas gostaria
( ) Indiferente

Está conseguindo se cuidar?
( ) A preocupação e a tristeza impedem de se cuidar
( ) Cuida-se, apesar do sofrimento
( ) Tem-se prejudicado (especificar)
( ) Sente-se bem assim
( ) Sente-se cansado (a), sem apoio
( ) Outros (especificar)

Houve mudanças no relacionamento familiar? Quais?
( ) Maior união do casal
( ) Aumentou a cooperação e compreensão da família
( ) Há necessidade da ajuda de terceiros
( ) Dificuldades com os outros filhos (especificar)
( ) Apoio familiar insuficiente
( ) Menos diálogo devido ao sofrimento e à distância
( ) Não teve ajuda alguma da família
( ) Relacionamento familiar inalterado
( ) Pioraram os relacionamentos
( ) Brigas do casal
( ) Outros (especificar)

Na sua opinião, como está sendo a evolução da criança?
( ) Está melhorando   ( ) Está inalterado   ( ) Está piorando

Como está se sentindo no momento?
( ) Preocupado
( ) Com medo
( ) Triste
( ) Assustado
( ) Confiante
( ) Culpa a si mesmo
( ) Com fé em Deus
( ) Frustrado e revoltado
( ) Conformado
( ) Desamparado, não tem apoio
( ) Fortaleceu o vínculo com o filho
( ) Inseguro
( ) Impotente
( ) Com pena da criança
( ) Cansado fisicamente
( ) Culpa os profissionais
( ) Culpa os familiares

Que mudanças em sua vida são decorrentes da doença e internação de seu filho(a) na UTI?
( ) Mudou a rotina familiar
( ) Mudaram os valores de vida
( ) Houve maior cooperação da família
( ) Dá menos atenção ao restante da família
( ) Interrompeu trabalho, estudos, compromissos
( ) Fortaleceu o vínculo com o filho
( ) Sente-se deprimido
( ) Vê o filho mais frágil
( ) Mudou os planos de vida
( ) Ocorreram mudanças pessoais
( ) Sente-se mais responsável
( ) Sente revolta, desespero
( ) Dificuldades financeiras
( ) Cansaço físico
( ) Não tem tempo para conversar com amigos
( ) Não mudou nada
( ) Reflexões sobre si mesmo
( ) Outros (especificar)

Como está lidando com a situação de crise atual?
( ) Procura apoio emocional com profissionais
( ) Procura apoio emocional com familiares
( ) Procura apoio emocional com amigos
( ) Procura apoio religioso
( ) Desespero
( ) Tristeza
( ) Conforma-se
( ) Foge do problema
( ) Procura soluções práticas para os problemas
( ) Apresenta somatizações
( ) Choque, surpresa
( ) Outros (especificar)

Eles devem receber fortalecimento emocional (conversas frequentes, incentivo para que se cuidem, para que falem, etc.), a fim de que, aos poucos, "quebrem" esses mecanismos e aceitem a notícia.

Uma questão muito difícil a ser enfrentada com os pais é a informação da morte cerebral, do coma profundo e da criança com sequelas graves. Uma tendência comum entre os médicos é amenizar a situação, em uma tentativa de provocar aceitação. Acreditam que, assim, possam também suportar suas próprias ansiedades ante as reações dos pais à notícia. A iminência de morte da criança desperta, não só nos pais, mas em todos nós, medos primitivos de abandono.

Portanto, nos casos em que se faz necessária a revelação de piora clínica ou óbito da criança, não basta apenas a competência para uma revelação hábil, pertinente e tecnicamente correta. Em paralelo ao discurso adequado, há necessidade de dar devida atenção ao desabafo e/ou aos questionamentos da família, que nem sempre o faz de forma hábil e apropriada. É preciso que o médico tenha a sensibilidade necessária para assumir uma postura continente, capaz de receber e conter o momento de sofrimento que a família enfrenta. É necessário, sobretudo, ter habilidade para captar e sentir com empatia, e compreender em profundidade, os sentimentos e as mensagens não verbais e simbólicas que emanam de cada um dos participantes da tríade pediatra-criança-família (Pinto, 1996).

A morte é uma questão difícil e deve ser analisada sob diversos ângulos. Para que o médico consiga dar a notícia e o apoio necessário aos pais, é desejável que tenha elaborado seus próprios sentimentos com relação à perda daquele paciente. Esse fato pode marcar um fracasso em sua luta contra a doença. Porém, deve reconhecer que exerceu um papel terapêutico para a criança antes do óbito. A possibilidade de dar apoio aos pais, conversar com eles após a morte, é sua possibilidade de elaborar o sentimento de fracasso, pois ainda estará sendo útil. Se fugir desse momento, perderá uma oportunidade de crescimento emocional.

Se a criança falecer ou apresentar sequelas, inicia o período de luto. Consideramos importante conhecer esses sintomas, para reconhecimento e intervenção adequados, evitando sequelas emocionais que, muitas vezes, podem causar prejuízo na qualidade de vida e no relacionamento dos pais e dos outros filhos. Rothstein (1980) observou que os pais de crianças que faleceram, em geral, continuam a se culpar pela morte do filho durante vários meses após o óbito. Benfield, Leibe e Vallman (1978) recomendam que esses pais sejam assistidos por um psiquiatra para detectar precocemente as reações de luto patológicas, prolongadas ou mesmo a ausência do luto na ocasião apropriada, podendo ocorrer meses ou anos após a morte do filho.

Segundo Kübler-Ross (1969), as fases do luto são: a) embotamento afetivo e choque (negação); b) desligamento emocional e luto (raiva); e c) ajuste e reintegração. De acordo com outros autores, quando os pais não passam por essas três fases de maneira apropriada, torna-se mais difícil o ajustamento e a reintegração de suas vidas após o falecimento do filho (Groot-Bollüjt; Mourik, 1993). Levinson (1972) afirma que a passagem por essas fases é indispensável para uma boa elaboração do luto. Portanto, no caso de morte súbita, existe um sério comprometimento na adaptação, evocando mecanismos de defesa anormais do ego e produzindo uma experiência traumática com efeitos duradouros na personalidade do indivíduo.

O conceito de luto deve ser compreendido de forma ampla, já que essas mesmas reações são observadas não somente em relação à morte, mas também à perda da ilusão de ter um filho saudável, como no caso do nascimento de crianças com malformações, de recém-nascidos pré-termo ou do aparecimento de sequelas após a internação em UTI.

Pela intensidade das reações relatadas pelos pais, acreditamos ser essencial a recuperação psíquica, além da recuperação física, tanto dos pacientes de UTI como de seus pais, facilitando-lhes superar a situação de crise e preparando-os para o desenlace do caso, favorável ou não.

Grupos de pais

Vários autores (Curley, 1993; Halm, 1990) sugerem o grupo de pais como uma maneira de mantê-los ativamente participantes no tratamento do filho, auxiliando-os a formar um vínculo saudável com esse "novo" filho, muitas vezes com sequelas. Devem estar preparados para o cuidado físico e emocional da criança após a alta, pois ela necessitará de muito mais atenção do que antes da doença. O grupo de pais tem, ainda, um importante papel na reavaliação das informações obtidas pela anamnese médica, trazendo melhor compreensão do caso, o que pode, muitas vezes, auxiliar na orientação médica (Friedman et al., 1963; Ranña, 1987). Pode, também, avaliar como as informações médicas foram recebidas pelos pais, e esclarecer dúvidas ou mal-entendidos.

Baldini (2001) realizou, durante o período de um ano, um trabalho com um grupo de pais que se reunia uma vez por semana, com duração de 1 hora cada reunião, conduzido pela autora e uma equipe multidisciplinar em UTI pediátrica. Fizeram parte da equipe o médico intensivista, a enfermeira, a assistente social, a nutricionista e a fisioterapeuta. O número de pais participantes das sessões variou de 4 a 8, em uma UTI de oito leitos, sendo maior a frequência de mães. Todas as reuniões foram orientadas pela autora. Antes dos encontros, os pais eram convidados a participar dos grupos, explicando-lhes o motivo e o objetivo da reunião. O objetivo proposto aos pais foi conversar sobre os sentimentos, as dúvidas e os pensamentos relativos à situação da doença e internação do filho na UTI, sendo também colocada a não obrigatoriedade da participação. Foram respeitadas as recusas. Todos os encontros foram realizados em sala dentro das dependências da UTI, obedecendo a seguinte sequência: apresentação de cada membro da equipe multidisciplinar com nome e respectiva função; apresentação dos pais participantes, com seu nome, bem como o nome e a idade da criança, seguido de relato sumário da doença e motivo da internação em UTI, segundo o entendimento deles. Novamente se esclarecia o motivo e os objetivos da reunião e dava-se um tempo para cada participante falar sobre as experiências pessoais relativas à internação e doença do filho. Durante o relato, eram realizadas intervenções e orientações pela própria autora ou por outro profissional participante, conforme a necessidade do caso, sempre com o objetivo de fornecer alívio, diminuir a ansiedade e esclarecer dúvidas. Procedia-se à discussão de dúvidas e ao esclarecimento das informações recebidas durante a internação. Algumas perguntas eram dirigidas aos profissionais específicos de cada área que estivesse participando da sessão. Os pais descreviam sua percepção em relação à doença e à internação, recebendo esclarecimentos, orientações e escuta do problema. Os sentimentos e pensamentos eram elucidados e aceitos, procurando-se, com a participação de todo o grupo, fazer com que visualizassem maneiras mais eficazes de lidar com as situações apresentadas. Procurávamos terminar as sessões com uma conclusão ou um encaminhamento das situações apresentadas, de modo que os pais pudessem vislumbrar novas possibilidades de resolver problemas e conflitos.

Após os grupos com os pais, realizavam-se reuniões com a equipe, nas quais discutíamos os casos presentes nas sessões de grupo. Eram também planejadas intervenções, discutidas as dificuldades da equipe em lidar com os pais e com as situações apresentadas e realizadas avaliações periódicas do desempenho da equipe durante as sessões grupais e de possíveis reajustes na forma de abordagem e participação dos membros presentes.

Após o período de um ano de experiência com o grupo de pais em UTI pediátrica, notamos uma enriquecedora troca de experiências entre estes e a equipe durante as reuniões em grupo, uns tranquilizando e apoiando os outros por meio de formas que encontraram para a resolução de problemas semelhantes. As discussões conjuntas possibilitaram-nos perceber que todos estávamos tentando elaborar o fato doloroso que é a presença da criança doente em uma UTI. A relação médico/equipe-paciente/pais é muito importante para conseguir a cooperação no tratamento, trazendo como consequência uma melhor qualidade de vida durante a internação e após a alta. Na maioria das vezes, a compreensão do sofrimento criou possibilidades para que esses pais pudessem pensar em suas reações e atitudes com seu filho, refletir, sem fornecermos sugestões diretas, nem julgamentos. Trabalhamos, tam-

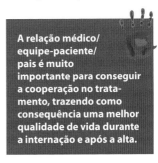

A relação médico/equipe-paciente/pais é muito importante para conseguir a cooperação no tratamento, trazendo como consequência uma melhor qualidade de vida durante a internação e após a alta.

bém, sua ansiedade, fornecendo informações que os tranquilizavam, pois dissolviam ideias fantasiosas quanto à internação e à doença da criança, aumentando a aceitação da internação, dos procedimentos, do tratamento e da própria doença e de seu prognóstico nem sempre favorável.

O relacionamento dos pais com a equipe multiprofissional da UTI é de extrema complexidade. No entanto, se forem auxiliados e incluídos no tratamento, podem se tornar grandes aliados da equipe na recuperação do filho. Para isso, basta, às vezes, dispormos de um pouco de tempo para ouvi-los e levá-los em consideração. De modo geral, essa atitude contribui para que se sintam aliviados e em condições de colaborar com o tratamento.

Os pais experimentam um estado de profunda angústia diante da possibilidade de morte do filho. Sentem-se impotentes para salvar-lhe a vida, e mesmo para ajudá-lo a enfrentar essa situação. Independentemente de seu nível socioeconômico ou cultural, essas reações emocionais costumam provocar inibição intelectual. Nesse momento, quaisquer explicações médicas sobre o estado da criança, por certo, não serão compreendidas de imediato, sendo, muitas vezes, distorcidas, aumentando ainda mais os desentendimentos. Os pais devem ser compreendidos nessa regressão emocional e receber o apoio necessário para que, aos poucos, possam ir entrando em contato com a realidade, tão dura e difícil, de acordo com seus recursos pessoais, os quais dependem da história de vida de cada um, de suas experiências prévias, de seu grau de maturação emocional e do apoio que estão recebendo nessa circunstância da vida (Baldini et al., 1998).

Com a conduta cada vez mais aceita de admissão dos pais como participantes do tratamento do filho em UTI, ao lado de inegáveis vantagens, existe, também, maior responsabilidade por parte da equipe para lidar com os efeitos dessa admissão. O familiar pode manifestar fantasias suscitadas pela aparelhagem, pela aparência da criança, pelas atividades diárias da equipe, pela interação com outros pais e pela participação involuntária nas intercorrências com outros pacientes da UTI. Essas reações podem ter consequências, ainda não suficientemente conhecidas, para o desenvolvimento emocional do paciente e na interação entre pais e filhos.

A presença dos pais na UTI é uma situação complexa. A convivência não só com a equipe, mas também com os outros pacientes, além do próprio filho, pode gerar sentimentos depressivos e fantasias sobre o que possa acontecer à criança. Embora tenham de lidar de maneira rotineira com situações estressantes e pais angustiados, os médicos nem sempre possuem o preparo exigido para as intervenções necessárias. Uma palavra inadvertida ou uma atitude inadequada perante os pais podem significar o comprometimento do relacionamento com o paciente e sua família, muitas vezes de forma irreversível, com consequências imprevisíveis. O desconhecimento e a carência de pesquisas a longo prazo sobre esses pacientes e suas famílias dificultam a sistematização de medidas para lidar com esses pais. O uso de bom senso, ainda que importante, nem sempre é suficiente.

Mesmo estando cientes de todas essas variáveis inerentes a cada caso específico, acreditamos que um apoio psicológico mais abrangente seja essencial aos pais. Nesse trabalho, procuramos sistematizar as entrevistas e os grupos de pais, na tentativa de tranquilizá-los e otimizar sua participação na recuperação do paciente pediátrico em UTI.

O apoio aos pais após a alta é importante, pois nem sempre é o tratamento de UTI que traz efeitos psicológicos nefastos. Quando o paciente recebe alta, entra em contato com a família, que pode não estar preparada para recebê-lo de forma adequada. Ele ressente-se da falta de atenção cuidadosa e afetiva que recebia da equipe médica e de enfermagem. Uma situação bastante complexa é a chamada "síndrome da criança dada como morta" (Baldini; Krebs, 1998; Grossman, 1995), em que, pela grande possibilidade de falecimento da criança, os pais já entram em processo de luto antecipado, aceitando com desesperança o prognóstico da criança. Nesses casos, a satisfação que o médico sente ao dizer-lhes que o filho deles está curado pode não encontrar nos interlocutores as reações esperadas. Nessa circunstância, é preciso não criticar os pais e dar-lhes o tempo necessário para que aceitem a nova situação. A experiência pregressa não pode ser apagada de repente ou negada. A cura psíquica na criança e nos pais, frequentemente, não ocorre ao mesmo tempo em que acontece a cura física.

Nosso estudo mostrou que a dinâmica utilizada no grupo de pais foi apropriada e atingiu os objetivos almejados, proporcionando-lhes oportunidade de expressar seus conflitos, suas fantasias e seus temores e de receber atenção e entendimento de suas queixas, produzindo alívio e tranquilização para suas ansiedades. Os benefícios também se estenderam à equipe multiprofissional, auxiliando-a a compreender melhor a situação pela qual os pais estavam passando, suas necessidades e reações, produzindo mudanças importantes no modo de tratamento oferecido a eles no dia a dia da UTI, durante a internação do filho.

O tempo mínimo de 60 minutos de duração das sessões dos grupos e sua frequência semanal, bem como as reuniões com a equipe durante 30 minutos após todas as sessões, mostrou ser eficaz para os objetivos propostos.

Nossa sugestão para a implementação de grupos de pais em UTI é apresentada no Quadro 6.3.

Apoio à equipe multidisciplinar da UTI

A equipe multiprofissional da UTI, pelo elevado envolvimento e pelas características do paciente em risco de vida e por sua curta permanência, por

> **QUADRO 6.3**
>
> SUGESTÕES PARA IMPLEMENTAÇÃO DE GRUPO DE PAIS EM UTI PEDIÁTRICA, COM A PARTICIPAÇÃO DE EQUIPE MULTIPROFISSIONAL
>
> - Especificar e esclarecer os objetivos do grupo por meio de reuniões prévias somente com a equipe profissional interessada em participar dos grupos, de modo que haja coesão e motivação da equipe e também coerência de opiniões;
> - Participação de um profissional da área psicológica ou psiquiátrica na equipe;
> - Constância dos profissionais participantes para maior entrosamento e coerência da equipe;
> - A diretoria e a administração hospitalar devem estar envolvidas e interessadas na manutenção dessa iniciativa, providenciando recursos e reconhecendo esse trabalho;
> - Deve haver um planejamento de horários para que a equipe possa ser dispensada de outros afazeres no horário dos grupos;
> - Cada sessão deve ter a duração mínima de 60 minutos, seguida de 30 minutos para a reunião com a equipe, quando devem ser discutidos os casos e suas dificuldades, e planejadas estratégias de intervenção para as situações indicadas;
> - Definir e capacitar os profissionais para a condução desses grupos;
> - Realizar avaliações formais e regulares com os pais e com a equipe para que sejam feitos os ajustes necessários, mantendo-se a eficácia do grupo;
> - As conclusões dos grupos devem ter efeito prático nas atividades diárias da UTI;
> - Os responsáveis pela condução dos grupos devem ter treinamento para intervenções grupais e fundamentos teóricos sobre situações de crise psicológica, vivência em UTI e noções das características dos pais cujos filhos são internados em UTI pediátrica, realizando cursos especializados, grupos de estudo ou supervisões com pessoas habilitadas. Devem também procurar medidas que auxiliem em sua maturidade pessoal;
> - Realizar entrevistas prévias com os pais, para avaliação de seu estado emocional, disponibilidade e indicações de participar nos grupos;
> - Realizar entrevistas de seguimento com os pais, para acompanhamento do caso e avaliação do aproveitamento nos grupos.

alta ou óbito, trabalha sob estresse permanente. Além disso, está sujeita a reações emocionais adversas e transtornos de comportamento, sendo submetida a processos de perda e luto contínuos, que, se não forem adequadamente detectados e elaborados, provocarão queixas somáticas, estados depressivos, dificuldades pessoais e interpessoais, demissões, desistências e rodízio frequente de pessoal (Dias,1987). É necessária a realização de reuniões periódicas com a equipe a fim de discutir os sentimentos em relação ao paciente, sua família e aos próprios colegas, promovendo união e apoio entre estes, para que possam lidar com as situações estressantes. Nessas reuniões também devem ser discutidas as melhores estratégias a serem utilizadas na abordagem psicológica de cada caso, para que haja uma coerência de condutas entre os membros da equipe, transmitindo maior segurança e confiança tanto ao paciente quanto a sua família. Em ocasiões mais complicadas, nas quais existam dificuldades entre os membros da equipe, pode ser necessária a consultoria psiquiátrica.

A equipe de UTI tem de lidar com perdas e processos de luto contínuos, devido à elevada carga emocional dispendida com pacientes que recebem alta ou falecem em períodos curtos de tempo.

Os sentimentos muito intensos dos pais podem ocasionar reações desfavoráveis na equipe. Green (1979) mostra a importância da compreensão e aceitação desses sentimentos. Os profissionais da saúde devem se preocupar mais com as famílias, pois as interações entre a equipe e a família têm sido descritas como limitadas, estressantes e muito longe de satisfatórias (Halm, 1990).

Esses profissionais também precisam ter conhecimento do estresse que lhes é imposto quando trabalham em UTI. A necessidade de conviver intimamente com famílias tensas e deprimidas pode engendrar sentimentos negativos referentes a sua própria falibilidade, sentimentos de perda, frustração, limitação no controle da situação e expectativas não satisfeitas. Esses sentimentos, quando não reconhecidos, podem induzir a irritação, depressão e afastamento do trabalho (Todres; Earle; Jellinek, 1994).

A equipe de UTI deve procurar encontrar o equilíbrio entre a empatia e o desprendimento com a família. Limites muito rígidos quanto à intimidade resultam em um relacionamento frio, impessoal e insatisfatório. Muita intimidade também é danosa, incapacitando o profissional de realizar seu trabalho de forma apropriada em virtude da ansiedade e culpa dos pais (Riddle et al., 1989). Por isso, é de grande importância que a equipe desenvolva o autoconhecimento para poder ajudar outras pessoas.

CONCLUSÕES

Pelo exposto, consideramos que a consultoria psiquiátrica deva desempenhar um papel importante na organização de uma equipe de UTI, não só para auxiliar no contato com o paciente e sua família, mas também no sentido de oferecer apoio à equipe, promovendo grupos de discussão dos problemas e conflitos que surgem na prática diária. Estamos de acordo com os autores que preconizam reuniões periódicas de toda a equipe multidisciplinar para avaliar cada caso em particular, decidindo sobre visitas de pais e irmãos, tempo de duração das mesmas, benefícios e prejuízos das medidas psicológicas de apoio para o doente e planejamento de intervenções futuras.

As UTIs pediátricas e neonatais constituem um desafio peculiar, pois os tipos de crianças internadas nesses setores hospitalares, suas famílias e a equipe altamente especializada formam uma tríade interdependente que deve estar sempre tentando prever e resolver as necessidades dos participantes. A importância de estratégias que possam apoiar cada pessoa envolvida é óbvia. O prognóstico final será um ambiente estável para o cuidado do doente, tendo por finalidade resolver crises, em vez de precipitá-las, preservando os interesses do paciente, de sua família e da equipe.

A conscientização e a compreensão dos sentimentos da criança, da família e da própria equipe facilitarão a busca de recursos para lidar com os pais, as crianças internadas e os conflitos entre os membros da equipe, auxiliando-os a superar as situações de estresse, promovendo apoio à família e à criança nesse momento crítico, com a serenidade exigida pelo exercício da profissão.

REFERÊNCIAS

BALDINI, S. M. *Avaliação das técnicas de apoio psicológico a crianças internadas em Unidade de Terapia Intensiva pediátrica e a seus pais*. 1997. Dissertação (Mestrado em Pediatria) – Faculdade de Medicina da Universidade de São Paulo, São Paulo, 1997.

BALDINI, S. M. *Avaliação das reações dos pais à internação do filho em unidade de terapia intensiva e desenvolvimento de uma proposta de apoio psicológico*. 2001. Tese (Doutorado em Pediatria) – Faculdade de Medicina da Universidade de São Paulo, São Paulo, 2001.

BALDINI, S. M.; KREBS, V. L. J. Grupos de pais: necessidade ou sofisticação no atendimento em unidades de terapia intensiva? *Pediatr. (São Paulo)*, v. 20, p. 323-331, 1998.

BALDINI, S. M.; KREBS, V. L. J. A criança hospitalizada. *Pediatr. (São Paulo)*, v. 21, p. 182-190, 1999.

BALDINI, S. M. et al. Reacciones de los padres frente a la internación del niño enfermo en un centro de terapia intensiva. *Arch. Pediatr. Urug.*, v. 69, n. 4, p. 71-77, 1998.

BARTEL, D. A. et al. Working with families of suddenly and critically ill children. *Arch. Pediatr. Adolesc. Med.*, v. 154, n. 11, p. 1127-1133, 2000.

BENFIELD, D. G.; LEIB, S. A.; VOLLMAN, J. H. Grief response of parents to neonatal death and parent participation in deciding care. *Pediatr.*, v. 62, n. 2, p. 171-7, 1978.

BENJAMIN, P. Y. Psychological problems following recovery from acute life-threatening illness. *Am. J. Orthopsychiatr.*, v. 48, n. 2, p. 284-290, 1978.

BOULEY, G.; VON HOFE, K.; BLATT, L. Holistic care of the critically Ill: meeting both patient and family needs. *Dimens. Crit. Care Nurs.*, v. 13, n. 4, p. 218-223, 1994.

CAGAN, J. Weaning parents from intensive care unit. *MCN Am. J. Matern. Child. Nurs.*, v. 13, n. 4, p. 275-277, 1988.

CATALDO, M. F.; MALDONADO, J. Psychological effects of pediatric intensive care on staff, patients and family. In: ROGERS, M. C. (Ed.). *Textbook of pediatric intensive care*. Baltimore: Williams & Wilkins, 1987. v. 2, p. 1461-1481.

CHARPAK, N.; RUIZ, J. G.; FIGUEROA DE CALUME, Z. Humanizing neonatal care. *Acta Paediatr.*, v. 89, n. 5, p. 501-12, 2000.

CURLEY, M. A. Q. Caring for parents of critically ill children. *Crit. Care Med.*, v. 21 (Supl. 9), p. S386-387, 1993.

DIAS, S. V. Psychotherapy in special care baby units. *Nurs. Times*, v. 83, n. 23, p. 50-52, 1987.

FISER, D. H.; STANFORD, G.; DORMAN, D. J. Services for parental stress reduction in a pediatric ICU. *Crit. Care Med.*, v. 12, n. 6, p. 504-507, 1984.

FOSS, K. R.; TENHOLDERM, M. F. Expectations and needs of persons with family members in an intensive care unit as opposed to a general ward. *South Med. J.*, v. 86, n. 4, p. 380-384, 1993.

FREUD, A. The role of bodily illnes in the mental life of children. Psychoanal. *Study Child.*, v. 7, p. 69-81, 1952.

FREUD, S. *Mais além do princípio do prazer (1920)*. Rio de Janeiro: Imago, 1974. p. 13-85. (Obras Psicológicas Completas de Sigmund Freud, v. 18). Edição Standard Brasileira.

FRIEDMAN, S. B. et al. Behavioral observations on parents anticipating the death of a child. *Pediatr.*, v. 32, p. 610-625, 1963.

GREEN, M. Parent care in the intensive care unit. *Am. J. Dis. Child.*, v. 133, n. 11, p. 1119-1120, 1979.

GROOT-BOLLÜJT, W.; MOURIK, M. Bereavement: role of the nurse in the care of terminally ill and dying children in the pediatric intensive care unit. *Crit. Care Med.*, v. 21, n. 9 (Supl.), p. S391-S392, 1993. Supl. 9.

GROSSMAN, M. Received support and psychological adjustment in critically-injured patients and their family. *J. Neurosc. Nurs.*, v. 27, n. 1, p. 11-23, 1995.

HALM, M. A. Effects of support groups on anxiety of family members during critical illness. *Heart Lung*, v. 19, n. 1, p. 62-71, 1990.

HUGHES, J.; CHOONARA, I. Parental anxiety due to abnormal behaviour following withdrawal of sedation. *Intensive Crit. Care Nurs.*, v. 14, n. n. 1, p. 8-10, 1998.

JAY, S. S. Pediatric intensive care: involving parents in the care of their child. *Matern. Child. Nurs. J.*, v. 6, n. 3, p. 195-204, 1977.

JAY, S. S. The effects os gentle human touch on mechanically ventilated very short gestation infants. *Matern. Child Nurs. J.*, v. 11, n. 4, p. 199-256, 1982.

JONES, S. M.; FISER, D. H.; LIVINGSTON, R. L. Behavioral changes in pediatric intensive care units. *Am. J. Dis. Chid.*, v. 146, n. 3, p. 375-379, 1992.

KATELE, S. Family needs and nursing responses to critically ill patients [letter]. *Heart Lung*, v. 20 (5P + 1), p. 531, 1991.

KÜBLER-ROSS, M. W. *On death and dying*. New York: Mc Millan, 1969.

LEVINSON, P. On sudden death. *Psiquiatr.*, v. 35, n. 2, p. 160-173, May 1972.

LEWANDOWSKI, L. A. Stresses and coping style of parents of children undergoing open-heart surgey. *Crit. Care Quart.*, v. 3, p. 75-84, 1980.

MERCER, R. T.; FERKETICH, S. L. Predictors of family functioning eight months following birth. *Nurs. Res.*, v. 39, n. 2, p. 76-82, 1990.

MILES, M. S. et al. Testing a theoretical model: correlates of parental stress responses in the pediatric intensive care unit. *Matern. Child Nurs. J.*, v. 18, n. 3, p. 207-219, 1989.

MINDE, K. et al. Self-help groups in a premature nursery: a controlled evaluation. *J. Pediatr.*, v. 96, n. 5, p. 933-940, 1980.

ORTIZ, M. R. L. et al. Experiência com grupo de pais em UTI pediátrica. *J. Pediatr.*, v. 69, n. 5, p. 307-309, 1993.

PHILICHI, L. M. Family adaptation during a pediatric intensive care hospitalization. *J. Pediatr. Nurs.*, v. 4, n. 4, p. 268-276, 1989.

PIAGET, J. *A formação do símbolo na criança*. Rio de Janeiro: Zahar, 1971.

PIAGET, J. *Six études de psychologie*. Paris : Denöel-Gonthier, 1973.

PINTO, L. F. As crianças do Vale da Morte: reflexões sobre a criança terminal. *J. Pediatr.*, v. 72, n. 5, p. 287-294, 1996.

RANÑA, W. *Aspectos psicossociais da assistência à criança hospitalizada: vivência com grupos de crianças e de pais*. 1987. Dissertação (Mestrado em Medicina) – Faculdade de Medicina da Universidade de São Paulo, São Paulo, 1987.

RIDDLE, I. I. et al. Stressors in the pediatric intensive care unit as perceived by mothers and fathers. *Matern. Child. Nurs. J.*, v. 18, p. 221-234, 1989.

ROTHSTEIN, P. Psychological stress in families of children in a pediatric intensive care unit. *Pediatr. Clin. North Am.*, v. 27, n. 3, p. 613-620, 1980.

STEVENS, K. R. Humanistic nursing care for critically ill children. *Nurs. Clin. North Am.*, v. 16, n. 4, p. 611-622, 1981.

THORNTON, J.; BERRY, J.; SANTO, J. D. Neonatal intensive care. *Nurs. Clin. North Am.*, v. 19, n. 1, p. 125-137, 1984.

TOBIAS, L.; VALENTIM, L.; VALENTIM, R. M. A. Humanização na UTI pediátrica em Florianópolis. *J. Pediatr.*, v. 60, n. 4, p. 164-170, 1986.

TODRES, I. D. Communication between physician, patient and family in the pediatric intensive care unit. *Crit. Care Med.*, v. 21, n. 9 (Supl.), p. 383-385, 1993.

TODRES, I. D.; EARLE JR., M.; JELLINEK, M. S. Enhancing communication: the physician and family in the pediatric intensive care unit. *Pediatr. Clin. North Am.*, v. 41, n. 6, p. 1395-1404, 1994.

VESTAL, K. W. The nature of pediatric critical care nursing: perspectives of patient, family and staff. *Nurs. Clin. North America.*, v. 16, n. 4, p. 605-611, 1981.

WALLER, D. A. et al. Coping with poor prognosis in the pediatric intensive care unit. *Am. J. Dis. Child.*, v. 133, n. 11, p. 1121-1125, 1979.

WILSON, T.; BROOME, M. E. Promoting the young child's development in the intensive care unit. *Heart Lung*, v. 18, n. 3, p. 274-280, 1989.

WINNICOTT, D. W. *Consultas terapêuticas em psiquiatria infantil*. Rio de Janeiro: Imago, 1984.

WOLTERMAN, M. C.; MILLER, M. Caring for parents in crisis. *Nurs. Forum*, v. 22, n. 1, p. 34-37, 1985.

YOUNGBLUT, J. M.; SHIAO, S. Y. P. Child and family reactions during and after pediatric ICU hospitalization: a pilot study. *Heart Lung*, v. 22, n. 1, p. 46-54, 1993.

QUALIDADE DE VIDA E CUIDADOS PALIATIVOS EM PEDIATRIA

Sílvia Maria de Macedo Barbosa

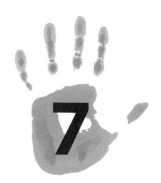

O progresso da medicina contribuiu para que ocorresse uma diminuição das mortes relacionadas à prematuridade, um aumento na expectativa de vida dos pacientes pediátricos com doenças crônicas e um maior índice de cura em doenças oncológicas pediátricas, sendo a cura a regra e não a exceção.

As mortes em pediatria ocorrem em menor número quando comparadas às em adultos. Nos Estados Unidos, ocorrem cerca de 55.000 mortes/ano de crianças/adolescentes até 19 anos. Em relação à população adulta, esse número é de 2,3 milhões de mortes/ano.

Crianças morrem devido a um número maior de causas do que os adultos. As causas mais frequentes de morte em pediatria são idade-dependentes:

a) crianças de 0 a 1 ano: anormalidades congênitas, prematuridade e síndrome da morte súbita do lactente
b) crianças de 1 a 14 anos: traumas, câncer, anormalidades congênitas
c) escolares e adolescentes de 15 a 19 anos: trauma, câncer e anormalidades congênitas, como doenças cardíacas

Ao contrário da população adulta, na qual o câncer e as doenças cardiovasculares são responsáveis por uma larga porcentagem de mortes, várias doenças (algumas muito raras) são responsáveis pelas mortes em pediatria.

Embora sejam causa comum de morte em adultos, as doenças oncológicas representam 4% das mortes pediátricas.

Além das situações supralistadas, há uma gama de distúrbios crônicos que podem resultar em morte em pediatria, incluindo erros inatos de metabolismo, síndromes genéticas, fibrose cística, epidermólise bolhosa, AIDS, entre outras.

A morte iminente de uma criança implica um desafio intelectual, emocional e de esfera prática para a criança, sua família e os profissionais responsáveis por sua assistência. Espera-se de um bom cuidado paliativo a resposta a esses desafios.

A Organização Mundial de Saúde (OMS) define o cuidado paliativo como "uma abordagem que melhore a qualidade de vida do paciente e de sua família frente a problemas associados a doenças limitantes de vida, por meio da prevenção e do alívio do sofrimento mediante identificação precoce, avaliação impecável e tratamento da dor e de outros problemas associados físicos, psicossociais e espirituais.

O cuidado paliativo:

a) fornece o alívio da dor e de outros sintomas angustiantes
b) reafirma a vida e considera a morte como um processo normal
c) não adia nem antecipa a morte
d) integra os aspectos psicológicos e espirituais ao cuidado do paciente
e) oferece um sistema de suporte para ajudar o paciente a viver o mais ativamente possível até o momento da morte
f) oferece um sistema de suporte para ajudar a família no enfrentamento da doença do paciente e no seu próprio luto
g) trabalha em equipe para atender às necessidades do paciente e de sua família, incluindo o aconselhamento para o luto, se indicado
h) aumenta a qualidade de vida e pode influenciar positivamente o curso da doença
i) é aplicável precocemente no curso da doença, em conjunção com outras terapias que têm como objetivo prolongar a vida do paciente, como a quimioterapia e a radioterapia, e inclui as investigações necessárias para melhor entender e manusear as complicações clínicas

Os cuidados paliativos incluem todos os cuidados no fim da vida e são focados no paciente e em sua família, na alta qualidade do cuidado, na segurança e efetividade e em ser acessíveis e baseados no conhecimento.

Para que se ofereça de fato o cuidado paliativo, é necessária a aceitação de uma mudança de foco no tratamento, da cura para a paliação. Sem dúvida, alguns aspectos dos cuidados paliativos acompanham as tentativas de cura, em particular quando o prognóstico do paciente ainda é duvidoso.

O contexto da morte em pediatria é extremamente diversificado. Morte por causa aguda pode ocorrer devido a acidentes, causas externas e doenças infecciosas. Muitas crianças que podem se beneficiar dos cuidados paliativos vivem com uma patologia que apresenta um curso imprevisível de tempo, podendo variar de um curto prazo que rapidamente leva a morte a doenças crônicas complexas que podem evoluir por anos. O processo do morrer, por sua vez, pode se prolongar, por exemplo, em uma criança portadora de leucemia com recidiva da doença, enquanto outras crianças podem ter um declínio lento como resultado de uma vida naturalmente encurtada, como, por exemplo, os pacientes com deficiências psicomotoras.

As respostas das crianças, dos pais e familiares e dos profissionais de saúde variam conforme as circunstâncias associadas ao processo. Alguns pais querem o tratamento ativo para prolongar a vida de forma contínua até o momento da morte. Outros, ao perceber a dor e o sofrimento de seus filhos, e talvez com a incerteza quanto a se terão força e vontade para suportá-los, podem desejar uma morte em paz. Há uma sensação de perda de controle sobre o futuro, sentimentos de medo, desnorteamento, sensação de traição e desolação, bem como um sentimento de injustiça e talvez depressão. Por sua vez, os profissionais da saúde, diante dessas situações, podem partilhar muitos desses sentimentos e não ter certeza sobre a melhor forma de cumprir sua obrigação de proteger a saúde e a vida.

A criança é um ser em crescimento e desenvolvimento e, devido a seu potencial, muitos pediatras oferecem mais chances a ela para recuperação de doenças, em comparação à população adulta. Como consequência, muitas crianças recebem tratamentos que podem gerar mais fardo, com uma chance menor de recuperação. O cuidado paliativo assume, nessas circunstâncias, um papel de suma importância.

A meta maior no cuidado paliativo pediátrico é maximizar o potencial da criança enquanto reconhece os empecilhos e constrangimentos impostos pela doença. Por intermédio de um cuidado que pretende alcançar o alívio da dor e do sofrimento, permite-se o desenvolvimento emocional e cognitivo da criança, mantendo essas capacidades adquiridas o maior tempo possível.

> A meta maior no cuidado paliativo pediátrico é maximizar o potencial da criança enquanto reconhece os empecilhos e constrangimentos impostos pela doença.

Muitas das crianças que vão necessitar de cuidados paliativos não se comunicam de forma verbal, seja por sua faixa etária, seja pela própria doença de base. As decisões pertinentes a ela são tomadas pelos pais, pois nem sempre tem a habilidade de compreender o que se passa e a capacidade de participar dessas decisões. Nesse tipo de cuidado, há também um olhar para os pais, familiares e profissionais da área da saúde, sendo oferecido um suporte de qualidade ante todo sofrimento relacionado a uma condição terminal.

> O conforto e a dignidade do paciente devem ser colocados como requisitos fundamentais em qualquer processo de decisão, pois permitem a base de uma comunicação de qualidade, construindo uma relação de confiança, empatia e simpatia entre pacientes, pais, familiares e profissionais da saúde. O que se pretende como meta maior é a manutenção de uma qualidade de vida adequada até o final.

A decisão pelo cuidado paliativo envolve mudanças nas metas do cuidado. É essencial que se leve em consideração todas as circunstâncias, o contexto da doença da criança e os objetivos do cuidado. O conforto e a dignidade do paciente devem ser colocados como requisitos fundamentais em qualquer processo de decisão, pois permitem a base de uma comunicação de qualidade, construindo uma relação de confiança, empatia e simpatia entre pacientes, pais, familiares e profissionais da saúde. O que se pretende como meta maior é a manutenção de uma qualidade de vida adequada até o final.

Os cuidados paliativos devem ser capazes de responder àqueles que questionam o porquê da mudança de foco de abordagem do paciente e também àqueles que questionam a possibilidade de ter qualidade no fim da vida ou qualidade de morte. O cuidado paliativo trata do paciente como um todo. Implica um modelo que integra o cuidado nos diversos estágios da doença de um indivíduo. A meta não é o prolongamento da vida ou sua abreviação; o processo do morrer deve ser livre, tanto quanto possível de todo o sofrimento desnecessário.

Muitas são as dimensões inevitáveis do sofrimento que acompanham a morte e o morrer, e estas podem ser modificadas ao se encontrar o significado e o propósito do que já foi vivido, bem como pelo aumento da qualidade de vida, assim como pela qualidade do processo do morrer. Esse modelo não é baseado na tecnologia, mas a aceita quando é utilizada para a redução do sofrimento.

A qualidade de vida é um conceito central em cuidados paliativos, dos quais não pode ser dissociada, ainda mais porque tudo na vida leva a qualidade em consideração.

Para simplificarmos a discussão, duas abordagens sobre a qualidade de vida podem ajudar a compreender o conceito. A primeira enfoca a qualidade de vida como um conceito amplo e engloba todos os aspectos da vida. A segunda implica a qualidade de vida como um conceito orientado à saúde, que focaliza a saúde e seu cuidado, como o controle dos sintomas e a função física.

A utilização de escalas de avaliação de *performance* auxilia no manuseio presente e futuro do paciente. Uma das escalas usadas em pediatria é a de Lansky (Tabela 7.1), que adota o critério brincar no lugar de trabalhar.

Os critérios a serem observados são os seguintes:

a) paciente apto a participar das atividades normais e a trabalhar (brincar). Não é necessário qualquer cuidado especial (escore de Lansky = 100)
b) incapacidade de trabalhar e de brincar. Apto a viver em casa. Atendimento domiciliar pode ser necessário para muitas necessidades. Uma gama variada de assistência pode ser necessária (escore de Lansky 90-50)
c) incapaz para o autocuidado. Necessita de cuidados hospitalares ou de atendimento domiciliar. A doença pode progredir rapidamente (escore de Lansky 40-0)

As metas do cuidado paliativo incluem qualidade de vida, espiritualidade, luto, envolvimento familiar e capacidade de lidar com as adversidades. Também deve abranger os sintomas do paciente, a manutenção da sua função física e emocional, além dos aspectos sociais que englobam sua vida. Questões específicas orientam o cuidado e seu planejamento, tentando, com isso, manter a melhor qualidade de vida possível até o momento da morte, controlando os sintomas e amparando a família.

Nos estágios finais da doença, e em pacientes com desenvolvimento psicomotor inadequado cuja comunicação esteja comprometida, a avaliação se faz por meio de procuradores, normalmente os pais das crianças, familiares e profissionais da saúde.

TABELA 7.1 Escore de desempenho de Lansky utilizado para a população pediátrica

Escore de Lansky	Performance Status Desempenho
Graduação	
100	Totalmente ativa, normal
90	Pequena restrição em atividade física extenuante
80	Ativa, mas cansa-se mais rapidamente
70	Maior restrição nas atividades recreativas e menor tempo gasto nessas atividades
60	Levanta-se e anda, mas brinca ativamente o mínimo; ocupa-se em brincar no leito
50	Veste-se, mas permanence deitada a maior parte do tempo, sem brincar ativo, mas capaz de participar em todas as atividades e os jogos em repouso
40	Maior parte do tempo na cama; brinca em repouso
30	Na cama; necessita de auxílio mesmo para brincar em repouso
20	Com frequência dormindo; brincar totalmente restrito a jogos muito passivos
10	Não brinca; não sai da cama
0	Não responsivo – morte

A mensuração da qualidade de vida nos cuidados paliativos engloba:

- Conteúdo dos itens avaliados – dimensões:
  - Sintomas
  - Função física
  - Função emocional
  - Questões existenciais (espiritualidade)
- Procuradores para avaliação:
  - Profissionais da área da saúde
  - Membros da família
- Qualidade de vida
  - Avaliação do paciente e da família

As informações sobre a epidemiologia dos sintomas são importantes para o cuidado do paciente, pois fazem parte da história clínica e auxiliam o diagnóstico. Sua identificação e seu tratamento são parte essencial do treinamento médico e de enfermagem. O entendimento sobre os sintomas, sua frequência e os fatores de piora e melhora ajuda a estabelecer um plano terapêutico.

O manuseio agressivo dos sintomas é fator importante para a qualidade de vida do paciente, e a avaliação sobre quão efetivo está sendo esse tratamento deve ser sempre realizada. Se os sintomas estiverem sendo bem controlados, os pacientes se sentirão bem e relativamente livres da doença. A manutenção de um sintoma desagradável é uma lembrança constante de que a doença está presente, e sua exacerbação mostra ao paciente a progressão da doença e o declínio de sua condição.

Muitos são os sintomas físicos que pacientes sob cuidados paliativos e sobretudo próximos à terminalidade podem experimentar, estando incluídos dor, fadiga, insônia, náusea e vômitos, dispneia, ansiedade e depressão. No fim da vida, a avaliação-padrão do paciente é mais bem organizada por sintomas e atividade funcional do que por órgãos e sistemas.

Um dos sintomas mais temidos de complicação da doença, principalmente em condições de terminalidade, é a dor. Prevalente em pacientes que estão em estágios avançados de doenças oncológicas e AIDS, fazendo parte de mais de 90% das queixas. A dor pode ser a porta para a avaliação de outros sintomas físicos, e sua presença está relacionada com o sofrimento total, permitindo a exploração das dimensões psicológicas, sociais e espirituais do paciente.

O padrão-ouro na avaliação da dor é o autorrelato do paciente, que implica a interpretação subjetiva de sua experiência de dor. A avaliação inicial inclui localização, qualidade, intensidade, características temporais e resposta às medicações. No que se refere à qualidade de vida do paciente como um todo, é importante conhecer o impacto da dor sobre as funções do indivíduo.

Outros sintomas físicos adicionais podem contribuir para o sofrimento do paciente. Devem ser consideradas todas as causas de cada sintoma para realizar o diagnóstico e construir uma estratégia de tratamento.

Um sintoma pode ser causado pela doença primária, por doenças secundárias, tratamento e outras terapêuticas médicas. Somente uma investigação da causa permite ao médico propor uma estratégia adequada de tratamento, garantindo que o paciente tenha o máximo conforto, da forma mais rápida possível. Atenção especial deve ser dada ao sintoma fadiga, que é uma experiência comum em pacientes em tratamento paliativo. Depressão e ansiedade são altamente prevalentes e muitas vezes não diagnosticadas em pacientes próximos à terminalidade.

Do ponto de vista psicológico, os pacientes, quando têm diagnosticada uma doença terminal, começam a vivenciar uma cascata emocional. Eles podem ter medo do futuro, da perda de controle da própria vida, da família e da independência. A existência dos sintomas e como estes se apresentam é um dos temores constantes que contribuem para o sofrimento. O conhecimento a respeito do medo dos pacientes e de seus familiares é crucial na realização de um planejamento a médio e longo prazo.

Ao lidarmos com a faixa etária pediátrica, essa fase tão especial da vida, devemos ter em mente que cuidar de crianças significa estar apto a apreciar e entender o espectro das diferentes necessidades da mente, do corpo e do espírito do momento do nascimento, da infância e da adolescência.

Fatos importantes a serem considerados em relação a essa faixa etária:

a) o cuidado paliativo em pediatria deve ser associado com as terapêuticas curativas antes que todas as tentativas de cura estejam esgotadas
b) a meta do cuidado paliativo pediátrico é o viver bem, com qualidade, é dar vida aos dias das crianças e não simplesmente dar dias à sua vida
c) na dúvida sobre a existência da dor em crianças não verbais, devemos usar a terapêutica analgésica e observar mudanças no comportamento que possam significar a necessidade de analgésicos regulares
d) assim como ocorre em caso de dor, a utilização de uma terapia é a única maneira de avaliar a efetividade desta para um determinado paciente, podendo incluir algumas intervenções, como sonda nasogástrica para questões com o apetite e oxigênio para dispneia
e) a morte de uma criança é um dos eventos de maior estresse na vida, e o vazio que é deixado para os que ficam permanece inadequadamente entendido

O cuidado paliativo pediátrico compreende o atendimento a uma população diversificada, com grande variedade de doenças, por um tempo longo e imprevisível. A comunicação é um dos pontos importantes que ajudam as crianças com doenças limitantes de vida e suas famílias, e inclui algumas competências que envolvem a avaliação de pacientes não verbais e o processo de decisão, passando obrigatoriamente pelos pais ou representantes legais. O objetivo maior é assegurar a melhor qualidade de vida possível às crianças e suas famílias, apesar de todas as circunstâncias de difícil controle, como a dor e outros sintomas desagradáveis, oferecendo escolhas sobre o local do atendimento e do cuidado. Devemos, acima de tudo, reconhecer que estar com essas crianças e suas famílias no momento do fim da vida da criança é mais do que uma obrigação, é um grande privilégio que pode fazer toda a diferença.

LEITURAS RECOMENDADAS

CARROLL, J. M.; TORKILDSON, C.; WINSNESS, J. S. Issues related to providing quality pediatric palliative care in the community. *Pediatr. Clin. N. Am.*, v. 54, n. 5, p. 813-827, 2007.

DOYLE, D. et al. *Oxford textbook of palliative medicine*. United States: Oxford University Press, 2005.

EMANUEL, L. L.; LIBRACH, S. L. *Palliative care*: Core Skills and Clinical Competencies. Philadelphia: Saunders, 2007.

GOLDMAN, A.; HAIN, R.; LIBEN, S. Oxford textbook of palliative care for children. United States: Oxford University Press, 2006.

HASSAN, I.; CIMA, R. C.; SLOAN, J. A. Assessment of quality of life outcomes in the treatment of advanced colorectal malignancies. *Gastroenterol. Clin. North Am.*, v. 35, n. 1, p. 53-64, 2006.

STONEBERG, J. N.; VONGUTEN, C. F. Assessment of palliative care needs. *Anesthesiol. Clin. N. Am.*, v. 24, n. 1, p. 1-17, 2006.

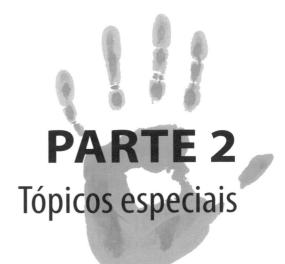

PARTE 2
Tópicos especiais

QUALIDADE DE VIDA NAS LEUCEMIAS DA INFÂNCIA

Lilian Maria Cristofani
Evelyn Kuczynski
Vicente Odone Filho

> Pode-se dizer uma coisa a propósito de oito meses de tratamento de câncer: é uma experiência altamente educacional. Eu estou aprendendo a sofrer.
>
> (Edson, 2000)

Apesar da raridade em relação às demais afecções que atingem a população pediátrica, a característica mais marcante do câncer ainda é o alto índice de mortalidade associado a essa condição (Melo, 1999). O câncer pediátrico corresponde a aproximadamente 3% das neoplasias malignas (Luisi, 1999). Contudo, cresce a proporção de sobreviventes a essa afecção (Eiser; Eiser; Stride, 2005) e é cada vez maior a atenção dispensada aos efeitos psíquicos do processo de sobrevivência.

O diagnóstico de câncer tem um efeito poderoso sobre a criança, a família e a comunidade imediata. Pode gerar uma ampla gama de consequências negativas, como sentimentos de ceticismo, negação e desespero, frequentemente seguidos por disforia, ansiedade, irritabilidade e insônia, que podem durar por várias semanas (Apter; Farbstein; Yanir, 2003). Essa doença é fator estressor sobre o paciente e a família em relação a diversas particularidades. A própria família torna-se restrita e vivencia uma constrição das perspectivas existenciais (Kuczynski, 2002).

> O diagnóstico de câncer tem um efeito poderoso sobre a criança, a família e a comunidade imediata.

As ameaças vividas pelo homem, com frequência, são expressas por meio de símbolos (Torres, 1999). As emoções e imagens que o câncer desperta podem, por exemplo, corresponder à ideia do caranguejo. Animal noturno, o caranguejo vive quase sempre em locais profundos, procurando tornar-se invisível, e desloca-se de maneira peculiar: mal-coordenada e imprevisível, de lado. Agressivo, de olhos fixos, apodera-se de forma inexorável de sua presa, a qual tortura até a morte (Neerwein, 1981, apud Torres, 1999). O termo câncer, por sua vez, define um grupo de doenças que parece vir de lugar algum, ataca sem avisar e pode, potencialmente, localizar-se em qualquer lugar dentro do indivíduo. É desgastante, corrupto, traidor, invisível, uma "gravidez demoníaca" (Sontag, 1984), em razão do crescimento desordenado.

O objetivo fundamental deste capítulo é discorrer sobre as principais questões e perspectivas relacionadas à qualidade de vida de pacientes pediátricos diagnosticados com leucemia, a mais frequente neoplasia de início na infância, a partir do levantamento da literatura pertinente e da experiência do Serviço de Onco-hematologia Pediátrica do Hospital das Clínicas da Faculdade de Medicina da Universidade de São Paulo.

LEUCEMIA: CONCEITO

A leucemia é uma doença clonal originária da transformação neoplásica de uma única célula que, por repetidas divisões celulares, resulta em um acúmulo de células tumorais (Lightfoot, 2005). A célula que origina o clone maligno pode ser uma célula-tronco (*stem cell*) pluripotente ou um progenitor mais maduro (Vormoor, 2007). Esse clone neoplásico prolifera até substituir o parênquima medular normal, com prejuízo da hematopoese e posterior disseminação pelo organismo.

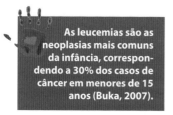

As leucemias são as neoplasias mais comuns da infância, correspondendo a 30% dos casos de câncer em menores de 15 anos (Buka; Koranteg; Vatgas, 2007). O Registro Hospitalar de Câncer do Estado de São Paulo mostra que, no período entre 2000 e 2001, as leucemias corresponderam a 28,5% dos casos de câncer em pacientes de idade até 18 anos, sendo que a maioria dos casos ocorre entre 1 e 4 anos de idade (Corrêa, 2002).

Dentre as leucemias da infância, 75% dos casos são de leucemia linfocítica aguda, ou LLA, e 20 a 25% são de leucemia mielocítica aguda, ou LMA (Belson; Kingsley; Holmes, 2007). A caracterização do subtipo da leucemia é feita pela análise morfológica do esfregaço de medula óssea, complementada por estudos de marcadores celulares específicos para a linhagem linfoide ou mieloide (Armstrong; Look, 2005). Essa diferenciação da linhagem é importante, pois dela depende o esquema de tratamento a ser empregado (e seu prognóstico).

Leucemia linfoide aguda

Sob a denominação de LLA, temos um grupo heterogêneo de leucemias que apresentam em comum a morfologia celular e a presença de marcadores linfoides característicos. A incidência de LLA na infância é de quatro casos novos por ano em 100.000 crianças menores de 15 anos (Greenlee et al., 2000). O pico de incidência da doença ocorre entre 3 e 5 anos de idade, posteriormente declinando, para voltar a subir ao redor dos 30 anos (Fernbach, 1984).

Protocolos cooperativos agressivos para o tratamento de LLA na infância promovem uma taxa de cura de aproximadamente 80% dos casos (em nossos dias). Esses programas de tratamento incluem poliquimioterapia, por 2 a 3 anos, para todos os pacientes, e radioterapia e transplante de medula óssea para a minoria dos casos.

Mesmo que o prognóstico de LLA em crianças seja favorável, enfrentar uma doença potencialmente fatal pode ser muito perturbador para a família e para a criança. A rotina familiar muda devido às exigências do tratamento e da criança. Os pais e demais familiares têm de se adaptar à nova dinâmica de vida. Desconfortos e efeitos colaterais de curto prazo (como náuseas, vômitos, punções, transfusões, infecções) e de longo prazo (como sequelas físicas e cognitivas) são uma fonte de angústia e preocupação, prejudicando a qualidade de vida de todos.

A fadiga é a principal queixa (física) relatada por esses pacientes, sendo que o estresse identificado é muito mais psicossocial que físico. A incapacidade de frequentar a escola (a qual querem e devem frequentar) é relatada como o principal componente da insatisfação do grupo em relação à própria vida (Enskär; von Essen, 2008). Embora prevalente, a fadiga é bastante subestimada e não diagnosticada, apesar de seu potencial de impacto sobre as vidas do paciente e da família, sendo a melhoria no manejo e no desenvolvimento de estratégias de enfrentamento desse sintoma passo crucial para a melhoria da QV desses pacientes (Gibson et al., 2005).

A preocupação com os efeitos adversos do tratamento da LLA resultou em uma intensa busca de métodos de avaliação da qualidade de vida dos portadores da doença. A literatura pertinente vem recebendo numerosas contribuições nesse sentido.

Leucemia mieloide aguda

As LMAs são neoplasias derivadas de uma célula progenitora mieloide ou de células comprometidas em variados graus com as linhagens eritroide, granulocítica, monocítica ou megacariocítica. Representam cerca de 20% das leucemias em pacientes menores de 15 anos, exceto no período neonatal, no qual constituem a maioria dos casos. Sua incidência é praticamente constante ao longo da vida, com discreto pico na adolescência e após os 50 anos. Nos Estados Unidos, ocorrem cerca de 350 casos novos ao ano.

O tratamento das LMAs baseia-se em poliquimioterapia intensiva e, em alguns casos, transplante alogênico de medula óssea. A taxa de remissão completa obtida com o tratamento é de cerca de 75%. Entretanto, a maioria dos pacientes apresenta recaída da doença, sendo a perspectiva de cura de 30 a 40%. A realização de um transplante alogênico de medula óssea para os portadores que possuem um doador familiar compatível eleva essa taxa de cura para 50 a 60%. Os indivíduos com leucemia pró-mielocítica beneficiam-se do uso de ácido transretinoico, droga indutora de diferenciação celular, o que pode levar à remissão completa em 70 a 80% dos casos. O suporte geral (incluindo transfusões de hemoderivados, antibióticos e cuidados intensivos) é de vital importância para esses pacientes, principalmente na fase de indução, quando o risco de morte é de 25%.

Além de as perspectivas de cura não serem tão favoráveis na LMA quando comparada à LLA, o tratamento desses pacientes exige programas muito intensivos de quimioterapia, com duração de 6 a 8 meses. Os protocolos mais utilizados no Brasil são os do grupo alemão BFM e o LMA-IO-97, em colaboração com o St. Jude Children's Research Hospital (Memphis, Tennessee). Esses programas são bastante agressivos, com doses altas de quimioterapia administradas à tolerância máxima. Na prática, o tratamento traduz-se em longas internações e na interrupção das atividades regulares da criança, como frequentar a escola, praticar esportes, realizar atividades recreativas, etc. Esse esquema de tratamento afeta tanto as rotinas do paciente quanto as do resto da família, gerando preocupações e ansiedade.

LEUCEMIA E QUALIDADE DE VIDA

> [...] Embora idade e senso eu aparente,
> Não vos iluda o velho que aqui vai:
> Eu quero os meus brinquedos novamente!
> Sou um pobre menino... acreditai...
> Que envelheceu, um dia, de repente!...

(Quintana, 1983)

O conceito de qualidade de vida (QV) relacionada à saúde é descrito como o conjunto multidimensional da percepção do indivíduo quanto ao impacto da doença e do tratamento sobre sua saúde, seu bem-estar ou as condições físicas, psicológicas ou sociais. É um conceito dinâmico e subjetivo. A avaliação da qualidade de vida é considerada um item importante durante e após o tratamento dessas crianças desde a década de 1970. No entanto, sua construção carece de um modelo uniforme de conceituação (Di Gallo; Felder-Puig; Topf, 2007).

> A avaliação da qualidade de vida é considerada um item importante durante e após o tratamento dessas crianças desde a década de 1970. No entanto, sua construção carece de um modelo uniforme de conceituação (Di Gallo; Felder-Puig; Topf, 2007).

Cella (1992) considerou a QV como tendo dois componentes básicos: subjetividade e multidimensionalidade. A subjetividade foi definida como a capacidade de o paciente avaliar suas próprias condições e expectativas, utilizando os processos cognitivos subjacentes para percepção da qualidade de vida, tais como: percepção da doença, do tratamento, expectativas pessoais e avaliação de riscos e danos. A multidimensionalidade foi dividida em quatro áreas correlatas, porém distintas: física, funcional, emocional e social.

No entanto, entrevistando um total de 36 pacientes (entre 8 e 18 anos) a respeito de sua QV durante o tratamento por câncer, Hinds e colaboradores (2004) identificaram seis domínios:

a) sintomas
b) atividades habituais
c) interações sociais/familiares
d) estado de saúde
e) humor
f) significado do estar doente

Esses domínios não são (todos em conjunto) incluídos nos principais instrumentos de avaliação de QV estabelecidos para a área de oncologia pediátrica.

Existem controvérsias em relação às técnicas de avaliação da QV de crianças com câncer. A primeira relaciona-se ao sujeito da avaliação, se o próprio doente ou seus pais. A avaliação feita pelo próprio paciente é mais conveniente, mas, em pediatria, nem sempre é possível, pois a criança pode ser muito pequena, não saber se expressar, estar muito debilitada ou sem habilidades cognitivas para completar os testes (Sung et al., 2009). Assim, em geral, são os pais que fornecem as informações em nome da criança (Eiser; Jenney, 2007).

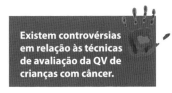

> Existem controvérsias em relação às técnicas de avaliação da QV de crianças com câncer.

Pickard, Topfer e Feeney (2004), revisando as publicações sobre o tema no período de 1975 a 2001, concluíram que a opinião das próprias crianças quanto a sua qualidade de vida era pouco quantificada nos estudos, que davam preferência às entrevistas com os pais ou cuidadores, os quais nem sempre percebiam problemas levantados pelas crianças. Concluíram que elas podem fazer sua própria avaliação de qualidade de vida a partir dos 7 ou 8 anos de idade.

Dados da literatura e do St. Jude Children's Research Hospital mostram que as opiniões dos pais e das crianças sobre a QV estão mais de acordo em questões sobre aspectos mais observáveis (físicos) do que em relação a aspectos sociais e emocionais (Eiser; Morse, 2001). Embora as opiniões de pais e crianças possam divergir, outros autores destacam que as perspectivas de QV dos pais para seus filhos são tão importantes quanto aquelas das próprias crianças (Eiser; Jenny, 2007; Matza, 2004; Pickard; Topfer; Fenny, 2004) e devem ser consideradas. Já com relação aos adolescentes, informações quanto à QV fornecidas pelos pais devem ser avaliadas com cautela (Chang; Yeh, 2005).

Matziou e colaboradores (2008) avaliaram 149 pacientes com câncer (77 crianças e 72 adolescentes) e um de seus genitores sobre qualidade de vida, utilizando o instrumento PedsQL. A pior taxa de concordância (entre o parecer do pai e o do próprio paciente) envolveu, justamente, os domínios emocional e social, confirmando a hipótese de que as crianças e os adolescentes são melhores informantes que seus responsáveis no que tange à própria QV.

Outro ponto de discussão refere-se ao método de avaliação da QV. Tais métodos podem utilizar instrumentos genéricos ou específicos para a doença em questão, tanto na fase de tratamento quanto fora de terapia. Para Savage, Riordan e Hughes (2009), a avaliação genérica é mais útil para analisar os sobreviventes e permite comparações entre vários grupos de pacientes. Entretanto, nas fases de tratamento antineoplásico, uma avaliação específica poderia mostrar alterações de QV relacionadas apenas a essa fase e permitir possíveis ajustes.

Um estudo realizado por nosso grupo (Kuczynski et al., 2003; Kuczynski, 2002) avaliou a qualidade de vida de crianças e adolescentes portadores de LLA (em regime ambulatorial de tratamento), comparada à de portadores de artrite reumatoide juvenil (ARJ), das Unidades de Onco-hematologia Pediátrica e Reumatologia Pediátrica do Instituto da Criança do Hospital das Clínicas da Faculdade de Medicina da Universidade de São Paulo (ICr-HC-FMUSP), com idades entre 4 e 13 anos incompletos, diagnosticados há pelo menos um e no máximo cinco anos, assim como escolares sadios pareados. Consideramos importante ressaltar que, à época, não havia estudo semelhante sobre a constituição dos grupos nem quanto ao instrumento de avaliação utilizado.

Foi utilizado o Autoquestionnaire Qualité de Vie Enfant Imagé (AUQEI), instrumento de origem francesa (Manificat; Dazord, 1997) e validado em nosso meio (Assumpção Júnior et al., 2000), cujas informações são obtidas dos próprios indivíduos. O AUQEI é um instrumento que busca avaliar a sensação subjetiva de bem-estar, partindo da premissa de que o indivíduo em desenvolvimento é e sempre foi capaz de se expressar quanto a sua subjetividade. Ele é um instrumento genérico que torna possível a comparação entre pacientes afetados por alguma doença e indivíduos com boa saúde, útil por ser capaz de verificar os sentimentos da criança em relação ao seu estado atual, não a avaliando a partir de inferências com base em seu desempenho ou produtividade.

Esse questionário leva em conta o nível de desenvolvimento (que influencia as áreas de investimento pessoal de cada indivíduo, o poder de informação, a capacidade de se pronunciar a respeito de seu estado de satisfação, o nível cognitivo e a capacidade de manter sua atenção sobre um determinado tema), a dependência física, psíquica e jurídica, e as particularidades da aplicação de um questionário a uma criança. As autoras enfatizam a necessidade de validá-lo em diferentes populações e em diferentes contextos patológicos, com o intuito de ampliar a abrangência de avaliação da criança doente. Com o objetivo de viabilizar uma abordagem do grau de satisfação, a partir da ótica do próprio paciente pediátrico, vem sendo considerado uma ferramenta de fácil aplicação, apesar de necessitar de supervisão quando utilizado com crianças pequenas. Mesmo assim, dispensa pouco tempo para sua aplicação, objetivando um acesso à natureza do estado de saúde do indivíduo em relação às implicações em sua QV, fator esse que deve ser considerado um dos pontos básicos da prática médica.

Foram critérios de exclusão para o estudo:

a) transtorno psiquiátrico
b) retardo mental ou transtornos na compreensão ou expressão (surdo-mudez, afasia, transtornos abrangentes ou específicos do desenvolvimento, síndromes genéticas associadas a retardo mental, etc.)
c) descompensação aguda do quadro de base (leucemia recidivada, artrite aguda, etc.)
d) internação ou procedimento terapêutico invasivo ou agressivo
e) dependência ou abuso de substância psicoativa até dois anos após a avaliação
f) paciente terminal
g) indivíduos que estivessem distantes da sua moradia habitual, caracterizando desequilíbrio da coesão familiar, ou residência provisória na cidade de São Paulo devido ao tratamento
h) caracterização de penúria ou dificuldades importantes de provisão da subsistência do indivíduo e/ou do núcleo familiar
i) caracterização de abandono escolar ou afastamento no momento da avaliação, assim como de suas relações vinculadas ao âmbito escolar, mediante informação fornecida pelos pais

j) caracterização de transtorno mental (suspeito ou confirmado) em um ou ambos os pais ou responsáveis pelo indivíduo a ser avaliado, seja pela informação do(s) mesmo(s), seja pela percepção de alterações sugestivas no decorrer da avaliação com a pesquisadora

Os resultados, comparando os três grupos do estudo, foram obtidos por meio de análise de variância com um fator independente (grupo: LLA, ARJ e Sadios). O nível de significância considerado foi de 5%. Não houve diferença relevante entre os grupos quanto a idade ou tempo de tratamento, nem quanto a escores totais do AUQEI.

Analisando os resultados do AUQEI, item a item (vide Anexo 1), pelas médias dos três grupos, temos que a hierarquia mais presente foi LLA < ARJ < Sadios nos itens:

- 2 (à noite, quando você se deita)
- 3 (se você tem irmãos, quando brinca com eles)
- 4 (à noite, ao dormir)
- 6 (quando você vê uma fotografia sua)
- 11 (no dia do seu aniversário)
- 13 (quando você pensa em sua mãe)
- 16 (quando seu pai ou sua mãe falam de você)
- 18 (quando alguém lhe pede que mostre alguma coisa que você sabe fazer)
- 21 (durante as férias)
- 23 (quando você está longe de sua família)
- 24 (quando você recebe as notas da escola)
- 25 (quando você está com seus avós)
- 26 (quando você assiste à televisão)

A sequência inversa (LLA > ARJ > Sadios) foi observada nos itens:

- 14 (quando você fica internado no hospital)
- 20 (quando você toma os remédios)

Outra sequência observada foi ARJ < LLA < Sadios, nos itens:

- 7 (em momentos de brincadeiras, durante o recreio escolar)
- 9 (quando você pratica um esporte)
- 10 (quando você pensa em seu pai)

Os itens:

- 1 (à mesa, junto com sua família)
- 5 (na sala de aula)
- 8 (quando você vai a uma consulta médica)
- 17 (quando você dorme fora de casa)
- 19 (quando os amigos falam de você)

apresentaram resultados maiores para ARJ em relação aos outros dois grupos.

Os itens:

- 12 (quando você faz as lições de casa)
- 15 (quando você brinca sozinho)
- 22 (quando você pensa em quando tiver crescido)

não apresentaram hierarquização entre os grupos.

O AUQEI é uma ferramenta de fácil e rápida aplicação, sendo útil na avaliação de populações comprometidas do ponto de vista clínico, objetivando um acesso às implicações do estado de saúde sobre sua qualidade de vida, fator esse que deve ser considerado um dos pontos básicos da prática pediátrica.

Surpreende que esses pacientes, mesmo submetidos a um seguimento ambulatorial por condições crônicas potencialmente fatais e/ou incapacitantes, denotem, quando convidados a se expressar, uma capacidade espantosa para usufruir com plenitude suas vidas (restritas e limitadas pela doença e pelo tratamento), apesar de uma existência permeada por dor, sofrimento, isolamento e a ameaça constante do "não vir a ser" (Kuczynski; Assumpção Júnior, 1999).

Todos os pacientes entrevistados demonstraram ajuizar uma distinção clara entre os vários estados mencionados na aplicação do AUQEI ("muito feliz", "feliz", "infeliz" e "muito infeliz"), a partir de exemplos compatíveis com seus universos pessoais, e obtiveram pontuações compatíveis com os controles sadios e com os dados obtidos quando da validação desse questionário em nosso meio.

> Surpreende que esses pacientes, mesmo submetidos a um seguimento ambulatorial por condições crônicas potencialmente fatais e/ou incapacitantes, denotem, quando convidados a se expressar, uma capacidade espantosa para usufruir com plenitude suas vidas (restritas e limitadas pela doença e pelo tratamento), apesar de uma existência permeada por dor, sofrimento, isolamento e a ameaça constante do "não vir a ser" (Kuczynski, Assumpção Júnior, 1999).

Analisando os itens 3 (se você tem irmãos, quando brinca com eles) e 6 (quando você vê uma fotografia sua) do AUQEI, em que o grupo de LLA apresenta pontuação significativamente menor do que o de Sadios, podemos inferir que os portadores de LLA apresentariam, em média, uma percepção da limitação a que estão submetidos, o que poderíamos avaliar, a partir das experiências desses pacientes durante a vigência da LLA e de seu tratamento, como resultante de:

a) menor disposição para o brincar (febre, dores generalizadas, náuseas, astenia, etc.)

b) restrições em virtude das consequências do tratamento (risco aumentado de infecções e sangramento, etc.)
c) autoavaliação prejudicada ante os irmãos (exacerbada por ciúmes, rivalidade, sentimentos não autorizados a serem expressos no âmbito familiar, etc.)
d) autoconceito prejudicado (em razão das alterações físicas secundárias à doença e aos efeitos colaterais da terapêutica: alopecia, aspecto cushingoide, obesidade, etc.)

Prosseguindo, com relação aos itens do AUQEI, o grupo de LLA também apresentou pontuação bastante inferior aos demais grupos (cujas pontuações não apresentaram diferença significativa entre si) nos itens 11 (no dia do seu aniversário) e 13 (quando você pensa em sua mãe), resultado a partir do qual podemos levantar as seguintes possibilidades de interpretação:

a) o portador de LLA perceberia a gravidade do processo mórbido e se conscientizaria da possibilidade de finitude consequente (com as características próprias ao seu universo cognitivo), seja por dedução própria, seja por experienciar a morte de colegas em tratamento, seja por testemunhar o temor de seus pais quanto a sua saúde e seu futuro;
b) o paciente com LLA perceberia sua doença como ônus que acompanha e desestabiliza sua família, a partir da sobrecarga sobre as funções da mãe (em geral, mais envolvida no tratamento).

O grupo de ARJ, em média, apresentou pontuação bem inferior aos demais grupos com relação ao item 9 do AUQEI (quando você pratica um esporte), com grandes possibilidades de interferência da dor, da restrição articular e da incapacidade física que acompanham muitos casos. Ambos os grupos (LLA e ARJ) apresentaram pontuação média bastante inferior ao grupo de Sadios no item 23 (quando você está longe da sua família), provavelmente por vivenciarem períodos de separação (por internação, exames, etc.) durante a evolução das respectivas morbidades, ou por temerem ter de se separar da família em algum momento do processo.

No entanto, apesar de não significativa do ponto de vista estatístico, a tendência observada na resposta aos itens do AUQEI 14 (quando você fica internado no hospital) e 20 (quando você toma os remédios), com os grupos de LLA e ARJ apresentando maior pontuação média do que o de Sadios, permite supor uma maior adaptação a esse tipo de experiência (tendo em vista a maior frequência de internações e prescrições de uso contínuo nesses grupos do que na população em geral), proposta que costuma aterrorizar a criança sadia, a qual apenas eventualmente se vê diante dessa possibilidade.

Com relação ao item 22 do AUQEI (quando você pensa em quando tiver crescido), destaca-se a ausência de variação importante quanto à pontuação nos três grupos avaliados, o que ressalta a esperança que esses indivíduos parecem nutrir de realizar seus sonhos, como qualquer outro indivíduo fisicamente saudável.

QV DE CRIANÇAS EM TRATAMENTO DE LLA

Comparando-se a QV do ponto de vista físico, crianças com LLA têm pior QV do que as sadias, tanto na opinião dos pais (Waters et al., 2003) quanto na dos pacientes (Shankar et al., 2005). Os pais de crianças em terapia referem que estas têm melhor QV do que relatam os pais daquelas fora de terapia por até um ano, mas pior do que aquelas de alta há mais de um ano (Meeske et al., 2004). Cansaço e falta de disposição são fatores presentes durante o tratamento (Hicks et al., 2003), e os pais declaram a QV da criança como pior do que as próprias crianças o reportam em relação a esse quesito (Vance et al., 2001).

Crianças menores de 12 anos com LLA, em terapia, referem melhores pontuações quanto a sua avaliação psicológica do que as saudáveis (Shankar et al., 2005), mas, na opinião dos pais, elas estão pior do que estas (Vance et al., 2001). A fase do tratamento na qual a avaliação da QV é feita também deve ser considerada, pois o comportamento das crianças muda de acordo com o tempo, conforme observado por Earle e Eiser (2007).

Em pesquisa com mães de crianças leucêmicas, as autoras observaram que, logo após o diagnóstico, as crianças com menos de 4 anos foram descritas por suas mães como reagindo bem à situação e aproveitando a atenção extra que recebem devido à doença. As mães atribuem essa boa reação ao fato de que as crianças pequenas não têm consciência da gravidade da situação. Mães de crianças de 5 a 9 anos referem maiores dificuldades: as crianças apresentam regressão de maturidade, perdem a autoconfiança e são mais dependentes. Essas crianças têm mais consciência da doença e de seus riscos, podendo ter pesadelos e insônia. Entretanto, são as crianças com mais de 9 anos que apresentam os maiores questionamentos sobre as possibilidades de morte e sequelas futuras. Esse grupo também apresenta dificuldades de integração escolar e de relacionamento de amizade, solidão e isolamento; tem consciência de seus problemas de adaptação, mas apresenta dificuldade em controlar seus sentimentos.

Após um ano de tratamento, as crianças menores, inicialmente adaptadas, ficam mais dependentes e geniosas, e as mães relatam maior dificuldade ao lidar com elas, pois começam a questionar sobre a doença e seu tratamento. Surge o problema da escola, cujo início é adiado ou é iniciada com a criança ainda com os estigmas do tratamento, o que gera estresse. As crianças de 5 a 9 anos também passam a questionar mais sobre a doença e a morte, e há maior dificuldade na aceitação de procedimentos. As maiores seguem com as dificuldades de interação social.

Ao final de dois anos de tratamento, os pequenos estão mais calmos, encarando as idas ao hospital e as medicações como parte de suas vidas, e alguns desconhecem a vida sem tais procedimentos. Os escolares ainda se preocupam com sua doença; notam ser diferentes dos demais. Os adolescentes seguem preocupados e desgostosos de sua situação.

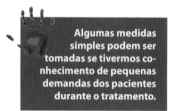
Algumas medidas simples podem ser tomadas se tivermos conhecimento de pequenas demandas dos pacientes durante o tratamento.

Algumas medidas simples podem ser tomadas se tivermos conhecimento de pequenas demandas dos pacientes durante o tratamento. O St. Jude Children's Research Hospital utiliza a avaliação dos pacientes por meio do questionário "Good day question", que pergunta: "O que torna o seu dia um bom dia?". É uma questão aberta, mas definida, e que pode revelar o que importa para o paciente, permitindo alguns cuidados específicos, conforme a demanda, e até a antecipação de algumas medidas profiláticas, como evitar náuseas e vômitos, permitir descanso e sono em quantidades suficientes, convivência com familiares, etc. Apesar de haver aqueles que não respondem, devemos continuar perguntando.

QV DE CRIANÇAS EM TRATAMENTO DE LMA

Os protocolos de tratamento de LMA são intensivos, exigindo longos períodos de internação e suporte. Qualquer intervenção possível para a melhora da qualidade de vida desses pacientes é muito bem-vinda.

Alguns autores mostram que adolescentes com LMA e seus pais participam ativamente de avaliações de qualidade de vida já no início do tratamento. Esses dados iniciais são somados a outros, obtidos de avaliações realizadas ao longo do tratamento, e ajudam a estabelecer um vínculo de comunicação entre o paciente, sua família e os profissionais da saúde. A comparação de resultados dos testes realizados por adolescentes com os daqueles aplicados a seus pais mostra que são parecidos, mas não demonstra força estatística suficiente para que a opinião dos pais substitua a dos adolescentes (Hinds et al., 2008).

A avaliação da qualidade de vida nos pacientes com LMA também pode ser útil na escolha de programas de tratamento com eficácias semelhantes, mas toxicidades diferentes. Parsons e colaboradores (1999) avaliaram a qualidade de vida e a sobrevida livre de eventos de crianças com LMA submetidas a quimioterapia convencional *versus* transplante autólogo ou alogênico de medula óssea. Observaram que não houve diferença entre os grupos quanto à sobrevida livre de eventos em três anos. Com cinco anos de acompanhamento, o grupo tratado com quimioterapia tinha períodos de toxicidade menores e mais tempo sem sintomas ou toxicidade, além de maior sobrevida do que aqueles tratados com transplante autólogo de medula óssea. Comparados com o grupo tratado com quimioterapia, os pacientes submetidos ao transplante alogênico passavam mais tempo sob efeito da toxicidade, mais tempo com toxicidade sintomática e tinham maior sobrevida livre de eventos e sobrevida global. Comparado ao transplante autólogo, o transplante alogênico também era superior em períodos de toxicidade sintomática, sobrevida livre de eventos e recaída. Concluíram que a análise da qualidade de vida ajustada à sobrevida é um instrumento útil para auxiliar nas decisões terapêuticas a serem tomadas.

FATORES ASSOCIADOS À QV NAS LEUCEMIAS (DEFICIÊNCIA MENTAL; ASPECTOS FAMILIARES, ACADÊMICOS, OCUPACIONAIS E SOCIAIS)

Metástases no sistema nervoso central podem afetar diretamente a função cerebral. Efeitos indiretos podem resultar de infecções, febre, medicações e complicações. A irradiação do sistema nervoso central e as injeções intratecais são causas importantes de distorções cognitivas. Os prejuízos cognitivos são mais comuns nos mais jovens. Avaliações inicial e anuais do desempenho cognitivo são cruciais, com medidas educacionais especializadas introduzidas assim que possível (Apter; Farbstein; Yanir, 2003).

O senso de identidade, associado à perda de função sexual e atratividade física, assim como a perda de autonomia e a ansiedade relacionada à concepção de futuro são questões que permeiam a adolescência desses indivíduos. Uma doença cujo tratamento exija o isolamento leva a dificuldades sociais, como afiliação a grupos e namoro. A imagem corporal (alopecia, alteração de peso, cateteres em vários orifícios, amputações, alterações da cor cutânea, cicatrizes cirúrgicas) causa vergonha, medo e baixa autoestima, além de isolamento social e regressão. Adolescentes do sexo feminino que desenvolvem alopecia podem temer não serem reconhecidas ou serem confundidas com um rapaz (Apter; Farbstein; Yanir, 2003).

A família medeia muito do impacto do câncer infantil. Um estudo demonstrou que a melhor QV de crianças e adolescentes que completaram um tratamento bem-sucedido estava associada a expectativas mais positivas em relação ao curso da doença e a uma menor frequência de questionamento parental a respeito de suas emoções relacionadas à doença (Maurice-Stam et al., 2007).

> A família medeia muito do impacto do câncer infantil. Um estudo demonstrou que a melhor QV de crianças e adolescentes que completaram um tratamento bem-sucedido estava associada a expectativas mais positivas em relação ao curso da doença e a uma menor frequência de questionamento parental a respeito de suas emoções relacionadas à doença (Maurice-Stam, 2007).

Amedrontadas, conflituadas e, algumas vezes, perseguidas pela culpa, as famílias parecem nunca se livrar da marca deixada pelo câncer. Os pais, frequentemente, têm maiores problemas de ajustamento que seus filhos. Muitos pais têm sintomas depressivos e apresentam mais estresse que o paciente a respeito de procedimentos específicos. Problemas associados à perda de alguns papéis e ao assumir outros que não lhes pertenciam podem gerar dificuldades (discórdia conjugal). Outras famílias, por sua vez, tornam-se mais coesas, desenvolvem mais força e redefinem de forma positiva os valores (Apter; Farbstein; Yanir, 2003).

As famílias dessas crianças apresentam muitos tipos de problemas, incluindo sentimentos de impotência e de ter suas vidas governadas pela doença; mudanças na dinâmica familiar; alterações significativas na autoestima parental; tentativas não efetivas de lidar com a situação; ter de enfrentar as reações dos demais; encontrar suporte nos demais; e avaliar a qualidade do atendimento que seus filhos estão recebendo.

Os irmãos podem ser afetados de forma específica e experimentar sentimentos de ambivalência, incluindo medo intenso por seu irmão ou irmã doente. Podem desenvolver sentimentos de ressentimento pelo seu abandono por parte dos pais e pela atenção dispensada ao irmão doente. Podem sentir vergonha da doença ou da aparência do irmão. Podem surgir sentimentos de culpa pela raiva ou por ser uma criança sadia (Apter; Farbstein; Yanir, 2003).

A dor costuma estar relacionada a terapias ou procedimentos dolorosos. Há também a dor intratável do câncer pediátrico, que está, em geral, ligada às síndromes clínicas. A dor procedural e a ansiedade antecipatória são comuns, mas negligenciadas. As crianças podem minimizar os sintomas dolorosos para evitar mais procedimentos ou visitas médicas. Também podem não querer preocupar seus pais ou se sentir culpadas por, de alguma forma, ser responsáveis pela dor.

Os pais, por sua vez, podem minimizar ou negar a extensão da dor, porque esta, simbolicamente, imprime um prognóstico mais sombrio para o câncer. A negação também os protege de experimentar o impacto da dor do filho. A dor pode piorar a tensão conjugal e levar os pais a se culparem mutuamente pelo sofrimento do filho. Os irmãos também podem vivenciar estresse (sobretudo culpa) ao ver seu irmão sofrer (Apter; Farbstein; Yanir, 2003).

Mesmo meses após o fim de um tratamento bem-sucedido, pais e pacientes parecem ainda vivenciar piores níveis de bem-estar do que se julgaria normal, considerando uma extensão de relevância clínica. Um estudo indicou que, nesse momento da evolução do tratamento, todas as faixas etárias, exceto a que englobava crianças em idade escolar (8 a 11 anos), apresentavam pior QV, sendo que os pré-escolares manifestaram pior desempenho quanto a sono, apetite, estômago, pele, problemas comportamentais, ansiedade e vitalidade. Pacientes entre 6 e 7 anos apresentavam maiores dificuldades no que tangia a autonomia e desempenho cognitivo (Stam et al., 2006). Assim, o apoio a pais e pacientes não deve ser suspenso em razão do fim do tratamento.

COMORBIDADES PSIQUIÁTRICAS E A LEUCEMIA

Como objeto de estudo, a doença na infância, de modo geral, tem forte vinculação à imagem de uma experiência extremamente negativa e avassaladora, algo que deveríamos ser capazes de "apagar" da memória do indivíduo para propiciar uma melhor evolução de seu desenvolvimento.

No entanto, é imperioso lembrar da importância das experiências "negativas" para o desenvolvimento da tolerância à frustração, uma capacidade essencial a ser adquirida para que o ser humano sobreviva e elabore os conflitos futuros e as perdas que, por certo, virão, e alguns autores já atentam para essa faceta importante da evolução da criança cronicamente doente (Kuczynski, 2002).

Acredita-se que o ajustamento emocional seja previsível pelas expectativas positivas sobre o curso da doença, seja qual for seu prognóstico e estágio. Em uma tentativa de lidar com o impacto do diagnóstico, alguns pacientes precisam ser ativos em seu tratamento, enquanto outros sentem mais conforto na passividade. Os mecanismos de defesa psicológicos (negação e dependência) podem ser adaptativos nessa população, e há riscos de induzir regressão se essas defesas forem quebradas (Apter; Farbstein; Yanir, 2003).

O profissional deve estar ciente do estilo adaptativo da criança ao acessar sua QV, uma vez que tal estilo pode ser determinante da condição por ela relatada (Jurbergs et al., 2008). A felicidade pode ser um preditor mais direto de QV e depressão do que a intensidade do tratamento para o câncer, assim como a avaliação negativa do próprio passado pode ser um preditor mais direto de sintomatologia depressiva (Bitsko et al., 2008).

As sequelas psicológicas do câncer são diferentes em diferentes estágios de desenvolvi-

> É imperioso lembrar da importância das experiências "negativas" para o desenvolvimento da tolerância à frustração, uma capacidade essencial a ser adquirida para que o ser humano sobreviva e elabore os conflitos futuros e as perdas que, por certo, virão, e alguns autores já atentam para essa faceta importante da evolução da criança cronicamente doente (Kuczynski, 2002).

> O profissional deve estar ciente do estilo adaptativo da criança ao acessar sua QV, uma vez que tal estilo pode ser determinante da condição por ela relatada (Jurbergs et al., 2008). A felicidade pode ser um preditor mais direto de QV e depressão do que a intensidade do tratamento para o câncer, assim como a avaliação negativa do próprio passado pode ser um preditor mais direto de sintomatologia depressiva (Bitsko et al., 2008).

mento. A carga do diagnóstico em um bebê recai sobretudo sobre os pais e outros cuidadores. O risco primário é o de uma falha potencial na ligação entre pais e criança. Em pré-escolares, a doença interfere na luta pelo domínio do ambiente. Há evidência de que eles são menos predispostos a transtorno de estresse pós-traumático (TEPT), mas são mais vulneráveis a danos neuropsicológicos. A doença e a hospitalização podem induzir comportamento regressivo na forma de perda de habilidades recém-adquiridas, como controle esfincteriano, linguagem, alimentação, e hábitos previamente descartados, como chupar o dedo, podem reemergir (Apter; Farbstein; Yanir, 2003).

Ao avaliar 20 crianças e adolescentes com câncer, 2 semanas e 18 meses após o diagnóstico, Magal-Vardi e colaboradores (2004) detectaram, em mais da metade do grupo (53%), sintomas de TEPT, moderado a grave, logo após o diagnóstico (reduzidos, de forma significativa, um mês depois). Os portadores de doença de alto risco apresentaram os sintomas mais graves. No entanto, crianças com doença de baixo risco apresentaram sintomas mais graves que as de risco moderado. Os sintomas depressivos reduziram-se ao longo do período, mas os ansiosos, não. Acima de tudo, a QV não se alterou.

Escolares precisam lidar com o isolamento dos pares e o retorno à escola. Adolescentes lidam com problemas de desenvolvimento físico e a busca pela identidade. Crianças menores parecem ser mais vulneráveis a ansiedade social e timidez, mas adolescentes também podem se tornar isolados e são mais suscetíveis a desenvolver transtornos de ajustamento. Crianças pré-púberes têm uma noção limitada da causa do câncer e, com frequência, estão preocupadas com contato e contágio (Apter; Farbstein; Yanir, 2003).

A dor é um dos problemas mais temidos pela criança e pelo adolescente com câncer, uma vez que gera estresse, com efeitos fisiológicos e psicológicos negativos (Calissendorf-Selder; Lungman, 2006). Depressão e ansiedade são complicações comuns da dor. Crianças costumam ser submedicadas em relação aos adultos, porque podem apresentar dificuldade de expressar seus sintomas dolorosos (Apter; Farbstein; Yanir, 2003).

Entrevistando 31 pacientes oncológicos, de 5 a 21 anos, com o intuito de identificar questões importantes relacionadas a QV e sobre como eles acreditavam que sua experiência ante o tratamento poderia ser melhorada, Moody e colaboradores (2006) observaram emergir quatro temas:

a) solidão e isolamento – a perda de uma infância normal
b) prazer reduzido com a alimentação
c) déficit e desconforto físico
d) respostas emocionais ao câncer (raiva e medo, mais especificamente)

As sugestões levantadas para a melhoria da QV incluíram alimentação mais saborosa, ambientação hospitalar mais confortável e atividades sociais com crianças de mesma faixa etária.

Um estudo de casos múltiplos (Larouche; Chin-Peyckert, 2006) explorou a imagem corporal de cinco adolescentes com câncer (de ambos os sexos) e o impacto dessa percepção sobre sua vida diária. Os avaliados descreveram sua imagem corporal como: "eu não pareço normal", tema que envolveu duas dimensões: "eu pareço feio(a)" e "eu pareço doente". Para os adolescentes, essas duas dimensões evocaram sentimentos de desagradável exposição e vulnerabilidade ("as pessoas ficam me olhando"). Como estratégias de enfrentamento, eles lidaram com a aparência física e as interações sociais por meio de "evitação", manutenção da "normalidade", "valorização da opinião dos demais" e temas relacionados à "proteção da turma".

CONSIDERAÇÕES FUTURAS

... A vida inteira que podia ter sido e que não foi ...

(Bandeira, 1998)

O tratamento das leucemias da infância evoluiu muito nas últimas décadas, promovendo a cura da maioria das crianças afetadas pela doença. Porém, ainda é baseado em esquemas de quimioterapia intensiva, com efeitos colaterais a curto e longo prazo. A diferenciação de grupos de pacientes antes do início da quimioterapia continua sendo um desafio, pois os esquemas de tratamento permanecem muito tóxicos, inespecíficos e, em alguns casos, letais.

Nos últimos anos, o estudo da farmacogenética (a avaliação de perfis genéticos enzimáticos característicos de cada paciente e a definição da terapêutica nele baseada) vem revelando características peculiares a cada grupo de pacientes. Assim, portadores de LLA e homozigóticos para o gene GSTP1*B podem ter um prognóstico melhor e menor chance de recaídas, e, talvez, possam ser tratados de maneira mais branda. Indivíduos homozigóticos com deficiência de tiopurina metiltransferase (TPMT) requerem redução do uso de tiopurinas durante o tratamento para diminuir a toxicidade hematológica, além de também apresentarem maior risco de segundas neoplasias induzidas por drogas inibidoras de topoisomerase II.

Futuras investigações precisam avaliar potenciais barreiras na comunicação entre os pais e a equipe que assiste a criança/adolescente em estado terminal, para otimizar as decisões e reduzir o estresse prolongado sobre a família nessas condições. Ainda carecemos de rotinas que envolvam o contato entre a equipe multiprofissional e a família relacionadas à morte do paciente (Hechler et al., 2008).

Os adolescentes que se deparam com o câncer apresentam sinais de adaptação ao trauma, passível de ser compreendido em relação à estrutura teórica de um crescimento pós-traumático. Pesquisas futuras devem prosseguir no acompanhamento desse desenvolvimento ao longo do tempo e investigar se os efeitos "positivos" da experiência com o câncer desaparecem ou facilitam uma evolução positiva permanente (Jörngarden; Mattsson; von Essen, 2007).

> Qualquer intervenção quanto às questões emocionais e psicológicas envolvidas na evolução da leucemia deve abranger não apenas o paciente, mas também a família, propiciando recursos para minimizar a sobrecarga financeira e emocional, e facilitar a comunicação dos membros da família entre si e com o profissional da saúde responsável pelo seguimento clínico, bem como propiciar oportunidades de socialização do paciente.

Qualquer intervenção quanto às questões emocionais e psicológicas envolvidas na evolução da leucemia deve abranger não apenas o paciente, mas também a família, propiciando recursos para minimizar a sobrecarga financeira e emocional, e facilitar a comunicação dos membros da família entre si e com o profissional da saúde responsável pelo seguimento clínico, bem como propiciar oportunidades de socialização do paciente.

Torna-se, portanto, premente que sejam desenvolvidos instrumentos habilitados em captar a percepção da doença e do tratamento proveniente do próprio paciente pediátrico crônico, que é o maior interessado em sua qualidade de vida, com a finalidade de incrementar a atenção a essa população crescente e sequiosa de atenção em saúde mental.

> Quando a criança era criança,
> Ela caminhava com os braços balançando
> Ela queria que o riacho fosse um rio,
> O rio uma torrente
> E essa poça d'água, o mar.
>
> Quando a criança era criança,
> Ela não sabia que era criança.
> Tudo era inspirado nela,
> E todas as almas eram uma só.
>
> Quando a criança era criança,
> Ela não tinha opinião sobre nada,
> Não tinha nenhum hábito.
> Ela se sentava de pernas cruzadas,
> Saía correndo de repente.
> Tinha um redemoinho no cabelo
> E não fazia caras quando ia tirar fotografias.
>
> Quando a criança era criança,
> Era a época destas perguntas:

Por que eu sou Eu
E não Você?
Por que eu estou aqui e
Por que não lá?
Quando começou o tempo
E onde termina o espaço?
A vida sob o sol não é apenas um sonho?
Não seria tudo o que eu posso ver, ouvir e cheirar
Apenas a aparência de um mundo anterior a este mundo?
Existem mesmo o Mal
E pessoas que são realmente más?
Como é que eu, o Eu que eu sou,
Antes que eu viesse a ser, não era?
E como é que um dia eu,
o Eu que eu sou, não mais serei
o eu que Eu sou?

(*Asas do desejo*, 1987)

REFERÊNCIAS

APTER, A.; FARBSTEIN, I.; YANIV, I. Psychiatric aspects of pediatric cancer. *Child. Adolesc. Psychiatric. Clin. N. Am.*, v.12 n. 3, p. 473-492, 2003.

ARMSTRONG, S. A.; LOOK, T. Molecular genetics of acute lymphoblastic leukemia. *J. Clin. Oncol.*, v. 23, n. 26, p. 6306-6315, 2005.

ASAS do desejo Direção: Wim Wenders. Paris: Argos Filmes; Berlin: Road Movies, 1987. (126 min) VHS. son. PB. Color. Título francês: Les Ailes du Désir. Título alemão: Der Himmel Uber Berlin.

ASSUMPÇÃO JÚNIOR, F. B. et al. Escala de avaliação de qualidade de vida (AUQEI – *Autoquestionnaire qualité de vie enfant imagé*): validade e confiabilidade de uma escala para qualidade de vida em crianças de 4 a 12 anos. *Arq. Neuropsiquiatr.*, v. 58, n. 1, p. 119-127, 2000.

BANDEIRA, M. *Estrela da vida inteira*. São Paulo: Ática, 1998.

BELSON, M.; KINGSLEY, B.; HOLMES, A. Risk factors for acute leukemia in children: a review. *Environ. Health Perspect.*, v. 115, n. 1, p. 138-145, 2007.

BITSKO, M.J. et al. Happiness and time perspective as potential mediators of quality of life and depression in adolescent cancer. *Pediatr. Blood Cancer*, v. 50, n. 3, p. 613-619, 2008.

BUKA, I.; KORANTEG, S.; VARGAS, A. O. Trends in childhood cancer incidence: review of environmental linkages. *Pediatr. Clin. N. Am.*, v. 54, n. 1, p. 177-203, x, 2007.

CALISSENDORF-SELDER, M.; LJUNGMAN, G. Quality of life varies with pain during treatment in adolescents with cancer. *Ups J. Med. Sci.*, v. 111, n. 1, p. 109-116, 2006.

CELLA, D. F. Quality of life: The concept. *J. Palliative Care*, v. 8, n. 3, p. 8-13, 1992.

CHANG, P. C.; YEH, C. H. Agreement between child self-report and parent proxy-report to evaluate quality of life in children with cancer. *Psychooncol.*, v. 14, n. 2, p. 125-134, 2005.

CORRÊA, M. C. M. M. A. *Aspectos epidemiológicos do câncer no Estado de São Paulo*. São Paulo: FOSP, 2002. 1 CD-ROM.

DI GALLO, A.; FELDER-PUIG, R.; TOPF, R. J. Quality of life from research and clinical perspectives: an example from paediatric psycho-oncology. *Clin. Child. Psychol. Psychiatry*, v. 12, n. 4, p. 599-610, 2007.

EARLE, E. A.; EISER, C. Children´s behaviour following diagnosis of acute lymphoblastic leukaemia: a qualitative longitudinal study. *Clin. Child. Psychol. Psychiatry*, v. 12, n. 2, p. 281-93, 2007.

EISER, C.; EISER, J. R.; STRIDE, C. B. Quality of life in children newly diagnosed with cancer and their mothers. *Health Qual. Life Outcomes*, v. 3, p. 29, 2005.

EDSON, M. *Jornada de um poema*. São Paulo: Peixoto Neto, 2000.

EISER, C.; MORSE, R. Quality of life in chronic diseases of childhood. *Health Technol. Assess.*, v. 5, n. 4, p. 1-157, 2001.

EISER, C.; JENNEY, M. Measuring quality of life. *Arch. Dis. Child.*, v. 92, n. 4, p. 348-350, 2007.

ENSKÄR, K.; VON ESSEN, L. Physical problems and psychosocial function in children with cancer. *Paediatr. Nurs.*, v. 20, n. 3, p. 37-41, 2008.

FERNBACH, D. J. Natural history of acute leukemia. In: SUTOW, W. W.; FERNBACH, D. J; VIETTI, T. J. (Ed.). *Clinical pediatric oncology*. St. Louis: CV Mosby, 1984. p. 332-377.

GIBSON, F. et al. Heavy to carry: a survey of parents´ and healthcare professionals´ perceptions of cancer-related fatigue in children and young people. *Cancer Nurs.*, v. 28, n. 1, p. 27-35, 2005.

GREENLEE, R. T. et al. Cancer statistics 2000. *CA Cancer J. Clin.*, v. 50, n. 1, p. 7-34, 2000.

HECHLER, T. et al. Parents´ perspective on symptoms, quality of life, charactheristics of death and end-of-life decisions for children dying from cancer. *Klin. Padiatr.*, v. 220, n. 3, p. 166-174, 2008.

HICKS, J. et al. Quality of life among childhood leukemia patients. *J. Pediatr. Oncol. Nurs.*, v. 20, n. 4, p. 192-200, 2003.

HINDS, P. S. et al. Health-related quality of life in adolescents at the time of diagnosis with osteossarcoma or acute myeloid leukemia. *Eur. J. Oncol. Nurs.*, 2008. Epub ahead of print.

HINDS, P. S. et al. Quality of life as conveyed by pediatric patients with cancer. *Qual. Life Res.*, v. 13, n. 4, p. 761-772, 2004.

JÖRNGARDEN, A.; MATTSSON, E.; VON ESSEN, L. Health-related quality of life, anxiety and depression among adolescents and young adults with cancer: a prospective longitudinal study. *Eur. J. Cancer*, v. 43, n. 13, p. 1952-1958, 2007.

JURBERGS, N. e tal. Adaptive style and differences in parent and child report of health-related quality of life in children with cancer. *Psychooncol.*, v. 17, n. 1, p. 83-90, 2008.

KUCZYNSKI, E. *Avaliação da qualidade de vida em crianças e adolescentes sadios e portadores de doenças crônicas e/ou incapacitantes*. 2002. Tese (Doutorado) - Faculdade de Medicina da Universidade de São Paulo, São Paulo, 2002.

KUCZYNSKI, E. et al. Evaluación de la calidad de vida en niños y adolescentes portadores de enfermedades crónicas y/o incapacitadoras: un estudio brasileño. *Ann. Pediatr.*, v. 58, n. 6, p. 550-555, 2003.

KUCZYNSKI, E.; ASSUMPÇÃO JÚNIOR, F. B. Definições atuais sobre o conceito de qualidade de vida na infância e na adolescência. *Pediatr. Mod.*, v. 35, n. 3, p. 73-78, 1999.

LAROUCHE, S. S.; CHIN-PEUCKERT, L. Changes in body image experienced by adolescents with cancer. *J. Pediatr. Oncol. Nurs.*, v. 23, n. 4, p. 200-209, 2006.

LIGHTFOOT, T. Aetiology of childhood leukemia. Bioelectromagnetics, Supl. 7, p. S5-S11, 2005.

LUISI, F. A. Editorial. *Pediatr. Mod.*, v. 35, n. 8, 1999.

MAGAL-VARDI, O. et al. Psychiatric morbidity and quality of life in children with malignancies and their parents. *J. Nerv. Ment. Dis.*, v. 192, n. 12, p. 872-875, 2004.

MANIFICAT, S.; DAZORD, A. Évaluation de la qualité de vie de l'enfant: validation d'un questionnaire, premiers résultats. *Neuropsychiatr. Enfance Adolesc.*, v. 45, n. 3, p. 106-114, 1997.

MATZA, L. S. et al. Assessment of health-related quality of life in children: a review of conceptual, methodological, and regulatory issues. *Value Health*, v. 7, n. 1, p. 79-92, 2004.

MATZIOU, V. et al. Cancer in childhood: children´s and parents´ aspects for quality of life. *Eur. J. Oncol. Nurs.*, v. 12, n. 3, p. 209-216, 2008.

MAURICE-STAM, H. et al. Psychosocial indicators of health-related quality of life in children with cancer 2 months after end of successful treatment. *J. Pediatr. Hematol. Oncol.*, v. 29, n. 8, p. 540-550, 2007.

MEESKE, K. et al. Parent proxy-reported health related quality of life and fatigue in pediatric patients diagnosed with brain tumours and acute lymphoblastic leukemia. *Cancer*, v. 101, n. 9, p. 2116-2125, 2004.

MELO, L. L.; VALLE, E. R. M. Equipe de enfermagem, criança com câncer e sua família: uma relação possível. *Pediatr. Mod.*, v. 35, n. 12, p. 970-972, 1999.

MOODY, K. et al. Exploring concerns of children with cancer. *Support Care Cancer*, v. 14, n. 9, p. 960-966, 2006.

PARSONS, S. K. e tal. Quality-adjusted survival after treatment for acute myeloid leukemia in childhood: a Q-TWiST analysis of the Pediatric Oncology Group Study 8821. *J. Clin. Oncol.*, v. 17, n. 7, p. 2144-2152, 1999.

PICKARD, A. S.; TOPFER, I.; FEENY, D. H. A structured review of studies on health related quality of life and economic evaluation in pediatric acute lymphoblastic leukemia. *J. Natl. Cancer Inst. Monographs*, n. 33, p. 102-25, 2004.

QUINTANA, M. *Poesias*. 6. ed. Porto Alegre: Globo, 1983.

SHANKAR, S. et al. Health-related quality of life in young survivors of childhood cancer using the Minneapolis-Manchester quality of life-youth form. *Pediatr.*, v. 115, n. 2, p. 435-442, 2005.

SONTAG, S. *A doença como metáfora*. Rio de Janeiro: Graal, 1984.

SAVAGE, E.; RIORDAN, A. O.; HUGHES, M. Quality of life in children with acute lymphoblastic leukaemia: a systematic review. *Eur. J. Oncol. Nurs.*, v. 13, n. 1, p. 36-48. 2009.

STAM, H. et al. Health-related quality of life in children and emotional reactions of parents following completion of cancer treatment. *Pediatr. Blood Cancer*, v. 47, n. 3, p. 312-319, 2006.

SUNG, L. et al. Identification of paediatric cancer patients with poor quality of life. *Br. J. Câncer*, v. 100, n. 1, p. 82-88, 2009.

TORRES, W. C. *A criança diante da morte*: desafios. São Paulo: Casa do Psicólogo, 1999.

VANCE, Y. H. et al. Issues in measuring quality of life in childhood cancer: measures, proxies and parental mental health. *J. Child. Psychol. Psych.*, v. 42, n. 5, p. 661-667, 2001.

VORMOOR, J. Identifying the acute lymphoblastic leukemia stem cell. In: 2007 ASCO ANNUAL MEETING, 2007. *Proceedings of ASCO 2007*. Alexandria: ASCO, 2007. p. 591-595.

WATERS, E. B. et al. Health related quality of life of children with acute lymphoblastic leukemia: comparisons and correlations between parent and clinician reports. *Int. J. Cancer*, v. 103, n. 4, p. 514-518, 2003.

ANEXO 1
AUQEI: Questionário de avaliação de qualidade de vida em crianças e adolescentes

NOME: _____ DATA: ___/___/____

Algumas vezes você está muito infeliz?
Diga por quê:
_____
_____
_____
_____
_____
_____
_____

Algumas vezes você está infeliz?
Diga por quê:
_____
_____
_____
_____
_____
_____
_____

Algumas vezes você está feliz?
Diga por quê:
_____
_____
_____
_____
_____
_____
_____

Algumas vezes você está muito feliz?
Diga por quê:
_____
_____
_____
_____
_____
_____
_____

Diga como você se sente:	Muito infeliz	Infeliz	Feliz	Muito feliz
1. à mesa, junto com sua família	( )	( )	( )	( )
2. à noite, quando você se deita	( )	( )	( )	( )
3. se você tem irmãos, quando brinca com eles	( )	( )	( )	( )
4. à noite, ao dormir	( )	( )	( )	( )
5. na sala de aula	( )	( )	( )	( )
6. quando você vê uma fotografia sua	( )	( )	( )	( )
7. em momentos de brincadeiras, durante o recreio escolar	( )	( )	( )	( )
8. quando você vai a uma consulta médica	( )	( )	( )	( )
9. quando você pratica um esporte	( )	( )	( )	( )
10. quando você pensa em seu pai	( )	( )	( )	( )
11. no dia do seu aniversário	( )	( )	( )	( )
12. quando você faz as lições de casa	( )	( )	( )	( )
13. quando você pensa em sua mãe	( )	( )	( )	( )
14. quando você fica internado no hospital	( )	( )	( )	( )
15. quando você brinca sozinho(a)	( )	( )	( )	( )
16. quando seu pai ou sua mãe falam de você	( )	( )	( )	( )
17. quando você dorme fora de casa	( )	( )	( )	( )
18. quando alguém lhe pede que mostre alguma coisa que você sabe fazer	( )	( )	( )	( )
19. quando os amigos falam de você	( )	( )	( )	( )
20. quando você toma os remédios	( )	( )	( )	( )
21. durante as férias	( )	( )	( )	( )
22. quando você pensa em quando tiver crescido	( )	( )	( )	( )
23. quando você está longe de sua família	( )	( )	( )	( )
24. quando você recebe as notas da escola	( )	( )	( )	( )
25. quando você está com os seus avós	( )	( )	( )	( )
26. quando você assiste à televisão	( )	( )	( )	( )

Fonte: Assumpção Júnior e colaboradores, 2000.

QUALIDADE DE VIDA EM ARTRITE IDIOPÁTICA JUVENIL

Claudio Arnaldo Len
Clovis Artur Almeida da Silva

A artrite idiopática juvenil (AIJ), também denominada artrite reumatoide juvenil (ARJ), é uma doença inflamatória crônica que acomete as articulações e outros órgãos de crianças e adolescentes com idade até 16 anos (Petty et al., 2001; Silva; Kiss, 1998). É a principal doença articular crônica na faixa etária pediátrica. Todas as articulações podem ser comprometidas, sendo as mais frequentes, no início e durante a evolução, os joelhos, os tornozelos, as coxofemorais, os punhos, a coluna cervical, os cotovelos e as metacarpofalângicas. Sua principal característica é o caráter destrutivo do tecido articular, que pode ser irreversível em pacientes com atraso no diagnóstico ou com má resposta ao tratamento (Weiss; Ilowite, 2007; Woo, 2006).

O diagnóstico da AIJ é de exclusão, uma vez que inúmeras doenças inflamatórias, neoplásicas, infecciosas, entre outras, podem ter a artrite como manifestação clínica. Em muitos casos, o diagnóstico diferencial é difícil, porque não existem sintomas, sinais ou exames subsidiários exclusivos.

Desde a década de 1970, o American College of Rheumatology (ACR) define o termo ARJ como artrite crônica em uma ou mais articulações, com início antes dos 16 anos de idade. Seu diagnóstico é essencialmente clínico e de exclusão. O comportamento nos primeiros seis meses da doença define três formas de início: pauciarticular, poliarticular e sistêmico (febre diária acima de 39 °C, por um período superior a duas semanas, associada à artrite) (Silva et al., 2003).

Uma nova terminologia tem sido utilizada de forma rotineira pelos reumatologistas pediátricos nacionais e internacionais para ARJ. O comitê pediátrico da International League of Associations for Rheumatology (ILAR) modificou, em parte, os critérios anteriores e propôs a classificação de AIJ. Esse é o novo termo universalmente aceito (Quadro 9.1). Sete categorias foram incluídas: forma sistêmica, poliartrite com fator reumatoide positivo, poliartrite com fator reumatoide negativo, oligoartrite (tendo essa forma duas divisões, de acordo com a evolução do comprometimento articular após seis meses de doença: persistente ou estendida), artrite psoriásica, artrite associada a entesite e forma indiferenciada (Petty et al., 2004) (Quadro 9.2). Dentre os tipos de artrite, a poliarticular (cinco ou mais articulações acometidas) destaca-se pelo comportamento agressivo e incapacitante.

Em cerca de 1 a 2% dos casos, a AIJ pode ser fatal, em especial devido ao comprometimento sistêmico (Woo, 2006). Atualmente, a principal causa de óbito é a síndrome de ativação macrofágica (SAM), que se manifesta com uma insuficiência hepática aguda, culminando em coma, coagulação intravascular disseminada e falência de múltiplos órgãos (Silva et al., 2004).

Além da incapacidade física, a AIJ provoca um impacto negativo em várias dimensões físicas da qualidade de vida relacionada à saúde (QVRS). Destacam-se a dor, a fadiga (Varni; Burwinkle; Szer, 2004) e as consequências (danos estruturais) da doença a longo prazo, como a osteoporose, a baixa estatura e o atraso da puberdade, decorrentes da doença propriamente dita e do tratamento medicamentoso (Cassidy; Petty, 2005), que muitas vezes inclui o uso de corticosteroides em doses altas.

Crianças com AIJ sistêmica e poliarticular de longa duração são as que apresentam maior risco para diminuição da velocidade de crescimento. Devemos usar os corticosteroides nas doses mínimas necessárias para o controle dos sinais e sintomas; medicamentos de base, como os imunossupressores e os agentes biológicos, devem ser empregados no intuito de controlar a atividade da doença, permitindo uma redução mais rápida. A utilização do hormônio de crescimento mostrou-se efetiva no trata-

QUADRO 9.1

CRITÉRIOS DIAGNÓSTICOS DA ARTRITE IDIOPÁTICA JUVENIL

Idade de início inferior a 16 anos
Artrite em uma ou mais articulações
Duração mínima da artrite em uma mesma articulação – 6 semanas
Exclusão de outras doenças
Formas de início e evolutiva da doença

> **QUADRO 9.2**
>
> FORMAS DE INÍCIO E EVOLUTIVA DA ARTRITE IDIOPÁTICA JUVENIL
>
> **Critérios e definições**
>
> 1. Artrite sistêmica – febre por pelo menos 2 semanas associada a artrite crônica e um ou mais dos seguintes critérios: exantema reumatoide, linfadenopatia, hepatomegalia, esplenomegalia, pericardite ou pleurite
> 2. Poliartrite – fator reumatoide positivo
> 3. Poliartrite – fator reumatoide negativo
> 4. Oligoartrite – persistente (até quatro articulações acometidas após os 6 primeiros meses de doença) ou estendida (comprometimento de mais de quatro articulações após os 6 primeiros meses de doença)
> 5. Artrite relacionada a entesite
> 6. Artrite psoriásica – artrite e psoríase ou artrite e pelo menos dois dos seguintes critérios: dactilite (edema difuso dos dedos), alterações ungueais (pequenas depressões puntiformes nas unhas) ou história familiar de psoríase em um parente de primeiro grau confirmada por dermatologista
> 7. Artrite indiferenciada – não preenche nenhuma categoria de 1 a 6 ou preenche mais de uma

mento do retardo grave do crescimento em alguns pacientes (Bechtold et al., 2007; Simon et al., 2003).

Nos casos de artrite persistente em uma articulação, são observados distúrbios localizados do crescimento, como diferença de tamanho de membros inferiores. O acometimento precoce da articulação têmporo-mandibular (ATM) provoca deformidades faciais, como, por exemplo, a micrognatia e a mordida cruzada.

A diminuição da massa óssea é um problema comum nos pacientes com AIJ e é consequência de vários fatores: inflamação crônica, redução da atividade física e da exposição solar e uso de corticosteroides, colocando os pacientes sob risco de fraturas. Além disso, a diminuição da massa óssea está relacionada com doença agressiva, anorexia, diminuição da ingestão de cálcio e de vitamina D.

Entre 20 e 60% dos pacientes desenvolvem uveíte anterior crônica, observada com mais frequência naqueles com o início oligoarticular (Cassidy; Petty, 2005; Roberto et al., 2002; Woreta et al., 2007). Essa manifestação pode estar presente no diagnóstico ou desenvolver-se durante o curso da doença. Há relatos de uveíte em pacientes com remissão do quadro articular por mais de uma década. Para que seja realizada sua detecção precoce, todos os portadores de AIJ devem ser avaliados pelo oftalmologista (biomicroscopia ou lâmpada de fenda) a cada três meses (tipo de início oligoarticular ou com anticorpos antinúcleo circulantes) ou a cada seis meses, nos demais casos. As complicações da uveíte incluem a sinequia posterior, a ceratopatia em faixa, a catarata, o glaucoma e até mesmo a amaurose, em até um terço dos pacientes acometidos (Woreta et al., 2007).

Além da dimensão física, as crianças e os adolescentes com AIJ apresentam redução da QVRS nos aspectos emocional, social e educacional (Archenholtz; Nordborg; Bremell, 2001, Klatchoian et al., 2008). Eles podem ter atraso da puberdade, com retardo da ocorrência da menarca e irregularidades menstruais (Silva et al., 2009). Muitos pacientes chegam à vida adulta com limitações que refletem na modalidade de emprego e podem estar relacionadas a maiores taxas de desemprego (Foster et al., 2003), problemas sexuais (Packham; Hall, 2002; de Avila Lima Souza et al., 2009) e mesmo gravidez indesejável (Silva et al., 2005). Um recente estudo brasileiro evidenciou que pacientes do sexo feminino com AIJ tiveram uma inserção profissional reduzida em relação às jovens do grupo-controle saudável, apesar do mesmo grau de escolaridade (Silva et al., 2009). Estímulo à profissionalização, com apoio da equipe multiprofissional, é uma medida prioritária para o jovem portador de AIJ, especialmente na fase de transição entre o especialista pediátrico e o reumatologista de adulto.

Além da diminuição da QV dos pacientes, a AIJ tem um impacto significativo na dinâmica familiar. O estresse à época do diagnóstico é alto, sobretudo pela associação do termo "reumatismo" às deformidades articulares observadas em adultos com artrite reumatoide e outras doenças do colágeno, como o lúpus eritematoso sistêmico. Muitos pais e outros cuidadores ficam surpresos ao saber que crianças também têm artrite. Além disso, o tratamento é prolongado, com períodos de melhora e de piora, e muitos pacientes podem apresentar efeitos adversos de magnitudes variadas.

Alguns estudos recentes realizados em nosso meio, em serviços especializados em reumatologia pediátrica, mostraram que há uma redução da QV dos cuidadores, de modo especial no campo emocional e social (Bruns et al., 2008; Iwamoto et al., 2008). Tanto o custo direto do tratamento (p. ex., o valor das consultas, dos exames laboratoriais e medicamentos) quanto os custos indiretos, representados principalmente pelas faltas dos cuidadores ao trabalho, causam prejuízo econômico no orçamento das famílias. No caso do sistema público de saúde, o impacto econômico é sentido por toda a sociedade, fato que vem tomando maiores proporções nos últimos anos, com o uso de medicamentos de alto custo, os chamados agentes biológicos, por pacientes com doença não responsiva ao tratamento convencional.

MENSURAÇÃO DA QVRS

Assim como ocorre em outras doenças pediátricas, em crianças com AIJ utilizamos instrumentos (questionários) genéricos e específicos para avaliação da QVRS. Os instrumentos genéricos tentam avaliar de forma global os aspectos mais importantes relacionados à vida dos pacientes. De modo geral, essas ferramentas mensuram várias áreas, ou domínios, e podem ser usadas para comparar os portadores de doenças reumáticas com outras populações.

Os questionários genéricos mais utilizados em reumatologia pediátrica são o Childhood Health Questionnaire (CHQ) (Landgraf; Abetz; Ware, 1996; Machado et al., 2001) e o Pediatric Quality of Life Inventory-versão 4.0 (PedsQL 4.0) (Klatchoian et al., 2008; Varni; Seid; Rode, 1999), ambos traduzidos e validados para uso em crianças brasileiras. Em 2003, Kuczynski e colaboradores avaliaram a QV de crianças e adolescentes do Instituto da Criança com Leucemia Linfoide Aguda e com AIJ por meio dos questionários Children's Global Assessment Scale (CGAS), Vineland Adaptive Behavior Scale (VABS) e Autoquestionnaire Qualité de Vie Enfant Imagé (AUQEI). A QV foi similar entre os pacientes com AIJ e os controles.

Clarke e Eiser (2004) realizaram uma revisão sistemática sobre a mensuração da QV em pediatria de 1994 a 2003, e identificaram 14 diferentes estudos nos quais a mensuração da QV estava completa, mas somente duas preenchiam os critérios mínimos de qualidade. Até o presente momento, existem vários instrumentos genéricos para a pediatria, dentre os quais se destacam: Quality of My Life (QoML) (Gong et al., 2007), KINDL® (Fernandez-Lopez et al., 2004; Ravens-Sieberer; Bullinger, 1998), TNO-AZL Preschool Children Quality of Life – TAPQOL (Fekkes et al., 2000), DISABKIDS (Schmidt et al., 2006) e KIDSCREEN (Detmar et al., 2006). O QoML é um instrumento baseado em escalas visuais de fácil aplicação e pode ser uma opção interessante na prática clínica.

Instrumentos específicos, por sua vez, avaliam de forma individual e específica determinados aspectos da qualidade de vida relacionada a determinadas doenças ou populações. O Childhood Health Assessment Questionnaire (CHAQ) (Len et al., 1994; Machado et al., 2001) foi desenvolvido para mensurar a capacidade funcional de pacientes com AIJ. Esse questionário avalia a capacidade individual na execução de tarefas cotidianas, como andar, escrever e abrir caixas. Um outro instrumento, o Pediatric Escola Paulista de Medicina Range of Motion Scale foi desenvolvido por Len e colaboradores (1999) e focaliza o diagnóstico precoce das artropatias crônicas na infância e na adolescência. Ambos os instrumentos com versões validadas para uso em nosso meio. O CHAQ é o instrumento específico mais utilizado pelos reumatologistas pediátricos para a mensuração da capacidade funcional.

QUESTIONÁRIOS GENÉRICOS: PedsQL E CHQ

Em 1999, Varni, Seid e Rode desenvolveram o questionário PedsQL – versão 4.0, de fácil e rápida administração, capaz de aferir a QV de crianças saudáveis e com doenças crônicas (Mapi Research em www.mapi-research.fr). O PedsQL 4.0 possui versões para quatro faixas etárias: 2 a 4 anos, 5 a 7

> O PedsQL 4.0 (Klatchoian et al., 2008; Varni; Seid; Rode, 1999) é um instrumento modular destinado a avaliar a QV de crianças e adolescentes (de 2 a 18 anos) saudáveis e também daqueles com condições crônicas e agudas. É um instrumento validado, que facilita a avaliação de risco, *status* de saúde e resultados de tratamentos em populações pediátricas.

anos, 8 a 12 anos, 13 a 18 anos, e inclui módulos dirigidos aos pais.

O PedsQL 4.0 (Klatchoian et al., 2008; Varni; Seid; Rode, 1999) é um instrumento modular destinado a avaliar a QV de crianças e adolescentes (de 2 a 18 anos) saudáveis e também daqueles com condições crônicas e agudas. É um instrumento validado, que facilita a avaliação de risco, *status* de saúde e resultados de tratamentos em populações pediátricas.

O PedsQL 4.0 é uma ferramenta prática, breve e padronizada. Requer menos de 5 minutos para ser completada. Pode ser utilizada em comunidades, escolas e populações clínicas pediátricas. É multidimensional, ou seja, perfazendo um total de 23 questões, avalia a criança sob os diferentes aspectos do seu desenvolvimento:

1. aspectos físicos (8 itens)
2. emocionais (5 itens)
3. sociais (5 itens)
4. escolares (5 itens)

Os itens para todas as versões nas diferentes faixas etárias são semelhantes, diferindo na linguagem apropriada para cada fase de desenvolvimento cognitivo. Nas instruções, pergunta-se o quanto de cada problema a criança tem tido no último mês. Para relatos de pacientes entre as idades de 8 a 18 anos, e seus respectivos pais, uma escala de resposta de cinco pontos é utilizada (0 = nunca é um problema; 1 = quase nunca é um problema; 2 = algumas vezes é um problema; 3 = frequentemente é um problema e 4 = quase sempre é um problema). Para crianças de 5 a 7 anos, a escala foi simplificada para três pontos (1 = nunca é um problema; 2 = às vezes é um problema; 3 = muitas vezes é um problema), com cada resposta ancorada a uma escala análoga visual com faces alegre, neutra e triste, respectivamente. Para crianças de 2 a 4 anos, há uma versão dirigida somente aos pais. Essa versão não tem modo de resposta tipo autorrelato infantil em razão das limitações de desenvolvimento das crianças menores de 5 anos. Nas questões sobre funcionamento escolar, constam apenas três itens para essa faixa etária.

Os itens são escore-reverso e devem ser transformados de forma linear para uma escala de 0 a 100 (0 = 100, 1 = 75, 2 = 50, 3 = 25, 4 = 0). Portanto, as altas pontuações indicam melhor QVRS. Os escores da escala são computados pela soma dos itens, dividida pelo número de itens respondidos (isso leva em conta dados faltantes). As versões originais de Varni, Seid e Rode (1999) e a versão validada para o nosso idioma e cultura (Klatchoian et al., 2008) apresentam confiabilidade e consistência interna satisfatórias. A validade foi demonstrada usando o método de grupos conhecidos, com correlações de indicadores de morbidade e doenças, e por análise fatorial. O PedsQL 4.0 fez distinção entre crianças saudáveis e aquelas com condições agudas ou crônicas. Também se mostrou sensível a mudanças clínicas no decorrer do tempo.

No estudo original de Varni, Seid e Kurtin (2001), esses questionários foram aplicados a 963 crianças (de 5 a 18 anos) e 1.629 pais (referentes a filhos de 2 a 18 anos) recrutados em centros de saúde pediátricos. Foram usadas duas formas de administração: pessoal (26,2%) e por telefone (73,2%). Para o modo pessoal, foram autoadministrados para pais e pacientes com idade entre 8 e 18 anos e aplicados pelo entrevistador para crianças de 5 a 7. Podemos afirmar que o PedsQL 4.0 pode ser dividido em cinco módulos: físico, emocional, social, escolar e psicossocial. A validade foi demonstrada usando método de grupos conhecidos e morbidade, doença e análise fatorial. Os questionários fizeram distinção entre crianças saudáveis e pacientes pediátricos com condições agudas ou crônicas, podendo ser aplicados em testes clínicos, pesquisas, práticas clínicas, setores de saúde escolar e populações da comunidade.

No processo de tradução e validação do PedsQL 4.0 para nosso meio (Klatchoian et al., 2008), foram completadas as seguintes etapas:

1. tradução da versão original (Varni; Seid; Kurtin, 2001) por um painel de especialistas;
2. *back translation* (tradução reversa) para o inglês com avaliação pelos autores da versão original;
3. estudo-piloto envolvendo cinco pacientes de cada faixa etária (2 a 4 anos, 5 a 7 anos, 8 a 12 anos e 13 a 18 anos) e seus pais;
4. avaliação das propriedades de medida.

Nesta última etapa, o questionário foi aplicado a um grupo de 105 crianças e adolescentes com doenças reumáticas e a 240 controles pareados por idades, bem como aos respectivos pais ou cuidadores. As patologias foram: AIJ (n = 71), lúpus eritematoso sistêmico juvenil (n = 22), dermatomiosite juvenil (n = 7) e miscelânea – outras doenças do colágeno – (n = 5). O grupo-controle de 240 indivíduos (124 meninas) foi constituído por 60 crianças ou adolescentes aparentemente saudáveis em cada uma das quatro faixas etárias. A versão para os pais ou cuidadores foi aplicada no mesmo dia, em separado.

Nesse estudo, foram observados valores de alfa de Cronbach entre 0,6 e 0,9 para os aspectos físico, emocional, social e educacional, apontando uma boa consistência interna. A validade construída foi comprovada, sendo usados parâmetros, em geral, utilizados em reumatologia pediátrica, como o CHAQ e o CHQ (coeficiente de correlação de Spearman, $p < 0,001$). Com relação à re-

> É importante destacar que esses resultados mostraram que os escores foram mais baixos para os pacientes, quando comparados aos controles, não apenas no aspecto físico, mas também no emocional, no social e no educacional ($p < 0,0001$). Sawyer e colaboradores (2004) avaliaram a QV de portadores de AIJ entre 8 e 18 anos com auxílio do PedsQL 4.0 e também observaram redução nos quatro aspectos. Sabe-se que as várias dimensões do desenvolvimento infantil estão inter-relacionadas. Quando há mudança em algum aspecto, os outros são influenciados. Portanto, a criança é um ser completo e único para cada fase de seu desenvolvimento, e essa unicidade deve ser respeitada.

produtibilidade interpesquisador, foi constatada boa correlação intraclasse para todas as faixas etárias (0,69 a 0,88). Os escores dos pacientes (variação de 0 a 100), em todos os aspectos, foram bem mais baixos do que os dos controles ($p < 0,0001$): físico = 75,99 ± 22,65 vs. 95,94 ± 5,83; psicossocial = 73,33 ± 16,02 vs. 85,03 ± 9,66 e total = 74,28 ± 16,73 vs. 88,90 ± 7,35, respectivamente (Tabela 9.1). Na versão para os pais, também foram verificadas diferenças significativas do ponto de vista estatístico ($p < 0,0001$) em todos os aspectos. Cabe ressaltar que, de modo geral, os cuidadores foram capazes de aferir a qualidade de vida dos filhos, exceto nos aspectos emocional e social.

É importante destacar que esses resultados mostraram que os escores foram mais baixos para os pacientes, quando comparados aos controles, não apenas no aspecto físico, mas também no emocional, no social e no educacional ($p < 0,0001$). Sawyer e colaboradores (2004) avaliaram a QV de portadores de AIJ entre 8 e 18 anos com auxílio do PedsQL 4.0 e também observaram redução nos quatro aspectos. Sabe-se que as várias dimensões do desenvolvimento infantil estão inter-relacionadas. Quando há mudança em algum aspecto, os outros são influenciados. Portanto, a criança é um ser completo e único para cada fase de seu desenvolvimento, e essa unicidade deve ser respeitada.

Em geral, a versão brasileira dos questionários PedsQL 4.0 mostrou-se válida e confiável. A qualidade de vida dos pacientes foi significativamente menor do que a dos controles saudáveis, indicando a necessidade de uma abordagem mais integral e focada não apenas nos aspectos físicos, mas também nos psicossociais.

A versão brasileira do CHQ (traduzida e validada por Machado et al., 2001) avalia oito aspectos da QV, dos quais três não são abordados com maior profundidade pelo PedsQL 4.0: autoestima, comportamento e saúde familiar. O CHQ foi desenvolvido e traduzido para vários idiomas, com o objetivo de medir de forma detalhada a QV de crianças. Apesar de completo e minucioso, sua aplicação é bastante complexa, limitando seu uso na prática diária, em especial na rotina dos ambulatórios de pediatria do nosso meio. Mais informações sobre o uso do CHQ podem ser obtidas no *site* healthActCHQ (www.healthact.com).

TABELA 9.1 Escores do questionário Pediatric Quality of Life Inventory 4.0 (PedsQL) para pacientes com doenças reumáticas, controles e respectivos pais (variação de 0 a 100)

Aspectos	Nº de itens	Pacientes n	Pacientes Média	Pacientes Desvio padrão	Controle n	Controle Média	Controle Desvio padrão	P
Crianças								
Total	23	95	74,28	16,73	180	88,90	7,35	< 0,0001
Físico	8	95	75,99	22,65	180	95,94	5,83	< 0,0001
Emocional	5	95	65,89	22,44	180	73,03	16,52	0,0071
Social	5	95	81,63	19,40	180	93,14	10,54	< 0,0001
Escolar	5	91	71,87	18,51	173	89,31	11,80	< 0,0001
Psicossocial	15	95	73,33	16,02	180	85,03	9,66	< 0,0001
Pais								
Total	23	105	75,94	15,22	240	92,32	6,01	< 0,0001
Físico	8	105	75,33	22,97	240	97,86	4,31	< 0,0001
Emocional	5	105	68,62	23,18	240	80,52	12,59	< 0,0001
Social	5	105	87,00	16,64	240	96,38	8,89	< 0,0001
Escolar	5	96	72,07	18,57	207	90,93	11,85	< 0,0001
Psicossocial	15	105	76,27	14,54	240	89,18	8,19	< 0,0001

QUESTIONÁRIOS ESPECÍFICOS

O CHAQ vem sendo utilizado na rotina dos diversos serviços de reumatologia nacionais desde sua tradução e validação para nosso idioma (Len et al., 1994, Machado et al., 2001). Engloba oito componentes (vestir-se, cuidar-se, levantar-se, comer, caminhar, higiene, alcançar, preensão e atividades gerais) em 30 perguntas destinadas a crianças e adolescentes de diversas faixas etárias. Recomenda-se aos pais/cuidadores que respondam pelos filhos com idade entre 2 e 7 anos e que, após os 8 anos (até os 18), os filhos respondam. Pode ser autoaplicado ou administrado por um entrevistador.

A percepção da criança que já consegue responder sobre suas atividades e seu estado emocional é mais valorizada do que a dos cuidadores. Crianças com 8 anos ou mais já entendem a maioria das perguntas do PedsQL 4.0 e do CHAQ. Deve-se tomar cuidado em separar os pais/cuidadores dos pacientes, pois pode haver uma "contaminação" nas respostas. Exceção deve ser feita nos casos de crianças com idade entre 5 e 7 anos, que conseguem responder e podem se sentir mais seguras perto de sua família.

Além da vantagem do registro dos dados clínicos com maior detalhamento, o uso dos questionários genéricos e específicos permite detectar alguma deficiência particular que poderia passar despercebida na anamnese

> **Além da vantagem do registro dos dados clínicos com maior detalhamento, o uso dos questionários genéricos e específicos permite detectar alguma deficiência particular que poderia passar despercebida na anamnese rotineira, especialmente nos dias atuais, em que o clínico dispõe de um tempo reduzido para as consultas na prática clínica diária.**

rotineira, especialmente nos dias atuais, em que o clínico dispõe de um tempo reduzido para as consultas na prática clínica diária.

Outros instrumentos específicos utilizados em crianças com AIJ, elaborados para a mensuração do estado funcional, são o Juvenile Arthritis Functional Assessment Scale (JAFAS) (Lovel et al., 1989) e o Juvenile Arthritis Functional Assessment Report (JAFAR) (Howe et al., 1991), sendo este último composto por 23 itens e traduzido e validado por Len (1993). O JAFAS é aplicado por fisioterapeuta e leva em conta a capacidade dos pacientes em realizar funções, como abotoar a camisa, em um determinado tempo. Sua utilização em clínicas de reabilitação permite um acompanhamento acurado da capacidade física de cada paciente ao longo do tempo. Nos últimos anos, foram desenvolvidos o Juvenile Arthritis Functional Status Index (JASI) (Wright et al., 1996), o Juvenile Arthritis Functional Scale (JAFS) (Filocamo et al., 2007) e o Juvenile Arthritis Foot Disability Index (JAFI) (Andre; Hagelberg; Stenström, 2004). No entanto, esses instrumentos não foram validados para nosso meio.

QUESTIONÁRIOS GENÉRICOS E ESPECÍFICOS

Dois questionários foram desenvolvidos para avaliar a QVRS e a capacidade funcional de crianças com AIJ: o Juvenile Arthritis Quality of Life Questionnaire (JAQQ) (Duffy et al., 1997) e o Childhood Arthritis Health Profile (CAHP). Apesar de completos, sua aplicação demanda certo tempo. Nenhum deles foi traduzido para nosso meio.

DOR EM CRIANÇAS COM AIJ

Para a maioria das crianças com artrite e para sua família, o enfrentamento, o enfrentamento da dor e a adaptação a esta é a parte mais angustiante da doença. A sensação dolorosa envolve aspectos somáticos, psicológicos, emocionais, sociais e está relacionada ao perfil familiar. Tanto o processo inflamatório quanto a limitação articular estão relacionados à dor, que, no geral, é mais intensa nos pacientes com tipo de início ou curso poliarticular. Em muitos casos, o tratamento medicamentoso não controla a dor em sua totalidade. Portanto, o reconhecimento da angústia por parte dos profissionais da área da saúde é fundamental na elaboração de estratégias diferentes para prevenir ou até mesmo conviver com a dor (Varni; Thompson; Hanson, 1987).

Varni e colaboradores (1996) desenvolveram um questionário específico, denominado Pediatric Pain Coping Inventory (PPCI), cujo objetivo é avaliar a resposta individual das crianças e dos adolescentes com relação à dor crônica (adaptação e enfrentamento). Alguns pacientes procuram isolamento, outros procuram ajuda ou até mesmo realizar atividades que possam distraí-los nos piores momentos de dor. No entanto, algumas crianças têm reações que demonstram uma incapacidade em lidar com a dor (catastrofização).

O PPCI foi aplicado a 187 crianças e adolescentes com dor musculoesquelética associada às doenças reumáticas (Varni et al., 1996). O instrumento foi desenvolvido para aplicação nos pacientes e em seus pais, sendo aplicado a ambos o mesmo questionário. É composto por 41 itens em cada uma das três formas que contêm informações idênticas (5 a 7 anos, 8 a 12 anos e 13 a 18 anos), diferindo apenas na adequação da linguagem para cada grupo etário.

> Para a maioria dos pacientes e das famílias de crianças com artrite, o enfrentamento da dor e a adaptação a esta é a parte mais angustiante da doença. A sensação dolorosa envolve aspectos somáticos, psicológicos, emocionais, sociais e está relacionada ao perfil familiar. Tanto o processo inflamatório quanto a limitação articular estão relacionados à dor, que no geral é mais intensa nos pacientes com tipo de início ou curso poliarticular. Em muitos casos, o tratamento medicamentoso não controlador em sua totalidade. Portanto, o reconhecimento da angústia por parte dos profissionais da área da saúde é fundamental na elaboração de estratégias diferentes para prevenir ou até mesmo conviver com a dor (Varni et al., 1987).

Em cada um desses itens, o paciente é questionado sobre a frequência com que utiliza cada estratégia para lidar com a dor, respondendo em uma tabela com três pontos, sendo o 0 indicativo de que o método nunca é utilizado, o 1 indica que é utilizado às vezes e o 2 indica que a estratégia é utilizada sempre. Os itens estão incorporados em cinco escalas para avaliação, que a princípio são:

1. instrução autocognitiva: engloba meios/autoinstruções da criança para enfrentar e lidar com a dor de forma cognitiva;
2. atitudes para resolução: inclui ações/atitudes para lidar com a dor;
3. distração: itens que desviam a atenção da criança para outros focos que não a dor;
4. busca por apoio social: itens mostrando que a criança busca ajuda, conforto, apoio dos pais, amigos ou cuidadores;

5. exagero de emoções/desamparo: itens que envolvem sentimentos de vitimização e impotência perante a dor.

O PPCI foi recentemente traduzido e validado para nosso meio (Silva et al., 2009) e vem sendo utilizado na avaliação de crianças do ambulatório do setor de reumatologia pediátrica da Unifesp/EPM com dor musculoesquelética idiopática e com AIJ. Observamos que os pais foram capazes de aferir a dor sentida por seus filhos. No entanto, esse achado difere de muitos outros estudos da literatura, nos quais os pais subestimaram ou superestimaram a sensação álgica de seus filhos. Em nossa casuística demonstramos que a resposta à dor e seu enfrentamento não estão relacionados à intensidade da dor, em especial sob o ponto de vista das crianças e dos adolescentes. Esse dado reforça a impressão clínica de que a resposta à dor é individual e nem sempre está relacionada ao componente nociceptivo.

A elaboração de uma estratégia para o controle da dor deve estar baseada em um modelo multiprofissional que inclua médicos, fisioterapeutas e terapeutas ocupacionais, bem como psicólogos habituados ao tratamento de crianças com artrite. Tanto os pacientes quanto os pais devem ser estimulados a aderir a um programa intensivo contra a dor, com base na mensuração diária da dor (escalas visuais, verbais ou numéricas), na realização de atividades físicas regulares e no acompanhamento psicológico semanal. A troca de informações entre a equipe de assistência remete a uma compreensão melhor de cada paciente e a uma análise mais precisa das mudanças terapêuticas que deverão ser realizadas ao longo do tempo.

CONCLUSÕES

Assim, a AIJ é uma doença crônica que tem um impacto negativo em todas as dimensões da QVRS, com destaque aos aspectos emocionais e sociais dos pacientes e dos familiares. O diagnóstico precoce e o tratamento efetivo são as pedras fundamentais para um melhor prognóstico. No entanto, para que a estratégia terapêutica seja adequada, é necessário um conhecimento detalhado dos vários aspectos da QVRS, que devem ser reavaliados periodicamente para detectarmos melhora ou piora clínica ao longo do tempo.

O conhecimento dos instrumentos genéricos e específicos utilizados na prática diária e em ensaios clínicos relacionados à reumatologia pediátrica é de grande utilidade para os clínicos e outros profissionais da área da saúde que tratam de crianças com artrite em seu dia a dia.

REFERÊNCIAS

ANDRE, M.; HAGELBERG, S.; STENSTRÖM, C. H. The juvenile arthritis foot disability index: development and evaluation of measurement properties. *J. Rheumatol.*, v. 31, n. 12, p. 2488-2493, 2004.

ARCHENHOLTZ, B.; NORDBORG, E.; BREMELL, T. Lower level of education in young adults with arthritis starting in the early adulthood. *Scand. J. Rheumatol.*, v. 30, n. 6, p. 353-355, 2001.

BECHTOLD, S. et al. Growth hormone increases final height in patients with juvenile idiopathic arthritis: data from a randomized controlled study. *J. Clin. Endocrinol. Metab.*, v. 92, n. 8, p. 3013-3018, 2007.

BRUNS, A. et al. Quality of life and impact of the disease on primary caregivers of juvenile idiopathic arthritis patients. *Joint Bone Spine*, v. 75, n. 2, p. 149-154, 2008.

CASSIDY, J. T.; PETTY, R. E. Chronic arthritis in childhood. In: CASSIDY, J. T. et al. *Textbook of pediatric rheumatology*. 5. ed. Filadélfia: Elsevier, 2005. p. 206.

CLARKE, S. A.; EISER, C. The measurement of health-related quality of life (QOL) in paediatric clinical trials: a systematic review. *Health Qual. Life Outcomes*, v. 2, p. 66, 2004.

DE AVILA LIMA SOUZA, L. et al. Effect of musculoskeletal pain on sexuality of male adolescents and adults with juvenile idiopathic arthritis. *J. Rheumatol.*, v. 36, n. 6, p. 1337-1442, 2009.

DETMAR, S. B. et al. The use of focus groups in the development of the KIDSCREEN HRQL questionnaire. *Qual. Life Res.*, v. 15, n. 8, p. 1345-1353, 2006.

DUFFY, C. M. et al. The Juvenile Arthritis Quality of Life Questionnaire – development of a new responsive index for juvenile rheumatoid arthritis and juvenile spondyloarthritides. *J. Rheumatol.*, v. 24, n. 4, p. 738-746, 1997.

FEKKES, M. et al. Development and psychometric evaluation of the TAPQOL: a health-related quality of life instrument for 1-5-year-old children. *Qual. Life Res.*, v. 9, n. 8, p. 961-972, 2000.

FERNÁNDEZ-LÓPEZ, J. A. et al. Measuring health-related quality of life in children and adolescents: preliminary validation and reliability of the Spanish version of the KINDL questionnaire. *Aten. Primaria*, v. 33, n. 8, p. 434-442, 2004.

FILOCAMO, G. et al. Development and validation of a new short and simple measure of physical function for juvenile idiopathic arthritis. *Arthritis Rheum.*, v. 57, n. 6, p. 913-920, 2007.

FOSTER, H. E. et al. Outcome in adults with juvenile idiopathic arthritis: a quality of life study. *Arthritis Rheum.*, v. 48, n. 3, p. 767-775, 2003.

GONG, G. W. et al. The Quality of My Life Questionnaire: the minimal clinically important difference for pediatric rheumatology patients. *J. Rheumatol.*, v. 34, n. 3, p.581-587, 2007.

HealthActCHQ's. Cambridge, 2009. Disponível em: <http://www.healthact.com>. Acesso em: 04 ago. 2009.

HOWE, S. et al. Development of a disability measurement tool for juvenile rheumatoid arthritis. The Juvenile Arthritis Functional Assessment Report for Children and their parents. *Arthritis Rheum.*, v. 34, n. 7, p. 873-880, 1991.

IWAMOTO, V. et al. Evaluation of psychological stress in primary caregivers of patients with juvenile idiopathic arthritis. *J. Pediatr. (Rio de Janeiro)*, v. 84, n. 1, p. 91-94, 2008.

KLATCHOIAN, D. A. et al. Quality of life of children and adolescents from São Paulo: reliability and validity of the Brazilian version of the Pediatric Quality of Life Inventory version 4.0 Generic Core Scales. *J. Pediatr. (Rio de Janeiro)*, v. 84, n. 4, p. 308-315, 2008.

KUCZYNSKI, E. et al. Quality of life evaluation in children and adolescents with chronic and/or incapacitating diseases: a Brazilian study. *An. Pediatr. (Barcelona)*, v. 58, n. 6, p. 550-555, 2003.

LANDGRAF, J.; ABETZ, L.; WARE, J. E. *The CHQ user's manual*. Boston: The Health Institute, New England Medical Center, 1996.

LEN, C. A. *Tradução e validação dos questionários Childhood Health Assessment Questionnaire e Juvenile Arthritis Functional Assessment Report para a língua portuguesa*. 1993. Dissertação (Mestrado) - Universidade Federal de São Paulo, São Paulo, 1993.

LEN, C. A. et al. Crosscultural reliability of the Childhood Health Assessment Questionnaire. *J. Rheumatol.*, v. 21, n. 12, p. 2349-2352, 1994.

LEN, C. A. et al. Pediatric Escola Paulista de Medicina Range of Motion Scale: a reduced joint count scale for general use in juvenile rheumatoid arthritis. *J. Rheumatol.*, v. 26, n. 4, p. 909-913, 1999.

LOVELL, D. J. et al. Development of a disability measurement tool for juvenile rheumatoid arthritis. The Juvenile Arthritis Functional Assessment Scale. *Arthritis Rheum.*, v. 32, n. 11, p. 1390-1395, 1989.

MACHADO, C. S. et al. The Brazilian version of the Childhood Health Assessment Questionnaire (CHAQ) and the Child Health Questionnaire (CHQ). *Clin. Exp. Rheumatol.*, v. 19, n. 4 (Supl. 23), p. S25-S29, 2001.

MAPI RESEARCH. Lyon, 2009. Disponível em: <http://www.mapi-research.fr>. Acesso em: 04 ago. 2009.

PACKHAM, J. C.; HALL, M. A. Long-term follow-up of 246 adults with juvenile idiopathic arthritis: social function, relationships and sexual activity. *Rheumatology (Oxford)*, v. 41, n. 12, p. 1440-1443, 2002.

PETTY, R. E. et al. International League of Associations for Rheumatology classification of juvenile idiopathic arthritis: second revision, Edmonton, 2001. *J. Rheumatol.*, v. 31, n. 2, p. 390-392, 2004.

RAVENS-SIEBERER, U.; BULLINGER, M. Assessing health-related quality of life in chronically ill children with the German KINDL: first psychometric and content analytical results. *Qual. Life Res.*, v. 7, n. 5, p. 399-4-7, 1998.

ROBERTO, A. M. et al. Uveitis in juvenile idiopathic arthritis. *J. Pediatr. (Rio de Janeiro)*, v. 78, p. 62-66, 2002.

SAWYER, M. G. et al. The relationship between health-related quality of life, pain, and coping strategies in juvenile idiopathic arthritis. *Rheumatology,* v. 43, n. 3, p. 325-330, 2004.

SCHMIDT, S. et al. The DISABKIDS generic quality of life instrument showed cross-cultural validity. *J. Clin. Epidemiol.*, v. 59, n. 6, p. 587-598, 2006.

SILVA C. A.; KISS, M. H. Manifestações extra-articulares iniciais em 80 pacientes com artrite reumatoide juvenil (ARJ), forma sistêmica. *Pediatr. (São Paulo),* v. 20, p. 83-92, 1998.

SILVA, C. A. et al. *Artrite no paciente pediátrico.* São Paulo: SPSP, 2003. p. 2-8. Recomendações – atualização de condutas em pediatria.

SILVA, C. A. et al. Macrophage activation syndrome associated with systemic juvenile idiopathic arthritis. *J. Pediatr. (Rio de Janeiro)*, v. 80, n. 6, p. 517-522, 2004.

SILVA, C. A. et al. Aspectos da sexualidade e gravidez em adolescentes com artrite idiopática juvenil (AIJ). *Rev. Bras. Reumatol.,* v. 45, p. 175-179, 2005.

SILVA, C. A. et al. Alterações na citologia cérvico-vaginal em jovens com artrite idiopática juvenil. *Rev. Bras. Reumatol.*, 2009. Submetido ao periódico.

SIMON, D. e tal. Effects on growth and body composition of growth hormone treatment in children with juvenile idiopathic arthritis requiring steroid therapy. *J. Rheumatol.*, v. 30, n. 11, p.2492-2499, 2003.

VARNI, J. W.; THOMPSON, K. L.; HANSON, V. The Varni/Thompson Pediatric Pain Questionnaire. I. Chronic musculoskeletal pain in juvenile rheumatoid arthritis. *Pain,* v. 28, n. 1, p. 27-38, 1987.

VARNI, J. W. et al. Development of the Waldron/Varni pediatric pain coping inventory. *Pain*, v. 67, n. 1, p. 141-150, 1996.

VARNI, J. W.; SEID, M.; RODE, C. A. The PedsQL^{TM}: measurement model for The Pediatric Quality of Life Inventory. *Med.l Care*, v. 37, n. 2, p.126-139, 1999.

VARNI, J. W.; SEID, M.; KURTIN, P. S. The PedsQL^{TM} 4.0: reliability and validity of The Pediatric Quality of Life Inventory^{TM} Version 4.0 generic Core Scales in healthy and patient populations. *Med. Care*, v. 39, p. 800-812, 2001.

VARNI, J.; BURWINKLE, T. M.; SZER, I. S. The PedsQL Multidimensional Fatigue Scale in pediatric rheumatology: reliability and validity. *J. Rheumatol.*, v. 31, n. 12, p. 2492-2500, 2004.

WEISS, J. E.; ILOWITE, N. T. Juvenile idiopathic arthritis. *Rheum. Dis. Clin. North Am.*, v. 33, n. 3, p. 441-470, 2007.

WOO, P. Systemic juvenile idiopathic arthritis diagnosis, management, and outcome. *Nat. Clin. Pract. Rheumatol.*, v. 2, n. 1, p. 28-34, 2006.

WORETA, F. et al. Risk factors for ocular complications and poor visual acuity at presentation among patients with uveitis associated with juvenile idiopathic arthritis. *Am. J. Ophthalmol.*, v. 143, n. 4, p. 647-655, 2007.

WRIGHT, F. V. et al. The Juvenile Arthritis Functional Status Index (JASI): a validation study. *J. Rheumatol.*, v. 23, n. 6, p. 1066, 1996.

QUALIDADE DE VIDA EM PACIENTES PORTADORES DE ESTOMAS URINÁRIOS

Marcos Lopes
Vera Hermita Kalika Koch

O interesse pelo tema qualidade de vida (QV) tem aumentado em todos os âmbitos da sociedade contemporânea, em especial na área da saúde, na qual avanços significativos na redução da mortalidade dos pacientes gravemente enfermos, de várias etiologias, têm viabilizado a discussão da QV presente e futura do indivíduo. A comparação de desempenhos e a avaliação da qualidade do atendimento e do impacto das intervenções sugeridas sobre o cotidiano do paciente têm levado à sugestão de indicadores que objetivem a busca pela qualidade no atendimento à saúde.

A avaliação da QV na área da saúde exerce uma tentativa de mensurar a satisfação do indivíduo em relação ao tratamento dispensado. Embora os resultados obtidos sejam ainda incipientes, houve avanço na maneira de perceber o sujeito das intervenções. Hoje, os critérios de tratamento são orientados pelo e para o paciente, considerando o caráter multidimensional exigido na abordagem, tais como estilos de vida, condições de moradia, situação socioeconômica, entre outros, na tentativa de preservar a individualidade entre pessoas submetidas a procedimentos idênticos (Ciconelli, 2003; Pereira et al., 2005; Prebianchi, 2003).

O aprimoramento dos métodos utilizados nos diagnósticos e o desenvolvimento de técnicas terapêuticas têm se refletido em uma maior

> O aprimoramento dos métodos utilizados nos diagnósticos e o desenvolvimento de técnicas terapêuticas têm se refletido em uma maior sobrevida de pessoas portadoras de enfermidades que, até então, eram consideradas fora de tratamento. Com isso, há um aumento exponencial de pessoas convivendo com doenças crônicas que passaram a exigir investimento na promoção de QV (Ciconelli, 2003).

sobrevida de pessoas portadoras de enfermidades que, até então, eram consideradas fora de tratamento. Com isso, há um aumento exponencial de pessoas convivendo com doenças crônicas que passaram a exigir investimento na promoção de QV (Ciconelli, 2003).

Sabendo que os conceitos relacionados à QV são de caráter subjetivo e decorrentes de anseios individuais, o ambiente pediátrico representa um desafio para pesquisadores interessados no tema QV relacionado à saúde, principalmente em razão da ampla faixa etária de abrangência, do recém-nascido até a idade de 18 anos – período de alterações sucessivas do desenvolvimento somático e neuropsicomotor do indivíduo, com suas diferentes necessidades e características, as quais se somam às diferenças de inserção social. O impacto da doença ocorre, portanto, de maneira potencialmente diferente em cada criança, de acordo com faixa etária, grau de desenvolvimento cognitivo e ambiente afetivo. Essas particularidades talvez tenham levado ao atraso na realização de estudos de QV na faixa etária pediátrica em relação aos trabalhos em adultos.

O Estatuto da Criança e do Adolescente, publicado em 1990 no Brasil, foi o marco principal para o reconhecimento dos direitos da criança em vários aspectos, até mesmo no tema QV. Esse documento garante acesso às políticas públicas que visam permitir o desenvolvimento sadio e harmonioso da criança, em condições dignas de existência. O respeito aos direitos da criança é enfatizado como fundamental, pois deverá repercutir nas condições de vida do indivíduo quando adulto.

DESENVOLVIMENTO EMBRIONÁRIO E MALFORMAÇÕES DO SISTEMA UROGENITAL

A união entre os gametas masculino e feminino resulta na formação das características somáticas de um indivíduo. Sucessivas divisões mitóticas formam os três folhetos germinativos, chamados de ectoderme, endoderme e mesoderme, que, por sua vez, mediante a especificidade de cada um, formarão os diferentes sistemas do corpo humano.

Por volta da quinta semana gestacional, a partir do mesoderme intermediário, começa a formação do sistema urogenital. Estruturas primitivas passarão por constantes divisões, culminando na formação dos órgãos que compõem esse sistema (Catala, 2003; Garcia; Fernandez, 2001).

O sistema urinário, composto por rins, bexiga e outras estruturas, é inervado pelo sistema nervoso autônomo, com pequena participação de fibras nervosas somáticas, o que determina seu funcionamento coordenado (Field; Pollock, 2004).

Qualquer interferência no processo de formação do sistema urinário poderá causar diferentes malformações, de acordo com o estágio da organogênese no qual ocorreu o estímulo danoso. Dentre os fatores deletérios mais frequentes, citamos os efeitos do uso de drogas, a irradiação e as infecções sobre o organismo materno, que atingem o feto em formação, expondo-o a alterações celulares que resultarão em deformidades (Gillenwater et al., 1996).

> Qualquer interferência no processo de formação do sistema urinário poderá causar diferentes malformações, de acordo com o estágio da organogênese no qual ocorreu o estímulo danoso.

No caso de malformações ou desenvolvimento de tumores de coluna vertebral e/ou da medula espinal, o controle nervoso da micção pode ser afetado, produzindo a chamada bexiga neurogênica (Merenda et al., 2007). O comprometimento da inervação do aparelho urinário inferior (bexiga e uretra) apresenta a constipação intestinal como comorbidade (Amaral; Carvalhaes, 2005). Distúrbios de natureza psicoemocional podem afetar o controle nervoso da micção, ocasionando a chamada bexiga não neurogênica, também acompanhada, com frequência, por constipação intestinal.

O aparelho urinário é o terceiro sistema mais afetado por malformações congênitas, precedido pelo sistema nervoso central e pelo sistema cardiovascular (Noronha et al., 2003). Essas malformações são responsáveis pela falência renal em crianças pequenas, com importantes repercussões no estilo de vida dos atingidos.

> O aparelho urinário é o terceiro sistema mais afetado por malformações congênitas, precedido pelo sistema nervoso central e pelo sistema cardiovascular (Noronha et al., 2003).

Entre as malformações internas estão as alterações dos rins e das vias urinárias, que podem resultar em obstrução do trato urinário superior, aplasia ou displasia renais, assim como malformações do trato urinário inferior, como a válvula de uretra posterior. As malformações externas diretamente relacionadas ao sistema urinário são as extrofias de bexiga, extrofias de cloaca, epispadias, hipospadias e anomalias associadas com ânus imperfurado (Noronha et al., 2003; Poretti et al., 2008). Essas malformações, tanto internas quanto externas, representam risco de comprometimento da função renal global.

No caso de comprometimento funcional, ou anatômico, do trato urinário inferior, apresenta-se como alternativa de tratamento imediato, a fim de manter ou preservar a função dos rins, o cateterismo vesical intermitente, por meio de sondas. O tratamento definitivo pode implicar a confecção de mecanismos de derivação urinária continentes ou, de forma mais rara, incontinentes, também chamados de Mitrofanoff ou cistostomias, respectivamente.

Já o controle esfincteriano de uma criança pode ser avaliado apenas a partir dos 2 anos de idade, período em que ocorre integração neurológica entre o sistema nervoso e a capacidade de controle urinário (Amaral; Carvalhaes, 2005). A partir dessa idade, a perda constante de urina ou a necessidade prolongada de uso de fraldas representam problemas no esvaziamento vesical e merecem supervisão e investigação clínica (Ellsworth; Caldamone, 2008). Estudo realizado por Bower, Wong e Yeung (2006) aponta que, de um grupo de 156 crianças e adolescentes entre 6 e 17 anos, 46% apresentavam problemas relacionados a continência urinária noturna, decorrentes de disfunções vesicais.

PROMOÇÃO DA QUALIDADE DE VIDA NA INFÂNCIA

Uma das discussões sobre QV envolve o consenso sobre uma definição unificada, o que direcionaria condutas visando o bem-estar dos pacientes. Calcula-se que uma em cada seis crianças seja portadora de alguma enfermidade crônica considerada menor, o que torna necessário o investimento na promoção da QV (Graham, 1996, apud Kuczynski et al., 2003).

Com diferentes pontos de vista, os profissionais da área da saúde adotam práticas de acordo com suas concepções. Nesse sentido, a definição de Wallander (1992, apud Schmitt; Koot, 2001) torna-se útil, pois, segundo ele, "QV é a combinação de bem-estar objetivo e subjetivo em múltiplos domínios da vida considerados importantes na cultura e época do indivíduo, e que estão de acordo com padrões universais de direitos humanos".

Para a Organização Mundial de Saúde (OMS), o conceito de saúde engloba a ausência de doença, bem como a presença de bem-estar físico, mental e social (Ciconelli, 2003). Para o Grupo de Qualidade de Vida dessa organização, "QV é a percepção do indivíduo de sua posição na vida, no contexto da cultura e dos sistemas de valores nos quais vive, e em relação a seus objetivos, expectativas, padrões e preocupações" (The WHOQOL Group, 1994; Pereira et al., 2005; Faleiros; Machado, 2006).

Embora seja impossível medir de forma precisa a QV, o estudo desta na infância tem por objetivo proporcionar felicidade e satisfação, valorizando o bem-estar físico e emocional (Martinez et al., 2008). É importante ressaltar que, devido às peculiaridades existentes nas diferentes faixas etárias pediátricas, a avaliação das intervenções realizadas pode acabar sendo feita segundo as percepções do profissional avaliador. Esse tipo de avaliação, infelizmente, não reflete a percepção de bem-estar do paciente e, menos ainda, seus anseios e suas necessidades (Lugo; Garcia; Gómez, 2002).

"As crianças são quase sempre felizes porque não pensam na felicidade. Os velhos são muitas vezes infelizes porque pensam demasiadamente nela" (Paolo Mantegazza, antropólogo italiano, século XIX).

As crianças são quase sempre felizes porque não pensam na felicidade. Os velhos são muitas vezes infelizes porque pensam demasiadamente nela. (Paolo Mantegazza, antropólogo italiano, século XIX)

A QUALIDADE DE VIDA PARA CRIANÇAS PORTADORAS DE DISTÚRBIOS URINÁRIOS

O desenvolvimento de novas técnicas para detecção precoce, tratamento clínico e, por vezes, cirúrgico das malformações urinárias tem resultado em maior sobrevida de crianças portadoras dessas anomalias. O foco atual de interesse tem sido melhorar a QV desses pacientes por meio de seguimento clínico cuidadoso para prevenção de complicações a longo prazo, sobretudo aquelas relacionadas à perda funcional renal (Pereira et al., 2005).

O tratamento das malformações do sistema urinário pode ser acompanhado da necessidade de inúmeros procedimentos cirúrgicos para melhorar o desempenho funcional desse sistema e evitar maiores repercussões sistêmicas. Ultrapassada essa fase, considerada emergencial, a preocupação visa promover condições físicas e psicológicas para que a criança consiga sua inserção social com o mínimo de impacto possível. As particularidades decorrentes das diferentes fases do crescimento e desenvolvimento tornam obrigatória a adequação, por parte do profissional da saúde, na maneira como atenderá às expectativas desses pacientes.

Paul Mitrofanoff, urologista francês, propôs em 1980 uma técnica em que criava um canal urinário continente que seria cateterizado de forma intermitente. Também chamada de apendicovesicostomia, utilizava o apêndice cecal para criar um túnel entre a bexiga e a parede do abdome, que formava um estoma a ser cateterizado. Tal técnica tem sido apontada como uma alternativa positiva na promoção do bem-estar às crianças com distúrbios urinários, por minimizar a ocorrência de perdas urinárias involuntárias, dispensando o uso de fraldas (Merenda et al., 2007).

A QV está relacionada à determinação de bem-estar mediante visão holística e geral, não centrada apenas no impacto da doença (Bower; Wong; Yeung, 2006). A idade escolar é marcada pela expectativa da continência urinária, sendo um componente essencial para o desenvolvimento do bem-estar na criança (Merenda et al., 2007). Crianças e adolescentes portadores de limitações físicas decorrentes de lesão da coluna vertebral, por exemplo, realizam cateterismo intermitente para esvaziamento vesical. Essa demanda clínica, aliada à possibilidade de ocorrência de perdas urinárias diurnas e noturnas, costuma gerar sentimento de inferioridade e vergonha, podendo causar um impacto negativo em suas vidas, tendo em vista a necessidade de uso de fraldas e o cheiro perceptível de urina. Com isso, as fases escolares e da adolescência, caracterizadas por intensas atividades em grupo, podem ser marcadas por comportamentos antissociais relacionados ao medo da descoberta dessa condição clínica por parte dos colegas sadios, levando ao menosprezo do acometido (Gladh; Eldh; Mattsson, 2006).

No entanto, pesquisa realizada com crianças portadoras de obstruções do trato urinário baixo demonstrou que, embora apresentassem altura e peso abaixo do percentil 25, algumas malformações associadas (como criptorquidia) e frequentes infecções do trato urinário, seus escores de QV mostravam-se acima da média obtida com crianças consideradas normais (Biard et al., 2005). Observou-se, também, um rendimento escolar dentro dos parâmetros das crianças saudáveis, conforme aponta Poretti e colaboradores (2008), ainda que ocorressem repercussões emocionais.

Em estudo recente, comparou-se a QV de crianças e adolescentes entre 4 e 12 anos, portadores de estomas urinários incontinentes ou continentes (drenados por cateterismo vesical intermitente), com a de um grupo-controle saudável, da mesma faixa etária, por meio da aplicação do questionário AUQEI (Autoquestionnaire Qualité de Vie Enfant Imagé). Constatou-se que, de forma geral, o grupo de estudo não apresentou diferenças significativas na maioria dos aspectos de suas vidas, como, por exemplo, no convívio familiar, na frequência escolar e nas práticas esportivas. Algumas questões, porém, relacionadas a comportamentos típicos de indivíduos dessa faixa etária, como dormir na casa de amigos ou brincar durante o recreio escolar, resultaram em escores negativos de QV. Esses achados sugerem a insegurança das crianças afetadas em expor a incontinência urinária (e as modificações na imagem corporal dela decorrentes), à descoberta e divulgação entre os colegas (Lopes, 2009).

Torna-se importante ressaltar que as crianças do grupo de estudo não apresentavam nível cognitivo afetado pelas malformações, o que reforça a subjetividade da avaliação da QV como sendo resultado, também, da percepção do indivíduo sobre sua condição de estar inserido em determinada sociedade. Corroborando isso, um estudo que avaliou a QV de crianças autistas, consideradas de alto funcionamento, pareadas com crianças normais teve como resultado uma diferença significativa nos valores decorrentes da aplicação do questionário Vineland (Vineland Adaptative Behavior Scale, escala de avaliação de comportamento adaptativo), devido à inabilidade de se relacionar que caracteriza o grupo de crianças autistas. No entanto, os valores resultantes da aplicação do AUQEI, no mesmo grupo, indicaram QV positiva nos índices gerais (tendo valores iguais ou acima de 48, valor este considerado o ponto de corte), superando o grupo-controle e demonstrando felicidade na percepção do mundo, independentemente de seus déficits funcionais (Elias; Assumpção Júnior, 2006).

A QV na infância está relacionada às expectativas próprias de cada faixa etária. Brincadeiras e demais situações agradáveis proporcionam prazer a todas as crianças, sem interferência de sua condição de saúde física, o que não necessariamente representaria uma QV positiva segundo os conceitos dos adultos (Schindwein-Zanini et al., 2007). A promoção da QV de crianças e adolescentes deve supor que eles, por estarem em uma condição de enfermidade crônica, podem não considerá-la ruim (Pereira et al., 2005).

Ressalta-se, ainda, que o conceito de QV não deve se restringir às habilidades funcionais, uma vez que os valores individuais e as perspectivas de cada pessoa irão influenciar a maneira como ela se relaciona com o mundo (Rosenbaum, 2008). Por isso, o profissional da saúde deve separar as limitações físicas da pessoa e não presumir qual o melhor estilo de vida que a criança e a família devem ter.

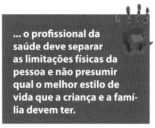

... o profissional da saúde deve separar as limitações físicas da pessoa e não presumir qual o melhor estilo de vida que a criança e a família devem ter.

INSTRUMENTOS DE AVALIAÇÃO

Durante anos, indicadores sociais foram utilizados como instrumentos de medida dos níveis de saúde populacionais. Taxas de mortalidade, morbidade, mortalidade infantil e expectativa de vida apontavam os melhores desempenhos obtidos em um determinado país (Lugo; Garcia; Gómez, 2002). Com isso, investimentos governamentais centravam-se em campanhas específicas a fim de reduzir os índices considerados alarmantes. Hoje, as ações de saúde pública e o acesso aos sistemas de saúde têm sido os responsáveis pela longevidade apontada nas estatísticas governamentais. Com isso, o interesse pela avaliação do impacto das intervenções sociais e pelo aprimoramento dos tratamentos médicos estimulou a realização de estudos relacionados ao desenvolvimento de instrumentos para obtenção desses dados, considerados subjetivos.

Não existe instrumento considerado ideal para mensurar a QV em todas as suas dimensões, dada a ampla variedade de questionários disponíveis, bem como a diversidade de interesse nos estudos. Porém, o instrumento escolhido deverá ser validado, de fácil aplicação e oriundo de pesquisas internacionais (Baars et al., 2005). Deve-se considerar a capacidade da criança para entender as questões e respondê-las, o que torna necessário um questionário que se adapte às diferentes idades, segundo o grau de compreensão. O impacto que a enfermidade ou o tratamento terá sobre a QV da criança varia de acordo com sua faixa etária e também deve ser considerado (Dios, 2004).

Os questionários disponíveis são classificados em genéricos e específicos. Os genéricos realizam uma comparação global, extraindo do indivíduo suas percepções subjetivas acerca de itens como trabalho, vida, família e bem-estar. Já os específicos se destinam à mensuração de intervenções efetuadas, realizando uma avaliação individualizada, detectando melhora ou piora em temas específicos (Ciconelli, 2003; Pereira et al., 2005; Prebianchi, 2003).

A avaliação da QV extrai, de maneira subjetiva, o julgamento do indivíduo ante determinadas situações, não podendo ser desconsideradas as influências externas às quais é submetido (Ciconelli, 2003). De forma específica, têm sido desenvolvidos instrumentos com linguagem adaptada para a população pediátrica, podendo ser autoaplicáveis ou destinados aos pais (Faleiros; Machado, 2006).

Exemplos de questionários genéricos

AUQEI (Autoquestionnaire Qualité de Vie Enfant Imagé): por meio da autoexpressão, a criança identifica sentimentos relacionados a seu estado atual. Esse questionário considera, dentre vários itens, o nível cognitivo, a capacidade de atenção em determinado tema e a capacidade de manifestar sua satisfação diante de um assunto específico. Para sua interpretação, sugere-se um ponto de corte de 48, ou seja, valores iguais ou acima deste indicariam QV satisfatória (Kuczynski et al., 2003).

CHQ-PF50 (Child Health Questionnaire – Parent Form 50): 50 questões desenvolvidas para avaliar o bem-estar físico e psicossocial de crianças com mais de 5 anos, abrangendo 15 domínios, agregados em dois índices – físico e psicossocial.

FIM (Functional Independence Measure): avaliação de resultados funcionais em crianças com idade acima de 7 anos. Avalia 18 itens, abrangendo autocuidado, controle de esfincter, transferências, locomoção, subescala cognitiva (incluindo comunicação e cognição social).

WeeFIM (Functional Independence Measure for Children): avaliação de resultados funcionais em crianças com idade abaixo de 7 anos. Os itens avaliados são os mesmos utilizados no questionário FIM.

Exemplos de questionários específicos

PedsQL 4.0 (Pediatric Quality of Life Inventory): com autorrelatório e relatório de um parente próximo; desenvolvido para mensurar informações sobre a saúde de crianças e adolescentes de 2 a 18 anos. Consiste em 23 itens aplicáveis a populações saudáveis e populações pediátricas com condições de saúde agudas e crônicas (Biard et al., 2005).

PinQ (qualidade de vida de crianças incontinentes): mensuração da QV de crianças portadoras de disfunções vesicais. Por meio de 21 itens, avalia-se relacionamentos sociais em pares, autoestima, família e lar, imagem corporal, independência, saúde mental e tratamento (Bower; Wong; Yeung, 2006).

WHOQOL-bref: instrumento de avaliação de QV da OMS no Brasil. Apresenta os seguintes domínios: físico, psicológico, relações sociais e meio ambiente. Contém 26 questões, das quais duas são gerais e 24 representam cada uma das 24 facetas que compõem o instrumento original (WHOQOL).

CONCLUSÃO

A QV está intimamente relacionada ao bem-estar mental e espiritual, bem como aos relacionamentos interpessoais e à qualidade da inserção de um indivíduo em determinado grupo social (Lugo; Garcia; Gómez, 2002). A fim de atingir esses objetivos, torna-se necessário observar as particularidades dos diferentes indivíduos. Os profissionais da saúde que trabalham com a população pediátrica precisam desenvolver uma percepção aguçada para detectar as expectativas decorrentes das diferentes fases do crescimento e estabelecer, em resposta a tais expectativas, a melhor conduta para cada caso (Rosenbaum, 2008).

A enfermidade na infância pode repercutir de forma negativa em seu futuro, porém, de forma surpreendente, a criança é capaz de viver sua vida em plenitude, mesmo com as restrições ocasionadas pelas enfermidades e pelo tratamento (Kuczynski et al., 2003).

A presença de distúrbios no sistema urinário pode ter repercussão negativa na QV de crianças e, sobretudo, de adolescentes. Estes apresentam angústias relacionadas ao contexto social e sexual futuro, em especial na vigência de quadros clínicos irreversíveis (Amaral; Carvalhaes, 2005).

Existem alternativas clínicas e cirúrgicas que têm apresentado melhora na QV dos pacientes portadores de malformações urológicas. O uso de medicamentos anticolinérgicos e/ou a introdução de cateterismo intermitente têm reduzido os quadros infecciosos e o número de internações hospitalares. A inserção social resulta na melhora da autoestima e da QV do paciente e da família deste, e, nesse contexto, a confecção de mecanismos de drenagem urinária continente tem sido utilizada com sucesso e repercutido de maneira positiva na QV de vários pacientes, pois minimiza a necessidade do uso de fraldas (Dios, 2004).

A intervenção precoce nas patologias antenatais, tais como as uropatias obstrutivas, deverá resultar em maior preservação da função renal, tendo como consequência índices menores de complicações clínicas (Biard et al., 2005).

Assim, uma das áreas mais importantes para avaliação futura no âmbito de QV pediátrica é a que se destina de modo específico ao estudo de instrumentos de mensuração, possibilitando a escolha da melhor intervenção para cada condição clínica com base na avaliação das angústias e expectativas do paciente pediátrico (Ciconelli, 2003).

REFERÊNCIAS

AMARAL, C. M. C. A.; CARVALHAES, J. T. A. Avaliação dos sintomas de disfunção miccional em crianças e adolescentes com paralisia cerebral. *Acta Fisitatr.*, v. 12, n. 2, p. 48-53, 2005;.

BAARS, R. M. et al. The European DISABKIDS project: development of seven condition-specific modules to measure health related quality of life in children and adolescents. *Health Qual. Life Outcomes*, v. 70, n. 3, p. 1-9, 2005.

BIARD, J. M. B. et al. Long-term outcomes in children treated by prenatal vesicoamniotic shunting for lower urinary tract obstruction. *Obstetr. Gynecol.*, v. 106, n. 3, p. 503-508, 2005.

BOWER, W. F.; WONG, E. M. C.; YEUNG, C. K. Development of validated quality of life tool specific to children with bladder dysfunction. *Neurourol. Urodyn.*, v. 25, n. 3, p. 221-227, 2006.

CATALA, M. *Embriologia*: desenvolvimento humano inicial. Rio de Janeiro: Guanabara e Koogan, 2003.

CICONELLI, R. M. Medidas de avaliação de qualidade de vida. *Rev. Bras. Reumatol.*, v. 43, n. 2, p. 9-12, 2003.

DIOS, J. G. Calidad de vida relacionada com la salud: conocer e implementar em la toma de decisiones basada em prubeas em pediatria. *An. Pediatr. (Barcelona)*, v. 60, n. 6, p. 507-513, 2004.

ELIAS, A. V.; ASSUMPÇÃO JÚNIOR, F. B. Qualidade de vida e autismo. *Arq. Neuropsiquiatr.*, v. 64, n. 2-A, p. 295-299, 2006.

ELLSWORTH, P.; CALDAMONE, A. Pediatric voidin dysfunction: current evaluation and management. *Urol. Nurs.*, v. 28, n. 4, p. 249-283, 2008.

FALEIROS, F. T. V.; MACHADO, N. C. Assessment of health-related quality of life in children with functional defecation disorders. *J. Pediatr. (Rio de Janeiro)*, v. 82, n. 6, p. 421-425, 2006.

FIELD, M.; POLLOCK, C.; HARRIS, D. *O sistema renal*: ciência básica e condições clínicas. Rio de Janeiro: Guanabara e Koogan, 2004.

GARCIA, S. M. L.; FERNANDEZ, C. G. *Embriologia*. 2. ed. Porto Alegre: Artmed, 2001.

GILLENWATER, J. Y. et al. *Adult and pediatric urology*. 3nd ed. St. Louis: Mosby, 1996.

GLADH, G.; ELDH, M.; MATTSSON, S. Quality of life in neurologically healthy children with urinary incontinence. *Acta Paediatr.*, v. 95, n. 12, p. 1648-1652, 2006.

KUCZYNSKI, E. et al. Evaluación de la calidad de vida en niños y adolescents portadores de enfermedades crónicas y/o incapacitadoras: un estudio brasileño. *An. Pediatr.*, v. 58, n. 6, p. 550-555, 2003.

LOPES, M. A. *Avaliação da qualidade de vida de crianças e adolescentes portadores de ostomias urinárias continentes, incontinentes e/ou submetidas a cateterismo intermitente limpo, de origem urológica ou neurourológica e de seus responsáveis*. 2009. Dissertação (Mestrado). Faculdade de Medicina da Universidade de São Paulo, São Paulo, 2009. Mestrado em andamento, sob orientação da Prof^a. Dr^a. Vera Hermínia Kalika Koch.

LUGO, L. H.; GARCIA, H. I.; GÓMEZ, C. Calidad de vida y calidad de vida relacionada con la atención en salud. *Iatreia*, v. 15, n. 2, p. 92, 2002.

MARTINEZ, C. B. e tal. Calidad de vida en las pacientes con incontinencia urinaria. *Actas Urol. Esp.*, v. 32, n. 2, p. 202-210, 2008.

MERENDA, L. A. et al. Ouctomes of urinary diversion in children with spinal cord injuries. *J. Spinal. Cord. Med.*, v. 30 (Supl. 1), p. S41-S47, 2007.

NORONHA, L. et al. Estudo das malformações congênitas do aparelho urinário: análise de 6.245 necropsias pediátricas. *J. Bras. Patol. Med. Lab.*, v. 39, n. 3, p. 237-243, 2003.

PEREIRA, R. J. et al. O conhecimento dos instrumentos de avaliação da qualidade de vida em saúde e sua importância em intervenções inclusivas e interdisciplinares. *Mundo Saúde*, v. 29, n. 1, p. 72-81, 2005.

PORETTI, A. et al. Long-term complications and quality of life in children with intraspinal tumor. *Pediatr. Blood Cancer*, v. 50, n. 4, p. 844-848, 2008.

PREBIANCHI, H. B. Medidas de qualidade de vida para crianças: aspectos conceituais e metodológicos. *Psicol. Teor. Prát.*, v. 5, n. 1, p. 57-69, 2003.

ROSENBAUM, P. Children´s quality of life: separating the person from the disorder. *Arch. Dis. Child.*, v. 93, n. 2, p. 100-101, 2008.

SCHLINDWEIN-ZANINI, R. et al. Epilepsia refratária: repercussões na qualidade de vida da criança e de seu cuidador. *J. Epilepsy Clin. Neurophysiol.*, v. 13, n. 4, p. 159-162, 2007.

SCHMITT, M.; KOOT, M. H. Quality of life measurement in children and adolescentes: issues, instruments and applications. *J. Clin. Psychol.*, v. 57, n. 4, p. 571-585, 2001.

THE WHOQOL GROUP. The development of the World Health Organization quality of life assessment instrument (the WHOQOL). In: ORLEY, J.; KUYKEN, W. *Quality of life assessment*: international perspectives. Heidelberg: Springer Verlag, 1994. p. 41-60.

LEITURA COMPLEMENTAR

BRASIL. Ministério da Educação. Secretaria Especial dos Direitos Humanos. Assessoria de Comunicação Social. *Estatuto da criança e do adolescente*. Brasília, DF, 2005.

QUALIDADE DE VIDA NAS EPILEPSIAS DA INFÂNCIA

Evelyn Kuczynski
Maria Sigride Thomé de Souza
Kette D. R. Valente

> Um homem aproximou-se de Jesus [...] e disse: Senhor, tem piedade do meu filho. Ele é epiléptico [...] mas eles não conseguiram curá-lo [...]. Então Jesus ordenou, e o demônio saiu. E na mesma hora o menino ficou curado.
>
> (MATEUS 17, 14-21)

A epilepsia é um dos transtornos neurológicos mais graves e conhecidos no mundo, afetando 3% da população em algum momento da vida (Kwan; Sander, 2004). Segundo dados da Organização Mundial de Saúde (OMS), é a segunda causa mais frequente de procura por atendimento nos centros neuropsiquiátricos (depois da depressão). A incidência e prevalência elevadas fazem com que o transtorno seja considerado uma questão de saúde pública pela OMS, com índice de mortalidade, no Reino Unido, semelhante ao da AIDS.

Há séculos a criança com epilepsia convive, desde a mais tenra idade, com a perseguição do estigma da maldição demoníaca (Jacoby; Austin, 2007), peregrinando de templo em templo (ou, em nosso áureo século, de médico em médico e de pesquisador em pesquisador...), em busca de alguma bênção e alívio. Muitos se-

> A incidência e prevalência elevadas fazem com que o transtorno seja considerado uma questão de saúde pública pela OMS, com índice de mortalidade, no Reino Unido, semelhante ao da AIDS.

guem a maior parte do trajeto em vão. Com o passar dos séculos, a Humanidade já ouviu e interpretou, em seus acessos e paroxismos, a voz de Deus e de Lúcifer, mas muito pouco ouviu de sua dor.

Crianças e adolescentes com epilepsia estão sob risco de ter pior qualidade de vida (QV), mesmo na ausência de convulsões (Lach et al., 2006). Quando abordamos a QV em pacientes com epilepsia, devemos levar em consideração os seguintes aspectos:

> a) saúde física (funcionamento diário, saúde em geral, gravidade dos sintomas físicos, efeitos colaterais das medicações, dor, resistência e tolerância)
> b) saúde mental (bem-estar emocional, autoestima, percepção de estigmas, ansiedade, depressão e cognição) e
> c) saúde social (atividades sociais e relação com a família e com os amigos)

Esses são os fatores mais importantes ante qualquer doença crônica, além dos sintomas da doença em si (Devinsky; Westbrook, 2001).

Embora o paciente seja questionado a respeito de muitos aspectos de sua doença, a avaliação da QV ainda persiste ignorada em meio à rotina dos cuidados médicos. No entanto, essa avaliação passa a ser de importância capital na psiquiatria de ligação (como interface viável entre a psiquiatria infantil e a neuropediatria), visto ser a alternativa mais considerada, na atualidade, para contornar as dificuldades com relação à avaliação psíquica de crianças portadoras de condições crônicas, como a epilepsia (Kuczynski, 2002).

CONCEITO DE EPILEPSIA

O conceito de epilepsia não se aplica a uma doença específica ou a uma síndrome única, mas sim a um grupo de condições neurológicas diversas que têm como característica comum a presença de crises epilépticas recorrentes, em geral não provocadas (Valente; Valério, 2003). Engloba uma gama de diferentes síndromes, sendo pontos cardinais a predisposição e a recorrência de crises.

Por convenção, para o diagnóstico de epilepsia é necessário que a pessoa tenha apresentado pelo menos duas crises espontâneas. As crises são caracterizadas por eventos súbitos, breve comprometimento da consciência, assim como envolvimento motor (cognitivo, psíquico e/ou autonômico). Também são frequentes mudanças comportamentais, secundárias a alterações da atividade neuronal do cérebro.

Não há, até o momento, definição concisa que seja satisfatória para o termo epilepsia. São doenças que têm em comum a cronicidade e crises epilépticas que recorrem na ausência de condições tóxico-metabólicas ou febris. As crises epilépticas são manifestações de disfunções cerebrais localizadas (crises focais) ou abrangem áreas mais extensas dos dois hemisférios (crises generalizadas). Desse modo, os sintomas de uma crise epiléptica dependem da região cerebral atingida pela descarga anormal, excessiva e transitória (Nishiyama, 2003). O fenótipo de cada crise é determinado pelo ponto de origem da hiperexcitabilidade e do grau de espraiamento pelo cérebro.

Por razões até o momento ignoradas, a incidência de epilepsia é maior no primeiro ano de vida e após os 60 anos de idade. Mesmo um cérebro em condições normais, ao receber um estímulo desencadeante (p. ex., hipoxia, agentes anticonvulsivantes, hipoglicemia), pode apresentar descarga anormal excessiva. Crises isoladas e esporádicas também podem ser desencadeadas por febre, privação de sono, abuso de álcool, assim como de outras drogas alucinógenas (situações, infelizmente, muito comuns entre crianças e adolescentes), entre outras.

EVOLUÇÃO E PROGNÓSTICO

A epilepsia pode ser classificada de várias maneiras. Temos, por exemplo, as epilepsias generalizadas ou parciais (segundo a localização), assim como as idiopáticas ou sintomáticas, segundo a etiologia (Engel Jr., 2006).

Nas epilepsias generalizadas, as crises predominantes iniciam em ambos os hemisférios cerebrais. Em muitas formas dessa epilepsia, existe um componente genético importante e, na maioria, a função neurológica é normal. Em contraste, nas parciais, as crises têm origem em um ou mais focos, embora possam se espraiar e envolver todo o cérebro.

Em outra classificação, as epilepsias são divididas em etiologias demonstráveis (as chamadas sintomáticas) e de base presumivelmente genética, nas quais não se encontra lesão cerebral (idiopática). Na prática clínica, as síndromes epilépticas também são divididas de acordo com a idade de início (infância, adolescência, idade adulta e idosa).

A classificação internacional das epilepsias e síndromes epilépticas da International League Against Epilepsy (Comission on Classification and Terminology of the International League Against Epilepsy, 1989) propôs a categorização das epilepsias (de acordo com o tipo de início do fenômeno epiléptico) em localizada ou generalizada. No estudo das epilepsias da infância, tal precisão, muitas vezes, torna-se difícil. Em 1985, um conceituado grupo de epileptologistas infantis passou a considerar sobretudo a faixa etária em que ocorrem as síndromes epilépticas, como nos apresenta o Quadro 11.1 (Duchowny; Harvey, 1996; Roger et al., 1985).

A partir dessas classificações, deveríamos conseguir distinguir desde as epilepsias de fácil tratamento até as chamadas "catastróficas" (pelo difícil controle e prognóstico mais reservado). Não podemos deixar de salientar que a recorrência de crises difere de maneira considerável entre os vários tipos de síndrome, com risco moderado (nas epilepsias parciais idiopáticas da infância e na ausência da infância) a alto (na mioclônica juvenil e nas sintomáticas).

QUADRO 11.1

SÍNDROMES EPILÉPTICAS DA INFÂNCIA

Período: neonatal
- **Convulsão neonatal idiopática benigna (familiar e não familiar)**
- Encefalopatia mioclônica precoce
- Encefalopatia infantil precoce com surto-supressão

Período: lactância e infância precoce
- Síndrome de West
- **Epilepsia mioclônica benigna do lactente**
- Epilepsia mioclônica grave do lactente
- Epilepsia mioclônica astática da infância precoce
- Síndrome de Lennox-Gastaut

Período: infância
- **Epilepsia de ausência infantil**
- **Epilepsia parcial benigna com espículas centro-temporais**
- **Epilepsia benigna da infância com paroxismos occipitais**
- **Epilepsia parcial benigna com sintomas afetivos**
- **Epilepsia parcial benigna com potenciais evocados somatossensitivos das extremidades**
- **Epilepsia com CTCG* na infância**
- Síndrome de Landau-Kleffner
- Epilepsia com espículas-ondas contínuas no sono lento

Período: infância tardia e adolescência
- **Epilepsia com ausência mioclônica**
- **Epilepsia da leitura**
- **Epilepsia de ausência juvenil**
- **Epilepsia mioclônica juvenil**
- **Epilepsia com CTCG* do despertar**
- **Epilepsia parcial benigna do adolescente**
- **Epilepsia fotossensível**
- Síndrome de Kojewnikow
- Epilepsia mioclônica progressiva

Fonte: Nishiyama, 2003
Obs.: em negrito: síndromes epilépticas benignas da infância.
* CTCG: crises tônico-clônico generalizadas

O prognóstico também difere em relação a comprometimento cognitivo, memória e mortalidade (Engel Jr.; Pedley, 2007; Shovon, 2000). Do ponto de vista prognóstico, uma pessoa submetida a um ano de tratamento com drogas antiepilépticas (DAE) apresentaria completa remissão das crises (considerando 1 em cada 2 casos de epilepsia de início recente) e significativa redução de sua frequência (em 1 a cada 6 indivíduos), embora 1 em 3 não apresentasse bom controle de crises, apesar das DAE (Wolf, 2005). Ainda não se sabe ao certo quantos desses indivíduos evoluiriam com resistência às DAEs e comprometimento clínico importante, no início ou no fim do curso da epilepsia, além de quantos apresentariam continuidade do quadro, remissão ou recaída-remissão.

O estudo de Silanpää e Schmidt (2006) observou três padrões de comportamento de pessoas com epilepsia:

a) em 50% dos casos, o prognóstico é entre bom e excelente com epilepsias autolimitadas, apresentando poucas crises, em que não houve necessidade de DAE, ou se fez uso de somente uma DAE, com boa resposta;
b) em 10 a 20%, o prognóstico ainda é bom, mas houve um maior esforço para o acerto da DAE adequada; o controle de crises necessita de um tempo maior, a taxa de recaída é alta e a retirada da DAE pode ou não acontecer, alguns com necessidade de uso a vida inteira. A cirurgia pode melhorar o controle de crises nesse grupo;
c) mais de 30% dos casos têm um prognóstico ruim. As DAEs têm um papel mais paliativo que supressor nas crises. Talvez as novas DAEs melhorem o quadro em alguns casos deste grupo.

Os acidentes e as lesões ocorrem com maior frequência entre pessoas com epilepsia do que na população em geral, principalmente nas epilepsias sintomáticas com crises frequentes e nas associadas a deficiências. A maioria são acidentes pequenos e ocorrem em casa. Os mais comuns são contusões, abrasões, hematomas, fraturas e concussões cerebrais. É importante frisar que a mortalidade precoce nessa população é 2 a 3 vezes maior que na população em geral.

EPILEPSIA E QUALIDADE DE VIDA

Muitos estudos constatam que doenças crônicas geram maior suscetibilidade a morbidade psiquiátrica e maior incidência de transtornos mentais do que em grupos-controle (Breslau, 1985; Garralda; Bailey, 1989). O *Ontario Child Health Study* (Cadman et al., 1987), um trabalho bastante meticuloso e representativo, demonstrou que crianças portadoras de doenças crônicas e incapacitantes apresentam índices bem maiores de comorbidades psiquiátricas, assim como isolamento e baixa competência em atividades recreacionais. Além disso, apenas um quarto dos indivíduos com diagnóstico psiquiátrico utiliza atendimento em saúde mental.

Uma revisão recente mostra que crianças e adolescentes com epilepsia apresentam um risco maior que a população em geral de evoluir para transtornos mentais (Dunn; Austin, 1999); fato bastante conhecido pelos neurologistas e psiquiatras que atuam com essa população (Thomé-Souza et al., 2004).

Na apreciação desses pacientes, instrumentos de avaliação validados em populações saudáveis podem não se adequar, em virtude da sobreposição de sintomas físicos, efeitos colaterais de DAE e sintomas depressivos, por exemplo. Da mesma forma, um diagnóstico psiquiátrico categorial pode não ser a melhor abordagem, visto que comportamentos capazes de refletir a formação de sintomas em uma criança sadia são, muitas vezes, mecanismos adaptativos em uma criança enferma (Futterman; Hoffman, 1970).

A qualidade de vida relacionada à saúde (QVRS) é um construto multidimensional, sem uma concordância geral quanto ao número de domínios nem ao conteúdo de cada domínio (Soria et al., 2008). Em crianças com epilepsia, a avaliação da QVRS também envolve aspectos não específicos (as dificuldades psicológicas, cognitivas e conductuais, além do impacto de uma doença crônica sobre a criança e sua família) e específicos (a percepção da gravidade das convulsões, os efeitos indesejáveis dos tratamentos antiepilépticos, assim como o impacto social de uma atitude pessimista ante a epilepsia). Muitos métodos de avaliação se baseiam nos relatos parentais. Contudo, há um crescente esforço no sentido de desenvolver instrumentos que considerem o ponto de vista do paciente pediátrico (Soria et al., 2008).

As convulsões representam um impacto significativo sobre a frequência escolar, o que pode contribuir para piorar as dificuldades acadêmicas enfrentadas por essas crianças e adolescentes, em especial os portadores de epilepsias sintomáticas ou convulsões de difícil controle. Em um estudo brasileiro (Aguiar et al., 2007) com 50 pacientes (34 meninos e 16 meninas) entre 6 e 18 anos de idade (média de 11), 88% informavam haver perdido ao menos um dia letivo em razão da doença. As razões para o absenteísmo escolar relatadas pelos pais foram convulsão (75%), agendamento com o especialista (79,5%) e exames complementares relacionados à epilepsia (68,2%). Quase metade dos pais (46%) entrevistados afirma que uma convulsão seria motivo para o imediato abandono do ambiente escolar, e 60%

permitem que seu filho com epilepsia falte à aula, mesmo que não haja mal-estar ou convulsão na referida data. Mesmo os irmãos são onerados: 12,5% dos irmãos de crianças e adolescentes com epilepsia perdem pelo menos um dia letivo devido à epilepsia do irmão.

Baker e colaboradores (2008) obtiveram informações relativas a 212 jovens com epilepsia e 507 pais (ou cuidadores) provenientes de 16 países, sendo 74% da amostra maior de 12 anos. Dois terços da amostra (65%) relataram uma média de sete dias anuais de absenteísmo escolar em decorrência de convulsões. Mais de um terço do grupo (36%) mantém segredo quanto ao diagnóstico, por receio de ser tratado de maneira diferente. A maioria (87%) faz uso de medicação. Dentre os submetidos a terapêutica medicamentosa anticonvulsivante, mais de um terço já teve efeitos colaterais, sendo alteração ponderal (49%), cefaleia (46%), tontura (41%) e tremor (33%) os efeitos adversos mais relatados. Mais de um terço da amostra acredita que sua condição influenciará sua vida no futuro, com impacto sobre suas oportunidades laborais (73%), viagens (37%) e educação (36%). Os autores concluem que manter o paciente livre de convulsões e com efeitos colaterais mínimos não dispensa o controle de implicações mais amplas da epilepsia e de seu tratamento.

Um estudo qualitativo que explorou a experiência de 49 crianças e adolescentes com epilepsia refratária (Elliott; Lach; Smith, 2005) relatou que a convulsão é percebida como a maior barreira para o desenvolvimento de normalidade, mantendo-os afastados dos demais. Outros temas refletiram o impacto negativo da epilepsia sobre a QV desses jovens: fadiga intensa, como barreira na busca de objetivos acadêmicos e sociais; estresse emocional intermitente, associado a fatores como a imprevisibilidade das crises; isolamento social intenso e aprendizado fragmentado.

Nosso grupo (Kuczynski et al., 2008) avaliou a qualidade de vida de crianças e adolescentes portadores de epilepsia, por meio da aplicação do Autoquestionnaire Qualité de Vie Enfant Imagé, ou AUQEI (Manificat; Dazond, 1997), validado em nosso meio (Assumpção Júnior, 2000), a dois grupos:

a) pacientes portadores de epilepsia na infância e adolescência, com idades entre 4 e 13 anos incompletos, em um total de 28 indivíduos (grupo Epilepsia)
b) escolares sadios pareados (grupo Sadios)

Aplicou-se, para o estudo estatístico do material obtido, o teste t independente. O nível de significado considerado foi de 5%. Não houve diferença significativa entre os grupos quanto à idade.

Foram critérios de exclusão:

a) antecedente (ou quadro presente, à época da avaliação) suspeito de transtorno mental, rastreado pela aplicação de um questionário de morbidade psiquiátrica (Almeida Filho, 1985)

b) presença (suspeita ou confirmada) de retardo mental ou transtornos na compreensão ou expressão (surdo-mudez, afasia, transtornos abrangentes ou específicos do desenvolvimento, síndromes genéticas associadas a retardo mental, etc.)
c) presença, no momento da avaliação, de descompensação aguda do quadro de base (*status epilepticus*, etc.)
d) presença, no momento da avaliação, de internação ou procedimento terapêutico invasivo ou agressivo (a critério dos pesquisadores), sendo exemplos a entubação, a ventilação mecânica, etc.
e) presença de abuso ou dependência de substância psicoativa, no momento da avaliação ou em passado recente (há dois anos da data da avaliação), segundo os critérios do DSM-IV (American Psychiatric Association, 1994)
f) indivíduos que estivessem distantes de sua moradia habitual, caracterizando desequilíbrio da coesão familiar (ou residência provisória na cidade de São Paulo em razão do tratamento)
g) caracterização de penúria ou dificuldades importantes de provisão da subsistência do indivíduo e/ou núcleo familiar
h) caracterização de abandono escolar ou afastamento no momento da avaliação (assim como de suas relações vinculadas ao âmbito escolar), mediante informação fornecida pelos pais
i) caracterização de transtorno mental (suspeito ou confirmado) em um ou ambos os genitores do indivíduo a ser avaliado, seja pela informação do(s) mesmo(s), seja pela percepção de alterações sugestivas no decorrer da avaliação

Houve diferença significativa entre os grupos quanto ao resultado do AUQEI. O grupo Epilepsia teve pior desempenho que o grupo Sadios (ver Tabela 11.1).

Em nosso estudo, foi nítido o pior desempenho dos pacientes portadores de epilepsia no que se referiu a sua percepção de qualidade de vida. No entanto, seus pais não tinham consciência disso, dado inferido pela aplicação concomitante da Children's Global Assessment Scale (Shaffer et al., 1983), a CGAS.

No que se refere à percepção parental do desenvolvimento de comportamentos adaptativos por parte dos indivíduos com epilepsia, características

TABELA 11.1 AUQEI: médias e desvios padrão

	EPILEPSIA	SADIOS
Média	53,36	58,43
Desvio padrão	5,72	6,69
N	28	28

passíveis de apreensão pela aplicação da Vineland Adaptive Behavior Scale (Sparrow; Balla; Cocchetti, 1984), ficou evidente o pior desempenho dos grupos de doentes com relação aos controles sadios. Esse dado já havia sido destacado em estudo anterior com portadores de leucemia linfocítica aguda (LLA) e artrite reumatoide juvenil (ARJ), quando comparados a controles sadios (Kuczynski et al., 2003), e a epilepsia não é exceção.

Todos os portadores de LLA e ARJ haviam obtido pontuações da AUQEI compatíveis com os controles sadios (Kuczynski et al., 2003) e com os dados obtidos quando o AUQEI foi validado em nosso meio (Assumpção Júnior et al., 2000), o que não ocorreu entre os pacientes com epilepsia, que apresentaram (Kuczynski et al., 2008) um desempenho muito abaixo do obtido quando da validação do AUQEI e do alcançado pelos grupos com LLA e ARJ (Kuczynski et al., 2003).

Do ponto de vista de seu funcionamento global (dado obtido pela CGAS) não houve, segundo as estatísticas, diferença significativa, o que demonstra não haver, nesse levantamento, maior incidência de queixas dessa ordem por parte dos pais, em consequência da vigência de uma doença crônica (Kuczynski et al., 2008). Apesar do pior desempenho quanto à adaptação desses indivíduos, não existe maior grau de insatisfação dessas famílias em relação ao comportamento desses pacientes, ao menos nesse momento de suas vidas. No entanto, o prejuízo na aquisição da autonomia (talvez vinculada à insegurança e à superproteção por parte dos pais/cuidadores) deve ser, muitas vezes, uma das principais causas da piora da evolução a longo prazo, citada em outros estudos, e fator de pior prognóstico, com frequência relacionado ao *descensu* social, acadêmico, profissional e econômico, também denominado *processo microssocial de marginalização* (Ware, 1999), a que todo doente crônico está potencialmente exposto.

O cérebro imaturo difere do cérebro adulto em inúmeros aspectos e não deve ser considerado como simples miniatura daquele que apresenta completo desenvolvimento (Moshé, 1987). Dunn e Austin (1999) ressaltam que o indivíduo com epilepsia talvez esteja sob maior risco de desenvolver problemas acadêmicos e comportamentais por ser portador não só de uma doença crônica, mas também de uma condição que afeta o sistema nervoso central, o que explicaria, em parte, o grupo de crianças e adolescentes com epilepsia ter apresentado em nosso estudo um desempenho tão abaixo dos portadores de LLA e ARJ, que até mesmo proferiam obter qualidade de vida compatível à dos controles sadios (Kuczynski et al., 2003).

FATORES ASSOCIADOS

A epilepsia, como muitas doenças de evolução crônica, exerce efeitos sobre a rotina da criança e do adolescente, assim como sobre a de sua família.

> A epilepsia, como muitas doenças de evolução crônica, exerce efeitos sobre a rotina da criança e do adolescente, assim como sobre a de sua família. A disfunção neurológica, na qualidade de condição patológica *per se* ou em decorrência dos efeitos secundários (por quadros de *status epilepticus*, quadros mal-diagnosticados e/ou mal-conduzidos, etc.), com frequência interfere de modo acentuado sobre a evolução do indivíduo como membro de sua comunidade. A criança ou o adolescente percebe a perda de controle (sobre si, sobre seu corpo, sobre a reação dos demais e sobre os efeitos colaterais das medicações), condição que interfere sobremaneira no desenvolvimento de sua autoestima e autonomia.

A disfunção neurológica, na qualidade de condição patológica *per se* ou em decorrência dos efeitos secundários (por quadros de *status epilepticus*, quadros mal-diagnosticados e/ou mal-conduzidos, etc.), com frequência interfere de modo acentuado sobre a evolução do indivíduo como membro de sua comunidade. A criança ou o adolescente percebe a perda de controle (sobre si, sobre seu corpo, sobre a reação dos demais e sobre os efeitos colaterais das medicações), condição que interfere sobremaneira no desenvolvimento de sua autoestima e autonomia.

A família desenvolve ansiedade ante o risco de recorrência (Yong; Chengye; Jiong, 2006), assim como de lesão potencial, e o nível de estresse, em geral, tem relação direta com a frequência das crises. Nas epilepsias sintomáticas, o efeito pode ser direto sobre o desenvolvimento cerebral, assim como a cognição, o comportamento e a linguagem. Também pode ocorrer aumento da lesão pelo descontrole do quadro. É comum a presença de comorbidades psiquiátricas, cuja origem (orgânica? psicossocial?) é fonte de constante dilema. Os quadros psicopatológicos são mais proeminentes nas epilepsias parciais do que nas generalizadas, associados a prejuízos neurológicos mais evidentes (Jalava et al., 1997).

Dentre os pacientes com epilepsia e transtorno mental associado, a maioria dos que se apresentam mais preservados (do ponto de vista cognitivo) desenvolve transtornos psiquiátricos, muitas vezes não diagnosticados, apesar de os pais considerarem estes, via de regra, os piores de todos os problemas (Steffenburg; Gillberg; Steffenburg, 1996). Foram observados sintomas depressivos em 23% dos pacientes, sendo preditores significativos:

a) a atitude do paciente em relação à doença
b) a satisfação pessoal na família
c) a percepção do *locus* de controle como externo ou ignorado (modelo de desamparo)

Lee e colaboradores (2008) entrevistaram 37 adolescentes entre 12 e 18 anos de idade, com o objetivo de identificar que variáveis (neurológicas/epilépticas e sociais/familiares) estariam associadas à autoestima. Concluíram que o autoconceito dos adolescentes com epilepsia está mais intensamente associado à função familiar, sendo que, com exceção do número vigente de DAEs utilizadas, os fatores epilepsia-específicos mostraram-se de mínima importância.

PROPOSTAS TERAPÊUTICAS E QUALIDADE DE VIDA EM EPILEPSIA

Drogas antiepilépticas

Os primeiros cinco anos de tratamento de pessoas com epilepsia são fundamentais, tendo como objetivo o controle de crises e o retorno à vida saudável, com o mínimo de efeitos adversos, além de reintegração social, prevenção e antecipação no diagnóstico e tratamento de comorbidades psiquiátricas.

É necessário que essas crianças e adolescentes sejam estimulados a ter uma vida normal, com atividades sociais saudáveis, pois muitas crises estão vinculadas a um estilo de vida passível de ser evitado (uso excessivo de álcool, privação de sono, etc.). O uso de cocaína e outras drogas ilícitas também pode ser o gatilho de crises.

As famílias desses pacientes devem receber suporte, com informações a respeito da patologia e suas inter-relações. Cabe lembrar que a superproteção pode levar a sentimentos de inferioridade, menos-valia e outros comprometimentos emocionais. Os exercícios físicos são recomendados (no caso de natação e equoterapia, apenas para pessoas com melhor controle de crises epilépticas).

As DAEs apresentam controle satisfatório das crises em 65% dos pacientes com epilepsia de início recente e recorrência em 5 a 35% dos com epilepsia de difícil controle. De maneira objetiva, a escolha da melhor DAE entre os agentes de primeira linha deve ser individualizada, baseada no perfil de cada um. Deve-se levar em consideração a eficácia da medicação na crise ou na síndrome epiléptica, assim como tolerabilidade, segurança, facilidade de uso, aspectos farmacocinéticos e a possível inclusão de associações medicamentosas (atuais ou futuras), sobretudo nas comorbidades; por último, deve-se considerar o custo. Os efeitos adversos (incluindo a toxicidade ao sistema nervoso central e reações de hipersensibilidade) devem ser analisados pela relação risco/benefício. As consequências psicossociais, no caso de outra crise epiléptica (p. ex., a perda de licença para dirigir ou a crise em um ambiente social), devem pesar na análise do tratamento medicamentoso.

As DAEs aprovadas pelas agências europeias e norte-americanas são: acetazolamida, carbamazepina, clonazepam, clorazepato,* etosuximida, etotoína,* felbamato,* gabapentina, lamotrigina, levetiracetam,* mefenitoína,* metsuximida,* oxcarbazepina, fenobarbital, fenitoína, pregabalina,* primidona, tiagabina,* topiramato, trimetadiona,* valproato, vigabatrina e zonisamida.* Dentre as passíveis de utilização em situação de emergência para o estado de mal epiléptico, temos o diazepam, a fosfofenitoína,* o lorazepam,* o midazolam e o propofol.

Em geral, o tratamento medicamentoso não é indicado quando há incerteza no diagnóstico de epilepsia. É preciso identificar se há fatores desencadeantes que podem ser evitados sem o uso de DAE; caso não haja, será feita adesão medicamentosa. A DAE ideal seria aquela medicação que não necessitasse de dosagem sérica, fosse metabolicamente inerte, e não apresentasse interações medicamentosas, para ser usada em apenas uma (ou duas) dose(s) diária(s).

A ausência de interação medicamentosa é importante, pois muitos desses pacientes são tratados por muitos anos, às vezes pela vida inteira. Além disso, usarão outros medicamentos (p. ex., anticoncepcionais, no caso das mulheres em idade fértil) e poderão desenvolver sobrepeso ou obesidade (e suas consequências), assim como comorbidades psiquiátricas (depressão, ansiedade, enxaqueca, doenças cardiovasculares, diabete melito ou carcinomas), que vão requerer drogas adicionais.

Dieta cetogênica

A dieta cetogênica é uma opção terapêutica utilizada desde os anos 1920 para epilepsias refratárias. Ela está baseada em dosagem baixa de carboidratos, ajustada em proteína e rica em gorduras. É necessária uma equipe multiprofissional, incluindo psicólogo, enfermeiro, assistente social, nutricionista, além dos pais. Apesar de dispormos de uma gama de novas DAEs, a dieta cetogênica emerge como opção para aqueles casos que não apresentaram boa resposta terapêutica e que não têm opção cirúrgica.

Embora essa dieta tenha se mostrado efetiva no tratamento de crianças com epilepsia, os efeitos a longo prazo, na nutrição e no cérebro, ainda não são muito conhecidos. Os níveis de bicarbonato (quando do uso de topiramato e dieta cetogênica) devem ser monitorados de forma cuidadosa, e doses suplementares de bicarbonato devem ser ministradas (Kossof, 2004).

Tratamento cirúrgico

A ressecção cirúrgica é indicada para pacientes selecionados com cuidado e não responsivos a DAE, em especial para casos de esclerose mesial

---

*Não disponíveis no Brasil.

temporal (Engel et al., 2003). Cerca de 20 a 30% desses indivíduos têm crises debilitantes e refratárias ao tratamento medicamentoso. A cirurgia tem por objetivo retirar tecido epileptogênico, considerando a localização, a extensão da área a ser ressecada, os achados de neuroimagem e a relação risco/benefício da abordagem, assim como a monitoração pré-operatória.

Na investigação pré-operatória, são necessários estudos não invasivos (como o eletroencefalograma e o vídeo-eletroencefalograma), ressonância magnética de encéfalo, SPECT (*single photon emission computed tomography*), PET (*positron emission tomography*), avaliação neuropsicológica e, evidentemente, história e dados clínicos. Algumas vezes, estudos invasivos são realizados durante o ato cirúrgico.

As abordagens cirúrgicas existentes (de acordo com a patologia de base) são a amígdalo-hipocampectomia seletiva, a ressecção-padrão de lobo temporal, a lesionectomia e a hemisferectomia. Outras intervenções cirúrgicas têm um caráter mais paliativo, pois não levam ao controle efetivo de crises, sendo estas a transecção subpial, a transecção topográfica, a ressecção lobar isolada, a ressecção lobar múltipla e a calosotomia (dois terços da extensão total do corpo caloso).

A qualidade de vida desses indivíduos, após a cirurgia, apresenta melhora significativa, tanto do ponto de vista estatístico como clínico. No entanto, cumpre ressaltar que a morbidade cirúrgica, com comprometimento clínico permanente, é de 2%.

Estimulação vagal

É realizada estimulação elétrica intermitente do nervo vago, à esquerda, mediante a implantação de uma espécie de marca-passo. Esse procedimento reduz o número de crises parciais para um terço, em associação ao uso de DAE. O aparelho é programado para que, quando o paciente tiver as sensações de início da crise, ative o dispositivo. Esse aparelho é utilizado nos casos em que não há indicação cirúrgica. As complicações são mínimas, mas podem surgir, como efeitos adversos, prejuízo fonatório, tosse e rouquidão, que desaparecem após alguns meses da instalação (Elger; Schmidt, 2008).

Estimulação cerebral profunda

A estimulação profunda está indicada nos casos em que a epilepsia seja refratária e a cirurgia não seja possível por vários motivos, como lesão em área eloquente e/ou múltiplos focos. Hoje, têm-se obtido êxito com estimulação nos núcleos subtalâmicos, centromediano e do tálamo, bem como na área anterior do tálamo e o hipocampo. O número de pacientes estimulados é muito pequeno até o momento, e a redução de crises foi notável apenas em alguns casos (Theodore; Fisher, 2004).

COMORBIDADES PSIQUIÁTRICAS NA EPILEPSIA

> As complicações psiquiátricas e psicossociais são mais comuns na epilepsia na infância do que em outras condições médicas crônicas. A epilepsia, um transtorno associado a hiperexcitabilidade neuronal, pode ter efeitos neurofisiológicos diretos que levam à comorbidade psiquiátrica.

As complicações psiquiátricas e psicossociais são mais comuns na epilepsia na infância do que em outras condições médicas crônicas. A epilepsia, um transtorno associado a hiperexcitabilidade neuronal, pode ter efeitos neurofisiológicos diretos que levam à comorbidade psiquiátrica. A necessidade de alterações significativas do estilo de vida pode gerar um grave impacto sobre os pacientes e suas famílias (Salpekar; Dunn, 2007).

Uma gama de condições psiquiátricas (incluindo depressão, ansiedade, psicose e transtorno de déficit de atenção/hiperatividade) é identificada entre crianças e adolescentes com epilepsia. No entanto, está apenas sendo iniciada a compilação de dados abrangendo a epidemiologia e a prevalência precisa desses transtornos comórbidos, que ainda é incompleta. Acredita-se que cerca de 40 a 50% das crianças e dos adolescentes com epilepsia são afetados por comorbidades psiquiátricas e de conduta (Pellock, 2004).

Os problemas sociais e psicológicos de adultos jovens parecem mais associados ao quociente intelectual e ao quadro neurológico do que à epilepsia (Kokkonen et al., 1997). Wakamoto e colaboradores (2000) identificaram uma incidência de 2,7% de diagnósticos psiquiátricos entre 148 pacientes, em 18,9 anos de seguimento, com remissão das crises (após cinco anos) de 62,8%.

O transtorno de déficit de atenção/hiperatividade (TDAH) é uma comorbidade descrita com frequência em associação à epilepsia na infância. Dentre 203 crianças (com idade de 11,8 +/- 3,8 anos) de um centro terciário para atendimento de quadros graves de epilepsia, mais de 60% preenchiam os critérios de diagnóstico para os subtipos de TDAH desatento e combinado. O subtipo combinado, quando comparado ao desatento, estava mais associado a início precoce das convulsões, epilepsia generalizada, baixo nível adaptativo e, entre os com desenvolvimento normal, alta taxa de refratariedade das convulsões. O subtipo desatento estava associado a epilepsias focais e apresentava tendência para maior uso de DAE com efeitos adversos cognitivos. A presença do TDAH foi associada a uma probabilidade 2 a 4 vezes maior de pior QV (Sherman et al., 2007).

A depressão é subdiagnosticada e subtratada entre os jovens com epilepsia, uma vez que sinais de depressão costumam ser considerados reações "normais", apesar de a depressão ser uma condição com risco de vida e um fator de risco para suicídio. Os fatores etiológicos englobam aspectos neurológicos, genéticos e iatrogênicos (Baker, 2006). Adolescentes com epilepsia apresentam maior incidência de depressão em associação a sua natureza imprevisível, a percepção da ausência de controle e a autoavaliação negativa (Marin, 2005).

Um levantamento desenvolvido por nosso grupo (Thomé-Souza et al., 2004) avaliou pacientes por idade (agrupados, segundo a escala cognitiva de Piaget, em menores de 6 anos, de 7 a 13 anos e maiores de 13 anos); sexo; história familiar de transtorno mental; e *status* cognitivo. Quanto à condição epiléptica, considerou idade de início, duração e controle das convulsões à época da avaliação psiquiátrica, refratariedade, DAE (mono- *versus* politerapia), tipo de crise (generalizada *versus* focal) e tipo de epilepsia (idiopática *versus* sintomática/provavelmente sintomática). Transtornos depressivos ocorreram em 36,4% e TDAH em 29,1%, sendo os transtornos mentais mais frequentes nessa série. A epilepsia focal foi bem mais comum entre crianças e adolescentes com transtornos mentais. Quanto ao tipo de transtorno mental, a idade foi um fator importante, com predominância de TDAH em crianças e de depressão em adolescentes. A história familiar contribuiu para depressão, mas não para os demais quadros. A depressão permaneceu subdiagnosticada e não sendo tratada por um maior período de tempo. Esses pacientes apresentavam uma maior incidência de TDAH na infância precoce e de depressão na adolescência. Além do mais, o impacto do diagnóstico precoce permanece ignorado.

CONCLUSÃO

A abordagem das questões clínicas, emocionais e psicológicas, no que tange à epilepsia, não deve se restringir ao paciente pediátrico, mas abranger a família, no sentido de minimizar possíveis sobrecargas que advenham da enfermidade e de suas repercussões, bem como facilitar a comunicação entre os familiares e o profissional da saúde responsável, propiciando e multiplicando as oportunidades de resolução para a criança e o adolescente.

Hoje, é ponto pacífico a premência pelo desenvolvimento de técnicas e instrumentos que estejam habilitados a captar a percepção do próprio paciente pediátrico com epilepsia, a fim de priorizar a atenção às necessidades dessa população (Kuczynski et al., 2003).

Diante do exposto, podemos concluir que crianças e adolescentes com epilepsia têm sua QV relativamente comprometida. O enfoque sobre o simples controle das convulsões pode não atingir a gama de dificuldades emocionais e de conduta que demandam a atenção dos profissionais da saúde que os assistem (Malhi; Singhi, 2005).

REFERÊNCIAS

AGUIAR, B. V. et al. Seizure impact on the school attendance in children with epilepsy. *Seizure*, v. 16, n. 8, p. 698-702, 2007.

ALMEIDA FILHO, N. *Epidemiologia das desordens mentais da infância no Brasil*. Salvador: Centro Editorial e Didático da Universidade Federal da Bahia, 1985.

AMERICAN PSYCHIATRIC ASSOCIATION. *DSM-IV Diagnostic and statistical manual of mental disorders*. Washington, D.C., 1994.

ASSUMPÇÃO JÚNIOR, F. B. et al. Escala de avaliação de qualidade de vida (AUQEI – Autoquestionnaire qualité de vie enfant imagé): validade e confiabilidade de uma escala para qualidade de vida em crianças de 4 a 12 anos. *Arq. Neuropsiquiatr.*, v. 58, n. 1, p. 119-127, 2000.

BAKER, G. A. Depression and suicide in adolescents with epilepsy. *Neurol.*, v. 66, n. 6 (Supl. 3), p. S5-S12, 2006.

BAKER, G. A. et al. Perceived impact of epilepsy in teenagers and young adults: an international survey. *Epilepsy Behav.*, v. 12, n. 3, p. 395-401, 2008.

BÍBLIA. *A Bíblia Sagrada*: Mateus 17, 14-21. Ed. Pastoral. São Paulo: Paulinas, 1990.

BRESLAU, N. Psychiatric disorders in children with physical disabilities. *J. Am. Acad. Child. Psychiatry*, v. 24, n. 1, p. 87-94, 1985.

CADMAN, D. et al. Chronic illness, disability, and mental and social well-being: findings of the Ontario Child Health Study. *Pediatrics*, v. 79, n. 5, p. 805-813, 1987.

COMMISSION ON CLASSIFICATION AND TERMINOLOGY OF THE INTERNATIONAL LEAGUE AGAINST EPILEPSY. Proposal for revised classification of epilepsies and epileptic syndromes. *Epilepsia*, v. 30, n. 4, p. 389-399, 1989.

DEVINSKY, O.; WESTBROOK, L. E. Quality of life with epilepsy. In: THE TREATMENT of epilepsy: principals and practice. 3rd ed. Philadelphia: Wyllie E, 2001. p. 1243-1250.

DUCHOWNY, M.; HARVEY, A. S. Pediatric epilepsy syndromes: an update and critical review. *Epilepsia*, v. 37 (Supl. 1), p. S26-S40, 1996.

DUNN, D. W.; AUSTIN, J. K. Behavioral issues in pediatric epilepsy. *Neurology*, v. 53 (Supl. 2), p. S96-S100, 1999.

ELGER, C. E.; SCHMIDT, D. Modern management of epilepsy: a practical approach. *Epilepsy Behav.*, v. 12, n. 4, p. 501-539, 2008.

ELLIOTT, I. M.; LACH, L.; SMITH, M. L. I just want to be normal: a qualitative study exploring how children and adolescents view the impact of intractable epilepsy on their quality of life. *Epilepsy Behav.*, v. 7, n. 4, p. 664-678, 2005.

ENGEL JR., J. ILAE classification of epilepsy syndromes. *Epilepsy Res.*, v. 70 (Supl.), p. 5-10, 2006.

ENGEL JR., J.; PEDLEY, T. (Ed.). *Epilepsy*: a comprehensive textbook, 2nd Ed. Philadelphia: Lippincott Williams & Wilkins, 2007. v. 1-3.

ENGEL JR., J. et al. Practice parameter: Temporal lobe and localized neocortical resections for epilepsy. *Neurology*, v. 60, n. 4, p. 538-547, 2003.

FUTTERMAN, E. H.; HOFFMAN, I. Transient school phobia in a leukemic child. *J. Am. Acad. Child. Psychiatry*, v. 9, n. 3, p. 477-494, 1970.

GARRALDA ME, BAILEY D. Psychiatric disorders in general paediatric referrals. *Arch. Dis. Child.*, v. 64, n. 12, p. 1727-1733, 1989.

JACOBY, A.; AUSTIN, J. K. Social stigma for adults and children with epilepsy. *Epilepsia*, v. 48 (Supl. 9), p. 6-9, 2007.

JALAVA, M. et al. Social adjustment and competence 35 years after onset of childhood epilepsy: a prospective controlled study. *Epilepsia*, v. 38, n. 6, p. 708-15, 1997.

KOKKONEN, J. et al. Psychosocial outcome of young adults with epilepsy in childhood. *J. Neurol. Neurosurg. Psychiatry*, v. 62, n. 3, p. 265-268, 1997.

KUCZYNSKI, E. *Avaliação da qualidade de vida em crianças e adolescentes sadios e portadores de doenças crônicas e/ou incapacitantes*. 2002. Tese (Doutorado) - Faculdade de Medicina da Universidade de São Paulo, São Paulo, 2002.

KUCZYNSKI, E. et al. Quality of life (QOL) and childhood epilepsy [letter]. *Rev. Bras. Psiquiatr. (São Paulo)*, v. 30, p. 404-405, 2008.

KOSSOFF, E. H. More fat and fewer seizures: dietary therapies for epilepsy. *Lancet Neurol.*, v. 3, n. 7, p. 111-118, 2004.

KUCZYNSKI, E. et al. Evaluación de la calidad de vida en niños y adolescentes portadores de enfermedades crónicas y/o incapacitadoras: un estudio brasileño. *An. Pediatr.*, v. 58, n. 6, p. 550-555, 2003.

KWAN, P.; SANDER, J. W. The natural history of epilepsy: an epidemiological view. *J. Neurol. Neurosurg. Psychiatry*, v. 75, n. 10, p. 1376-1381, 2004.

LACH, L. M. et al. Health-related quality of life in youth with epilepsy: theoretical model for clinicians and researchers. Part I: the role of epilepsy and comorbidity. *Qual. Life Res.*, v. 15, n. 7, p. 1161-1171, 2006.

LEE, A. et al. Self-concept in adolescents with epilepsy: biological and social correlates. *Pediatr. Neurol.*, v. 38, n. 5, p. 335-339, 2008.

MALHI, P.; SINGHI, P. Correlates of quality of life with epilepsy. *Indian J. Pediatr.*, v. 72, n. 2, p. 131-135, 2005.

MANIFICAT, S.; DAZORD, A. Évaluation de la qualité de vie de l'enfant: validation d'un questionnaire, premiers résultats. *Neuropsychiatr. Enfance Adolesc.*, v. 45, n. 3, p. 106-114, 1997.

MARIN, S. The impact of epilepsy on the adolescent. *MCN Am. J. Matern. Child. Nurs.*, v. 30, n. 5, p. 321-326, 2005.

MOSHÉ, S. L. Epileptogenesis and the immature brain. *Epilepsia*, v. 28 (Supl. 1), p. S3-S15, 1987.

NISHIYAMA, A. N. Epilepsia. In: ASSUMPÇÃO JÚNIOR, F. B.; KUCZYNSKI, E. (Ed.). *Tratado de psiquiatria da infância e adolescência*. São Paulo: Atheneu, 2003. p. 477-483.

PELLOCK, J. M. Defining the problem: psychiatric and behavioral comorbidity in children and adolescents with epilepsy. *Epilepsy Behav.*, v. 5 (Supl. 3), p. S3-S9, 2004.

ROGER, P. et al. (Ed.). Epileptic syndromes in infancy, childhood and adolescence. London: John Libbey & Company, 1985.

SALPEKAR, J. A.; DUNN, D. W. Psychiatric and psychosocial consequences of pediatric epilepsy. *Semin. Pediatr. Neurol.*, v. 14, n. 4, p. 181-188, 2007.

SHAFFER, D. et al. A children's global assessment scale (CGAS). *Arch. Gen. Psychiat.*, v. 40, n. 11, p. 1228-1231, 1983.

SHERMAN, E. M. et al. ADHD, neurological correlates and health-related quality of life in severe pediatric epilepsy. *Epilepsia*, v. 48, n. 6, p. 1983-1991, 2007.

SHOVON, S. *Handbook of epilepsy treatment*. Oxford: Blackwell Science, 2000.

SILANPÄÄ, M.; SCHMIDT, D. Natural history of treated childhood-onset epilepsy: prospective, long-term population-based study. *Brain*, v. 129 (pt. 3), p. 617-624, 2006.

SORIA, C. et al. La qualité de vie chez l'enfant avec épilepsie: revue de la littérature. *Arch. Pediatr.*, v. 15, n. 9, p. 1474-1485, 2008.

SPARROW, S. S.; BALLA, D. A.; CICCHETTI, D. V. *Vineland adaptive behavior scales*. Circle Pines, MN: American Guidance Service, 1984.

STEFFENBURG, S.; GILLBERG, C.; STEFFENBURG, U. Psychiatric disorders in children and adolescents with mental retardation and active epilepsy. *Arch. Neurol.*, v. 53, n. 9, p. 904-12, 1996.

THEODORE, W. H.; FISHER, R. S. Brain stimulation for epilepsy. *Lancet Neurol.*, v. 3, n. 2, p. 111-118, 2004. Errata em: *Lancet Neurol.*, v. 3, n. 6, p. 332, 2004

THOMÉ-SOUZA, M. S. et al. Which factors play a pivotal role on determining the type of psychiatric disorder in children and adolescents with epilepsy? *Epilepsy Behav.*, v. 5, n. 6, p. 988-994, 2004.

VALENTE, K. D. R.; VALÉRIO, R. M. F. Epilepsia: definição e conceitos. In: MANREZA, M. L. G. Et al. (Ed.). *Epilepsia na infância e na adolescência*. São Paulo: Lemos, 2003. p. 19-61.

WAKAMOTO, H. et al. Long-term medical, educational, and social prognoses of childhood-onset epilepsy: a population-based study in a rural district of Japan. *Brain Dev.*, v. 22, n. 4, p. 246-255, 2000.

WARE, N. C. Toward a model of social course in chronic illness: the example of chronic fatigue syndrome. *Cult. Med. Psychiatry*, v. 23, n. 3, p. 303-331, 1999.

WOLF, P. Determinants of outcome in childhood epilepsy. *Acta Neurol. Scand. Suppl.*, v. 182, p. 5-8, 2005.

YONG, L.; CHENGYE, J.; JIONG, Q. Factors affecting the quality of life in childhood epilepsy in China. *Acta Neurol. Scand.*, v. 113, n, 3, p. 167-173, 2006.

QUALIDADE DE VIDA E PARALISIA CEREBRAL

Nívea de Macedo Oliveira Morales
Carlos Henrique Martins Silva

PARALISIA CEREBRAL

Conceito

A paralisia cerebral (PC), ou encefalopatia crônica não progressiva, tem sido tradicionalmente considerada como um grupo de distúrbios motores que se caracteriza por alterações de postura e movimento resultantes de uma lesão no cérebro em desenvolvimento (Bax, 1964). A definição mais recente de PC, embora mantenha a ênfase original direcionada ao distúrbio motor, inclui a limitação funcional nas atividades em decorrência do quadro motor e a frequente associação com outras manifestações, como alterações sensoriais, cognitivas, comunicativas, perceptivas ou comportamentais, ou com crises epilépticas (Bax et al., 2005). Esse conceito atual surgiu da necessidade de considerar a doença de uma maneira mais ampla, atentando-se para as manifestações motoras, a funcionalidade e a repercussão geral no indivíduo com possibilidade de outras condições associadas de agravo à saúde.

Epidemiologia

Em países desenvolvidos, a PC permanece como a causa mais comum de disfunção motora crônica na infância. Nesses países, a incidência da PC tem se mantido entre 1,5 e 3,0 por 1.000 nascidos vivos (Hagberg et al., 1996; Himmelmann et al., 2005; Nordmark; Hagglund; Lagergren, 2001; Surveillance of Cerebral Palsy in Europe, 2000, 2002). Embora a medicina moderna ainda enfrente inúmeras limitações para prevenção da doença (Nelson, 2003), estudos populacionais na Suécia têm sinalizado uma tendência à redução da taxa de prevalência (Hagberg et al., 1996, 2001; Himmelmann et al., 2005).

A sobrevivência varia conforme a gravidade do comprometimento motor. Para indivíduos com comprometimento leve ou moderado, a expectativa de vida não difere muito das crianças saudáveis; todavia, a taxa de mortalidade nos primeiros 20 anos de vida é de até 50% para pacientes com as formas mais graves da doença. A expectativa de vida também é influenciada pelo número de incapacidades funcionais associadas e pelo peso no nascimento (Blair et al., 2001; Hutton; Cooke; Pharoah, 1994; Hutton; Pharaoah, 2002, 2006).

Um dos aspectos marcantes da PC é sua variabilidade em relação à etiologia e ao quadro clínico. A lesão cerebral pode ser resultante de fatores pré-, peri ou pós-natais.

Manifestações clínicas e classificação

As alterações motoras constituem a principal característica clínica da PC e são muito heterogêneas, podendo variar o tipo, a distribuição anatômica nos quatro membros e a gravidade do comprometimento motor (Liptak; Accardo, 2004). Em virtude das particularidades da apresentação clínica, verificou-se a necessidade de agrupar esses indivíduos em classes mais homogêneas e que mantivessem características comuns. Assim, surgiram algumas propostas de classificação.

A classificação baseada no quadro clínico predominante de comprometimento motor e no padrão anatômico de distribuição continua a ser muito utilizada na prática clínica. De acordo com as alterações do tônus muscular e do movimento, podem ser identificados distúrbios do tipo *espástico*, *discinético* (ou extrapiramidal) e *atáxico*. Em relação à topografia, o envolvimento pode ser subdividido em *tetraplegia*, *diplegia* e *hemiplegia* (Hagberg, 1989). Ainda que existam críticas e discordâncias de alguns autores a respeito dessa classificação clínica, outras classificações permanecem restritas a estudos regionais ou continentais (Colver; Sethumadhavan, 2003; Surveillance of Cerebral Palsy in Europe, 2000, 2002).

A classificação proposta por Palisano e colaboradores (1997) – Gross Motor Function Classification System (GMFCS) – também tem sido adotada internacionalmente por fornecer maiores informações sobre a função, com importante aplicabilidade na avaliação clínica e abordagem terapêutica (Morris; Bartlett, 2004; Østensjø; Carlberg; Vøllestad, 2003; Rosenbaum et al., 2002). Conforme o grau de limitação funcional, os pacientes são distribuídos em cinco níveis de gravidade (Palisano et al., 1997). Os de nível 1 exibem marcha independente e sem limitações. Aqueles com o nível 5 evidenciam grave comprometimento motor e estão limitados à cadeira de rodas.

Contudo, portadores de PC podem apresentar outras repercussões que vão além do quadro motor, estudado de forma tão ampla, uma vez que limitações funcionais, estruturais, sociais e ambientais interferem nas condições gerais de saúde e bem-estar desses indivíduos (Beckung; Hagberg, 2002; Hammal; Jarvis; Colver, 2004; Liptak; Accardo, 2004; Mackie; Jessen; Jarvis, 1998, 2002; McManus et al., 2006; Morris; Kurinczuk; Fitzpatrick, 2005).

QUALIDADE DE VIDA

A comunidade científica tem apresentado um crescente interesse em conhecer a percepção do próprio paciente sobre sua condição de saúde e como a doença interfere em sua capacidade funcional e qualidade de vida. Estudos que objetivam avaliar a qualidade de vida podem auxiliar a compreender melhor os componentes de saúde e as repercussões da doença na vida do indivíduo, bem como favorecer a elaboração de propostas de intervenções pelos profissionais da saúde mais direcionadas às expectativas do próprio paciente.

A OMS também tem se dedicado a esse assunto, incentivando pesquisas e publicações que avaliem a qualidade de vida (QV) (The WHOQOL Group, 1995). Segundo a OMS, a QV é definida como "a percepção do indivíduo de sua posição na vida, no contexto cultural e no sistema de valores em que vive e em relação a seus objetivos, expectativas, preocupações e desejos" (The WHOQOL Group, 1995). De modo geral, o conceito de QV refere-se a indicadores objetivos e subjetivos de felicidade e satisfação (Guyatt et al., 1997).

Na área biomédica, a *qualidade de vida relacionada a saúde* (QVRS) refere-se a satisfação e bem-estar do indivíduo nos domínios físico, psicológico, social, econômico e espiritual em relação ao estado de saúde (Guyatt et al., 1997); uma combinação do estado de saúde com a resposta afetiva a essa condição (Theunissen et al., 1998).

Como a QVRS implica um julgamento de valor – embasado em experiências de comunidades, grupos familiares ou individuais (Health..., 2000) –, conforme as experiências sociais e individuais vividas, pessoas com problemas de saúde semelhantes podem apresentar repercussões diferentes em suas vidas (Guyatt et al., 1997). É natural que o médico e demais profissionais da saúde, tão acostumados a valorizar parâmetros objetivos fundamentados na aplicação de um método científico rigoroso para a avaliação clínica, possam ter limitações para perceber as questões mais importantes para o bem-estar segundo o próprio paciente (Bergner, 1989; Janse et al., 2004; Vitale et al., 2001).

Por tratar de questões tão subjetivas e multidimensionais, a avaliação da QVRS constitui um desafio. Com a finalidade de medir a condição de saúde e o bem-estar pela perspectiva do próprio indivíduo, foram desenvolvidos instrumentos, sendo a maioria questionários autoaplicáveis. Esses instrumentos podem ser divididos em dois grupos: genéricos (que são multidimensionais) e específicos (direcionados a uma população ou condição específica) (De Boer et al., 1998; Guyatt; Feeny; Patrick, 1993; Patrick; Chiang, 2000). O uso combinado de instrumentos genéricos e específicos é desejável na comparação entre populações e identificação de problemas particulares em pacientes com a mesma doença ou condição (Jenney; Campbell, 1997; Liptak et al., 2001).

Na escolha da medida mais adequada, devem ser considerados inúmeros fatores, como as características da população avaliada, o modo de aplicação, o propósito e as propriedades psicométricas do instrumento (Guyatt; Feeny; Patrick, 1993; Guyatt et al., 1997).

> Na escolha da medida mais adequada, devem ser considerados inúmeros fatores, como as características da população avaliada, o modo de aplicação, o propósito e as propriedades psicométricas do instrumento.

Para que o instrumento seja considerado apropriado na avaliação da QVRS, suas propriedades psicométricas (ou de medida) devem ser testadas por meio de análises estatísticas no contexto cultural específico e na condição a ser estudada. Essas análises permitirão assegurar a qualidade dos dados, a confiabilidade ou precisão dos resultados, a validade e a sensibilidade do instrumento para detectar mudanças. Visto que essas propriedades podem variar de forma significativa para cada grupo populacional, sua verificação é de fundamental importância para cada grupo avaliado e antecede, do ponto de vista metodológico, as interpretações provenientes da aplicação do instrumento na avaliação da QVRS (Guyatt et al., 1997; McCarthy et al., 2002; McHorney et al., 1994).

Até o final da década de 1990, poucos instrumentos de medida estavam disponíveis para a avaliação da QVRS de crianças e adolescentes. O interesse em determinar e medir o impacto da doença na QVRS da criança tem aumentado, o que pode ser atribuído às mudanças na epidemiologia das doenças da infância – de condições agudas para crônicas e de incuráveis para curáveis ou com tratamento paliativo. Em consequência, instrumentos genéricos e específicos têm sido desenvolvidos com o objetivo de acessar a QVRS na faixa etária pediátrica, mas apenas um pequeno número destes preenche critérios básicos para sua utilização (Eiser; Morse, 2001).

Como a maioria dos instrumentos foi desenvolvida em língua inglesa, para utilizá-los em outras línguas ou culturas é necessário um rigoroso processo de tradução e adaptação cultural por meio de normas recomendadas internacionalmente (Guillemin; Bombardier; Beaton, 1993). Após essa etapa, é preciso verificar se o instrumento mantém suas propriedades psicométricas, em especial confiabilidade, validade e sensibilidade, para a população a ser avaliada.

Ressalta-se o valioso trabalho conduzido pela Pediatric Rheumatology International Trials Organisation (PRINTO) que viabilizou a tradução e validação de dois questionários de avaliação de QVRS – o Child Health Questionnaire (CHQ) e o Childhood Health Assessment Questionnaire (CHAQ) – para 32 países (Ruperto et al., 2001). O Brasil participou desse trabalho colaborativo, o que resultou na disponibilidade de uma versão brasileira para os dois instrumentos (Machado et al., 2001). A partir desse trabalho de validação e adaptação transcultural projetado pela PRINTO, é possível realizar estudos em populações variadas para conhecer e comparar a QVRS de crianças e adolescentes em diversas condições socioeconômicas e sociodemográficas.

Outro trabalho colaborativo promissor é o European KIDSCREEN, um projeto que objetiva desenvolver, testar e implementar um instrumento de triagem padronizado para avaliar a QVRS de crianças em toda a Europa (Ravens-Sieberer et al., 2001; Robitail et al., 2006).

A avaliação da QVRS em crianças, em geral, tem sido obtida por meio de um representante, com mais frequência os pais, o que pode gerar controvérsias. Embora a concordância entre as informações relatadas pela criança e pelo familiar tenha sido demonstrada (Barreire et al., 2003; Duffy; Arsenault; Duffy, 1993; Theunissen et al., 1998; Van Empelen et al., 2005), a perspectiva dos pais nem sempre corresponde à da própria criança, em especial nos domínios psicossociais (Britto et al., 2004; Davis et al., 2007; Eiser, 1997; Eiser; Morse, 2001).

As discordâncias nas respostas entre os pares pai-criança ou mãe-criança não são atribuídas a diferenças ou problemas na interpretação das questões, mas resultam de diferentes argumentos e estilos de respostas. Esse achado deve ser considerado na interpretação da QVRS pela percepção do familiar (Davis et al., 2007)

A presença de um representante respondendo aos questionários, contudo, pode ser de grande importância para abordar crianças tanto menores de 12 anos quanto com dificuldades no aprendizado ou com comprometimento por enfermidade que impossibilite a obtenção de respostas (Jenney; Campbell, 1997; White-Koning et al., 2005). Nesse contexto, a medida da QVRS pela perspectiva da própria criança portadora de PC, mesmo de grande importância no fornecimento de informações valiosas, constitui um desafio diante das limitações impostas pela doença (Bjornson; McLaughlin, 2001).

QUALIDADE DE VIDA E PARALISIA CEREBRAL

Atualmente, tem ocorrido um crescente interesse em conhecer como a PC interfere na vida de seus portadores e de seus familiares, por meio de estudos epidemiológicos e medidas de avaliação. Nesse sentido, a partir de 1991, a United Cerebral Palsy Association (UCPA) tem patrocinado pesquisas que avaliam as condições de saúde e bem-estar dos pacientes com PC, bem como a QVRS, com o objetivo de atuar de maneira positiva na qualidade de vida desses indivíduos (McLaughlin; Bjornson, 1998). Hoje, um estudo transversal multicentro realizado em nove regiões da Europa tem aplicado um protocolo para examinar a relação do ambiente (físico, social e atitude) com a participação em atividades diárias e a QVRS em crianças com PC (Colver; Sparcle Group, 2006; Dickinson et al., 2006).

Instrumentos

Alguns instrumentos genéricos de avaliação de QVRS já foram utilizados em pacientes com PC (Quadro 12.1), como o Child Health Questionnaire (CHQ) (Colver; Sparcle Group, 2006; Dickinson et al., 2006; Fung et al., 2002; Houlihan et al., 2004; Liptak et al., 2001; McCarthy et al., 2002; Morales, 2005; Morales et al., 2007; Samson-Fang et al., 2002; Schneider et al., 2001, 2005, 2006; Vitale et al., 2001, 2005; Wake; Salmon; Reddihough, 2003; Wallen; O'Flaherty; Waugh, 2004), o Pediatric Outcomes Data Collection Instrument (PODCI) (Abel et al., 2003; McCarthy et al., 2002; Pirpiris et al., 2006; Vitale et al., 2001, 2005), o Autoquestionnaire Qualité de Vie Enfant Imagé (AUQEI) (Hodgkinson et al., 2002; Morales et al., 2005), o Health Utilities Index-Mark 3 (HUI-3) (Kennes et al., 2002), o Pediatric Quality of Life Inventory (PedsQL) (Pirpiris et al., 2006; Varni et al., 2005, 2006) e o KIDSCREEN (Colver; Sparcle Group, 2006; Dickinson et al., 2006).

Além desses, instrumentos específicos foram desenvolvidos para avaliar a QVRS de crianças com PC, como o Caregiver Questionnaire (CQ) (Schneider et al., 2001), cuja versão atual é o Care and Comfort Hypertonicity Questionnaire (CCHQ) (McCoy et al., 2006); o Pediatric Quality of Life Inventory (PedsQL) – Módulo para paralisia cerebral (Varni et al., 2006); o Caregiver Priorities and Child Health Index of Life with Disabilities (CPCHILD) (Narayanan et al., 2006); o Quality of Life Instrument for Children with Cerebral Palsy (CP QOL-Child) (Waters et al., 2007). Também foi desenvolvido um questionário específico para avaliar a eficácia da artrodese espinal em pacientes com PC do tipo espástica (Tsirikos et al., 2004). O Child Health Assessment Questionnaire (CHAQ), instrumento específico elaborado, a princípio, para avaliar a QVRS de crianças e adolescentes com artrite idiopática juvenil (Len, 1993; Len et al., 1994; Machado et al., 2001), foi recentemente utilizado para portadores de PC, mostrando-se um instrumento útil, válido e confiável para essa população (Morales, 2007; Morales et al., 2008).

QUADRO 12.1

INSTRUMENTOS DE QUALIDADE DE VIDA RELACIONADA À SAÚDE E SUAS CARACTERÍSTICAS AO SEREM APLICADOS EM PORTADORES DE PARALISIA CEREBRAL

Instrumento	População	Conteúdo/dimensões	Propriedades psicométricas testadas
Genérico			
CHQ	5-18 anos; perspectiva do responsável	Função física, limitação devido à função física, limitação devido a dificuldades emocionais, saúde global, dor, percepção de saúde, alterações na saúde, saúde mental, comportamento, autoestima, impacto emocional e no tempo dos pais, limitação das atividades familiares e coesão familiar	Qualidade dos dados[a] (efeito-piso, efeito-teto, dados perdidos), confiabilidade e validade (discriminante, discriminante do item, convergente, divergente, de critério/concorrente, de construto)
PODCI	4-8 anos; perspectiva do responsável	Dor, desconforto, transferência, mobilidade, função física, esporte, função dos membros superiores, satisfação, felicidade, expectativas	Efeito-piso, efeito-teto, confiabilidade, validade (convergente, interna, de critério)[a]
AUQEI	4-12 anos; perspectiva do paciente	Autonomia, lazer, funções e família	Não avaliadas[b]
HUI-3	5-13 anos	Mobilidade, destreza, fala, visão, audição, cognição, emoção e dor	Não avaliadas[b]
PedsQL – escalas núcleo genérico	2-18 anos; perspectiva do paciente[c] e do responsável	Função física, emocional, social e escolar	Qualidade dos dados (dados perdidos), confiabilidade, validade de construto
KIDSCREEN	8-12 anos; perspectiva do paciente e do responsável	Psicológico, emocional, suporte social, vida doméstica, autopercepção, autonomia, escola, aceitação social, finanças e bem-estar físico	Protocolo de avaliação das propriedades psicométricas[d]

(continua)

QUADRO 12.1

INSTRUMENTOS DE QUALIDADE DE VIDA RELACIONADA À SAÚDE E SUAS CARACTERÍSTICAS AO SEREM APLICADOS EM PORTADORES DE PARALISIA CEREBRAL (continuação)

Instrumento	População	Conteúdo/dimensões	Propriedades psicométricas testadas
Específico			
CCHQ	3-21 anos; perspectiva do responsável	Cuidado pessoal, posição/transferência, conforto, interação/comunicação	Validade de construto e conteúdo de responsividade
PedsQL – módulo para PC	2-18 anos; perspectiva do paciente[c] e do responsável	Atividade diária, atividade escolar, movimento e equilíbrio, dor e ferimentos, fadiga, alimentação, fala e comunicação	Qualidade dos dados (dados perdidos), confiabilidade, validade de construto
CPCHILD	5-18 anos; perspectiva do responsável	Cuidado pessoal, posição, transferência e mobilidade, comunicação e interação social, conforto e emoções, saúde, qualidade de vida	Confiabilidade e validade (de face e de construto)
CP QOL-Child	4-12 anos; perspectiva do paciente[e] e do responsável	Bem-estar físico, social e emocional, escola, acesso a serviços e aceitação social	Confiabilidade e validade de construto
CHAQ	5-18 anos; perspectiva do responsável	Atividades de vida diária: vestir e arrumar, levantar, alimentar, andar, higienizar, alcançar, apanhar e outras atividades. Escalas visual-analógicas para avaliação de dor e avaliação global do bem-estar	Qualidade dos dados[a] (efeito-piso, efeito-teto, dados perdidos), confiabilidade e validade (discriminante, discriminante do item, convergente, divergente, de critério/concorrente, de construto)
Questionário para artrodese espinal	Crianças e adolescentes; perspectiva dos pais, terapeutas e educadores	Aparência, função física, alimentação, respiração, dor, saúde mental, cuidados no banho e vestuário	Não avaliadas

CHQ= Child Health Questionnaire; PODCI = Pediatric Outcomes Data Collection Instrument ; AUQEI = Autoquestionnaire Qualité de Vie Enfant Imagé; HUI-3= Health Utilities Index-Mark 3; PedsQL= Pediatric Quality of Life Inventory; CCHQ= Care and Comfort Hypertonicity Questionnaire; CPCHILD= Caregiver Priorities and Child Health Index of Life with Disabilities; PC = paralisia cerebral; CP QOL-Child= Quality of Life Instrument for Children with Cerebral Palsy; CHAQ = Childhood Health Assessment Questionnaire. [a] taxas de efeito-piso e teto e de dados perdidos foram elevadas; [b] propriedades psicométricas testadas apenas para outros grupos populacionais; [c] a partir de 5 anos; [d] testadas e adequadas para população normativa: dados perdidos; confiabilidade, validade convergente, divergente, análise fatorial confirmatória; [e] a partir de 9 anos.

Resultados dos estudos de qualidade de vida em portadores de paralisia cerebral

Em geral, a avaliação da QVRS de crianças e adolescentes com PC por meio de instrumentos genéricos confirmou o prejuízo multidimensional em relação à população saudável segundo percepção dos pais (Liptak et al., 2001; Morales, 2005; Morales et al., 2007; Samson-Fang et al., 2002; Varni et al., 2005, 2006; Vargus-Adams, 2005; Wake; Salmon; Reddihough, 2003) e do próprio paciente (Morales et al., 2005; Varni et al., 2005, 2006). O impacto negativo teve maior magnitude no construto físico, embora também tenha sido significativo no bem-estar psicossocial, tanto na perspectiva dos pais (Morales, 2005; Vargus-Adams, 2005; Wake; Salmon; Reddihough, 2003) quanto na do próprio paciente (Varni et al., 2005, 2006).

A percepção do médico relacionou-se com a opinião dos pais apenas no construto físico (Vitale et al., 2001, 2005). A concordância entre a perspectiva do próprio portador e a dos pais também se mostrou inadequada na dimensão psicossocial (Majnemer et al., 2008), pois os pais tendem a perceber um maior prejuízo no bem-estar emocional do que o relatado pelo próprio portador (Varni et al., 2005). Essa discordância na percepção indica limitação para retratar uma dimensão tão subjetiva como a psicossocial.

> Os pais tendem a perceber um maior prejuízo no bem-estar emocional do que o relatado pelo próprio portador.

A repercussão na QVRS também foi avaliada conforme o nível do comprometimento motor. Em geral, os pacientes com maior gravidade do comprometimento motor apresentaram maior prejuízo no domínio físico e semelhante repercussão psicossocial na QVRS (Morales, 2005; Narayanan et al., 2006; Vargus-Adams, 2005; Wake; Salmon; Reddihough, 2003). Todavia, ainda que a PC ocasione um impacto negativo geral no construto psicossocial e na família, a repercussão nesses domínios foi semelhante entre as diversas formas de gravidade motora da doença (Kennes et al., 2002; Morales, 2005; Vargus-Adams, 2005; Wake; Salmon; Reddihough, 2003). Mesmo os pacientes com a forma leve de PC apresentaram importante impacto psicossocial na QVRS (Pirpiris et al., 2006).

> Em geral, os pacientes com maior gravidade do comprometimento motor apresentaram maior prejuízo no domínio físico e semelhante repercussão psicossocial na QVRS.

Apenas no trabalho de Varny e colaboradores (2006) ocorreu diferença significativa pela perspectiva dos pais na função física e na saúde psicossocial do núcleo genérico do PedsQL, entre os pacientes classificados segundo a gravidade do comprometimento motor por meio do GMFCS, demonstrando pior QVRS quanto maior a limitação motora. Mesmo assim, o instrumento de QVRS não distinguiu diferenças na QVRS entre os cinco níveis de gravidade do GMFCS tanto no núcleo genérico (nos domínios físico e psicossocial) quanto no módulo específico para PC. Nesse mesmo trabalho, o nível do comprometimento foi associado a pior percepção de bem-estar físico pelo próprio paciente.

Crianças entre 4 e 12 anos com PC relataram maior insatisfação geral em seu bem-estar quanto melhor sua função física, o que demonstra uma baixa correlação entre a QV e a capacidade motora, pela percepção da criança (Hodgkinson et al., 2002). Esses resultados devem ser analisados com cautela, uma vez que as propriedades psicométricas do instrumento utilizado não foram verificadas para a população estudada.

Em contrapartida, no trabalho de Shelly e colaboradores (2008), as crianças relatam melhores escores de QV nos domínios psicossociais do que nos domínios físicos, sem interferência do grau de limitação funcional.

Segundo Bagley e colaboradores (2007) e Oeffinger e colaboradores (2007), crianças com PC classificadas em diferentes níveis pelo GMFCS diferem funcionalmente entre si. Todavia, os instrumentos de avaliação de QVRS são menos discriminatórios que os instrumentos de medida destinados à avaliação funcional.

Segundo a classificação pelo tipo clínico da PC, os portadores da forma tetraparética da doença apresentam maior prejuízo na QVRS em relação àqueles com diplegia e hemiplegia, sobretudo no construto físico, tanto na perspectiva dos pais (McCarthy et al., 2002; Morales, 2005; Vitale et al., 2005) quanto na dos próprios pacientes (Varny et al., 2005, 2006). Diferenças significativas na QVRS entre as formas hemiparética e diparética não foram identificadas mesmo com a utilização de instrumentos específicos (Varny et al., 2006).

Variáveis demográficas, como idade e sexo, não influenciaram na QVRS de pacientes com PC pela percepção dos pais (Pirpiris et al., 2006; Vargus-Adams, 2005). Segundo a perspectiva da própria criança portadora de PC, quanto maior o número de crianças na família, menor a satisfação com a família e maior o bem-estar na escola. Quanto maior o tempo dedicado pela família na reeducação da criança ou na terapia de reabilitação, maior foi a insatisfação relatada pela criança, embora essas variáveis não tenham apresentado correlação com as habilidades da criança (Hodgkinson et al., 2002).

Algumas variáveis clínicas estudadas interferiram de forma negativa na QVRS, tais como a presença de gastrostomia (Liptak et al., 2001), disfunção alimentar (Fung et al., 2002), desnutrição (Samson-Fang et al., 2002), dor (Houlihan et al., 2004), epilepsia (Morales, 2005; Wake; Salmon; Reddihough, 2003;) e o número de problemas de ordem médica (Vargus-Adams, 2005) ou comorbidades (Vitale et al., 2001).

Majnemer e colaboradores (2007) estudaram os fatores determinantes para QV de crianças e adolescentes com PC e verificaram que as limitações motoras e de outras atividades eram indicadores do bem-estar físico mas não do bem-estar psicossocial. A dinâmica familiar, as dificuldades de comportamento e a motivação foram preditores importantes da adaptação socioemocional desses indivíduos. De acordo com Aran e colaboradores (2007), o modo de criar (aceitação, rejeição, controle e permissão de autonomia) ocasiona um impacto importante no domínio psicossocial da QVRS, pela perspectiva da criança e do adolescente portadores de PC.

A maior parte dos trabalhos sobre QVRS realizados até o momento é baseada em dados transversais. Um estudo longitudinal avaliou pacientes portadores de PC por meio do instrumento genérico CHQ e demonstrou que, em um intervalo de um ano, a QVRS se manteve estável pela percepção dos pais, exceto na escala que avalia a *limitação nas atividades diárias devido à função física*. Visto que as condições de saúde e a função física não se alteraram no período de estudo, os autores sugerem que a piora observada nessa escala pode ser decorrente do aumento nas dificuldades que a criança enfrenta na comunidade, com o passar do tempo, em virtude da mudança de seus desejos e expectativas (Vargus-Adams, 2006).

A verificação da QVRS também foi utilizada como medida de avaliação em estudos prospectivos, após intervenção terapêutica em crianças e adolescentes com PC, para determinar a eficácia da aplicação de toxina botulínica tipo A (Jankovic et al., 2004; Wallen; O'Flaherty; Waugh, 2004), da cirurgia de artrodese na correção da deformidade espinal em portadores de PC do tipo espástica e escoliose (Tsirikos et al., 2004), e para determinar a eficácia do aumento da dose de baclofeno intratecal naqueles com PC do tipo espástica (McCoy et al., 2006).

Resultados dos estudos de qualidade de vida em cuidadores de pacientes com paralisia cerebral

A repercussão da doença não se restringe ao indivíduo afetado, pois o impacto negativo da PC na QVRS dos pais ou do cuidador principal está presente nos domínios físico e emocional. Ainda não está claro se o grau de comprometimento motor do paciente influencia na QVRS do cuidador (Eker; Tüzün, 2004; Ones et al., 2005; Tuna et al., 2004).

Sullivan e colaboradores (2004) demonstraram que intervenções que melhorem as condições de saúde do paciente podem influenciar de forma positiva a QVRS dos responsáveis pelos cuidados da criança portadora de PC.

> Sullivan e colaboradores (2004) demonstraram que intervenções que melhorem as condições de saúde do paciente podem influenciar de forma positiva a QVRS dos responsáveis pelos cuidados da criança portadora de PC.

Resultados dos estudos brasileiros de qualidade de vida em pacientes pediátricos portadores de paralisia cerebral

Dos instrumentos de avaliação de QVRS previamente utilizados em crianças com PC, cinco estão disponíveis no Brasil, uma vez que foram traduzidos de maneira criteriosa, validados e adaptados à cultura brasileira: o AUQEI (Assumpção Júnior et al., 2000), o CHQ-PF50 (Machado et al., 2001), o HUI (Shimoda et al., 2005), o PedsQL (Klatchoian et al., 2008) e o CHAQ (Machado et al., 2001). Destes, o AUQEI, o CHQ-PF50 e o CHAQ já foram aplicados em pacientes brasileiros com PC (Morales, 2005, 2007; Morales et al., 2005, 2007, 2008).

Embora o Pediatric Outcomes Data Collection Instrument (PODCI) e o Caregiver Questionnaire (CQ) tenham sido utilizados em nosso meio (de Assis et al., 2008), o processo de tradução e validação desses instrumentos para a população brasileira ainda não foi estabelecido segundo os critérios internacionais, sendo, então, necessários mais estudos para a confirmação dos resultados obtidos por meio desses questionários.

Os estudos brasileiros que avaliaram a QVRS de crianças e adolescentes com PC pela perspectiva dos responsáveis confirmaram um impacto negativo significativo no bem-estar físico, emocional e social em relação à população saudável. Quanto mais grave o nível de comprometimento motor, maior o prejuízo, sobretudo nos domínios físicos e na avaliação global da QVRS. Assim, os indivíduos com tetraparesia e com a forma grave do comprometimento motor (níveis 4 e 5 do GMFCS) apresentaram maior prejuízo na QVRS. Todavia, mesmo indivíduos com maior capacidade motora, ou seja, forma leve da doença, evidenciaram prejuízo na QVRS pela percepção dos responsáveis, em relação à população saudável (Morales, 2005, 2007).

Pacientes com epilepsia mostraram maior impacto negativo no domínio físico em relação aos sem epilepsia. Contudo, os dados analisados confirmaram, também, uma associação entre maior incapacidade física e epilepsia nos portadores da forma grave de PC, não sendo possível afirmar a influência direta da epilepsia na QVRS desses pacientes (Morales, 2005, 2007).

Destaca-se o fato de que a combinação entre manifestação epiléptica e comprometimento motor pela PC interferiu de modo positivo na escala que avalia *coesão familiar* (Morales, 2005). É provável, portanto, que a família procure reunir esforços e reduzir conflitos diante de um familiar com comprometimento motor e epilepsia. Dessa forma, a epilepsia contribui como mais uma dificuldade na assistência dispensada aos portadores de PC, sendo difícil, segundo relato das próprias mães, delegar a responsabilidade dos cuidados a outras pessoas que não os parentes mais íntimos, o que pode fortalecer a união, a confiança e a cumplicidade entre os membros da família.

O impacto da PC na QV, conforme a perspectiva da própria criança, foi avaliado por meio do instrumento AUQEI, sendo detectado prejuízo em comparação às crianças saudáveis. Os pacientes com a forma grave ou com maior número de irmãos tiveram maior repercussão negativa na QV. Não ocorreu diferença significativa em relação a sexo, escolaridade, tipo clínico da PC e presença de epilepsia. Ressalta-se que apenas cerca de metade dos pacientes selecionados para o estudo foram capazes de responder ao questionário, em virtude das limitações intelectuais, o que reflete a dificuldade de obter informações do próprio paciente para uma amostra mais representativa (Morales et al., 2005).

CONCLUSÕES

Os resultados dos estudos de QVRS em portadores de PC implicam reflexões quanto à abordagem clínica e reforçam a necessidade de uma equipe interdisciplinar no acompanhamento e na reabilitação do paciente e de seus familiares, com especial cuidado para os aspectos físicos, psicológicos e sociais. As estratégias de promoção da saúde devem ser direcionadas para favorecer não apenas uma maior independência física desses indivíduos, mas também para a melhoria do bem-estar social e familiar.

Maiores esclarecimentos sobre o impacto da doença na satisfação geral e no bem-estar, conforme os diversos níveis de limitação motora da doença, poderão ser fornecidos por meio da utilização de instrumentos específicos de avaliação de QVRS (Morales, 2005). A não associação entre função física e bem-estar psicossocial sugere que a abordagem terapêutica direcionada à função física possa não repercutir no bem-estar psicossocial dos indivíduos (Morales, 2005; Pirpiris et al., 2006). Assim, os resultados apresentados até o momento indicam que, embora os pacientes com maior limitação motora requeiram maior atenção quanto à saúde física, a abordagem e os cuidados psicossociais são necessários em todos os níveis de comprometimento motor (Morales, 2005; Pirpiris et al., 2006; Wake; Salmon; Reddihough, 2003). Os investimentos em programas de saúde devem levar em conta os prejuízos causados pela doença para disponibilizar de modo planejado os recursos apropriados.

REFERÊNCIAS

ABEL, M. F. et al. Relationships among musculoskeletal impairments and functional health status in ambulatory cerebral palsy. *J. Pediatr. Orthop.*, v. 23, n. 4, p. 535-541, 2003.

ARAN, A. et al. Parenting style impacts on quality of life in children with cerebral palsy. *J. Pediatr.*, v. 151, n. 1, p. 56-60, 2007.

ASSUMPÇÃO JÚNIOR, F. B. et al. Escala de avaliação de qualidade de vida (AUQEI - Autoquestionnaire Qualité de Vie Enfant Imagé): validade e confiabilidade de uma escala para qualidade de vida em crianças de 4 a 12 anos. *Arq. Neuropsiquiatr.*, v. 58, n. 1, p. 119-127, 2000

BAGLEY, A. M. et al. Outcome assessments in children with cerebral palsy, part II: discriminatory ability of outcome tools. *Dev. Med. Child Neurol.*, v. 49, n. 3, p. 181-186, 2007.

BARREIRE, S.G. et al. Qualidade de vida de crianças ostomizadas na ótica das crianças e das mães. *J. Pediatr.*, v. 79, n. 1, p. 55-62, 2003.

BAX, M. C. O. Terminology and classification of cerebral palsy. *Dev. Med. Child Neurol.*, v. 6, p. 295-297, 1964.

BAX, M. et al. Proposed definition and classification of cerebral palsy, April 2005. *Dev. Med. Child Neurol.*, v. 47, n. 8, p. 571-576, 2005.

BECKUNG, E.; HAGBERG, G. Neuroimpairments, activity limitations, and participation restrictions in children with cerebral palsy. *Dev. Med. Child Neurol.*, v. 44, n. 5, p. 309-316, 2002.

BERGNER, M. Quality of life, health status, and clinical research. *Med. Care*, v. 27 (Supl. 3), p. 148-156, 1989.

BJORNSON, K. F.; McLAUGHLIN, J. F. The measurement of health-related quality of life (HRQL) in children with cerebral palsy. *Eur. J. Neurol.*, v. 8 (Supl. 5), p. 183-193, 2001.

BLAIR, E. et al. Life expectancy among people with cerebral palsy in Western Australia. *Dev. Med. Child Neurol.*, v. 43, n. 8, p. 508-515, 2001.

BRITTO, M. T. et al. Differences between adolescents' and parents' reports of health-related quality of life in cystic fibrosis. *Pediatr. Pulmonol.*, v. 37, n. 2, p. 165-171, 2004.

COLVER, A. F.; SETHUMADHAVAN, T. The term diplegia should be abandoned. *Arch. Dis. Child.*, v. 88, n. 4, p. 286-290, 2003.

COLVER, A.; SPARCLE GROUP. Study protocol: SPARCLE – a multi-centre European study of the relationship of environment to participation and quality of life in children with cerebral palsy. *BMC Public Health*, v. 6, p. 105-114, 2006. Disponível em: <http://www.biomedcentral.com/1471-2458/6/105>. Acesso em: 09 jan. 2007.

DAVIS, E. et al. Parent-proxy and child self-reported health-related quality of life: using qualitative methods to explain the discordance. *Qual. Life Res.*, v. 16, n. 5, p. 863-871, 2007.

DE ASSIS, T. R. et al. Quality of life of children with cerebral palsy treated with botulinum toxin: are well-being measures appropriate? *Arq. Neuropsiquiatr.*, v. 66, n. 3B, p. 652-8, 2008.

DE BOER, A. G. E. M. et al. Disease-specific quality of life; is it one construct? *Qual. Life Res.*, v. 7, n. 2, p. 135-142, 1998.

DICKINSON, H. et al. Assessment of data quality in a multi-centre cross-sectional study of participation and quality of life of children with cerebral palsy. *BMC Public Health*, v. 6, Nov. 2006. Disponível em: <http://www.biomedcentral.com/1471-2458/6/273>. Acesso em: 09 jan. 2007.

DUFFY, C. M.; ARSENAULT, L.; DUFFY, K. N. W. Level of agreement between parents and children in rating dysfunction in juvenile rheumatoid arthritis and juvenile spondyloarthritides. *J. Rheumatol.*, v. 20, n. 12, p. 2134-2139, 1993.

EISER, C. Children's quality of life measures. *Arch. Dis. Child.*, v. 77, n. 4, p. 350-354, 1997.

EISER, C.; MORSE, R. A review of measures of quality of life for children with chronic illness. *Arch. Dis. Child.*, v. 84, n. 3, p. 205-211, 2001.

EKER, L.; TÜZÜN, E. H. An evaluation of quality of life of mothers of children with cerebral palsy. *Disabil. Rehabil.*, v. 26, n. 23, p. 1354-1359, 2004.

FUNG, E. B. et al. Feeding dysfunction is associated with poor growth and health status in children with cerebral palsy. *J. Am. Diet. Assoc.*, v. 102, n. 3, p. 361-373, 2002.

GUILLEMIN, F.; BOMBARDIER, C.; BEATON, D. Cross-cultural adaptation of health-related quality of life measures: literature review and proposed guidelines. *J. Clin. Epidemiol.*, v. 46, n. 12, p. 1417-1432, 1993.

GUYATT, G. H. et al. Users' guides to the medical literature. XII. How to use articles about health-related quality of life: evidence-based medicine working group. *JAMA*, v. 277, n. 15, p. 1232-1237, 1997.

GUYATT, G. H.; FEENY, D. H; PATRICK, D. L. Measuring health-related quality of life. *Ann. Intern. Med.*, v. 118, n. 8, p. 622-629, 1993.

HAGBERG, B. et al. Changing panorama of cerebral palsy in Sweden. VIII. Prevalence and origin in the birth year period 1991-94. *Acta Paediatr. Scand.*, v. 90, n. 3, p. 271-277, 2001.

HAGBERG, B. et al. The changing panorama of cerebral palsy in Sweden VII. Prevalence and origin in the birth year period 1987-1990. *Acta Paediatr. Scand.*, v. 85, n. 8, p. 954-960, 1996.

HAGBERG, B. Nosology and classification of cerebral palsy. *G. Neuropsichiatr. Evol.*, v. 4 (Supl.), p. 12-17, 1989.

HAMMAL, D.; JARVIS, S. N.; COLVER, A. F. Participation of children *with cerebral palsy is influenced by where they live. Dev. Med. Child. Neurol.*, v. 46, n. 5, p. 292-298, 2004.

HEALTH outcomes methodology symposium: glossary. *Med. Care*, v. 38, n. 9 (Supl. 2), p. 7-13, 2000.

HIMMELMANN, K. et al. The changing panorama of cerebral palsy in Sweden. IX. Prevalence and origin in the birth-year period 1995-1998. *Acta Paediatr.*, v. 94, n. 3, p. 287-294, 2005.

HODGKINSON, I. et al. Qualité de vie d'une population de 54 enfants infirmes moteurs cérébraux marchants. Étude transversale. *Ann. Readapt. Med. Phys.*, v. 45, n. 4, p. 154-158, 2002.

HOULIHAN, C. M. et al. Bodily pain and health-related quality of life in children with cerebral palsy. *Dev. Med. Child Neurol.*, v. 46, n. 5, p. 305-310, 2004.

HUTTON, J. L.; COOKE, T.; PHAROAH, P. O. D. Life expectancy in children with cerebral palsy. *Br. Med. J.*, v. 309, n. 6952, p. 431-435, 1994.

HUTTON, J. L.; PHARAOAH, P. O. D. Effects of cognitive, motor, and sensory disabilities on survival in cerebral palsy. *Arch. Dis. Child.*, v. 86, n. 2, p. 84-90, 2002.

HUTTON, J. L.; PHARAOAH, P. O. D. Life expectancy in severe cerebral palsy. *Arch. Dis. Child.*, v. 91, n. 3, p. 254-258, 2006.

JANKOVIC, J. et al. Evidence-based review of patient-reported outcomes with botulinum toxin type A. *Clin. Neuropharmacol.*, v. 27, n. 5, p. 234-244, 2004.

JANSE, A. J. et al. Quality of life: patients and doctor don't always agree: a meta-analysis. *J. Clin. Epidemiol.*, v. 57, n. 7, p. 653-661, 2004.

JENNEY, M. E. M.; CAMPBELL, S. Measuring quality of life. *Arch. Dis. Child.*, v. 77, n. 4, p. 347-350, 1997.

KENNES, J. et al. Health status of school-aged children with cerebral palsy: information from a population-based sample. *Dev. Med. Child Neurol.*, v. 44, n. 4, p. 240-247, 2002.

KLATCHOIAN, D. A. et al. Quality of life of children and adolescents from São Paulo: reliability and validity of the Brazilian version of the Pediatric Quality of Life Inventory version 4.0 Generic Core Scales. *J. Pediatr.*, v. 84, n. 4, p. 308-15, 2008.

LEN, C. A. *Avaliação da capacidade funcional e da dor em crianças com artrite reumatoide juvenil*: validação dos questionários "The Juvenile Arthrites Functional Assessment Report" e "The Childhood Health Assessment Questionnaire" e das escalas de dor numérica, de face e verbal. 1993. Dissertação (Mestrado em Pediatria) – Universidade Federal de São Paulo, São Paulo, 1993.

LEN, C. et al. Cross-cultural reliability of the childhood health assessment questionnaire. *J. Rheumatol.*, v. 21, n. 12, p. 2349-2352, 1994.

LIPTAK, G. S. et al. Health status of children with moderate to severe cerebral palsy. *Dev. Med. Child Neurol.*, v. 43, n. 6, p. 364-370, 2001.

LIPTAK, G. S.; ACCARDO, P. J. Health and social outcomes of children with cerebral palsy. *J. Pediatr.*, v. 145, n. 2 (Supl.), p. 36-41, 2004.

MACHADO, C. S. M. et al. The Brazilian version of the childhood health assessment questionnaire (CHAQ) and the child health questionnaire (CHQ). *Clin. Exp. Rheumatol.*, v. 19, n. 4 (Supl. 23), p. 25-29, 2001.

MACKIE, P. C. O.; JESSEN, E. C. O.; JARVIS, S. N. Creating a measure of impact of childhood disability: statistical Methodology. *Public Health*, v. 116, n. 2, p. 95-101, 2002.

MACKIE, P. C. O.; JESSEN, E. C. O.; JARVIS, S. N. The lifestyle assessment questionnaire: an instrument to measure the impact of disability on the lives of children with cerebral palsy and their families. *Child Care Health Dev.*, v. 24, n. 6, p. 473-486, 1998.

MAJNEMER, A. et al. Determinants of life quality in school-age children with cerebral palsy. *J. Pediatr.*, v. 151, n. 5, p. 470-5 (e1-3), 2007.

MAJNEMER, A. et al. Reliability in the ratings of quality of life between parents and their children of school age with cerebral palsy. *Qual. Life Res.*, v. 17, n. 9, p. 1163-71, 2008.

McCARTHY, M. L. et al. Comparing reliability and validity of pediatric instruments for measuring health and well-being of children with spastic cerebral palsy. *Dev. Med. Child Neurol.*, v. 44, n. 7, p. 468-476, 2002.

McCOY, R. N. et al. Validation of a Care and Comfort Hypertonicity Questionnaire. *Dev. Med. Child Neurol.*, v. 48, n. 3, p. 181-187, 2006.

McHORNEY, C. A. et al. The MOS 36-item short-form health survey (SF-36): III. Test of data quality, scaling assumptions, and reliability across diverse patient groups. *Med. Care*, v. 32, n. 1, p. 40-66, 1994.

McLAUGHLIN, J. F.; BJORNSON, K. F. Quality of life and developmental disabilities. *Dev. Med. Child Neurol.*, v. 40, n. 7, p. 435, 1998. Editorial.

McMANUS, V. et al. Discussion groups with parents of children with cerebral palsy in Europe designed to assist development of a relevant measure of environment. *Child Care Health Dev.*, v. 32, n. 2, p. 185-192, 2006.

MORALES, N. M. O. *Avaliação transversal da qualidade de vida em crianças e adolescentes com paralisia cerebral por meio de um instrumento genérico (CHQ-PF50)*. 2005. Dissertação (Mestrado em Ciências da Saúde) – Universidade Federal de Uberlândia, Uberlândia, 2005.

MORALES, N. M. O. et al. Avaliação do impacto da paralisia cerebral na qualidade de vida pela perspectiva de crianças portadoras. In: CONGRESSO INTERNACIONAL DE MEDICINA E REABILITAÇÃO DA AACD, 3., 2005, São Paulo; CONGRESSO DE REABILITAÇÃO ORITEL, 2005, São Paulo. *Anais...* São Paulo: AACD, 2005.

MORALES, N. M. O. et al. Psychometric properties of the Child Health Assessment Questionnaire (CHAQ) applied to children and adolescents with cerebral palsy. *Health Qual. Life Outcomes*, v. 6, p. 109, 2008.

MORALES, N. M. O. et al. Psychometric properties of the initial Brazilian version of the CHQ-PF50 applied to the caregivers of children and adolescents with cerebral palsy. *Qual. Life Res.*, v. 16, n. 3, p. 437-444, 2007.

MORALES, N. M. O. *Qualidade de vida em crianças e adolescentes com paralisia cerebral*: validação do instrumento específico "Child Health Assessment Questionnaire" (CHAQ). 2007. Tese (Doutorado) – Faculdade de Medicina de Ribeirão Preto da Universidade de São Paulo, Ribeirão Preto, 2007.

MORRIS, C.; BARTLETT, D. Gross Motor Function Classification System: impact and utility. *Dev. Med. Child Neurol.*, v. 46, n. 1, p. 60-65, 2004.

MORRIS, C.; KURINCZUK, J. J; FITZPATRICK, R. Child or family assessed measures of activity performance and participation for children with cerebral palsy: a structured review. *Child Care Health Dev.*, v. 31, n. 4, p. 397-407, 2005.

NARAYANAN, U. G. et al. Initial development and validation of the Caregiver Priorities and Child Health Index of Life with Disabilities (CPCHILD). *Dev. Med. Child Neurol.*, v. 48, n. 10, p. 804-812, 2006.

NELSON, K. B. Can we prevent cerebral palsy? *N. Engl. J. Med.*, v. 349, n. 18, p. 1765-1769, 2003.

NORDMARK, E.; HAGGLUND, G.; LAGERGREN, J. Cerebral palsy in southern Sweden I. Prevalence and clinical features. *Acta Paediatr.*, v. 90, n. 11, p. 1271-1276, 2001.

OEFFINGER, D. et al. Outcome assessments in children with cerebral palsy, part I: descriptive characteristics of GMFCS Levels I to III. *Dev. Med. Child Neurol.*, v. 49, n. 3, p. 172-180, 2007.

ONES, K. et al. Assessment of the quality of life of mothers of children with cerebral palsy (primary caregivers). *Neurorehabil. Neural Repair*, v. 19, n. 3, p. 232-237, 2005.

ØSTENSJØ, S.; CARLBERG, E. B.; VØLLESTAD, N. K. Everyday functioning in young children with cerebral palsy: functional skills, caregiver assistance, and modifications of environment. *Dev. Med. Child Neurol.*, v. 45, n. 9, p. 603-612, 2003.

PALISANO, R. et al. Developmental and reliability of a system to classify gross motor function in children with cerebral palsy. *Dev. Med. Child Neurol.*, v. 39, n. 4, p. 214-23, 1997.

PATRICK, D. L.; CHIANG, Y. P. Measurement of health outcomes in treatment effectiveness evaluations: conceptual and methodological challenges. *Med. Care*, v. 38, n. 9 (Supl. 2), p. 14-25, 2000.

PIRPIRIS, M. et al. Function and well-being in ambulatory children with cerebral palsy. *J. Pediatrc. Orthop.*, v. 26, n. 1, p. 119-124, 2006.

RAVENS-SIEBERER, U. et al. Quality of life in children and adolescents: a European public health perspective. *Soz Praventivmed*, v. 46, n. 5, p. 294-302, 2001.

ROBITAIL, S. et al. Validation of the European proxy KIDSCREEN-52 pilot test health-related quality of life questionnaire: first results. *J. Adolesc. Health*, v. 39, n. 4, p.596, e1-e10, 2006.

ROSENBAUM, P.L. et al. Prognosis for gross motor function in cerebral palsy: creation of motor development curves. *JAMA*, v. 288, n. 11, p. 1357-1363, 2002.

RUPERTO, N. et al. Cross-cultural adaptation and psychometric evaluation of the childhood health assessment questionnaire (CHAQ) and the child health questionnaire (CHQ) in 32 countries. Review of the general methodology. *Clin. Exp. Rheumatol.*, v. 19, n. 4, p. 1-9, 2001. Supplement 23

SAMSON-FANG, L. et al. Relationship of nutritional status to health and societal participation in children with cerebral palsy. *J. Pediatric.*, v. 141, n. 5, p. 637-643, 2002.

SCHNEIDER, J. W. et al. Health-related quality of life and functional outcomes measures for children with cerebral palsy. *Dev. Med. Child Neurol.*, v. 43, n. 9, p. 601-608, 2001.

SHELLY, A. et al. The relationship between quality of life and functioning for children with cerebral palsy. *Dev. Med. Child Neurol.*, v. 50, n. 3, p. 199-203, 2008.

SHIMODA, S. et al. Translation and cultural adaptation of Health Utilities Index (HUI) Mark 2 (HUI2) and Mark 3 (HUI3) with application to survivors of childhood cancer in Brazil. *Qual. Life Res.*, v. 14, n. 5, p. 1407-1412, 2005.

SULLIVAN, P. B. et al. Impact of gastrostomy tube feeding on the quality of life of carers of children with cerebral palsy. *Dev. Med. Child Neurol.*, v. 46, n. 12, p. 796-800, 2004.

SURVEILLANCE OF CEREBRAL PALSY IN EUROPE. Prevalence and characteristics of children with cerebral palsy in Europe. *Dev. Med. Child Neurol.*, v. 44, n. 9, p. 633-640, 2002.

SURVEILLANCE OF CEREBRAL PALSY IN EUROPE. Surveillance of cerebral palsy in Europe: a collaboration of cerebral palsy surveys and registers. *Dev. Med. Child Neurol.*, v. 42, n. 12, p. 816-824, 2000.

THE WHOQOL GROUP. The world health organization quality of life assessment (WHO-QOL): position paper from the world health organization. *Soc. Sci. Med.*, v. 41, n. 10, p. 1403-1409, 1995.

THEUNISSEN, N. C. M. et al. The proxy problem: child report versus parent report in health-related quality of life research. *Qual. Life Res.*, v. 7, n. 5, p. 387-97, 1998.

TSIRIKOS, A. I. et al. Comparison of parents' and caregivers' satisfaction after spinal fusion in children with cerebral palsy. *J. Pediatrc. Orthop.*, v. 24, n. 1, p. 54-58, 2004.

TUNA, H. et al. Quality of life of primary caregivers of children with cerebral palsy: a controlled study with Short Form-36 questionnaire. *Dev. Med. Child Neurol.*, v. 46, n. 9, p. 647-648, 2004.

VAN EMPELEN, R. et al. Health-related quality of life and self-perceived competence of children assessed before and up to two years after epilepsy surgery. *Epilepsia*, v. 46, n. 2, p. 258-271, 2005.

VARGUS-ADAMS, J. Health-related quality of life in childhood cerebral palsy. *Arch. Phys. Med. Rehabil.*, v. 86, n. 5, p. 940-945, 2005.

VARGUS-ADAMS, J. Longitudinal use of the Child Health Questionnaire in childhood cerebral palsy. *Dev. Med. Child Neurol.*, v. 48, n. 5, p. 343-347, 2006.

VARNI, J. W. et al. Health-related quality of life of children and adolescents with cerebral palsy: hearing the voice of the children. *Dev. Med. Child Neurol.*, v. 47, n. 9, p. 592-597, 2005.

VARNI, J. W. et al. The PedsQL in pediatric cerebral palsy: reliability, validity, and sensitivity of the Generic Core Scales and Cerebral Palsy Module. *Dev. Med. Child Neurol.*, v. 48, n. 6, p. 442-449, 2006.

VITALE, M. G. et al. Assessment of health status in patients with cerebral palsy: what is the role of quality-of-life measures? *J. Pediatrc. Orthop.*, v. 25, n. 25, p. 792-797, 2005.

VITALE, M. G. et al. Capturing quality of life in pediatric orthopaedics: two recent measures compared. *J. Pediatrc. Orthop.*, v. 21, n. 5, p. 629-635, 2001.

WAKE, M.; SALMON, L.; REDDIHOUGH, D. Health status of Australian children with mild to severe cerebral palsy: cross-sectional survey using the child health questionnaire. *Dev. Med. Child Neurol.*, v. 45, n. 3, p. 194-199, 2003.

WALLEN, M. A.; O'FLAHERTY, S. J.; WAUGH, M-C. A. Functional outcomes of intramuscular botulinum toxin type A in the upper limbs of children with cerebral palsy: a phase II trial. *Arch. Phys. Med. Rehabil.*, v. 85, n. 2, p. 192-200, 2004.

WATERS, E. et al. Psychometric properties of the quality of life questionnaire for children with CP. *Dev. Med. Child Neurol.*, v. 49, n. 1, p. 49-55, 2007.

WHITE-KONING, M. et al. Subjective quality of life in children with intellectual impairment – how can it be assessed? *Dev. Med. Child Neurol.*, v. 47, n. 4, p. 281-287, 2005.

QUALIDADE DE VIDA E QUADROS DEGENERATIVOS NEUROMUSCULARES

María Teresa Moreno Valdés
Egmar Longo Araújo de Melo
Maria Iracema Capistrano Bezerra

Um dos aspectos mais desafiadores do manejo das doenças neuromusculares, cuja característica principal é a fraqueza muscular progressiva, é lidar com crianças e adolescentes que, ao contrário de seus pares normais, experimentam, com o crescimento, perdas significativas em decorrência da diminuição da força muscular. Autonomia, senso de autoidentidade e independência, características incrementadas na transição da infância à adolescência, apresentam-se, no caso das doenças neuromusculares, de maneira inversa.

As doenças neuromusculares compreendem um grupo diverso de afecções que comprometem a unidade motora, composta por motoneurônio medular, raiz nervosa, nervo periférico, junção mioneural e músculo (Reed, 2002). Neste capítulo, enfatizaremos duas de suas principais formas: a distrofia muscular progressiva do tipo Duchenne (DMD) e a atrofia muscular espinal (AME).

> Autonomia, senso de autoidentidade e independência, características incrementadas na transição da infância à adolescência, apresentam-se, no caso das doenças neuromusculares, de maneira inversa.

Distrofia muscular progressiva do tipo Duchenne

A distrofia muscular progressiva do tipo Duchenne (DMD), segunda doença geneticamente determinada mais frequente na infância, é transmitida pela mãe em 65% dos casos, e sua incidência, baseada em estudos populacionais, tem sido estimada em cerca de 1:3.500 nascimentos do sexo masculino (Anderson et al., 2002; Dubowitz, 1995; Eagle et al., 2002).

Não existem estudos epidemiológicos no Brasil com dados de prevalência e incidência, porém, estima-se que mais de 400 garotos com essa condição podem ter nascido por ano no Brasil desde 1993 (Araújo et al., 2004).

O gene da DMD está localizado no braço curto do cromossomo X, em uma região denominada Xp21, resultando em uma falha na produção da distrofina, que é parte de uma proteína complexa localizada na membrana celular (Dubovitz, 1995; Eagle et al., 2002; Emery; Muntoni, 2003).

A falta da proteína distrofina na membrana do músculo leva à fraqueza muscular generalizada e progressiva e à deterioração funcional (Dubovitz, 1995; Uchikawa et al., 2004). A distrofia muscular pode ser considerada como uma das doenças mais devastadoras da infância, como tão bem definiu Gowers (1879, apud Emery; Muntoni, 2003, p. 17):

> A doença é uma das mais interessantes e ao mesmo tempo mais tristes de todas aquelas com as quais lidamos; interessante por suas características peculiares e natureza misteriosa; triste por nos darmos conta da nossa impotência para influenciar seu curso, exceto em um grau muito leve. É uma doença do início da vida e do crescimento. De modo que cada crescimento em estatura significa um aumento da fraqueza, e cada ano é um passo na estrada que caminha para uma morte inevitável e precoce.

A fraqueza muscular, principal característica da doença, é sempre bilateral e simétrica, com padrão de envolvimento altamente seletivo. Em geral, em seus estágios iniciais, os músculos dos membros inferiores são mais afetados que os dos membros superiores, e os proximais mais que os distais (Armand et al., 2005; Hyde et al., 2000).

Em razão da debilidade dos músculos extensores do quadril e do joelho, as crianças apresentam o clássico sinal de Gower's, que consiste em escalar as próprias pernas para levantar do chão. Esse sinal está presente na criança por volta dos 4 ou 5 anos de idade e pode ser encontrado em outras formas de distrofia muscular progressiva. Com a progressão da doença, a lordose lombar torna-se mais exagerada e a marcha adquire características típicas, conhecida como marcha anserina (Emery; Muntoni, 2003; Kakulas, 1999).

Inevitavelmente, essas crianças irão necessitar de uma cadeira de rodas, o que, em geral, ocorre entre os 8 e os 12 anos, ainda que, com a introdução da terapia com esteroides, a marcha possa ser prolongada por mais alguns anos. As deformidades costumam se instalar após a perda da marcha, sobretudo na coluna e nos membros inferiores, o que interfere na independência funcional e na autoestima (Armand et al., 2005; Dubowitz, 1995; Emery; Muntoni, 2003; Kakulas, 1999).

Os problemas respiratórios são agravados pela fraqueza da musculatura intercostal e pela deformidade na coluna, ocorrendo redução da pressão inspiratória e expiratória máximas. Com a progressão da doença, ocorre uma redução importante na capacidade pulmonar total e aumento no volume residual. O primeiro sinal de falência respiratória é a hipoventilação noturna, com queda na pressão de O_2 e acúmulo de CO_2. O músculo cardíaco também é afetado, sendo comum, nos estágios iniciais, a presença de taquicardia sinusal persistente e arritmias. A cardiomiopatia clinicamente aparente, via de regra, ocorre com a perda da marcha independente, e sua incidência aumenta com o avançar da idade. Estima-se que quase todos os pacientes com DMD tenham sinais de envolvimento cardíaco nos estágios finais da doença, mas a falência cardíaca progressiva é rara, presente em cerca de 15% dos casos (Emery; Muntoni, 2003; McDonald, 1999).

Embora seja possível reconhecer uma mudança significativa na expectativa de vida desses pacientes, graças aos cuidados relacionados à assistência respiratória domiciliar, melhor manejo das infecções respiratórias recorrentes e da escoliose, com o avanço da doença, eles tornam-se cada vez mais dependentes dos familiares nas atividades de vida diária (AVDs), e a demanda de cuidado aumenta de forma progressiva (Eagle et al., 2002; Kohler et al., 2009).

Durante muitos anos, houve relutância em aceitar que crianças com DMD pudessem apresentar déficit cognitivo e, somente no início dos anos 1960, essa suspeita foi confirmada (Emery; Muntoni, 2003). Além de um grau de déficit cognitivo, esses pacientes podem apresentar déficit de memória, dificuldades especí-

> Embora seja possível reconhecer uma mudança significativa na expectativa de vida desses pacientes, graças aos cuidados relacionados à assistência respiratória domiciliar, melhor manejo das infecções respiratórias recorrentes e da escoliose, com o avanço da doença, eles tornam-se cada vez mais dependentes dos familiares nas atividades de vida diária (AVDs), e a demanda de cuidado aumenta de forma progressiva (Eagle et al., 2002; Kohler et al., 2009).

cas para leitura e problemas de comportamento (Donders; Taneja, 2009; Hendriksen; Vles, 2006; Wicksell et al., 2004).

De acordo com Dubowitz (1995), cerca de 30% desses pacientes apresentam algum grau de déficit cognitivo. De modo diferente da fraqueza muscular, o déficit cognitivo na DMD não é progressivo e não tem relação com a idade do paciente ou com a duração ou gravidade da doença (Dubowitz, 1995). Atualmente, tem sido postulado que o déficit cognitivo e a gravidade do quadro motor na DMD são inversamente proporcionais, ou seja, pacientes com déficit cognitivo mais acentuado não são tão afetados como aqueles sem tal alteração (Emery; Muntoni, 2003). Outro dado recente é que a função intelectual de pacientes com DMD se modifica com a idade, em especial no que diz respeito às habilidades verbais e de linguagem, sendo observado que os de mais idade têm maiores escores de coeficiente de inteligência (QI) verbal (Cotton; Voudouris; Greenwood, 2005). Diferentes formas de distrofina têm sido localizadas no tecido cerebral normal, uma delas no córtex cerebral e no hipocampo e outra nas células de Purkinje do córtex cerebelar. Esses achados podem justificar a presença de déficit cognitivo nos portadores de DMD (Wicksell et al., 2004).

> A terapia por células-tronco tem emergido como uma das mais promissoras para o tratamento da DMD, e, por essa razão, é cada vez maior o número de pesquisas realizadas em diferentes continentes que tentam incansavelmente mudar o curso natural das doenças neuromusculares (Emery; Muntoni, 2003).

A terapia por células-tronco tem emergido como uma das mais promissoras para o tratamento da DMD, e, por essa razão, é cada vez maior o número de pesquisas realizadas em diferentes continentes que de forma incansável tentam mudar o curso natural das doenças neuromusculares (Emery; Muntoni, 2003).

Atrofia muscular espinal

A atrofia muscular espinal (AME) é uma patologia neuromuscular hereditária, autossômica, recessiva do neurônio motor inferior, causada pela degeneração dos motoneurônios da medula espinal (Araújo; Ramos; Cabello, 2005). Apresenta-se em três formas distintas de manifestação clínica, dependendo da idade de início e do grau de comprometimento motor: tipo I – atrofia muscular espinal progressiva (doença de Werdnig Hoffmann); tipo II – atrofia muscular espinal na forma intermediária; tipo III – atrofia muscular espinal juvenil (doença de Kugelberg Welander).

A AME é a segunda forma mais frequente de doença neuromuscular na infância, cuja incidência varia de 1:6.000 nascimentos nos casos mais graves (doença de Werdnig Hoffmann) a 1:10.000 nascimentos nas formas crônicas (forma intermediária e doença de Kugelberg Welander). A frequência de portadores na população em geral é de cerca de 1 em 50 (Tizzano, 2007).

O tipo I é a forma mais grave, manifestando-se desde o período perinatal ou nos primeiros anos de vida. Apresenta fraqueza e hipotonia muscular generalizada. São crianças com dificuldade para segurar a cabeça, sugar, deglutir e, também, com dificuldade respiratória pelo envolvimento dos músculos respiratórios. A sobrevida, com poucas exceções, não ultrapassa os primeiros 2 anos de vida (Cobben et al., 2008; Tizzano, 2007).

> A AME é a segunda forma mais frequente de doença neuromuscular na infância, cuja incidência varia de 1:6.000 nascimentos nos casos mais graves (doença de Werdnig Hoffmann) a 1:10.000 nascimentos nas formas crônicas (forma intermediária e doença de Kugelberg Welander).

No tipo II, as alterações surgem entre 6 meses e 2 anos. Algumas crianças conseguem permanecer sentadas, se colocadas nessa posição, e, mais raramente, ficam em pé e andam com apoio. Por esse motivo, aquelas que apresentam esse tipo de AME têm um atraso no desenvolvimento motor. É um tipo cujo curso é mais benigno (Cobben et al., 2008; Tizzano, 2007).

O tipo III caracteriza-se pelo comprometimento motor mais tardio. Os primeiros sintomas aparecem entre 2 e 17 anos. Nessa forma, a progressão da doença é lenta e as alterações são menos graves. Alguns autores consideram um quarto tipo (tipo IV – atrofia muscular espinal forma adulta) que acomete adultos entre os 30 e os 40 anos de idade. O início dos sintomas é insidioso, e a progressão é muito lenta. Porém, alguns pesquisadores preferem classificar essa forma tardia como uma manifestação benigna do tipo III (Cobben et al., 2008; Tizzano, 2007).

A AME é caracterizada por uma debilidade proximal e simétrica e uma atrofia progressiva de grupos musculares. Há degeneração precoce dos músculos da pelve, dos ombros, do tronco e dos membros, o que provoca atrofia e consequente paralisia dos mesmos. Seus principais fatores prognósticos são a insuficiência respiratória e a escoliose. Nas formas mais graves, o comprometimento da musculatura respiratória pode exigir ventilação mecânica assistida precoce, pois o diafragma muitas vezes é paralisado. As dificuldades motoras manifestam-se por incapacidade de se manter sentado, escassa gesticulação espontânea, incapacidade para aquisição da marcha, dificuldade para manter a cabeça erguida, dificuldade ou incapacidade de respirar. A escoliose é a principal complicação ortopédica e ocorre em razão do comprometimento dos músculos paravertebrais (Araújo; Ramos; Cabello, 2005; Reed, 2002; Thompson; Fahal; Edwards, 2000).

A partir dos anos 1990, com os estudos de genética molecular, é possível mapear o lócus da doença no cromossomo 5q11.2-13.3 e associar o gene Survival Motor Neuron (SMN) ao mecanismo que origina a degeneração dos motoneurônios. Esse gene apresenta-se duplicado, existindo uma forma telométrica (SMN1) e outra centrométrica (SMN2). Embora a proteína correspondente ainda não esteja de todo identificada, sugere-se que seu nível dependa do número de cópias do gene SMN2, sendo a gravidade clínica inversamente proporcional à quantidade de proteína expressa (Lefebvre et al., 1995; Melki et al., 1990; Tizzano, 2007).

O diagnóstico é feito mediante a análise do DNA, na qual é pesquisada a deleção do gene SMN. Outras formas de diagnóstico são o eletromiograma e a biópsia muscular, em que as alterações observadas são a degeneração da fibra muscular em vários estágios e evidência histoquímica de desnervação (Araújo; Ramos; Cabello, 2005; Reed, 2002).

Essa é uma enfermidade devastadora: as crianças por ela acometidas, mesmo com a grave debilidade muscular e as complicações já mencionadas, têm um quociente intelectual normal (Tizzano, 2007). Isso traz consigo a preocupação das famílias que veem seus filhos limitados em seu desenvolvimento intelectual em virtude dos comprometimentos motores. Para superar mais essa dificuldade, na cidade de Fortaleza, Ceará, a Associação Brasileira de Amiotrofia Espinal (ABRAME) firmou convênio (Convênio n.295/2006) com a Secretaria da Educação Básica do Estado do Ceará (SEDUC) para garantir o processo de alfabetização de pessoas com AME, possibilitando o acompanhamento pedagógico especializado por meio de um currículo flexibilizado e/ou adaptado. No Projeto Professor Itinerante, professores devidamente capacitados, fazem o acompanhamento pedagógico, hospitalar ou domiciliar das crianças e jovens com AME, favorecendo-lhes a possibilidade de acesso à educação. Lamb e Peden (2008) mostraram estratégias utilizadas por adultos com AME do tipo II e III para ter uma vida melhor. Dentre elas está ter uma vida normal, com independência e possibilidades de estudar e trabalhar, sendo um membro produtivo da sociedade. Portanto, o referido projeto procura contemplar essa estratégia.

Qualidade de vida *versus* qualidade de vida infantil

Desde o século passado, os avanços das ciências da saúde permitiram a avaliação da expectativa de vida ao nascer, o controle da progressão de doenças crônicas não transmissíveis, a cura e/ou o prolongamento da vida em algumas doenças antes consideradas incuráveis e o aumento da sobrevivência em enfermidades progressivas. Esses aspectos foram fundamentais para fomentar o interesse sobre a qualidade de vida (QV) como uma medida de resultados em saúde.

A partir do modelo de Schalock e Verdugo (2003), a aplicação do conceito de QV tem se convertido em um agente de mudança, pois possibilita estabelecer transformações nas práticas e políticas sociais, além de permitir o desenvolvimento de novas linhas de investigação em grupos com necessidades diferentes, como é o caso das crianças com deficiência ou com doenças crônicas.

A QV infantil, tema de crescente interesse na atualidade, pode ser caracterizada, segundo o modelo teórico de Sabeh, Verdugo e Prieto (2006), pela percepção subjetiva da criança relacionada a cinco domínios: emocional, físico e material, relações interpessoais, desenvolvimento pessoal e de atividades, e bem-estar material.

> A QV infantil, tema de crescente interesse na atualidade, pode ser caracterizada, segundo o modelo teórico de Sabeh, Verdugo e Prieto (2006), pela percepção subjetiva da criança relacionada a cinco domínios: emocional, físico e material, relações interpessoais, desenvolvimento pessoal e de atividades, e bem-estar material.

Segundo estabelece a Convenção das Nações Unidas sobre os Direitos das Pessoas com Deficiência (2006), em seu artigo 7, as crianças com deficiência têm direito a expressar sua própria opinião sobre todos os aspectos que lhes digam respeito, considerando a idade e maturidade cognitiva (United Nations, 2006).

Apesar de uma maior tendência em valorizar a opinião da própria criança quando se avalia a QV infantil, a maioria das pesquisas ainda prioriza a utilização dos pais ou de outros representantes por considerar o relato das crianças menos confiável em virtude da falta de habilidade linguística e cognitiva para entender e responder a questionários (Eiser; Morse 2001b). Em contraste a essa opinião, Eiser e Morse (2001c) afirmam que as crianças são capazes de expressar emoções, dependendo da forma como as perguntas são conduzidas, e reforçam a importância de utilizar figuras para ajudar na compreensão das opções de respostas. Diferentes pesquisas têm demonstrado que crianças a partir dos 5 anos podem ser consideradas respondentes confiáveis e proporcionam informações valiosas sobre sua percepção da deficiência (Bjornson; McLaughlin, 2001; Varni et al., 2005; Varni; Limbers; Burwinkle, 2007).

A divergência de opiniões entre as crianças e seus representantes sobre QV infantil tem estimulado o interesse por uma particular linha de pesquisa: o estudo da concordância entre as crianças e seus representantes no que diz respeito à percepção de QV. Segundo alguns autores, o grau de concordância

> A divergência de opiniões entre as crianças e seus representantes sobre QV infantil tem estimulado o interesse por uma particular linha de pesquisa: o estudo da concordância entre as crianças e seus representantes no que diz respeito à percepção de QV. Segundo alguns autores, o grau de concordância entre as crianças e seus pais depende do domínio avaliado (Upton; Lawford; Eiser, 2008). Em geral, existe maior concordância para os domínios relacionados à função física e menor concordância para os que refletem aspectos emocionais e sociais da criança (Bastiaansen; Koot; Ferdinand, 2005; Klassen; Miller; Fine, 2006).

entre as crianças e seus pais depende do domínio avaliado (Upton; Lawford; Eiser, 2008). Em geral, existe maior concordância para os domínios relacionados à função física e menor concordância para os que refletem aspectos emocionais e sociais da criança (Bastiaansen; Koot; Ferdinand, 2005; Klassen; Miller; Fine, 2006).

Em especial no caso das doenças neuromusculares, por serem consideradas progressivas e sem possibilidades de cura, avaliar a percepção das próprias crianças quanto a sua qualidade de vida, sem deixar de valorizar o que pensam os pais sobre a qualidade de vida de seus filhos, é de fundamental importância.

Aspectos metodológicos

Ambas as pesquisas tiveram desenhos transversais e foram conduzidas com base no pluralismo metodológico (complementaridade das abordagens quantitativa e qualitativa), por considerar a natureza multidimensional e subjetiva do construto QV, o que dificulta a compreensão do fenômeno por meio de uma única metodologia.

No Quadro 13.1, é possível apreciar a metodologia utilizada nas duas populações de enfermidades neuromusculares: DMD e AME, assim como os objetivos de cada pesquisa e os instrumentos utilizados.

Nos dois estudos, trabalha-se com amostras pequenas, dada a baixa incidência populacional desses quadros se comparados com outras doenças crônicas.

As investigações consideraram os preceitos éticos que regulamentam as pesquisas com seres humanos, seguindo a Resolução 196/96 da Comissão Nacional de Ética em Pesquisa. As coletas de dados foram realizadas após o parecer favorável dos Comitês de Ética da Universidade de Fortaleza, da Rede de Hospitais de Reabilitação e do Hospital Infantil Albert Sabin, onde as crianças eram acompanhadas. Em ambos os casos foi solicitado o consentimento informado dos participantes; foi respeitado o desejo das crianças de participar ou não, sendo o consentimento assinado por seus pais ou responsáveis. Cada pesquisa será apresentada em separado, por questões didáticas.

QUADRO 13.1

DESENHO METODOLÓGICO

Doença neuromuscular	Objetivos	Métodos e técnicas quantitativas	Técnicas qualitativas
DMD	• Avaliar a QV de crianças com DMD • Investigar o grau de concordância entre as crianças e seus pais acerca da percepção de QV • Analisar a natureza dos desejos das crianças desde a percepção destas e de seus pais	AUQEI (Autoquestionnaire Qualité de Vie Enfant Imagé) Ficha sociodemográfica	AUQEI Qualitativo Técnica Projetiva dos Três Desejos
AME*	• Investigar a QV de crianças com AME dos tipos I e II • Compreender as percepções de QV de crianças com AME dos tipos I e II desde a visão destas e de seus cuidadores principais	PedsQL (Pediatric Quality of Life Inventory) Ficha sociodemográfica	Entrevista semiestruturada

(*) Pesquisa desenvolvida com bolsa de mestrado da Fundação Cearense de Apoio ao Desenvolvimento Científico e Tecnológico (FUNCAP) no período de julho de 2007 a dezembro de 2008.

Distrofia muscular de Duchenne

Com base em estudos realizados sobre crianças com diferentes tipos de deficiência, partimos do pressuposto de que as crianças com DMD teriam sua QV prejudicada e que haveria discordância entre a percepção de QV expressada pela criança e por seu cuidador, e que, além disso, a natureza de seus desejos expressaria aspectos da enfermidade.

Foram incluídas 14 crianças com DMD acompanhadas em um centro de reabilitação localizado na cidade de Fortaleza, que faz parte de uma rede de hospitais, referência no Brasil em reabilitação de adultos e crianças com deficiências. A pesquisa de campo foi realizada entre os meses de agosto e outubro de 2005. Na Tabela 13.1 são descritas as características das crianças com DMD e de seus cuidadores.

TABELA 13.1 Características das crianças com DMD e de seus cuidadores

	Número absoluto	%
Idade (anos)		
8	2	14,3
9	3	21,4
10	3	21,4
11	6	42,9
Deambula		
Sim	3	21,4
Não	11	78,6
Frequenta escola		
Sim	10	71,4
Não	4	28,6
Cuidador		
Mãe	12	85
Pai	1	7,5
Avô	1	7,5
Escolaridade do cuidador		
Ensino Fundamental	8	57,1
Ensino Médio	6	42,9
Renda mensal da família		
1 salário mínimo	2	14,3
2 a 4 salários mínimos	9	64,3
Mais de 4 salários mínimos	3	21,4

Todas as crianças foram submetidas a uma avaliação psicométrica por meio das Matrizes Progressivas do Raven – Escala Especial. Os resultados podem ser apreciados na Figura 13.1 e sugerem que oito crianças apresentavam repertório cognitivo compatível com a faixa etária, cinco mostravam quadro sugestivo de déficit cognitivo leve e uma tinha quadro sugestivo de déficit cognitivo de leve a moderado. Não foram identificados sintomas depressivos em qualquer dos pacientes da amostra estudada, após triagem realizada pelo serviço de Psicologia do Programa de Reabilitação Infantil.

O AUQEI, instrumento utilizado para avaliação quantitativa, foi desenvolvido na França por Magnificat e Dazord, em 1997, e validado no Brasil por Assumpção Júnior e colaboradores (2000). Trata-se de um questionário genérico que avalia a QV de crianças com idade entre 4 e 12 anos, formado por 26 perguntas que exploram as dimensões familiares, sociais, atividades, saúde, funções corporais e separação. As pontuações 0, 1, 2 e 3 correspondem, respectivamente, a "muito infeliz", "infeliz", "feliz" e "muito feliz", o que possibilita a obtenção de uma pontuação única como resultado da soma das pontuações atribuídas aos itens.

O questionário tem quatro perguntas abertas e quatro faces, as quais são utilizadas para facilitar a compreensão das crianças acerca dos diferentes estados emocionais. Nessa investigação, essas perguntas foram utilizadas como

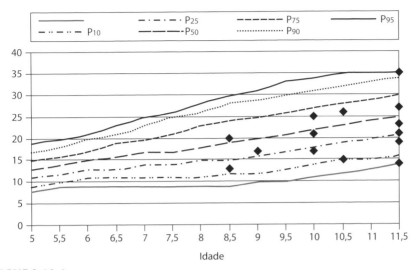

FIGURA 13.1
Valores da Escala Raven.

uma ferramenta de avaliação qualitativa denominada, de maneira convencional, AUQEI Qualitativo (Melo; Moreno-Valdés, 2007).

A Técnica Projetiva dos Três Desejos é um método qualitativo geralmente empregado na prática clínica para avaliar crianças que apresentam enfermidade física ou psicológica (Nereo; Hinton, 2003). Optou-se pela utilização dessa técnica projetiva pelo pressuposto de que, ao expressar seus desejos, a criança poderá revelar aspectos importantes relacionados à QV, pois, como afirma Hinds (1990), bem-estar pode indicar o quanto seus desejos se aproximam da realidade. Além disso, a Técnica Projetiva dos Três Desejos possibilita abrir uma "janela" na experiência emocional da criança, em particular para aqueles desejos que tocam em questões emocionais ou difíceis que podem ser experienciadas pela criança.

As crianças foram entrevistadas individualmente pela segunda autora, que em seguida entrevistou seu principal cuidador, o qual foi orientado a responder às perguntas levando em consideração a percepção e os possíveis sentimentos da criança.

Todas as respostas do AUQEI Qualitativo e da Técnica Projetiva dos Três Desejos foram gravadas e depois transcritas e analisadas. Os Três Desejos foram analisados pelo sistema de categorias estabelecido por Nereo e Hinton (2003) e o AUQEI Qualitativo mediante análise de conteúdo temático, segundo Bardin (2006).

Os dados do instrumento AUQEI foram analisados por meio do programa SPSS versão 13.

Atrofia muscular espinal

Considerando estudos sobre crianças com doenças crônicas (Eiser; Morse, 2001a; Eiser; Eiser; Stride, 2005) e AME (Bach et al., 2003), foram estabelecidas as seguintes perguntas norteadoras: 1) Como os cuidadores principais de crianças com AME percebiam a QV de seus filhos?, 2) Quais são os domínios mais afetados segundo o ponto de vista do cuidador principal?

Foram incluídas 16 crianças com AME do tipo I e II e seu cuidador principal, atendidos pela Associação Brasileira de Amiotrofia Espinal (ABRAME) – ONG colaboradora do nosso projeto, em sua maioria integrantes do Programa de Assistência Ventilatória Domiciliar (PAVD) do Hospital Infantil Albert Sabin (HIAS), centro pediátrico público de Fortaleza. A coleta de dados ocorreu entre os meses de fevereiro e agosto de 2008, sendo realizada de acordo com o local onde as crianças se encontravam; algumas entrevistas em seus domicílios e outras na Unidade de Pacientes Especiais do HIAS, na região metropolitana de Fortaleza. Isso ocorreu em razão de algumas crianças estarem em internação domiciliar e outras em internação hospitalar.

Apresentamos os resultados de 12 díades cuidador principal/crianças com AME do tipo I e II, cujas crianças eram cuidadas por suas mães. As características das crianças são apresentadas na Tabela 13.2. Foi incluído um adolescente de 14 anos, por considerarmos seu autorrelato e o de sua mãe como importantes fontes de informação para uma doença crônica como a AME, tão pouco explorada em pesquisas no campo de QV. A renda média familiar era inferior a dois salários mínimos, e a maioria das mães tinha escolaridade fundamental.

O questionário pediátrico de qualidade de vida (PedsQL) foi desenvolvido por Varni (Varni et al., 2006) nos Estados Unidos e validado no Brasil por Klachtoian e colaboradores (2008). Trata-se de um instrumento genérico de medida de QV que avalia crianças de 2 a 18 anos, composto de 23 itens, englo-

TABELA 13.2 Descrição das crianças com AME

Criança	Sexo	Idade	Tipo de AME	Tipo de internação	Escolarização
C1	M	14 anos	Tipo II	Domiciliar	Projeto Professor Itinerante
C2	M	11 anos	Tipo I/II	Domiciliar	Escola regular
C3	F	10 anos	Tipo II	Domiciliar	Projeto Professor Itinerante
C4	F	4 anos	Tipo II	Domiciliar	Escola regular
C5	F	4 anos	Tipo I	Domiciliar	Projeto Professor Itinerante
C6	M	3 anos	Tipo I	Domiciliar	Ainda não está em idade escolar
C7	M	4 anos	Tipo I	Domiciliar	Projeto Professor Itinerante
C8	M	1 ano	Tipo I	Hospitalar	Ainda não está em idade escolar
C9	F	10 anos	Tipo II	Domiciliar	Projeto Professor Itinerante
C10	F	5 anos	Tipo I	Domiciliar	Projeto Professor Itinerante
C11	M	1 ano	Tipo I	Domiciliar	Ainda não está em idade escolar
C12	F	1 ano	Tipo I	Hospitalar	Ainda não está em idade escolar

bando aspectos físicos, emocionais, sociais e escolares. Pergunta-se ao cuidador quanto de cada problema a criança tem apresentado no último mês; as respostas são dadas em uma escala de 5 pontos em que: 0 = nunca é um problema; 1 = quase nunca é um problema; 2 = algumas vezes é um problema; 3 = frequentemente é um problema e 4 = quase sempre é um problema. Os itens são escore-reverso e transformados de forma linear para uma escala de 0 a 100 (0 = 100, 1 = 75, 2 = 50, 3 = 25, 4 = 0). Portanto, escores elevados indicam melhor QV.

A entrevista semiestruturada foi baseada em questões norteadoras que exploram os domínios de QV infantil definidos por Sabeh, Verdugo e Prieto (2006).

Em um primeiro momento, foi aplicada a ficha sociodemográfica. As etapas seguintes foram: aplicação do PedsQL para mães das crianças acima de 2 anos (pois não existe um módulo para crianças abaixo dessa idade), entrevista com as mães e, por fim, entrevista com aquelas crianças que tinham condições de comunicação.

Quando se mede a QV, deve-se ter como prioridade o uso de métodos disponíveis e eficazes para capacitar as pessoas a expressarem suas próprias opiniões. Nas circunstâncias em que é importante avaliar a QV de todas as pessoas, sem considerar sua capacidade de autoexpressão, um enfoque válido é obter dados das pessoas próximas (*proxies*) e recorrer aos autoinformes daquelas que são capazes de fazê-lo (Verdugo; Schalock, 2006).

Assim, foram entrevistadas todas as mães e três crianças: duas com AME do tipo II e uma com diagnóstico de AME do tipo I/II, com média de idade de 11,7 anos, todas em internação domiciliar. Isso favorece a complementaridade e a concordância entre as crianças e suas mães.

> Quando se mede a QV, deve-se ter como prioridade o uso de métodos disponíveis e eficazes para capacitar as pessoas a expressarem suas próprias opiniões. Nas circunstâncias em que é importante avaliar a QV de todas as pessoas, sem considerar sua capacidade de autoexpressão, um enfoque válido é obter dados das pessoas próximas (*proxies*) e recorrer aos autoinformes daquelas que são capazes de fazê-lo (Verdugo; Schalock, 2006).

RESULTADOS E DISCUSSÃO

Distrofia muscular de Duchenne

Em um primeiro momento, apresentamos os resultados relativos ao questionário AUQEI. A média dos escores foi de, respectivamente, 51 e 49 pontos, na percepção das crianças e do cuidador, o que indica boa qualidade de vida na visão de ambos, considerando a nota de corte de 48, estabelecida por Assumpção Júnior e colaboradores (2000). Uma pesquisa com publicação recente, com uma amostra de 18 crianças com DMD, provenientes do Sudeste do Brasil, avaliadas por meio do instrumento AUQEI, revela resultados similares: boa QV na percepção das crianças e de seus cuidadores (Gonçalves et al., 2008).

Da mesma forma, investigações desenvolvidas com outras populações, como crianças com paralisia cerebral, também evidenciaram boa QV, apesar da gravidade do quadro motor (Dickinson et al., 2007; Majnemer et al., 2007). Estudos com adultos portadores de DMD também identificaram altos níveis de QV, até mesmo na presença de altos graus de comprometimento motor e respiratório (Kohler et al., 2005; Rahbek et al., 2005). Na Figura 13.2 é possível observar as pontuações de QV segundo a percepção das crianças e de seus cuidadores.

O grau de concordância entre as crianças e os cuidadores foi analisado pelo coeficiente de correlação intraclasse (ICC) de duas vias (ICC 1 e 2), com concordância absoluta e intervalo de confiança de 95%. Os valores da concordância foram interpretados seguindo os critérios de April e colaboradores (2006): pequena (menor que 0,20); regular (0,21-0,40); moderada (0,41-0,60); boa (0,61-0,80) e excelente (maior que 0,81). As pontuações totais da prova das crianças e dos cuidadores foram correlacionadas usando o coeficiente de correlação por médias de Spearman (com correção para empates) e sua respectiva prova de significado, ao nível de 5%. Foi realizado o teste de Wilcoxon para determinar se havia diferença entre a percepção de QV da criança e a de seu cuidador (nível de significância de 5%).

Com base em publicações anteriores em relação a outros tipos de deficiência, (Flapper; Schoemaker, 2008; Klassen; Miller; Fine, 2006; White-Koning et al., 2008), supunha-se que os pais das crianças com DMD também subestimassem a QV de seus filhos, entretanto os achados foram surpreendentes. A análise do ICC demonstrou um valor de 0,699, que representa uma boa concordância. Foi observada uma correlação positiva e significativa entre as pontuações totais do teste das crianças e de seus cuidadores (rho=0,54,

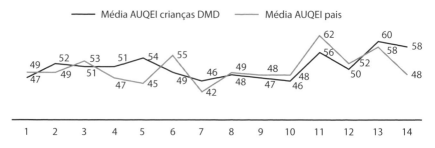

FIGURA 13.2
Valores das pontuações do AUQEI das crianças e seus pais.

p<0,05). Por último, o teste de Wilcoxon não mostrou diferenças relevantes, o que nos leva a concluir que a percepção de QV das crianças não é diferente da de seus pais ou cuidadores.

É preciso destacar que a concordância entre as crianças e seus pais foi analisada seguindo a tendência atual proposta por April e colaboradores (2006), o que possibilita uma interpretação mais confiável dos dados, minimizando possíveis vieses.

Quanto ao AUQEI Qualitativo, as respostas foram agrupadas em 11 categorias:

- dificuldade na mobilidade – foram incluídos relatos de situações ocorridas no dia a dia desencadeadas pela alteração na mobilidade
- acesso a bens materiais – quando houve relato da criança ter ou não acesso a bens materiais
- atividades de lazer – refere-se à participação ou não da criança em atividades de lazer
- isolamento social – quando houve relato de confinamento em seu domicílio que restringisse as atividades de socialização
- família – quando o relato indicou atividades realizadas no contexto familiar, dentro ou fora de casa
- frustração – quando o relato fez referência a sentimentos e emoções da criança, em sentido negativo, provocados por não conseguir alcançar um objetivo
- excesso de obrigações – quando o relato da criança indicou alto número de atividades que eram percebidas como sobrecarga, como fisioterapia e terapia ocupacional
- restrição alimentar – quando houve relato indicando alguma mudança na alimentação da criança, na tentativa de controlar o ganho de peso
- mito sobre a doença – quando houve relato sobre ideias equivocadas sobre a doença por parte dos pais
- baixa autoestima – quando houve relato indicando sentimentos de autodesvalorização por parte da criança
- medo – quando houve relato de situações em que a criança expressou medo no seu cotidiano

Em seguida, as 11 categorias foram reorganizadas por aproximação e agrupadas em três principais categorias temáticas, que são apresentadas segundo ordem de maior prevalência:

1º) atividades de lazer, que incluíram a subcategoria família
2º) limitações causadas pela doença, que incluíram as seguintes subcategorias: dificuldade na mobilidade, isolamento social, frustração,

excesso de obrigações, restrição na alimentação, mito sobre a doença, baixa autoestima e medo

3º) acesso a bens materiais

Além de ser a mais prevalente na percepção das crianças e de seus pais, a categoria atividades de lazer também foi aquela em que observamos uma maior concordância no que diz respeito aos motivos que proporcionavam felicidade ou infelicidade. Esses dados indicam que os pais têm consciência de que as atividades de lazer proporcionam momentos de felicidade a seus filhos e que, por isso, sua privação proporciona infelicidade. Conforme pode ser apreciado nos relatos a seguir, as atividades de lazer parecem influenciar de forma significativa a QV dessa população, pois é justamente no contexto da participação social que as crianças fazem amizades, expressam criatividade e desenvolvem habilidades e competências para prosperar em casa e na comunidade (King et al., 2003; Law et al., 2006).

Ele fica feliz quando brinca, quando sai para passear comigo ou com o pai dele, quando tem um aniversário... (mãe da criança 3)

...Me sinto feliz quando tem alguém que brinca comigo... (criança 3)

Ele fica muito infeliz quando eu não deixo ele ir jogar Playstation 2, que é o *videogame* com CD. (mãe da criança 10)

Eu me sinto infeliz porque eu não posso jogar *videogame* sempre... (criança 10)

Os motivos que provocavam felicidade e infelicidade estiveram pouco relacionados, segundo se referiram as crianças, a aspectos de sua doença. É o que se pode observar nas declarações seguintes:

Eu fico feliz quando tem alguém para brincar comigo... (criança 1)

Fico feliz quando vou passear na minha cadeira de rodas, porque eu gosto... (criança 3)

Eu fico triste quando meu irmão briga comigo e arenga... (criança 7)

Às vezes eu fico chorando, porque meu irmão me bate e não me deixa brincar com ele... (criança 13)

Só às vezes eu fico infeliz, porque eu não ando... (criança 11)

Ao contrário, na percepção de alguns pais, os motivos que proporcionavam infelicidade estariam supostamente relacionados a aspectos da enfermidade. Nos relatos das mães a seguir, é possível observar que os sentimentos de medo, ansiedade e preocupação, sobretudo pelo fato de seus filhos terem perdido a capacidade de marcha, são extrapolados para uma possível percepção negativa de QV, o que nem sempre foi confirmado pelas crianças.

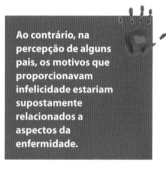

Ao contrário, na percepção de alguns pais, os motivos que proporcionavam infelicidade estariam supostamente relacionados a aspectos da enfermidade.

Sim, às vezes eu acho que ele se sente inferior aos outros por não poder correr, por não poder jogar bola, eu acho que às vezes ele fica infeliz... (mãe da criança 4)

Ele fica infeliz porque vê muitas crianças correndo e ele não pode correr como os outros... (mãe da criança 12)

Meu filho fica muito infeliz por não pode andar, ele vê muitas crianças, amigos dele, todos andando, correndo, e ele fica querendo um dia voltar a andar, ele sonha muito com isso... (mãe da criança 2)

Com respeito às categorias resultantes da Técnica Projetiva dos Três Desejos, é possível observar na Figura 13.3 que houve concordância entre os pais e as crianças em relação ao predomínio da categoria bens materiais. A categoria atividades foi a segunda em ordem de frequência, seguida da categoria situação relacionada à saúde, que ocupou o terceiro lugar. De acordo com Nereo e Hinton (2003), a categoria bens materiais inclui dinheiro e qualquer objeto físico, como brinquedos, uma casa grande, piscina, balas, enquanto atividades engloba desejos para atividades não impedidas pela enfermidade da criança ou situação, como viajar, brincar e ir a um restaurante, o que está fortemente relacionado ao domínio bem-estar material, proposto pelo modelo teórico de Sabeh, Verdugo e Prieto (2006), considerado como de extrema importância para a QV infantil.

A categoria situação relacionada à saúde foi mais relatada pelos pais do que pelas próprias crianças, mostrando que, apesar de os cuidadores serem orientados a responder de acordo com o que julgavam ser o desejo da criança, a projeção dos seus próprios desejos foi observada. Isso pôde ser constatado

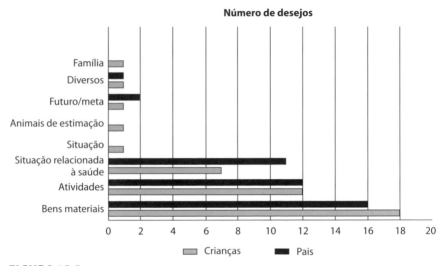

FIGURA 13.3
Desejos das crianças com DMD a partir da percepção destas e de seus pais.

pelo maior número de desejos expressados pelos pais em relação ao andar, menos presente na percepção das próprias crianças, refletindo uma tendência, já mencionada por outros autores, de que os familiares têm uma maior preocupação com a doença do que as próprias crianças (Eiser; Morse, 2001c; Nereo; Hinton, 2003). Vale ressaltar que 8 das 14 crianças não expressaram desejo algum relacionado ao andar. Estudos realizados com crianças portadoras de câncer também demonstraram que seus pais subestimam a QV de seus filhos, e aquelas mães que consideravam pobre seu bem-estar julgavam da mesma forma o bem-estar de seus filhos (Eiser; Eiser; Stride, 2005; Matziou, 2008).

No Quadro 13.2, pode-se apreciar a natureza dos desejos de quatro crianças com DMD, a partir de sua percepção e da de seu pai/mãe. Podemos observar que apenas uma criança expressou desejo relacionado à mobilidade, o que foi muito mais evidente na percepção dos cuidadores. Em todos os casos focalizados, houve concordância pelo menos em relação a um desejo expresso na visão da criança e de seu cuidador.

Os achados dessa pesquisa em relação aos Três Desejos foram similares aos de Nereo e Hinton (2003) e confirmam a ideia de que

> Os achados dessa pesquisa em relação aos Três Desejos foram similares aos de Nereo e Hinton (2003) e confirmam a ideia de que crianças com DMD se comportam de forma semelhante a seus pares normais e a natureza de seus desejos reflete desejos intrínsecos aos seus níveis de desenvolvimento, mais do que focalizados na doença.

QUADRO 13.2

NATUREZA DOS DESEJOS DE CRIANÇAS COM DMD

Crianças	Três desejos na percepção da criança	Três desejos na percepção dos pais
Criança 1	Uma casa Um carro Um computador	Voltar a andar Um carro Uma casa bonita
Criança 2	Uma bola Um telefone celular Um hambúrguer	Ser jogador de futebol Ser igual às outras crianças, poder correr, brincar Comer tudo o que ele gostaria
Criança 3	Andar Ter muito dinheiro Uma casa maior	Andar Playstation Se ele andasse, uma bicicleta
Criança 4	Andar de avião Andar de ônibus Andar de carro	Ser piloto de avião Ter um carro Ter uma casa grande

crianças com DMD se comportam de forma semelhante a seus pares normais e a natureza de seus desejos reflete desejos intrínsecos aos seus níveis de desenvolvimento, mais do que focalizados na doença.

Atrofia muscular espinal

Os resultados aqui apresentados são um recorte da pesquisa como um todo. Serão oferecidos os dados quantitativos e complementados com dados das entrevistas; entretanto, não será possível mostrar a análise qualitativa integral.

As dimensões apresentadas no PedsQL estão em consonância com o modelo teórico de QV na infância proposto por Sabeh, Verdugo e Prieto (2006), com exceção do domínio bem-estar material que foi englobado, nessa pesquisa, pela ficha sociodemográfica.

Depois de realizada a transformação dos escores dos dados obtidos com o PedsQL em uma escala de 0 a 100, foi observada uma média de 24,7 para a capacidade física, 70,6 para o aspecto emocional e 76,7 para o aspecto social. Com relação à atividade escolar, foi preciso fazer uma análise separada entre as crianças de 2 a 4 anos e os participantes acima de 5 anos. Essa distinção foi necessária porque, para o relato dos pais de crianças nas idades de 2 a 4 anos, a escala inclui somente três itens para o aspecto escolar, enquanto nas outras faixas etárias ela compreende cinco itens. Desse modo, para 2 a 4 anos foi encontrado um escore médio de 55,6 relativo a atividade escolar e um escore médio de 94 para os acima de 5 anos. Esses dados e o escore total do PesQL são apresentados na Figura 13.4.

Durante a administração do PedsQL, pergunta-se o quanto cada item tem sido um problema no último mês. As Figuras 13.5, 13.6, 13.7, 13.8 e 13.9 apresentam a frequência com que as respostas foram dadas pelas mães entrevistadas.

No domínio bem-estar físico, foi observado que, para 100% das mães, andar, correr, levantar alguma coisa pesada têm sido um problema para seu filho. Isso era esperado, visto que a maioria das crianças encontra-se restrita ao leito e as que não estão nessa situação necessitam de cadeiras de rodas para se locomover. O escore médio obtido pelo domínio bem-estar físico nessa pesquisa foi de 24,7, sendo o mais baixo de todos os escores encontrados. Na área da capacidade física (Figura 13.5), os itens que obtiveram melhores resultados foram ter dor ou machucado e pouca energia, quando, para 77,8% das mães, esses aspectos nunca ou quase nunca eram um problema para seu filho. De acordo com as respostas dadas pelas mães nas entrevistas, seus filhos eram saudáveis, sem queixas de dor ou machucado.

> Eu acho que ele é muito saudável. Apesar da doença, eu acho que ele passa a maior parte do tempo bem. (mãe da criança 11)

No entanto, muitas respostas do roteiro de entrevista apresentavam grandes contradições nos depoimentos das mães. Em uma mesma resposta, elas diziam que seus filhos eram saudáveis, mas que tinham muitos problemas respiratórios.

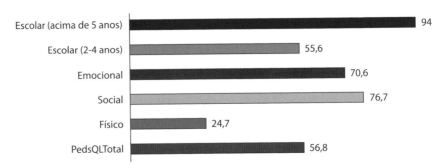

FIGURA 13.4
Valores dos escores do PedsQL por domínio.

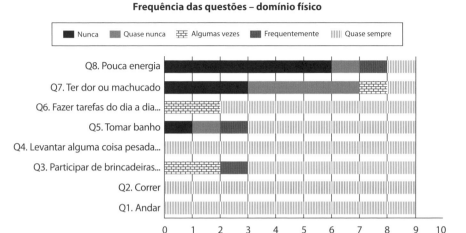

FIGURA 13.5
Frequência dos escores obtidos da capacidade física.

Eu posso dizer assim que ele é um menino saudável. Mas ele é muito fácil pra pegar gripe. Ele é muito, muito fácil pra pegar gripe, infecção. Então eu acho ele assim muito fraquinho pra doença. (mãe da criança 8)

Ela é saudável, eu acho que ela seja uma criança saudável, que ela num vive doente... Uma coisa que ela tem com frequência é gripe. Ela gripa com frequência. (mãe da criança 4)

Esses achados correspondem ao esperado, pois, como já mencionado, a AME é uma patologia que leva a graves comprometimentos motores (Albane, 2006; Bach et al., 2007; Tizzano, 2007). As crianças desse estudo ou estavam confinadas ao leito ou dependiam de cadeiras de rodas para locomoção, assim, realmente não poderiam andar, correr ou levantar algo pesado em consequência da AME. Participar de atividades esportivas ou praticar exercícios e fazer tarefas do dia a dia também obtiveram resultado negativo. Esses resultados corroboram os relatos das mães, declarando que seus filhos são especiais nos cuidados, sobretudo em razão da patologia que os afeta.

Com relação ao bem-estar emocional, pode-se observar que, para 55,6% das mães, sentir medo ou ficar assustado, ficar triste ou deprimido e ficar preocupado nunca têm sido um problema para seu filho. O aspecto emocional alcançou um bom resultado com os participantes da pesquisa (Figura 13.6).

Esses resultados podem ser confirmados pelas declarações das mães quando afirmam que seus filhos tiveram aumento na QV a partir da internação domiciliar, por facilitar a possibilidade do convívio familiar ou ainda com

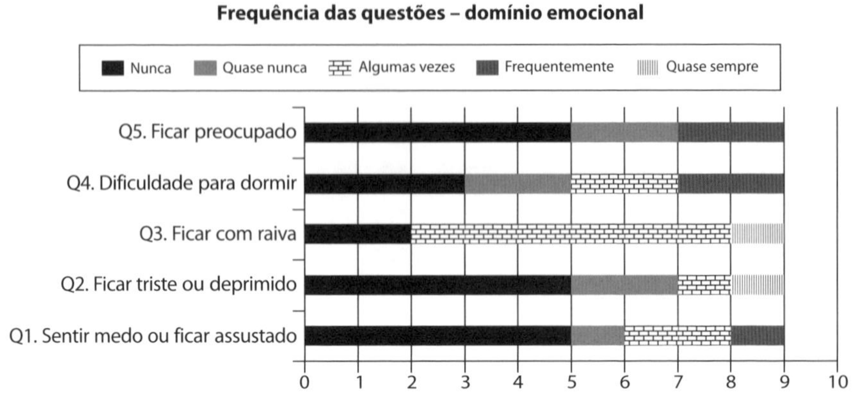

Frequência das questões – domínio emocional

| | Nunca | Quase nunca | Algumas vezes | Frequentemente | Quase sempre |

- Q5. Ficar preocupado
- Q4. Dificuldade para dormir
- Q3. Ficar com raiva
- Q2. Ficar triste ou deprimido
- Q1. Sentir medo ou ficar assustado

FIGURA 13.6
Frequência dos escores obtidos do aspecto emocional.

seus pares. As próprias crianças confirmam, em suas falas, o que suas mães responderam.

> Lá na UPE ele via tudo quase a mesma coisa quase um ano, né? Vendo as mesmas pessoas, as mesmas coisas, o mesmo local [...] Da última vez que ele se internou, ele ficou calado lá [...] Já aqui percebi que ele ficou bem feliz... (mãe da criança 11)
>
> Ela não tinha fé de vim pra casa, né, então pra ela assim foi uma coisa de muita alegria mesmo, esse momento pra ela. [...] Ela ficou muito feliz... (mãe da criança 3)
>
> [...] ficou muito melhor!!! [...] No hospital é muito chato, porque a gente não fica direto com a família [...] e em casa fica. (criança 3)
>
> Eu gosto de brincar com meus amigos. A gente inventa as brincadeiras. Eu gosto de jogar *videogame*, no computador. (criança 2)

Desse modo, o bem-estar emocional dessas crianças encontrava-se preservado, pois as mães afirmaram que seus filhos passavam por momentos felizes no convívio com seus familiares e seus pares. Resultado contrário foi encontrado por Arnaud e colaboradores (2008). Em um estudo realizado em sete países europeus, entre 2004 e 2005, os autores buscaram determinar se o tipo e a gravidade dos comprometimentos e as características psicossocial, social e econômica da família influenciavam no relato dos pais sobre a QV de crianças com PC grave. Esses autores encontraram um escore médio mais baixo no domínio social, sugerindo que, de acordo com os pais, as crianças são relativamente mais isoladas e têm grande dificuldade de comunicação com seus pares.

O aspecto social também apresentou um bom resultado para os participantes dessa pesquisa. Na opinião de 88,9% das mães, para seus filhos nunca tem sido um problema conviver com crianças/adolescentes e estes o(a) provocam. No domínio Relações interpessoais, analisado pelo PedsQL nessa pesquisa, no aspecto social, apenas o item "Não consegue fazer coisas que outras crianças/adolescentes da mesma idade fazem" apresentou resultado negativo. "Quase sempre" foi a resposta dada nesse item por 55,6% das mães entrevistadas. Isso é explicado pelo grave comprometimento motor próprio da AME, sendo, portanto, difícil para portadores dessa condição fazer coisas que seus pares costumam fazer normalmente (Figura 13.7).

No roteiro de entrevista, nesse domínio foi enfatizada a relação da criança com AME e seus familiares. As respostas mostram que as crianças têm um bom relacionamento familiar, como observado pelos seguintes depoimentos:

> Ele é muito apegado a mim; ele gosta também da tia dele; ele brinca, ele ri, ele sorri. Também com o pai dele; o pai dele chega, brinca com ele, bota ele no braço, ele fica muito alegre. (mãe da criança 8)

> Ele gosta de todo mundo! Quando vê a avó, ele diz: vovó! Ele fica feliz quando me vê, quando vê o meu esposo. Geralmente só somos nós que ele mais vê. Apesar de o pai passar mais tempo fora, mas quando chega só em ouvir a voz dele, ele diz: "cacai"! (mãe da criança 11)

> Minha mãe e meu pai me ajudam, me ensinam as coisas. [...] Com as minhas irmãs a gente brinca, brinca de boneca. [...] Tudo é legal. (criança 3)

No estudo de Young e colaboradores (2007), as crianças apontam como importante, além do relacionamento com seus pais, a relação com seus ir-

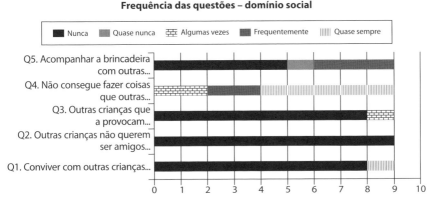

FIGURA 13.7
Frequência dos escores obtidos do aspecto social.

mãos e avós. Nossos resultados mostram que as crianças com AME têm bom relacionamento familiar. Os relatos das mães mostram que toda a família se envolve com o tratamento das crianças, favorecendo-lhes QV.

Assim, nesse estudo, as mães participantes declaram bons resultados de seus filhos nos domínios emocional e social do PedsQL e na entrevista. Resultado diferente do obtido por Eiser, Eiser e Stride (2005), que avaliaram a QV de crianças com câncer, em comparação com a população normal, em 87 famílias na Inglaterra, após ter sido feito o diagnóstico, utilizando o PedsQL.

Os domínios desenvolvimento pessoal e atividades foram analisados, nessa pesquisa, por meio da atividade escolar no PedsQL. Para 66,7% das crianças de 2 a 4 anos frequentando escola ou creche, foi encontrado que quase sempre era um problema fazer as mesmas atividades escolares que sua classe (Figura 13.8). Desse modo, o escore médio para esse aspecto foi de 55,6, diferentemente do escore médio obtido para as outras faixas etárias nesse aspecto, que foi de 94, representando o melhor resultado de PedsQL para os participantes dessa pesquisa. Para todas as mães (100%) de crianças acima de 5 anos, prestar atenção na aula, esquecer as coisas, acompanhar trabalhos/atividades da classe nunca têm sido um problema para seus filhos (Figura 13.9).

Por intermédio do roteiro de entrevistas, pode-se observar que a maioria das mães percebe ou imagina que seu filho tenha/terá um bom desenvolvimento escolar. Apenas uma das mães relata que a patologia afeta o desenvolvimento escolar de seu filho.

> Eu acho que ele vai porque a gente nota assim que ele é um menino muito sabido, inteligente, por mais que ele só tenha 1 ano ainda, mas a gente vê pela cara dele que ele é um menino inteligente, assim, observador;

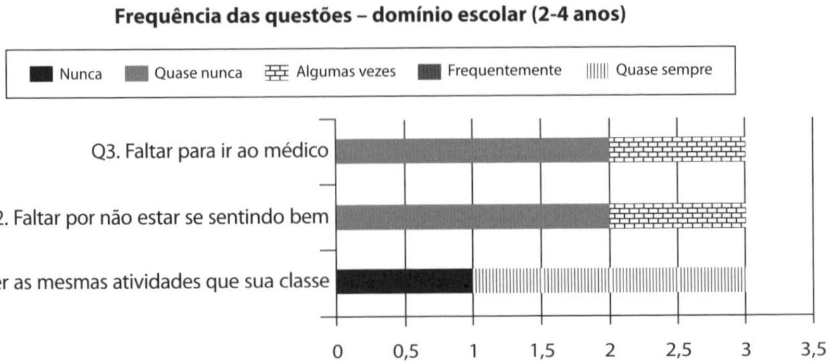

FIGURA 13.8
Frequência dos escores obtidos do aspecto escolar em crianças de 2 a 4 anos.

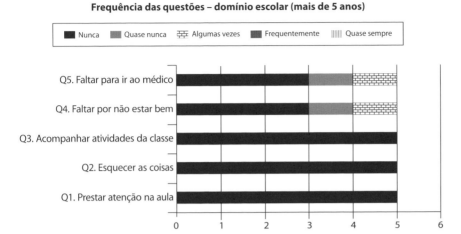

FIGURA 13.9
Frequência dos escores obtidos do aspecto escolar dos participantes acima de 5 anos.

é um menino simpático. Então por isso eu digo que ele vai desenvolver muito bem. (mãe da criança 8)

Eu percebo que ela desenvolve até melhor do que os outros. Assim, ela é muito inteligente. Muito mesmo. Ela pinta muito bem, ela já faz o nome dela [...] ela tá no infantil I [...] Ela parece que desenvolveu mais rápido até de que as outras crianças. (mãe da criança 4)

É mais pelos quesitos motores mesmo, assim, que ele não consegue fazer nada sozinho. [...] Ele é uma criança que não escreve bem, ele consegue escrever um pouco mas é muito difícil pra ele escrever. [...] A letra não é adequada pro nível de inteligência que ele tem; isso pra ele é desestimulador, ele não consegue escrever com rapidez, então, assim, ele é um orador. Como orador ele é excelente na escola. (mãe da criança 2)

As mães consideram seus filhos espertos, inteligentes e, por isso, conseguem obter bons resultados nos estudos. Os dados obtidos com o PedsQL para os participantes acima de 5 anos foram os que tiveram o melhor escore. Esses achados confirmam que crianças com AME têm plena capacidade para estudar, como seus pares. Portanto, consideramos de muita importância o trabalho desenvolvido pela ABRAME em parceria com a SEDUC. Esse projeto oferece às crianças com AME as mesmas oportunidades de seus pares, com iguais atividades da vida diária e iguais oportunidades de desenvolvimento, como preconizado pela Classificação Internacional de Funcionalidade, Incapacidade e Saúde (CIF) e pela Convenção Internacional dos Direitos da Pessoa com Deficiência (Centro Brasileiro de Classificação das Doenças, 2004; Brasil, 2007).

Vale ressaltar que ainda tem sido pouco estudado o papel da escola na QV de crianças, sobretudo quando se trata de alunos com deficiência (Gómez-Vela; Verdugo, 2001). Essas atividades de escolarização promovem o desenvolvimento pessoal e proporcionam aos alunos com deficiência maiores integração e inclusão educativa, favorecendo-lhes uma melhor QV.

Somente uma das mães relatou que a patologia compromete o desenvolvimento escolar de seu filho. Essa criança possui um bom suporte de bens materiais e profissionais, e estuda em uma escola regular. Arnaud e colaboradores (2008) relatam que pais com elevados níveis de educação tendem a ter elevadas expectativas em relação a seus filhos, e a diferença entre essas expectativas e a realidade influencia sua avaliação negativa da QV de seus filhos. Portanto, em concordância com esses autores, essa mãe possui uma ampla diferença entre as expectativas para seu filho e a realidade com a qual se defronta. Assim, considera que seu filho não tem um desenvolvimento escolar como esperado.

O domínio bem-estar material foi verificado a partir das observações em campo da pesquisadora e por duas questões da ficha sociodemográfica. As mães responderam de maneira positiva a essas duas questões, o que demonstra que as crianças têm bem-estar material, mesmo naquelas famílias de menor poder aquisitivo, mostrando que esse domínio está preservado para essas crianças. Essa satisfação também pode ser confirmada pelas declarações das crianças quando afirmam ser felizes com o que têm:

> Eu gosto do meu quarto. [...] Porque é bonito, tem as coisas que seu gosto, as bonecas, a Barbie, os ursos... O que eu acho bom? Tudo! (criança 3)
>
> Tem muita coisa boa na minha vida. Tenho meu computador, o *videogame*, faço desenho, faço amizade, tenho meus amigos... (criança 1)

Os resultados obtidos nessa pesquisa contrastam com os alcançados por Young e colaboradores (2007), os quais revelavam que algumas crianças se mostravam satisfeitas com suas vidas, em especial com os bens que possuíam, mas a maior parte delas observava as oportunidades de interação social e recreação de seus vizinhos, o que influía de maneira negativa na QV de algumas. Pela observação em campo da pesquisadora e pelas respostas das mães e das crianças, isso não foi enfatizado na presente pesquisa.

Assim, os resultados encontrados coincidem com o estudo de Bach e colaboradores (2003) no que diz respeito à percepção positiva das mães quanto à QV dos filhos. Esse estudo também mostrou que as próprias crianças consideram ter uma boa QV.

CONCLUSÕES E RECOMENDAÇÕES

Os estudos apresentados são relevantes para crianças com doenças neuromusculares, em particular para aquelas com DMD e AME, já que podem se converter em um guia para os programas de intervenção dirigidos a melhorar a QV dessas populações.

A investigação sobre DMD demonstrou que, ao contrário do que se imaginava acerca dessas crianças, elas consideram boa sua QV, apesar do impacto da enfermidade. Um achado importante foi a não associação entre a capacidade de marcha e as pontuações de QV, visto que 78,6% da amostra utilizava cadeira de rodas.

Os resultados indicaram que os pais das crianças com DMD conhecem bem os seus filhos no que diz respeito à QV. Ainda assim, sugerimos que as crianças devam ser ouvidas, sempre que possível, pois poderão dar informações extremamente valiosas sobre sua vida e suas necessidades ao longo do tempo e do programa de reabilitação. Além disso, ao considerar a QV da criança apenas sob a percepção dos pais, é provável que se deixe de valorizar aspectos importantes que podem ser modificados e melhorados na QV das crianças.

Os resultados da Técnica Projetiva dos Três Desejos também indicaram um bom ajustamento psicossocial das crianças portadoras de DMD, já que a natureza de seus desejos foi similar ao que se pode esperar de crianças da mesma faixa etária sem deficiência, com predomínio da categoria bens materiais.

Os dados apresentados no estudo de AME mostram que, para crianças com essa condição, os domínios bem-estar emocional, relações interpessoais, desenvolvimento pessoal e atividades e bem-estar material estão preservados. O domínio bem-estar físico foi o que apresentou piores resultados. Na entrevista, muitas mães foram contraditórias em suas respostas e o resultado do PesdQL foi o mais baixo de todos os domínios. Isso condiz com o esperado, pelas próprias características da doença, no entanto, esse resultado não provocou reflexo negativo nos outros domínios.

São muitas as possibilidades de seguir investigando acerca da QV de crianças com doenças neuromusculares progressivas ou não. Entretanto, não devemos esquecer dos protagonistas dessa história –, as crianças com doenças neuromusculares, que precisam ter garantidos seus direitos a uma boa QV e a participar das atividades de socialização e lazer, aspectos fundamentais para uma infância saudável e feliz.

REFERÊNCIAS

ALBANE, B. Amyotrophies spinales. Paris: Association Française contre les Myopathies, 2006.

ANDERSON, J.L. et al. Brain function in Duchenne muscular dystrophy. Brain J. Neurol., v. 125, n. 1, p. 4-13, 2002.

APRIL, K. T. et al. Comparison between children with juvenile idiopathic arthritis (JIA) and their parents concerning perceived quality of life. Qual. Life Res., v. 15, p. 655-661, 2006.

ARAÚJO, A. P. Q-C. et al. Diagnosis delay of Duchenne muscular dystrophy. Rev. Bras. Saúde Matern. Infant., v. 4, n. 2, p. 179-183, 2004.

ARAÚJO, A. P. Q-C.; RAMOS, V. G.; CABELLO, P. H. Dificuldades diagnósticas na atrofia muscular espinal. Arq. Neuropsiquiatr., v. 63, n. 1, p. 145-149, 2005.

ARMAND, S. et al. A comparison of gait n spinal muscular atrophy, type II and Duchenne muscular dystrophy. Gait Posture, v. 21, n. 4, p. 369-378, 2005.

ARNAUD, C. et al. Parent-reported quality of life of children with cerebral Palsy in Europe. Pediatrics, v. 121, p. 54-64, 2008.

ASSUMPÇÃO JÚNIOR, F. R. et al. Escala de avaliação da qualidade de vida (Autoquestionnaire qualité de vie enfant imagé): validade e confiabilidade de uma escala para qualidade de vida em crianças de 4 a 12 anos. Arq. Neuropsiquiatr., p. 58, v. 1, p. 119-127, 2000.

BACH, J. R. et al. Spinal muscular atrophy type 1 quality of life. Am. J. Phys. Med. Rehabil., v. 82, p. 137-142, 2003.

BACH, J. R. et al. Long-term survival in Werdnig-Hoffmann disease. Am. J. Phys. Med. Rehabil., v. 86, n. 5, p. 339-345/379, 2007.

BARDIN, L. Análise de conteúdo. 3. ed. Lisboa: Ed. 70, 2006.

BASTIAANSEN, D.; KOOT, H. M.; FERDINAND, R. F. Determinants of quality of life in children with psychiatric disorders. Qual. Life Res., v. 14, p. 1599-1612, 2005.

BJORNSON, K. F.; McLAUGHLIN, J. F. The measurement of health-related quality of life (HRQL) in children with cerebral palsy. Eur. J. Neurol., v. 8 (Supl. 5), p. 183-193, 2001.

BRASIL. Ministério da Justiça. Coordenadoria Nacional para a Pessoa Portadora de Deficiência. Convenção Internacional dos Direitos da Pessoa com Deficiência. Brasília, DF, 2007. Disponível em: <http://www.mj.gov.br/corde/arquivos/doc/Cartilha%20 Conven%C3%A7%C3%A3o%20sobre%20os%20Direitos%20das%20Pessoas%20com%20 Defici%C3%AAncia.rtf>. Acesso em: 12 jul. 2007.

CENTRO BRASILEIRO DE CLASSIFICAÇÃO DAS DOENÇAS. Centro Colaborador da Organização Mundial de Saúde para a Família de Classificações Internacionais. CIF – Classificação Internacional de Funcionalidade, Incapacidade e Saúde. Lisboa: OMS, 2004. Disponível em: <http://www.spra.pt/Download/SPRA/SM_Doc/Mid_115/Doc_485/Anexos/CIF-classificação%20internacional%20de%20funcionalidade,%20incapacidade%20e%20saúde.pdf >. Acesso em: 23 nov. 2008.

COBBEN, J. M. et al. Survival in SMA type I: a propective analysis of 34 consecutive cases. Neuromuscul. Disord., v. 18, n. 17, p. 541-544, jul., 2008.

COTTON, S. M.; VOUDOURIS, N. J.; GREENWOOD, K. M. Association between intellectual functioning and age in children and young adults with Duchenne muscular dystrophy: further results from a meta-analysis. Dev. Med. Child Neurol., v. 47, p. 257-265, 2005.

DICKINSON, H. O. et al. Self-reported quality of life of 8-12-year-old children with cerebral palsy: a cross-sectional European study. Lancet, v. 369, n. 9580, p. 2171-2178, 2007.

DONDERS, J.; TANEJA, C. Neurobehavioral Characteristics of Children with Duchenne Muscular Dystrophy. Child Neuropsychol., v. 22, p. 1-10, 2009.

DUBOWITZ, V. Muscle disorders in childhood. 2nd ed. London: W.B. Saunders Company, 1995.

EAGLE, M. et al. Survival in Duchenne muscular dystrophy: improvements in life expectancy since 1967 and the impact of home nocturnal ventilation. Neuromusc. Dis., v. 12, p. 926-929, 2002.

EISER, C.; MORSE, R. A review of measures of quality of life for children with chronic illness. Arch. Dis. Child, v. 84, p. 205-211, 2001a.

EISER, C.; MORSE, R. Can parents rate their child´s health-related quality of life? Results of a systematic review. Qual. Life Res., v. 10, p. 347-357, 2001b.

EISER, C.; MORSE, R. Quality-of-life measures in chronic diseases of childhood. Health Technol. Assess., v. 5, n. 4, p.1-156, 2001c.

EISER, C.; EISER, J. R.; STRIDE, C. B. Quality of life in children newly diagnosed with cancer and their mothers. Health Qual. Life Outcomes, v. 3, n. 29, 2005.

EMERY, A.; MUNTONI, F. Duchenne muscular dystrophy. 3th ed. Oxford: University Press, 2003.

FLAPPER, B. C. T.; SCHOEMAKER, M. M. Effects of methylphenidate on quality of life in children with both developmental coordination disorder and ADHD. Dev. Med. Child Neurol., v. 50, p. 294-299, 2008.

GÓMEZ-VELA, M.; VERDUGO, M. A. Evaluación de la calidad de vida de alumnos de educación secundaria obligatoria con necesidades educativas especiales y sin ellas. In: VERDUGO, M. A.; JORDÁN DE URRÍES, F. B. Apoyos, autodeterminación y calidad de vida. Salamanca: Amarú, 2001. (Colección Psicología). Actas de la V Jornada Científica de Investigación sobre Discapacidad.

GONÇALVES, M. et al. Qualidade de vida: análise comparativa entre crianças com distrofia muscular de Duchenne e seus cuidadores. Rev. Neurocienc., v. 16, n. 4, p. 275-279, 2008.

HENDRIKSEN, J. G.; VLES, J. S. Are males with Duchenne muscular dystrophy at risk for reading disabilities? Pediatr. Neurol., v. 34, n. 4, p. 296-300, 2006.

HINDS, P. Quality of life in children and adolescents with cancer. Semin. Oncol. Nurs., v. 6, p. 285-291, 1990.

HYDE, S. A. et al. A randomized comparative study of two methods for controlling Tendo Achilles contracture in Duchenne muscular dystrophy. Neuromuscul. Dis., v. 10, p. 257-263, 2000.

KAKULAS, B. A. Problems and solutions in the rehabilitation of patients with progressive muscular dystrophy. Scand. J. Rehab. Med. Suppl., v. 39, p. 23-37, 1999.

KING, G. et al. A conceptual model of the factors affecting the recreation and leisure participation of children with disabilities. Phys. Occup. Ther. Pediatr., v. 23, n. 1, p. 63-90, 2003.

KLASSEN, A. F.; MILLER, A.; FINE, S. Agreement between parent and child report of quality of life in children with attention: deficit/hyperactivity disorder. Child: Care Health Dev., v. 32, p. 397-406, 2006.

KLATCHOIAN, D. A. et al. Quality of life of children and adolescents from São Paulo: reliability and validity of the Brazilian version of the Pediatric Quality of Life Inventory™ version 4.0 Generic Core Scales. J. Pediatr. (Rio de Janeiro), v. 84, n. 4, p. 308-315, 2008.

KOHLER, M. et al. Quality of life, physical disability, and impairment in Duchenne muscular dystrophy. Am. J. Respir. Crit. Care Med., v. 172, n. 8, p. 1032-1036, 2005.

KOHLER, M. et al. Disability and survival in Duchenne muscular dystrophy. J. Neurol. Neurosurg. Psychiatry, v. 80, p. 320-325, 2009.

LAMB, C.; PEDEN, A. Understanding the experience of living with spinal muscular atrophy: a qualitative description. J. Neurosci. Nurs., v. 40, n. 4, p. 250-256, 2008.

LAW, M. et al. Patterns of participation in recreational and leisure activities among children with complex physical disabilities. Dev. Med. Child Neurol., v. 48, p. 337-342, 2006.

LEFEBVRE, S. et al. Identification and characterization of a spinal muscular atrophy-determining gene. Cell, v. 80, p. 155-165, 1995.

MELO, E. L-A. de; MORENO-VALDÉS, M. T. Evaluación de la calidad de vida de los niños con distrofia muscular progresiva de Duchenne. Rev. Neurol., v. 45, n. 2, p. 81-87, 2007.

MAJNEMER, A. et al. Determinants of life quality in school-age children with cerebral palsy. J. Pediatr., v. 151, n. 5, p. 470-475, 2007.

MATZIOU, V. Cancer in childhood: Children's and parents' aspects for quality of life. Eur. J. Oncol. Nurs., v. 12, n. 3, p. 209-216, 2008.

McDONALD, C. M. Neuromuscular Diseases In: MOLNAR, G. E.; ALEXANDER, M. A. Pediatric rehabilitation. Philadelphia: Hanley & Belfus, 1999. p. 297-302.

MELKI, J. et al. Gene for chronic proximal spinal muscular atrophies maps to chromosome 5q. Nature, v. 344, p. 767-768, 1990.

NEREO, N. E.; HINTON, V. J. Three wishes and psychological functioning in boys with Duchenne muscular dystrophy. Dev. Behav. Pediatr., v. 24, n. 2, p. 96-103, 2003.

RAHBEK, J. et al. Adult life with Duchenne muscular dystrophy: observations among an emerging and unforeseen patient population. Pediatr. Rehabil., v. 8, n. 1, p. 17-28, 2005.

REED, U. C. Doenças Neuromusculares. J. Pediatr., v. 78, supl. 1, p. S89-S103, 2002.

SABEH, E. N.; VERDUGO, M. A.; PRIETO, G. Dimensiones e indicadores de la calidad de vida en la infancia. In: VERDUGO, M. A. Cómo mejorar la calidad de vida de las personas con discapacidad. Salamanca: Amarú, 2006.

SCHALOCK, R. L.; VERDUGO, M. A. Calidad de Vida. Manual para Profesionales de la Educación, Salud y Servicios Sociales. Madrid: Alianza, 2003. p. 34-53.

TIZZANO, E. F. Atrofia muscular espinal: contribuciones para el conocimiento, prevención y tratamiento de la enfermedad y para la organización de familias. Madrid: Centro Español de Documentación sobre Discapacidad, 2007.

THOMPSON, N.; FAHAL, I.; EDWARDS, R. H. T. Distúrbios musculares na infância. In: STOCKES, M. C. S. P. Neurologia para fisioterapeutas. São Paulo: Editorial Premier, 2000.

UCHIKAWA, K. et al. Functional status and muscle strength in people with Duchenne muscular dystrophy living in the community. J. Rehabil. Med., v. 36, p. 124-129, 2004.

UNITED NATIONS. Convention on the rights of persons with disabilities. Resolution 60/232. New York, 2006.

UPTON, P.; LAWFORD, J.; EISER, C. Parent-child agreement across child health-related quality of life instruments: a review of the literature. Qual. Life Res., v. 17, n. 6, p. 895-913, 2008.

VARNI, J. W. et al. Health-related quality of life of children and adolescents with cerebral palsy: hearing the voices of the children. Dev. Med. Child Neurol., v. 47, p. 592-597, 2005.

VARNI, J. W. et al. The PedsQL in pediatric cerebral palsy: reliability, validity, and sensitivity of the Generic Core Scales and Cerebral Palsy Module. Dev. Med. Child Neurol., v. 48, n. 6, p. 442-449, 2006.

VARNI, J. W.; LIMBERS, C. A.; BURWINKLE, T. M. How young can children reliably and validly self-report their health-related quality of life?: An analysis of 8,591 children across age subgroups with the PedsQL 4.0 Generic Core Scales. Health Qual. Life Outcomes, v. 5, n. 1, 2007.

VERDUGO, M. A.; SCHALOCK, R. L. Aspectos clave para medir la calidad de vida. In: VERDUGO, M. A. Cómo mejorar la calidad de vida de las personas con discapacidad. Salamanca: Amarú, 2006.

WHITE-KONING, M. et al. Determinants of child-parent agreement in quality-of-life reports: a European study of children with cerebral palsy. Pediatr., v. 120, p. 804-814, 2008.

WICKSELL, R. K. et al. Specific cognitive deficits are commom in children with Duchenne muscular dystrophy. Dev. Med. Child Neurol., v. 46, p. 154-159, 2004.

YOUNG, B. et al. A qualitative study of the health-related quality of life of disable children. Dev. Med. Child Neurol., v. 49, p. 660-665, 2007.

QUALIDADE DE VIDA E DEFICIÊNCIA INTELECTUAL

María Teresa Moreno Valdés
Julliene Érika Moreira Barreiro Soares
Mirna Albuquerque Frota

A qualidade de vida (QV) tem sido reconhecida como um indicador de eficácia das estratégias de intervenção em saúde para pessoas com deficiência[1] intelectual (DI), razão pela qual o interesse da comunidade científica internacional pelo construto QV tem apresentado notável crescimento.

As pessoas com DI experimentam iniquidades significativas e barreiras no acesso aos serviços sociais, de saúde e de educação em diferentes países do mundo (Melville et al., 2006; Pérez Bueno, 2006), incluindo os da América Latina, entre eles o Brasil (Samaniego de Garcia, 2006). Esses fatores sociais e ambientais são potenciais limitações para o desenvolvimento de atividades e a participação social dessas pessoas, o que poderia afetar a QV de um dos grupos mais numerosos de pessoas com deficiência.

---

[1] Note-se que, na língua portuguesa, não existe equivalente para as palavras *disability* ou *discapacidad*, que têm significado diferente de *deficiency* ou deficiência; existe a palavra descapacidade, mas é muito pouco usada. Assim sendo, as autoras adotam deficiência como o termo que a própria legislação brasileira substitui e que é utilizado pela comunidade científica no País.

A Pesquisa Nacional por Amostra de Domicílios (PNAD), publicada pelo Instituto Brasileiro de Geografia e Estatística (IBGE), mostra a existência de 24,5 milhões de pessoas com deficiência (14,5% da população), segundo o censo de 2000, das quais 2,81 milhões (11,5%) se autorreferiram como pessoas com deficiência mental. Segundo os dados do censo, 617 mil pessoas com idade entre 0 e 17 anos apresentavam deficiência mental no país.[2]

De acordo com dados provenientes do censo escolar de 2006, a deficiência intelectual é o tipo de necessidade educacional especial (NEE) mais frequente entre os estudantes brasileiros de qualquer tipo de escola, e o mais presente em escolas e classes especiais, com uma matrícula total de 291.160 alunos (Brasil, 2008).

A QV pode ser vista como um determinante de saúde, bem como um produto de intervenção centrada na promoção da saúde. A Carta de Ottawa, documento aprovado pela I Conferência Internacional de Promoção da Saúde, em 1986, já descreveu saúde como um estado ideal, e sobretudo como um conceito positivo que enfatiza as potencialidades dos indivíduos. Esse moderno conceito de promoção da saúde cerca as ideias do que se considera QV.

Schalock (2004) define QV como o reflexo das condições desejadas por uma pessoa em relação a sua vida no lar, na comunidade, no trabalho ou na escola – no caso das crianças, a saúde e o bem-estar. Nesse sentido, cabe destacar que a política nacional de saúde para pessoas portadoras de deficiência no Brasil considera como sua primeira diretriz a promoção da QV (Brasil, 2003).

No mundo inteiro se percebe um movimento científico, no qual diferentes estudos de QV em pessoas com DI estão sendo desenvolvidos. Historicamente, os estudos iniciaram na área de saúde, mas hoje abrangem diferentes domínios da QV e vão desde o âmbito do indivíduo às famílias, organizações (e aos diferentes serviços que algumas oferecem, assim como o emprego), comunidades, etc. (Schalock; Gardner; Bradley, 2007). A maioria das pesquisas centradas no

---

[2] Esses resultados, que são superiores às estatísticas reconhecidas pela Organização Mundial da Saúde (10% em geral e 4-5 % no caso da DI, em tempos de paz) estão evidentemente aumentados pela forma de coleta de dados utilizada no censo (Neri et al., 2003).

indivíduo está focada em adultos ou tem estes como informantes. São escassos os estudos que têm como foco a criança com DI e que, além disso, considerem seus critérios (White-Koning et al., 2005). De maneira similar, são pouco frequentes os estudos de QV na área educacional (Gómez-Vela; Verdugo, 2001).

No Brasil, existem poucos estudos publicados que avaliam a QV de pessoas com DI e deficiências do desenvolvimento, e os que têm sido desenvolvidos não tiveram como foco aspectos como as crianças e a escola (Elias; Assumpção Júnior, 2006; Saviani-Zeoti; Petean, 2008). O capítulo anterior chama atenção para o desenvolvimento da pesquisa que apresentaremos como centro deste capítulo e que teve os seguintes objetivos:

a) investigar a QV de crianças com deficiência intelectual no contexto da inclusão escolar
b) analisar a dimensão do desenvolvimento pessoal e atividades na QV dessas crianças
c) identificar facilitadores e barreiras que interfiram nessa dimensão como base para uma estratégia de promoção da saúde na escola

DEFICIÊNCIA INTELECTUAL

Ao longo da História, muitos conceitos existiram, além de muitos rótulos para identificar a pessoa com essa deficiência. Nos círculos acadêmicos, figuram vários nomes: *oligofrênica*; *cretina*; *imbecil*; *idiota*; *débil profunda*; *criança subnormal*; *criança mentalmente anormal*; *criança atrasada*; *criança excepcional*; *retardada mental em nível dependente/custodiável, treinável/adestrável* ou *educável*; *deficiente mental em nível leve, moderado, grave* ou *profundo*; *criança com déficit intelectual*; *criança com necessidades especiais*; *criança especial*, etc. (Sassaki, 2003).

Deve ser destacado que o construto retardo mental incluiu os termos deficiência mental e subnormalidade mental e esteve centrado na noção de defeito da mente, como resultado de rendimento mental inferior. Essa terminologia foi característica das duas primeiras décadas do século XX. Em 1992, a Associação Americana de Retardo Mental (AAMR) publicou uma definição baseada em um modelo de funcionamento humano que considera serem as capacidades e limitações da pessoa relacionadas com seu ambiente (Wehmeyer et al., 2008).

A influência das discussões transcorridas em relação ao próprio construto deficiência conduziram à publicação, em 2001, da *Classificação internacional de funcionalidade, incapacidade e saúde*,[3] pela Organização Mundial da Saúde, que representou uma transição de paradigma na compreensão da deficiência. Assim, uma nova definição foi publicada em 2002 pela AAMR, que caracteriza a DI por limitações significativas no funcionamento intelectual e na conduta adaptativa, tal como se manifesta em habilidades práticas, sociais e conceituais; essa deficiência começa antes dos 18 anos (Luckasson et al., 2002).

Essas mudanças influenciaram muito na comunidade científica. Em 2007,[4] a AAMR adotou a denominação da American Association on Intellectual and Developmental Disabilities, anunciou a publicação, em 2011, de nova definição e manual na área, e um comitê de especialistas está publicando e disponibilizando artigos relevantes como resultados de investigações preliminares (AAIDD, 2009).

Schalock (2009) ressalta a observação de mudanças importantes na forma como são denominadas, diagnosticadas e classificadas as pessoas que demonstram significativas limitações em seus comportamentos adaptativos e funcionamento intelectual. Essa nova forma de pensar sobre a deficiência inclui uma perspectiva socioecológica da DI e um modelo multidimensional do funciona-

---

[3]International Classification of Functioning, Disability and Health.
[4]Estima-se que o construto Intellectual Disability seja de uso comum desde a década de 1960.

mento humano, influindo nas políticas de serviços, nas práticas focadas em promover apoios individualizados a pessoas com DI e no uso de resultados pessoais relacionados com a QV.

A necessidade de promover ambientes inclusivos para pessoas com DI tem destacado o papel da educação inclusiva, questão que tem gerado inúmeras publicações e debates científicos, sociais e familiares no mundo todo. No contexto brasileiro, Dutra e Griboski (2006) ressaltam a educação inclusiva como diretriz para transformação na estrutura da escola, a qual foi defendida pelo Ministério da Educação como política pública que assumiu sua disseminação por meio do programa de educação inclusiva: direito à diversidade. Esse programa tem orientações específicas para alunos com DI.

A necessária transformação da escola, começando por desfazer práticas segregacionistas, foi destacada por Figueiredo (2002). Diante do debate sobre a escola como ambiente inclusivo e favorável à saúde e qualidade de vida da criança com DI, considera-se necessário o estudo da QV dessas crianças no contexto da inclusão escolar.

> Essa nova forma de pensar sobre a deficiência inclui uma perspectiva socioecológica da DI e um modelo multidimensional do funcionamento humano, influindo nas políticas de serviços, nas práticas focadas em promover apoios individualizados a pessoas com DI e no uso de resultados pessoais relacionados com a QV.

> A necessidade de promover ambientes inclusivos para pessoas com DI tem destacado o papel da educação inclusiva, questão que tem gerado inúmeras publicações e debates científicos, sociais e familiares no mundo todo.

QUALIDADE DE VIDA: UMA PROPOSTA DE SAÚDE NA ESCOLA INCLUSIVA

A concepção de QV está associada a características humanas e a valores positivos, como felicidade, êxito, riqueza, saúde e satisfação de vida, indicando conceitos atribuídos à essência e aos aspectos fundamentais da existência humana. O significado semântico, de acordo com Schalock e Verdugo (2003), explica por que o construto está impactando de tal modo os campos da educação, do cuidado com a saúde, dos serviços sociais e das famílias – dados que levam a pensar em políticas e práticas que modifiquem as vidas das pessoas e suas percepções de uma vida de qualidade. Assim, os discursos sobre QV têm por base sua concepção, com um claro entendimento dos fatores contextuais que estão dirigindo sua aplicação.

Schalock e Verdugo (2003) sugerem uma perspectiva ecológica para descrever os vários contextos do comportamento humano, que podem ser classificados em três níveis do sistema: microssistema, mesossistema e macrossistema. Assim, o microssistema é entendido como o contexto social

> **Schalock e Verdugo (2003) sugerem uma perspectiva ecológica para descrever os vários contextos do comportamento humano, que podem ser classificados em três níveis do sistema: microssistema, mesossistema e macrossistema. Assim, o microssistema é entendido como o contexto social imediato envolvendo a família, o lar, o local do trabalho, a escola, no caso das crianças e dos adolescentes, que afeta diretamente a vida da pessoa. O mesossistema envolve a comunidade, as agências de serviço e organizações que têm influência direta sobre o funcionamento do microssistema. Por último, o macrossistema, ou padrões culturais mais amplos, envolve tendências sociopolíticas, sistemas econômicos e outros aspectos relacionados à sociedade, que afetam de forma direta os valores, as crenças e o significado de palavras e conceitos.**

> **Uma proposta de conceituação define a QV na infância como a percepção subjetiva da criança em conjunção com aspectos objetivos referidos a cinco domínios: Bem-estar emocional, Bem-estar físico, Relações interpessoais, Desenvolvimento pessoal e atividades, e Bem-estar material (Sabeh; Verdugo; Prieto, 2006).**
> **[...]**
> **No Brasil, os estudos sobre QV infantil no contexto escolar estão em fase inicial.**

imediato envolvendo a família, o lar, o local do trabalho, a escola, no caso das crianças e dos adolescentes, que afeta diretamente a vida da pessoa. O mesossistema envolve a comunidade, as agências de serviço e organizações que têm influência direta sobre o funcionamento do microssistema. Por último, o macrossistema, ou padrões culturais mais amplos, envolve tendências sociopolíticas, sistemas econômicos e outros aspectos relacionados à sociedade, que afetam de forma direta os valores, as crenças e o significado de palavras e conceitos.

A QV, como conceito holístico e multidimensional, entretanto, assim como a avaliação do nível de satisfação ou bem-estar da criança segundo sua própria percepção, passou a ser estudada recentemente, de forma um tanto elementar: em virtude da precariedade de modelos conceituais estruturados e fundamentados (Sabeh; Verdugo; Prieto, 2006).

Uma proposta de conceituação define a QV na infância como a percepção subjetiva da criança em conjunção com aspectos objetivos referidos a cinco domínios: bem-estar emocional, bem-estar físico, relações interpessoais, desenvolvimento pessoal e atividades, e bem-estar material (Sabeh; Verdugo; Prieto, 2006). Os autores apresentam definições operacionais a essas dimensões (Quadro 14.1).

É interessante salientar a diferença crucial entre o que é QV infantil na visão de um adulto e da própria criança (Assumpção Júnior et al., 2000). Esse fato despertou crescente interesse por ouvir a própria criança, o que a privilegia e fortalece como participante (Sabeh; Verdugo; Prieto, 2006).

No Brasil, os estudos sobre QV infantil no contexto escolar estão em fase inicial. Trabalhos realizados por Catrib, Ferreira e Moreno-Valdés (2008) e Fialho e colaboradores (2008), da Universidade de Fortaleza (UNIFOR), envolvendo QV infantil e promoção de saúde no contexto escolar, antecedem a ideia desse estudo ao per-

QUADRO 14.1

ASPECTOS DIMENSIONAIS DA QUALIDADE DE VIDA

Dimensão	Definição
Bem-estar emocional	– Estados emocionais (afeto positivo/afeto negativo) experimentados pela criança, como alegria, tristeza, nervosismo, humor, preocupação – Percepção global de satisfação com a vida – Visão de futuro (como acredita que será sua vida adulta) – Autoestima/autoconceito (como vê e valoriza a si mesmo e como crê que os demais o veem)
Bem-estar físico	– Estado de saúde física da criança: sono, enfermidades, sintomas e sinais físicos, energia, nível de nutrição desenvolvimento físico (peso-altura) – Acesso a assistência sanitária e satisfação com esta
Desenvolvimento pessoal e atividades	– Frequência, qualidade e satisfação com afeto, interação (positiva ou negativa), comunicação e aceitação de e entre as pessoas da família – Estilo educativo e de criação dos pais (prêmios, castigos, abandono) – Frequência, qualidade e satisfação com as relações de amizade e companheirismo no meio escolar e extraescolar – Satisfação e qualidade nas relações com os mestres; percepção, por parte da criança, de apoios, reforços, castigos, expectativas e imagem que os mestres têm delas
Bem-estar material	– Grau de desempenho, progresso, resultados e satisfação pessoal com as atividades escolares de aprendizagem – Percepção que tem a criança de suas habilidades cognitivas e das oportunidades que tem para desenvolvê-las – Frequência e oportunidade de experiências de ócio e tempo livre, como jogos e brincadeiras, esportes, atividades físicas, televisão, vídeos – Autodeterminação (possibilidade de eleger e tomar decisões)
Relações interpessoais	– Posses materiais da criança e de sua família (presentes que recebe, roupa, brinquedos, objetos) – Características físicas dos ambientes em que se desenvolve (qualidade e conforto do lar e da escola) – Nível socioeconômico da família

mitir à criança realizar autoavaliação. Ambos os estudos tiveram como base teórica a proposta da escola promotora de saúde, que representa uma estratégia global e integradora para a provisão de saúde e QV na escola.

> A ideia de que o papel da escola promotora de saúde visa atingir ações e condições de vida saudável, no ambiente educacional, encontra, em sua teoria, convergência com o papel da escola inclusiva. Ambas planejam a capacitação em habilidades que promovam adoção de estilos de vida e comportamentos sadios, a criação e o desenvolvimento de ambientes favoráveis e a promoção de uma vida ativa (Soares; Valdés, 2006).

A ideia de que o papel da escola promotora de saúde visa atingir ações e condições de vida saudável, no ambiente educacional, encontra, em sua teoria, convergência com o papel da escola inclusiva. Ambas planejam a capacitação em habilidades que promovam adoção de estilos de vida e comportamentos sadios, a criação e o desenvolvimento de ambientes favoráveis e a promoção de uma vida ativa (Soares; Valdés, 2006).

Por conseguinte, a pesquisa da QV no contexto escolar configura-se inovadora, além de ser elemento essencial para a boa aprendizagem e o desenvolvimento da criança, sobretudo daquelas com NEE, e NEE causada por DI, pois, como já foi argumentado, é uma das NEEs mais frequentes em qualquer escola.

QUALIDADE DE VIDA DE CRIANÇAS COM DEFICIÊNCIA INTELECTUAL NO CONTEXTO ESCOLAR

> A QV relacionada às pessoas com deficiência é referenciada em diversos níveis: na própria definição de deficiência, na formulação de objetivos gerais da intervenção, na avaliação da intervenção e dos serviços dirigidos a adultos e crianças com deficiência, na defesa da participação, capacidade de decisão e autonomia. Logo, as escolas que reconheçam a importância da QV dos seus alunos alcançarão de maneira mais eficaz seus objetivos (Gómez-Vela; Verdugo, 2001).

A QV relacionada às pessoas com deficiência é referenciada em diversos níveis: na própria definição de deficiência, na formulação de objetivos gerais da intervenção, na avaliação da intervenção e dos serviços dirigidos a adultos e crianças com deficiência, na defesa da participação, capacidade de decisão e autonomia. Logo, as escolas que reconheçam a importância da QV dos seus alunos alcançarão de maneira mais eficaz seus objetivos (Gómez-Vela; Verdugo, 2001).

Nesse contexto, foi realizado um estudo de natureza descritiva, do tipo qualitativo, pois, como indica González Rey (2005), defende o caráter construtivo-interpretativo do conhecimento, o que de fato implica compreender o conhecimento como produção e não como apropriação linear de uma realidade.

Esse estudo foi desenvolvido em uma escola da rede pública municipal de Cascavel, no Ceará. Foram identificados como possíveis participantes do estudo cinco alunos com deficiência intelectual do Ensino Fundamental, com idades entre 6 e 12 anos, seus pais e professores, o que possibilitou ter o critério da criança e também das pessoas próximas (Bertelli; Brown, 2006; Upton; Lawford; Eiser, 2008). Para preservar a identidade dos participantes, foram utilizadas as iniciais C para as crianças, M para as mães e P para os professores. Foram observadas as normas da Resolução nº 196/96 do Conselho Nacional de Saúde, de 10 de outubro de 1996, e utilizados consentimentos livres e esclarecidos. O projeto foi submetido e aprovado pelo Comitê de Ética em Pesquisa da Universidade de Fortaleza.

Após a concordância da Secretaria de Educação do município e autorização da direção da escola, foi feito um convite aos possíveis informantes, por meio de cartas, para um momento de interação. Foram formados três grupos: um de crianças, um de pais e outro de professores. Nesses grupos, conforme o perfil, foi abordada a temática e lhes foi possibilitado fazer perguntas, expor dúvidas sobre a pesquisa e posicionar-se ante a proposta de participação no estudo.

Posteriormente, foi iniciado o planejamento dos encontros individuais com os participantes. A coleta de dados foi desenvolvida em duas fases, no período de maio a junho de 2007.

Na primeira fase, os pais e os professores foram orientados a responder a uma entrevista semiestruturada que abordou uma das cinco dimensões com base no modelo teórico de Sabeh, Verdugo e Prieto (2006), ou seja, *Desenvolvimento pessoal e atividades* das crianças em estudo, levando em conta a percepção das próprias crianças. A dimensão foi selecionada por meio de critério de especialistas, com relação a um dos campos de ação da promoção da saúde: o desenvolvimento de habilidades pessoais.

Na entrevista, foram elaboradas seis perguntas relacionadas ao *Desenvolvimento pessoal e atividades* e, no final, foi pedido aos participantes para identificarem facilitadores e barreiras que interfiram no desenvolvimento pessoal e nas atividades dos escolares com deficiência intelectual como base para uma estratégia de promoção da saúde na escola. Por meio desses momentos dialógicos, foi possível observar os tipos de discursos estabelecidos, imprescindíveis para a qualidade da informação produzida pela pesquisa.

Na segunda fase, as crianças vivenciaram um momento lúdico com a segunda pesquisadora (terapeuta ocupacional), permitindo uma atmosfera leve e informal, a fim de responder, de acordo com sua percepção individual, duas perguntas subjetivas de um roteiro de entrevista, lembrando que o uso de imagens como facilitadores na pesquisa de QV em crianças é destacado por Eiser e Morse (2001) e por Sabeh, Verdugo e Prieto (2006).

Foram utilizados desenhos de duas faces, uma feliz e outra triste, dirigidos a estabelecer empatia com as crianças e facilitar a resposta quanto ao que, na escola, as deixa em um ou outro estado emocional. As faces, como instrumentos de apoio, foram utilizadas com objetivos explícitos de produzir informações e não de classificá-las a partir do próprio instrumento, dissecando a riqueza e a complexidade do sujeito que as expressa mediante expressões simbólicas.

Após relato, foi sugerido a cada criança que desenhasse a figura de uma criança feliz ou triste, e, com o desenho concluído, foi perguntado o motivo de a criança desenhada estar feliz ou triste, sobre o que a levou a sorrir ou a chorar. Com a finalidade de obter informação acerca do estado emocional e dos desejos atuais da criança em relação à escola, abriu-se um caminho para a comunicação que, segundo White-Koning e colaboradores (2005), é facilitado pelo uso do desenho na avaliação subjetiva da QV crianças com DI.

Foi utilizada a observação participante, considerando seus requisitos na pesquisa qualitativa (Pope; Mays, 2005), além do diário de campo como instrumento de registro de dados (Victora; Knauth; Hassen, 2000), com o objetivo de documentar os passos para realização dessa busca.

Após os encontros com os participantes da pesquisa, as informações obtidas mediante os instrumentos utilizados foram transcritas e analisadas, permitindo a produção de ideias e hipóteses, ou seja, as respostas das crianças, dos pais e dos professores foram transcritas na íntegra e analisadas como via de elaboração de informações. A formulação das informações foi regida por um modelo que representa uma síntese teórica em decurso permanente, sendo desenvolvida na trajetória pelo momento empírico.

A maior inovação dessa proposta foi o uso de indicadores para o desenvolvimento permanente de hipóteses que dão lugar a esse modelo teórico em elaboração e que permitiu que fossem visualizadas, de maneira indireta, informações ocultas aos sujeitos estudados. As próprias expressões intencionais e diretas foram portadoras de informações implícitas não presentes na representação consciente dos sujeitos.

A análise seguiu a via da construção de informação, que favoreceu a elaboração de hipóteses e afirmações tanto sobre o grupo estudado como acerca das questões que os objetivos focalizaram. Foram consideradas as informações adquiridas em todos os instrumentos utilizados, respeitando a seleção e a integração das informações, uma vez que o uso de instrumentos diferentes propiciou uma riqueza de informação com inúmeras possibilidades.

Os instrumentos destinaram-se a procurar nos participantes respostas sobre a QV na escola, ou seja, em seu processo de inclusão no contexto escolar. Não havia pretensão de perguntas orientadas a respostas concretas, mas a expressão de trechos complexos de informações que propiciassem a obtenção dos aspectos que se pretendia estudar. Com as perguntas, esperava-se que os pais e os professores produzissem campos de sentido subjetivo em sua verbalização sobre o que a criança pensava e de como agia com relação a sua QV.

RESULTADOS E DISCUSSÃO

As informações foram sendo tecidas, e essa construção foi organizada segundo categorias, constituídas pelos indicadores da dimensão Desenvolvimento pessoal e Atividades.

Desempenho, progresso, resultados e satisfação pessoal com as atividades escolares

Ao indagar como a criança com deficiência intelectual se observava quanto a desempenho, progresso e resultados foi comum a comparação entre o antes e o depois, isto é, aquilo que não realizavam e que, no momento, realizam ou realizam melhor.

> Ela fala em casa das tarefinhas que não fazia antes na escola e agora já faz [...] antes dava trabalho para ir à escola, agora se interessa e participa das atividades; antes, do jeito que a sentavam na cadeira, ela ficava até ir embora. (M3)

As professoras, entretanto, sentiram dificuldades em responder como as próprias crianças notavam o progresso, apenas mantinham o olhar e a observação conforme seu status de professora: "Nunca tinha parado para pensar como meus alunos se veem ou se sentem!".

Nesse sentido, aponta-se a necessidade da melhor observação do professor, ou de qualquer outro gestor na equipe escolar, em manter um olhar mais direcionado para essas crianças, para seus desejos ou, ainda, despertar-lhes esses sentimentos e, assim, facilitar, mediante atividades prazerosas, seu processo de ensino-aprendizagem. Outro ponto é como essa criança demonstra a percepção em ambas as situações, a de conseguir ou não conseguir as atividades.

> Quando acerta ou conclui uma atividade, ele fica alegre, fala 'oba', sorri, mostra o que fez até aos colegas; então, eu dou os parabéns e ele fica muito alegre. (P1)

> Quando ele não consegue fazer a tarefa, fica com cara de choro. (M1)

Essa atitude, de a criança expressar se o desempenho foi ou não favorável, revelava-se no momento da observação participante, pois as crianças apresentavam necessidade de mostrar o que sabiam realizar ou aquilo de que mais gostavam.

> Ele tem necessidade de ficar mostrando o que conseguiu; diz, "olha tia, eu já terminei!". Ou fica perguntando, "tia, está certo?". (P4)

> [...] o pouco que ele consegue fazer, ainda precisa de mim. (M4)

O adulto revela o desejo de ver a criança tornar-se independente o mais rápido possível. O fato é que as crianças, por meio de atitudes, representam seus interesses e desempenho naquilo de que gostam, mas sobretudo demonstram insegurança na realização de atividades, buscando o auxílio da professora, questionando se está certo ou errado, se está bonito ou feio.

Conforme relata Fierro (2004), as crianças com deficiência intelectual costumam ter dependência afetiva e comportamental com relação às figuras adultas protetoras. Tal apego decorre do alto valor de sobrevivência para essa criança.

Observou-se que os pais demonstram que o filho é inseguro, assim como revelam a incapacidade de realizar algo sozinho, de assumir a autonomia, de viver sem ajuda de outra pessoa. Esses são detalhes que cercam a rotina das crianças com deficiência intelectual, fazendo com que se percebam como incapazes e dependentes. Fierro (2004) acrescenta que, em geral, a pessoa com deficiência intelectual é caracterizada por baixa autoestima, assim como por instabilidade emocional, proveniente de dois fatores: a imagem que fazem dela e a percepção que tem da própria eficiência. Esses traços muitas vezes são apreendidos das experiências e do modo como foram tratadas pelos adultos.

> C2 é muito eufórico, sempre pede proteção e minha atenção; ele tem de saber que eu não estou ali só para ele. (P2)

O interesse pelo desenvolvimento e progresso do aluno expressa o desejo de vê-lo independente. A queixa dos professores era relacionada à dificuldade em dividir atenção entre um número grande de alunos e, em meio a esses, àqueles com deficiência. Os professores demonstraram o sonho de ver a sala de aula de forma homogênea, de preferência com alunos quietos e obedientes.

Não se quer julgar o professor, pois suas questões são gerais e semelhantes a tantas outras no mundo. Essa realidade deve-se à formação do professor e de suas práticas pedagógicas desenvolvidas com alunos que possuem NEE nas salas de aula de ensino tradicioal. Freitas (2006) informa ser consensual dizer que a formação de que dispõem os professores não contribui para que seus alunos se desenvolvam como pessoas, tenham sucesso nas aprendizagens escolares e participem como cidadãos detentores de direitos e deveres na chamada sociedade do conhecimento.

Assim, pretende-se refletir e formular a ideia de que a diversidade dentro da sala de aula existe, e, em vez de tentar homogeneizar os alunos, deve-se conhecê-los e elaborar estratégias para o alcance dos objetivos educacionais. No caso das crianças com deficiência intelectual, devem ser proporcionadas condições mais completas de aprendizagem, uma vez que apresentam atraso e resistência à instrução, necessitando de ensino mais ordenado e sistematizado.

PERCEPÇÃO DA CRIANÇA ANTE AS HABILIDADES COGNITIVAS E OPORTUNIDADE PARA DESENVOLVÊ-LAS

As crianças têm formas peculiares de comunicação, com frequência utilizam frases curtas e muitas vezes não são verbais, o que dificulta ao adulto a leitura de suas respostas ou de seus desejos, sendo necessária profunda observação das atitudes cotidianas e ante as diversas situações, possibilitando destacar ideias e vontades.

A pessoa com déficit cognitivo apresenta, em particular, dificuldade para desenvolver comportamentos autorreferidos, relativos a si mesma, em observar-se, conhecer-se e cultivar a autoconsciência, o que demonstra a difícil tarefa de expor vontades e interesses, além da dificuldade de regular a própria conduta. Por essa razão, aconselha-se, na maioria dos casos, reforço às condutas que se pretende incrementar (Fierro, 2004). Foi relatado que algumas das crianças expressaram o desejo de realizar o que os colegas estavam realizando.

> [...] ele também pede tarefas iguais às dos colegas; quando entrego atividades para os outros, ele me pergunta: 'cadê a minha, tia!', mesmo sem saber fazer. (P2)

A subjetividade individual é constituída sobretudo por elementos do âmbito social, produzindo sentidos e significações ao longo de experiências e de relações interpessoais. Os pais e os professores acreditam que a criança não tem percepção da habilidade cognitiva, mas, ao mesmo tempo, relatam fatos que revelam o inverso.

> Ele costuma pedir tarefas e sempre tenta fazer, mesmo sem saber; quando não consegue, pede ajuda à turma, com exceção das atividades com os numerais, estas ele não sabe e não tenta fazer. (P1)

Nota-se que as crianças percebem suas habilidades cognitivas, expressando a intenção de realizar e participar de forma ativa das atividades escolares, o que demonstra, principalmente, a percepção das oportunidades que lhes são negadas.

> Ele pede muito para tirar a tarefa do quadro e fica como se estivesse retirando, copiando (mesmo sem saber). Ele tem muita vontade de saber copiar! (P1)

Sobre essa realidade, Elias e Assumpção Júnior (2006) entendem que a qualificação do desempenho é determinada pela ação do indivíduo em seu ambiente, ou seja, a experiência vivida. E essa "experiência vivida pela criança" é pressuposto do desempenho e da QV subjetiva, concluindo que não se pode supor que desempenho abaixo dos parâmetros da normalidade seja sinônimo de baixa QV, na medida em que representa o estado da criança.

Diante desse fato, é preciso que a escola seja um espaço aberto a criação, possibilidades e exploração do potencial do aluno, gerando nesse ambiente a melhoria de sua qualidade de vida. Isso é mostrado com o fato de sentirem felicidade em fazer as tarefas da escola, propostas pela professora, em especial aquelas que exigem a escrita e utilização de lápis e caderno.

> Ele está sorrindo porque fez cinco dever [...] bem rápido. (C4)

Nota-se, porém, que a equipe pedagógica não direciona de forma curricular as atividades escolares. Observa-se que os alunos com deficiência intelectual com frequência realizam atividades desiguais. Vê-se que ocorre diferenciação no processo de ensino-aprendizagem, não só nas estratégias, mas sobretudo no conteúdo e nos recursos utilizados.

Esses fatos corresponderiam às práticas de uma aula inclusiva, que, segundo Ferreira (2006), visa responder à diversidade de estilos de aprendizagem na sala de aula, com o planejamento de várias atividades que abranjam os estilos de aprendizagem individual. Ao contrário da realidade observada, no entanto, Guijarro (2005) diz que os grandes objetivos da educação devem ser os mesmos para todos os alunos, de modo a assegurar a igualdade de oportunidade e a futura inserção na sociedade. Assegurar uma aprendizagem básica para todos é adaptar e diversificar o currículo para dar respostas à diversidade de necessidades educacionais do aluno.

Com isso, a escola propõe-se a ampliar a capacidade dos alunos e pretende que eles aprendam não apenas conteúdos e habilidades, mas que desenvolvam identidade individual e papéis sociais, levando em consideração o fato de que os portadores de deficiência intelectual não serão crianças para sempre e, assim, necessitam de autonomia e independência em seu comportamento.

OPORTUNIDADE DE EXPERIÊNCIAS DE ÓCIO E TEMPO LIVRE

O momento reservado ao ócio e tempo livre para as crianças na escola é a hora do recreio, quando elas elaboram suas brincadeiras e colocam suas regras, relacionam-se e conversam livremente. Para Verdugo e Sabeh (2002), o ócio, assim como outras vivências, favorece o crescimento e o desenvolvimento pessoal e, no ambiente escolar, leva-os a ter experiências de escolhas com tomadas de decisão e participação comunitária.

Chama atenção, contudo, o fato de que essas oportunidades, na maioria das vezes, estão sendo negadas às crianças com deficiência – no caso, as crianças estudadas. Ressalta-se que, além do espaço físico da escola não ser favorável, essas crianças procuram, no horário do recreio, permanecer em sala de aula ou se dirigir para a sala de apoio, referindo medo dos colegas porquanto já ocorreram episódios de agressão.

> [...] ele percebe que não pode participar do recreio, porque tem medo das brincadeiras dos meninos. (M1)

Essa mãe relatou, ainda, que seu filho foi trancado no banheiro pelos colegas. Essa mesma criança, quando solicitada que fizesse um desenho de um menino triste ou de um alegre, optou por desenhar a figura de um menino triste. Diante do desenho, foi perguntado: "Por que aquele menino está chorando?" E C1 respondeu: "O menino brigou com ele [...] ele tem medo". "De quem o menino tem medo?" E ele disse: "Dos meninos grandes, que batem nele". As crianças, quando questionadas acerca do que as deixava tristes na escola, responderam que são os colegas que batem, referindo situações de exclusão nas brincadeiras, agressões físicas e verbais.

E referindo-se à figura da face triste, algumas crianças a associaram à imagem da criança agredida. "O menino bateu nele" (C3). Os pais preferem que seus filhos fiquem na sala, pois outras crianças podem machucá-los, e os professores concordam e até praticam atos de proteção, como foi observado durante o recreio. "Não saia da sala, senão vão empurrá-lo". O olhar demonstrava interesse pelo lado de fora, mas havia o sentimento de medo e da vivência discriminatória. Aquela porta, naquele momento, representava uma linha imaginária entre a inclusão e a exclusão – a imagem de que garantir educação de qualidade para todos ainda é um desafio.

As professoras, porém, relatam que, mesmo separadas, em ambiente protegido, elas participam do recreio com filmes e brincadeiras dirigidas, situação de segregação criada pela escola, em vez de desenvolver estratégias para promover um ambiente favorável à criança, visto que a aprendizagem escolar não é apenas processo individual, mas processo social e, mais especificamente, relacional.

> Ela fica na sala, prefere ficar mais quieta, assiste aos vídeos. (P2)

A situação descrita não é apenas responsabilidade do professor, mas sobretudo da gestão da aprendizagem (Figueiredo, 2002) desenvolvida na escola, embora afetada pela própria formação inicial do gestor, ainda insuficiente.

Sobre o tempo livre na escola uma criança relata:

> Eu gosto do recreio [...] mas os meninos batem em mim. (C4)

A questão da violência é vista pela equipe pedagógica com certa conformidade, direcionando a responsabilidade a aspectos sociais e familiares das crianças. De acordo com o comportamento agressivo que as crianças e os jovens assumem na escola, Lopes Neto (2007) comenta que, em geral, são indicadores da qualidade das relações estabelecidas com os familiares e/ou responsáveis, em virtude de fatores como pobreza, competitividade e violência, entre outros, como a desagregação familiar, que podem vir a ser a causa da incapacidade dos pais para ensinar aos filhos as atitudes essenciais para convivência sadia e pacífica.

Nesse cenário, será difícil estabelecer um ambiente propício a inclusão, saúde e QV. Como as crianças com deficiência intelectual irão desenvolver suas habilidades e conduta social, se a família e a escola, que são as primeiras células sociais, não estão desempenhando seu papel socializador?

A escola deve agir como articuladora nesse contexto. Assim, Macedo, Andreucci e Montelli (2004) entendem que, na situação social difícil, a escola se insere, sobretudo, dirigida e organizada para enfrentar as consequências das condições ambientais adversas nas quais se situa a criança, entretanto, é necessário apoio intersetorial.

Existe, então, segundo Pedrosa (2007), a necessidade da ressignificação da escola como espaço de elaboração de territorialidades e subjetividades, no qual os sujeitos envolvidos se identificam, interagem, refletem a respeito de suas vivências e formulam projetos de vida mais saudável e cidadã, o que corresponde às ideias da escola promotora de saúde.

Resultados semelhantes quanto a presença de emoções negativas de tristeza e insatisfação em alunos com NEE incluídos em escolas regulares foram encontrados na Espanha, por Marchesi e colaboradores (2003). Em estudos desenvolvidos na Holanda, Noruega e Alemanha, com alunos portadores NEE de 5,7 a 13 anos, foi descoberto que também teriam um maior risco de serem rejeitados pelos colegas (Piel, 2007).

Sabeh, Verdugo e Prieto (2006) comentam que, apesar de o ambiente escolar influir na vida das crianças, é escasso o número de trabalhos voltados para o bem-estar, não sendo ainda percebido o quanto a escola é essencial para a aprendizagem e o desenvolvimento do potencial pessoal, mediante o alcance relevante da QV do aluno.

AUTODETERMINAÇÃO

A autodeterminação, como a possibilidade para eleger e tomar decisões, destaca os indicadores de autonomia, entendida, sobretudo, como a independência de uma pessoa, eleição e controle ambiental.

Nos relatos dos pais, para exprimir se os filhos seriam autodeterminados, disseram que as crianças têm preferências por algumas brincadeiras ou atividades. Em casa, geralmente fazem o que querem, mas na escola fazem o que a professora quer. Os professores confirmaram, relatando que os alunos escolhem aquilo que tencionam realizar, porém, na maioria do tempo, são eles, os professores, que determinam as atividades.

> Sim, ele elege, escolhe as atividades, embora tudo errado. (P3)

A escola, que deveria assumir o papel de terreno fértil de aprendizagem, espaço privilegiado para manifestações afetivas, cognitivas e sociais do sujeito, em meio à diversidade, assume a antiga característica opressora e segregacionista.

Nota-se que o olhar do adulto sobre essas crianças com deficiência intelectual se detém na aparência e nas dificuldades, e não nas potencialidades, como sugeriu Vygotsky (1989). A realidade observada pode ser resumida por várias expressões escutadas, do tipo: *a criança está na escola, mas, "coitadinho", não aprende porque é "doente"; fica na sala só pintando, brincando, passando o tempo e vai embora. Amanhã, volta, faz tudo novamente, mas, para todos os efeitos, está na escola, está "incluso".*

Sobre a desmistificação da impossibilidade de aprendizagem por parte das pessoas com deficiência e a criação de espaços geradores de vivências emocionais positivas em relação à aprendizagem, Martinez (2006) ressalta que se tornam direções importantes para o trabalho pedagógico em sala de aula com todos os alunos e, muito especialmente, na relação individualizada com os portadores de deficiência.

Falta, como se vê, olhar e escutar os alunos com deficiência intelectual, conhecer seus desejos e, além disso, respeitá-los, pois, como é possível desenvolver a autodeterminação do sujeito sem respeitar suas decisões ou redirecioná-las, exercendo o papel de educador, sejam professores, pais ou responsáveis?

Nas palavras de Martinez (2006), potencializar a condição de sujeito do seu processo de aprendizagem, no caso das crianças com deficiência, implica formas diferenciadas de relacionamento e interação com elas, com particular ênfase no planejamento e desenvolvimento do trabalho pedagógico. O desenvolvimento da autodeterminação e, com ela, da autonomia, é essencial para atingir a máxima funcionalidade e participação das pessoas com DI (Wehmeyer, 2008).

A inclusão escolar, mais do que uma política de transformação de práticas educativas, é uma poderosa força de reedificação de identidades e valores que resultarão certamente na formação de sujeitos mais aptos a participar das dinâmicas realizadas no contexto da sociedade (Figueiredo, 2002).

Por isso, a urgência em investigar a evolução do bem-estar da criança e refletir acerca de sua realidade. Na perspectiva de Sabeh, Verdugo e Prieto (2006), é inegável o fato de que intervenções políticas, organizações, serviços de vários âmbitos pretendem melhorar a QV infantil, porém não significa que utilizem de forma correta o conceito atual de QV como guia fundamental.

Ainda na pesquisa com pais e professores, perguntou-se a eles sobre os facilitadores e as barreiras encontrados na escola. Foi comum entre os participantes expressar como facilitadores a gestão escolar, com a disponibilização da ajuda pedagógica, e a existência da sala de apoio, como suporte para os alunos com deficiência. Foi acrescentada, por alguns professores, como ponto positivo na boa evolução das crianças, a sua assiduidade e a ajuda das famílias; o inverso origina barreira, pois é visível o desenvolvimento naquelas crianças que mais recebem apoio dos pais e são assíduas às aulas.

Sobre as barreiras que impedem o melhor processo de inclusão, a maioria citou a falta de recursos, o espaço físico inadequado e o grande número de alunos em sala de aula, uma vez que o prédio físico da escola, suas instalações de saneamento e de caráter docente, sua limpeza, suas instalações [...] são parte muito importante de uma escola promotora de saúde.

Em Vancouver, em junho de 2007, na reunião técnica da OMS e do Consórcio Pan-Canadense de Saúde Escolar sobre a construção de parcerias para a saúde, o aprendizado e o desenvolvimento, a melhoria da infraestrutura escolar foi apontada como uma das prioridades, como fator determinante da saúde e das possibilidades de promoção desta nas escolas, e, ainda, foi salientado que a melhoria da infraestrutura física da escola é, em muitos casos, "a porta de entrada" de uma estratégia de promoção de saúde.

Alguns pais reclamaram também da discriminação e do preconceito de outros pais e de pessoas da equipe pedagógica, observando que seus filhos são segregados em diversas atividades, e repetiram a questão das agressões físicas dos colegas. Ressalta-se a ideia da seriedade da inclusão muito bem referida em Rodrigues (2006), de que, falando em escolas e sistemas educacionais desprovidos de recursos, a inclusão tem de constituir uma resposta de qualidade.

Os professores também relatam como barreiras a falta de apoio da direção e dos gestores municipais, pois "tudo ainda está no papel", ou seja, há uma prática inadequada das políticas públicas sugeridas. Reclamam também da falta de capacitação e de um trabalho social relativo à família.

> Seria melhor se no município tivesse uma escola especial para eles (crianças e jovens com deficiência), com materiais adequados, profissionais capacitados; seriam mais protegidos. (Pai de C5)

Acerca desse fato, da preferência pela escola especial, Rodrigues (2006, p. 311) relata muito bem que "a escola regular, se quiser ser capaz de responder com competência e rigor à diversidade de todos os seus alunos, necessita recrutar pessoal mais especializado (terapeutas, psicólogos, etc.) e dispor de equipamentos e recursos mais diferenciados". Se não, "por que irão os pais preferir a inclusão, se isso pode ter um efeito devastador em sua qualidade de vida?" (Rodrigues, 2006, p. 309).

Como se vê, são questões da realidade de uma escola que coincidem com as estratégias sugeridas pelo processo de inclusão educacional e pela escola promotora de saúde. Encontra-se na escola a busca pela identidade, assim como a formação da pessoa humana em todos os seus aspectos – emocional, social, moral e intelectual; e tanto a escola promotora de saúde como a escola inclusiva abordam esse contexto, junto ainda à valorização da diversidade e às transformações das práticas pedagógicas. Estas ocorrem por meio de estratégias, tendo como objetivo o envolvimento amplo e saudável nos âmbitos escolar, familiar e comunitário.

Foi possível elaborar um modelo explicativo da situação da QV das crianças com deficiência intelectual na dimensão do *Desenvolvimento pessoal e Atividades* no ambiente escolar, desde a perspectiva ecológica (Schalock; Verdugo, 2003), para descrever as várias circunstâncias da realidade escolar, classificada em três níveis do sistema: microssistema, mesossistema e macrossistema.

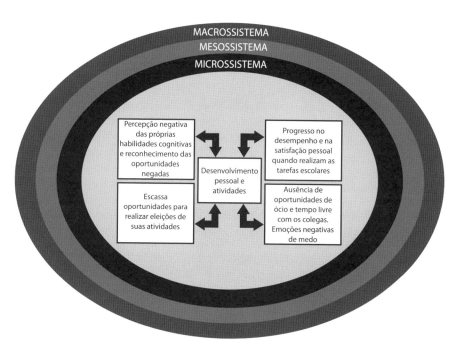

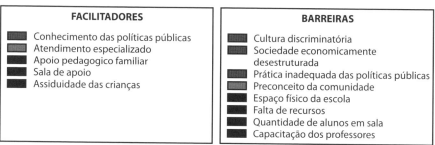

FIGURA 14.1
Modelo explicativo da situação da QV das crianças com deficiência intelectual na dimensão do desenvolvimento pessoal e das atividades no contexto escolar.
Fonte: pesquisa direta

> Considerando os indicadores da dimensão Desenvolvimento pessoal e atividades, descritos por Sabeh, Verdugo e Prieto (2006), observa-se como características do modelo o progresso no desempenho e a satisfação pessoal quando realizam as tarefas escolares; uma percepção negativa das próprias habilidades cognitivas e o reconhecimento das oportunidades negadas; as escassas oportunidades para realizar escolhas de suas atividades; a ausência de oportunidades de ócio e tempo livre com os colegas; e a presença de emoções negativas de medo.

Considerando os indicadores da dimensão Desenvolvimento pessoal e atividades, descritos por Sabeh, Verdugo e Prieto (2006), observa-se como características do modelo o progresso no desempenho e a satisfação pessoal quando realizam as tarefas escolares; uma percepção negativa das próprias habilidades cognitivas e o reconhecimento das oportunidades negadas; as escassas oportunidades para realizar escolhas de suas atividades; a ausência de oportunidades de ócio e tempo livre com os colegas; e a presença de emoções negativas de medo.

Cita-se em cada nível – macro, meso e microssistema – os facilitadores e as barreiras encontrados pelos resultados da pesquisa. No macrossistema, destaca-se como facilitador o conhecimento das políticas públicas e, como barreiras, a cultura discriminatória, a sociedade economicamente desestruturada e a prática inadequada das políticas públicas. No mesossistema, ocorre o atendimento especializado dos serviços de saúde como facilitador e o preconceito da comunidade como barreira. No microssistema, a assiduidade das crianças, a existência da sala de apoio, o apoio pedagógico e familiar foram indicados como facilitadores, e o espaço físico da escola, a falta de recursos, a quantidade excessiva de alunos em sala e a falta de capacitação dos professores foram barreiras.

Para efetivar essas ideias, é necessário persistir na busca de outros caminhos, princípios e concepções para a educação, com a democratização da escola, sua interação com a comunidade, o diálogo entre professores e alunos, conteúdos, métodos e recursos apropriados e a adoção de uma nova filosofia e prática pedagógica.

REFLEXÕES E RECOMENDAÇÕES

> O estudo apresentado é um dos primeiros desenvolvidos no Brasil com o objetivo de avaliar a qualidade de vida de crianças com deficiência intelectual no contexto da inclusão escolar. Os resultados qualitativos permitiram a construção de um modelo explicativo que permite apreciar que a qualidade de vida está afetada pelas limitações que envolvem a dimensão Desenvolvimento pessoal e atividades.

O estudo apresentado é um dos primeiros desenvolvidos no Brasil com o objetivo de avaliar a qualidade de vida de crianças com deficiência intelectual no contexto da inclusão escolar. Os resultados qualitativos permitiram a construção de um modelo explicativo que permite apreciar que a qualidade de vida está afetada pelas limitações que envolvem a dimensão Desenvolvimento pessoal e atividades.

Recomenda-se a aplicação da metodologia utilizada no presente estudo em outras escolas e contextos.

A identificação de facilitadores e barreiras oferece a oportunidade de criar estratégias interssetoriais e socioecológicas que permitam a atuação potencializadora dos facilitadores e modificadora das barreiras, em diferentes partes do sistema: micro, meso e macro. Constitui uma necessidade o estudo de outras dimensões da QV e a abordagem com desenho multimetodológico desses estudos.

A difusão dos conceitos de inclusão, promoção de saúde e QV favorecem a inovação das práticas profissionais nos campos da saúde e da educação. Os alunos com NEE (incluindo aqueles com deficiência intelectual) podem ser mais independentes, produtivos, integrados na comunidade e estar satisfeitos pelo acesso a serviços e apoios educativos, de saúde e de habilitação, com base em políticas e práticas fundamentadas na QV.

A desmistificação da impossibilidade de aprendizagem das pessoas com deficiência e a criação de espaços geradores de vivências emocionais positivas em relação à aprendizagem é uma necessidade que pode ser realizada mediante um trabalho pedagógico em sala de aula com todos os alunos e sobretudo na relação individualizada com aqueles portadores de deficiência.

> A difusão dos conceitos de inclusão, promoção de saúde e QV favorecem a inovação das práticas profissionais nos campos da saúde e da educação. Os alunos com NEE (incluindo aqueles com deficiência intelectual) podem ser mais independentes, produtivos, integrados na comunidade e estar satisfeitos pelo acesso a serviços e apoios educativos, de saúde e de habilitação, com base em políticas e práticas fundamentadas na QV.

Ressalta-se a ausência referente a olhar/escutar os alunos com deficiência intelectual, sobretudo conhecer seus desejos e respeitá-los, potencializando a condição de sujeito do processo de aprendizagem, por formas diferenciadas de relacionamento e interação, com especial ênfase no planejamento e desenvolvimento do trabalho pedagógico.

REFERÊNCIAS

AMERICAN ASSOCIATION ON INTELLECTUAL AND DEVELOPMENTAL DISABILITIES. *2011 AAIDD definition manual on intellectual disability*. Washington, DC, 2009. Disponível em: <http://www.aamr.org/content_1196.cfm?navID=187>. Acesso em: 12 abr. 2009.

ASSUMPÇÃO JÚNIOR, F. B. J. et al. Escala de avaliação da qualidade de vida (autoquestionnaire qualité de vie enfant imagé): validade e confiabilidade de uma escala para qualidade de vida em crianças de 4 a 12 anos. *Arq. Neuropsiquiatr.*, v. 58, n. 1, p. 119-127, 2000.

BERTELLI, M.; BROWN, I. Quality of life for people with intellectual disabilities. *Curr. Opin. Psychiatry*, v. 19, n. 5, p. 508-513, 2006.

BRASIL. Ministério da Educação. Secretaria de Educação Especial. *Evolução da educação especial no Brasil*. Brasília, DF, 2008/. Disponível em: <http://portal.mec.gov.br/seesp/arquivos/pdf/brasil.pdf> Acesso em: 8 fev. 2008.

BRASIL. Ministério da Saúde. *Política Nacional de Saúde da pessoa portadora de deficiência*. Brasília, DF, 2003. Disponível em: <http://dtr2001.saude.gov.br/sas/PORTARIAS/Port2002/Gm/GM-1060.htm> Acesso em: 24 jun. 2004.

CATRIB, A. M. F.; FERREIRA, H.S.; MORENO-VALDÉS, M. T. Perception of the Quality of Life of 4- to 6 year old Brazilian children: Contribution to health promotion in school. In: ANNUAL CONFERENCE OF THE INTERNATIONAL SOCIETY FOR QUALITY OF LIFE RESEARCH, 15., 2008, New Orleans. *QLR J.*, A-35, Abstract 1581, 2008. Disponível em: <www.isoqol.org/2008_conference/meeting_abstract.htm>. Acesso em: 12 abr. 2009

DUTRA, C. P.; GRIBOSKI, C. M. Educação Inclusiva: um projeto coletivo de transformação do sistema educacional. In: BRASIL. Ministério da Educação. *Ensaios pedagógicos*: educação inclusiva: direito à diversidade. Brasília, DF, 2006.

EISER, C.; MORSE, R. Can parents rate their child's health-related quality of life? results of a systematic review. *Qual. Life Res.*, v. 10, n. 4, p. 347-357, 2001.

ELIAS, A. V.; ASSUMPÇÃO JÚNIOR, F. B. Qualidade de Vida e autismo. *Arq. Neuropsiquiatr.*, v. 64, n. 2, p. 295-299, 2006.

FERREIRA, W. B. Inclusão x exclusão no Brasil: reflexões sobre a formação docente dez anos após Salamanca. In: RODRIGUES, D. (Org.). *Inclusão e educação*: dez olhares sobre a educação inclusiva. São Paulo: Summus, 2006. p. 211-238. (Colección Psicologia).

FIALHO, L. M. F. et al. Quality of life: perceptions of public and private schoolchildren from Northeasth Brazil. In: ANNUAL CONFERENCE OF THE INTERNATIONAL SOCIETY FOR QUALITY OF LIFE RESEARCH, 15., 2008, New Orleans. *QLR J.*, A-35, Abstract 1585, 2008. Disponível em: <www.isoqol.org/2008_conference/meeting_abstract.htm>. Acesso em: 12 abr. 2009

FIERRO, A. Os alunos com deficiência mental. In: COLL, C.; PALACIOS, J.; MARCHESI, A. (Org.). *Desenvolvimento e necessidades educativas especiais*. Porto Alegre: Artes Médicas, 2004. p. 193-214.

FIGUEIREDO, R. V. Políticas de inclusão: escola-gestão da aprendizagem na diversidade. In: ROSA, E. G.; SOUZA, V. C. (Org.). *Políticas organizativas e curriculares, educação inclusiva e formação de professores*. Rio de Janeiro: DP & A, 2002. p. 67-78.

FREITAS, S. N. A formação de professores na educação inclusiva: construindo a base de todo o processo. In: RODRIGUES, D. (Org.). *Inclusão e educação*: dez olhares sobre a educação inclusiva. São Paulo: Summus, 2006. p. 161-181.

GOMEZ-VELA, M.; VERDUGO, M. A. Evaluación de la calidad de vida de alumnos de educación secundaria obligatoria con necesidades educativas especiales y sin ellas. In: VERDUGO, M. A.; JORDÁN DE URRÍES, U. F. B. *Apoyos, autodeterminación y calidad de vida*. Salamanca: Amarú, 2001. (Colección Psicología). Actas de la V Jornada Científica de Investigación sobre Discapacidad.

GONZÁLEZ REY, F. *Pesquisa qualitativa e subjetividade*: os processos de construção da informação. São Paulo: Thomson, 2005.

GUIJARRO, M. R. B. Inclusão: um desafio para os sistemas educacionais. In: BRASIL. Ministério da Educação. *Ensaios pedagógicos*: construindo escolas inclusivas. Brasília, DF, 2005. p. 7-14.

LOPES NETO, A. A. Bullying: comportamento agressivo entre estudantes. In: BRASIL. Ministério da Saúde. *Escolas promotoras de saúde*: experiências no Brasil. Brasília, DF, 2007.

LUCKASSON, R. et al. Mental retardation: definition, classification and systems of supports. 10. ed. Washington, DC: American Association on Mental Retardation, 2002.

MACEDO, C. S.; ANDREUCCI, L. C.; MONTELLI, T. C. B. Alterações cognitivas em escolares de classe econômica desfavorecida: resultados de intervenção psicopedagógica. *Arq. Neuro-Psiquiatr.*, v. 62, n. 3, p. 852-857, 2004

MARCHESI, A. et al. *Situación del alumnado con NEE asociadas a discapacidad en la comunidad de Madrid*. Madrid, 2003. Disponível em: <www.dmenor-mad.es>. Acesso em: 15 fev. 2009. Informe de investigación presentado al Defensor del Menor de la comunidad de Madrid.

MARTÍNEZ, A. M. A perspectiva histórico-cultural da subjetividade: sua significação para o trabalho pedagógico com alunos deficientes. In: SILVA, A. M. M. et al. (Org.). *Novas subjetividades, currículo, docência e questões pedagógicas na perspectiva da inclusão social*. Recife: UFP, 2006. v. 1, p. 371-387.

MELVILLE, C. A. et al. The outcomes of an intervention study to reduce the barriers experienced by people with intellectual disabilities accesing primary health care services. *J. Intellect. Dis. Res.*, v. 50 (pt. 1), p. 2-17, 2006.

Neri, M. et al. *Retratos da deficiência no Brasil*. Rio de Janeiro: FGB/IBRE,CPS, 2003.

PEDROSA, J. I. S. Educação popular e promoção da saúde: bases para o desenvolvimento da escola que produz saúde. In: BRASIL. Ministério da Saúde. *Escolas promotoras de saúde*: experiências no Brasil. Brasília: Ministério da Saúde, 2007. p. 41-48.

PÉREZ BUENO, L. C. *Discapacidad y asistencia sanitaria*: propuestas de mejora. Madrid: Comité Español de Representantes de Personas con Discapacidad, 2006.

PIEL, S. J. Introduction: the social position of pupils with specials needs in regular education. *Eur. J. Spec. Needs Educ.*, v. 22, n. 1, p. 1-6, 2007.

POPE, C.; MAYS, N. *Pesquisa qualitativa*: na atenção à saúde. 2. ed. Porto Alegre: Artmed, 2005.

RODRIGUES, D. Dez idéias (mal) feitas sobre a educação inclusiva. In: RODRIGUES, D. (Org.). *Inclusão e educação*: dez olhares sobre a educação inclusiva. São Paulo: Summus, 2006. Disponível em: <http://santos.jaml.googlepages.com/fl_47.pdf>. Acesso em: 10 ago. 2009.

SABEH, E. N.; VERDUGO, M. A.; PRIETO, G. A. Dimensiones e indicadores de la calidad de vida en la infancia. In: VERDUGO, M. A. *Cómo mejorar la calidad de vida de las personas con discapacidad*: instrumentos y estrategias de evaluación. Salamanca: Amarú, 2006. p. 61-76. (Colección Psicologia).

SAMANIEGO DE GARCIA, P. *Aproximación a la realidad de las personas con discapacidad en Latinoamérica*. Madrid: Comité Español de Representantes de Personas con Discapacidad, 2006.

SASSAKI, R. K. Atualizações semânticas na inclusão de pessoas: deficiência mental ou intelectual? doença ou transtorno mental? *Rev. Nac. Reabil.*, ano 9, n. 43, p. 9-10, 2003.

SAVIANI-ZEOTI, F.; PETEAN, E. B. L. A Qualidade de vida de pessoas com deficiência mental leve. *Psicologia*: teoria e pesquisa, v. 24, n. 3, p. 305-311, 2008.

SCHALOCK R. L. La nueva definición de discapacidad intelectual, los apoyos individuales y los resultados personales. In: VERDUGO, M. A. et al. (Coord.).Mejorando resultados personales para una vida de calidad. In: Jornadas Científicas de Investigación sobre Personas con Discapacidad, 7., 2009, Salamanca. *Anais...* Salamanca: Amarú, 2009.

SCHALOCK R. L.; GARDNER, J. F.; BRADLEY, V. J. *Quality of life for persons with intellectual and other developmental disabilities*: applications across individual, organizations, communities, and systems. Washington, DC: American Association on Intellectual and Developmental Disabilities, 2007.

SCHALOCK R.L. *Calidad de vida en la evaluación y planificación de programas*: tendencias actuales. Salamanca: INICO - Universidad de Salamanca, 2004. Disponível em: <http://www3.usal.es/~inico/investigacion/jornadas/jornada1/actas1.htm.>. Acesso em: 16 ago. 2004

SCHALOCK, R. L.; VERDUGO, M. A. *Calidad de vida*: manual para profesionales de la educación, salud y servicios sociales. Madrid: Alianza, 2003.

SOARES, J. E. M. B.; VALDÉS, M. T. M. Convergências teóricas entre a Escola Promotora de Saúde e a Escola Inclusiva. In: CONGRESO INTERNACIONAL DE SALUD MENTAL Y DERECHOS HUMANOS, 5., 2006, Buenos Aires. *Anais...* Buenos Aires: Asociación Madres de Plaza de Mayo, 2006.

UPTON, P.; LAWFORD, J.; EISER, C. Parent-child agreement across child health-related quality of life instruments: a review of the literature. *Qual. Life Res.*, v. 17, n. 6, p. 895-913, 2008.

VERDUGO, M. A.; SABEH, E. N. Evaluación de la percepción de calidad de vida en la infancia. *Psicothema*, v. 14, n. 1, p. 86-91, 2002.

VICTORA, C. G.; KNAUTH, D. R.; HASSEN, M. N. A. *Pesquisa qualitativa em saúde*: uma introdução ao tema. Porto Alegre: Tomo, 2000.

VYGOTSKY, L. S. *Fundamentos de defectologia*. La Habana: Pueblo y Educación, 1989.

WEHMEYER, M. L. et al. the intellectual disability construct and its relation to human functioning. *Intellect. Dev. Dis.*, v. 46, n. 4, p. 311–318, 2008. Disponível em: <http://www.aamr.org/media/PDFs/IDconstruct_IDDVol46No4.pdf> Acesso em: 12 abr. 2009

WHITE-KONING, M. et al. Subjective quality of life in children with intellectual impairment: how can it be assessed. *Dev. Med. Child Neurol.*, v. 47, n. 4, p. 281-285, 2005.

QUALIDADE DE VIDA E AUTISMO: UM OLHAR ALÉM DA SÍNDROME

Alexsandra Vieira Elias
Francisco B. Assumpção Jr.

Descrito em 1943 por Kanner, o autismo está atualmente classificado na subcategoria dos transtornos invasivos do desenvolvimento. Essa síndrome inclui etiologias múltiplas, e as manifestações clínicas variam bastante em termos de níveis de gravidade, caracterizando-se por prejuízos qualitativos na interação social, visualizada sobretudo pela inabilidade para se relacionar com o outro, em geral combinada com déficit na linguagem e alterações de comportamento (Assumpção Júnior, 1999a; Gadia; Tuchman; Rotta, 2004).

Um quadro peculiar que, no senso comum, pode ser visto como sinônimo de tristeza, isolamento e baixa qualidade de vida (QV), vinculado assim à imagem de uma experiência negativa, uma visão excludente, que pode afetar de modo particular a vida dessas crianças. Cabe enfatizar que QV não se reduz a uma resposta biológica, mas é uma representação subjetiva da criança em seu mundo e em sua percepção deste. Portanto, a visão da criança autista, tendo como referencial apenas os déficits funcionais, é inversamente proporcional à promoção da QV.

Consideramos que QV seja um conceito subjetivo e envolva a percepção da criança em sua posição na vida, no contexto cultural, e o sistema de valores em que ela vive, estando relacionada a seus objetivos e padrões, suas expectativas e preocupações (WHOQOL Group, 1997).

Felizmente, algumas crianças, conhecidas como "autistas de alto funcionamento", podem chegar a se desenvolver de maneira parcial e bastante independente e apresentar nível intelectual dentro da normalidade (Kanner, 1943; Klin, 2000; Szatmari et al., 2000), o que lhes permite condições de se manifestarem em relação as suas percepções de QV.

Partimos da premissa de que, quando portadoras de melhores níveis de desenvolvimento, essas crianças poderão se adaptar ao ambiente e desenvolver um melhor índice de QV, entendida aqui quanto ao bem-estar referente ao grau de satisfação das mesmas.

Segundo Jirojanakul, Skevington e Hudson (2003), investigar QV na infância é importante por oferecer parâmetros para determinar até que ponto as condições de vida e a doença interferem na vida da criança.

Todavia, ao analisarmos a literatura pertinente à temática QV em crianças autistas, verificamos que estudos específicos são escassos, o que parece denunciar o pouco que se sabe sobre QV na percepção dessas crianças.

Para além do autismo, existe a criança, que é produto de suas interações e interpretações vivenciadas ao longo de suas experiências. Nesse sentido, o presente capítulo, baseado na dissertação de mestrado *Autismo e qualidade de vida* (Elias, 2005; Elias; Assumpção, 2006), buscou interpretar o sentido que essas crianças autistas atribuem a suas vidas. Acreditamos que, ao considerarmos suas percepções de vida, garantimo-lhes um olhar pessoal, além dos déficits funcionais, um olhar que pode significar o seu bem-estar.

> Para além do autismo, existe a criança, que é produto de suas interações e interpretações vivenciadas ao longo de suas experiências.

OBJETIVOS

A tentativa de responder de maneira adequada às crianças portadoras de doenças crônicas e a busca pela compreensão da QV delas têm despertado interesse nas mais variadas áreas da medicina. Ao relacionarmos QV e autismo, buscamos promover uma discussão sobre a QV dessas crianças em suas percepções de vida.

Consideramos que QV para crianças com autismo pode depender de fatores a elas subjacentes, ou seja, da forma como elas administram suas características físicas, intelectuais, emocionais e psicológicas.

Assim, nosso objetivo foi avaliar o índice de QV em portadores de transtorno autista, procurando alcançar a visão dessas crianças, na tentativa de traduzir suas percepções em termos de QV e verificar se estas diferem ou não daquelas de crianças normais, permitindo-nos, dessa forma, refletir teoricamente se as "intervenções clínicas" satisfazem as suas expectativas. Estabelecemos:

hipótese de nulidade	Crianças autistas apresentam índices de QV semelhantes aos de crianças de inteligência normal de mesma idade, sexo e grupo social
hipótese experimental	Crianças autistas apresentam índices de QV diferentes de crianças de inteligência normal de mesma idade, sexo e grupo social

AUTISMO E QUALIDADE DE VIDA

No curso dos últimos anos, podemos identificar uma proliferação de trabalhos de pesquisa voltados à questão do autismo, um movimento em direção a algo que desafia o conhecimento, mas que aos poucos vem se mostrando ao mundo científico. Apresentada por Kanner em 1943, o transtorno foi descrito como raro, inato e vinculado a um déficit na interação afetiva com os pais. Todavia, a partir da década de 1970, novos estudos começaram a relacionar o autismo a um transtorno do desenvolvimento associado a um déficit cognitivo (Assumpção Júnior; Kuczynski, 2002).

Reconhecemos hoje o autismo como um transtorno do desenvolvimento complexo (Assumpção Júnior et al., 1999a; Gadia; Tuchman; Rotta, 2004), não mais uma entidade única, mas um grupo de doenças, com etiologias múltiplas. O transtorno segue um *continuum*, cujas características essenciais para o diagnóstico incluem a presença de um desenvolvimento anormal acentuado ou prejudicado em diversas áreas do desenvolvimento (American Psychiatry Association, 1994), como:

- Déficits qualitativos nas interações sociais: visualizados pela inabilidade em relacionar-se com os outros; ausência de reciprocidade e de respostas emocionais, com relativa incapacidade de criar vínculos
- Déficits qualitativos de linguagem: visualizados por desvios no desenvolvimento e na compreensão da linguagem verbal e não verbal, e ausência de desejo de comunicar-se com os outros
- Comportamento estereotipado de características repetitivas, com restritas áreas de interesses e atividades, ausência de atividade espontânea

O transtorno instala-se nos primeiros 30 meses de vida da criança. Se houver um período de desenvolvimento normal, ele não pode se estender além dos 3 anos de idade.

Esses sintomas variam bastante de uma criança para outra. Algumas, podem chegar a se desenvolver de maneira parcial e com relativa independência, apresentar linguagem comunicativa e capacidade cognitiva dentro da normalidade, descritas como "autistas de alto funcionamento" (Kanner, 1943; Klin, 2000; Szatmari et al., 2000).

Há controvérsias com relação a sua diferenciação da síndrome de Asperger (Asperger, 1944), cujas características clínicas são similares ao autismo de alto funcionamento. Alguns estudos sugerem ser mesma síndrome (Chaziuddin; Mountain-Kimchi, 2004; Gillberg, 1998; Szatmari et al., 2000).

Considerando o fato de o transtorno de Asperger ser discutido como entidade nosológica, a abrangência científica do autismo descrito por Kaner (1943) e o maior conhecimento deste no senso comum, optamos por relacionar as crianças deste estudo a essa linha teórica, mais especificamente na definição do DSM-IV-TR (American Psychiatry Association, 2000).

A prevalência varia entre 4 e 5 para cada 10.000, porém, ao considerar o autismo incluído no espectro, tem-se um aumento da estimativa (Bryson; Rogers; Fombonne, 2003). Contudo, não está claro se as taxas mais altas hoje relatadas refletem diferenças metodológicas ou um aumento na incidência do quadro (Baird; Cass; Slonims, 2003).

Não existe ainda cura para o autismo e/ou uma terapêutica capaz de eliminar seus sintomas de forma completa. Nessa perspectiva, estudar QV nessas crianças deve ser uma das metas principais de abordagem, sendo importante detectar os fatores que são capazes de nela interferir para que seja possível assegurar-lhes o direito de expressar o que realmente as satisfaz.

QUALIDADE DE VIDA NA CRIANÇA AUTISTA

Conquanto pesquisas em relação à QV tenham progredido nos últimos anos, o que se observa é que a investigação da QV na infância é um campo relativamente recente e ainda passível de controvérsias. Tais controvérsias baseiam-se, sobretudo, na avaliação da QV na infância, no que diz respeito ao nível de entendimento das crianças em relação à saúde, pois estudos demonstram que esse conceito muda de acordo com o crescimento da criança (Jenny; Campbell, 1997).

Outra dúvida está na capacidade da criança expressar com segurança suas opiniões, percepções e seus sentimentos em relação à QV, pois implicações práticas apontam que qualquer medida a ser usada deve acompanhar as mudanças normativas que são esperadas na infância (Eiser, 1997; Cerveira, 2003). Esses obstáculos têm sido superados com uso de instrumentos adaptados ao nível de desenvolvimento da criança e utilização de imagens como suporte em suas respostas, tal qual a escala de qualidade de vida AUQEI, adotada nesse estudo (Assumpção Júnior, 2000; Magnificat; Dazord, 1997).

QV é um termo bastante importante na vida de quem trata crianças, pois permite a apreensão dos significados de suas vidas; portanto, há necessidade de utilizar métodos úteis para entender melhor a saúde percebida e o bem-estar das crianças, para que sejam obtidas informações e efetuadas mudanças significativas em relação aos cuidados clínicos delas.

Segundo Prebianchi (2003), as medidas de QV na infância devem ser genéricas, uma vez que englobam todos os domínios relevantes de QV que podem ser afetados por uma condição específica e ser de rápida aplicação, características também pertinentes à AUQEI.

Embora tenham ocorrido avanços e exista interesse na importância dos procedimentos de QV na infância e na adolescência, o que se observa é que essas avaliações ainda recebem atenção pouco satisfatória, são muito poucos os estudos a respeito da QV na infância e raros os que se referem à QV da criança autista.

Nessa brecha deixada pela pesquisa, vemos o pouco conhecimento das peculiaridades dessas crianças em termos de percepção pessoal, o que sugere um reforço à marginalização social e cultural e, consequentemente, a não promoção de melhoria da QV.

> Embora tenham ocorrido avanços e exista interesse na importância dos procedimentos de QV na infância e na adolescência, o que se observa é que essas avaliações ainda recebem atenção pouco satisfatória, são muito poucos os estudos a respeito da QV na infância e raros os que se referem à QV da criança autista.

Nessa perspectiva, parece haver uma contradição entre o objetivo geral das pesquisas e os princípios teóricos, ideológicos e filosóficos que constituem a busca do saber, favorecedora do desenvolvimento do sujeito como um todo. Portanto, não podemos supor que crianças autistas não possam aprender a manifestar suas opiniões a respeito de si mesmas.

Nos poucos trabalhos desenvolvidos, encontramos o realizado por Person (2000), envolvendo QV em autistas adultos. O autor sugere ser impossível estudar QV de um modo direto em pessoas com autismo, de modo especial em grupos nos quais a compreensão da fala esteja limitada ou ausente. Assim, para ele, medidas indiretas são essenciais para indicar a QV nesse grupo. No entanto, isso vai depender da concepção teórica do pesquisador e do que ele acha "melhor" para o autista, o que não reflete necessariamente a realidade.

Crianças autistas, em muitos momentos, apresentam condições cognitivas que lhes permitiriam optar pelos próprios objetivos (Rapin, 1999). Com isso, deveriam ter possibilidades de escolher meios de intervenção que não apenas minimizassem as consequências da patologia, mas também propiciassem melhores condições de vida conforme suas próprias expectativas.

A *Declaração de Montreal sobre incapacidade intelectual* (World Health Organization, 2004) ressalta a importância de permitir que pessoas com necessidades especiais decidam sobre suas vidas, pois, mesmo com dificuldades de expressar suas preferências, tomar decisões e comunicá-las, podem decidir de maneira correta, buscando a melhoria de seu desenvolvimento pessoal, social e de suas relações.

Sabe-se que autistas de alto funcionamento estão mais capacitados a se comunicarem, em virtude de suas capacidades linguísticas, sendo, todavia, ainda vitimados pelos problemas de comunicação e inadaptação social.

Bauminger (2002), porém, enfatiza que essas crianças expressam desejo de serem envolvidas socialmente com seus semelhantes, bem como solidão na ausência de tais relações.

Garcia-Villamisar e Muela (2004), ao analisarem a QV de adultos com autismo na perspectiva do grau de estresse e mal-estar experimentado por essas pessoas, sugerem baixa QV, na medida em que esses indivíduos experimentam estresse relativo a mudanças sociais, limitações e acontecimentos desagradáveis. Entretanto, estes apresentam sua própria lógica e forma de enfrentar o mundo, segundo sua maneira especial de ser e de percebê-lo, requerendo deles força e atitudes de adaptação, o que sugere a importância da sensibilidade para entendê-los do ponto de vista deles mesmos, também compreendendo como se estruturam.

Quando nos referimos à criança, o esperado é que ela viva uma situação de saúde para crescer e se desenvolver dentro dos limites da normalidade, porém, quando nos defrontamos com a criança autista, verificamos a complexidade de seus sintomas, constituindo uma forma comportamental que instiga a busca de conhecimento em termos de sua percepção de mundo (Elias; 2005; Elias; Assumpção Júnior, 2006).

Segundo Salgado e Souza (2002), é importante verificar como o indivíduo se percebe, pois a percepção que a criança tem do seu estado de saúde pode interferir em sua QV. De acordo com Eiser e Morse (2001), variáveis socioeconômicas também podem ser um importante determinante de QV na infância. Porém, pessoas autistas são com frequência excluídas de exercer seus direitos, e suas decisões em relação a sua saúde e bem-estar, enquanto deveriam ser apoiadas e defendidas em seus direitos como indivíduo. Deve-se, portanto, promover e implementar ações que favoreçam a inclusão social e a participação das pessoas com incapacidades (World Health Organization, 2004).

Dessa forma, só se concebe QV na perspectiva pessoal do sujeito ao avaliar a interferência da doença em sua vida pessoal, familiar e socioeconômica, na medida em que, de acordo com Eiser e Morse (2001), os pais e a equipe que assiste a criança necessariamente não compartilham visões semelhantes sobre o impacto da doença e como a criança a concebe.

Assim, dentre as várias coisas que precisam passar a ter significado para crianças autistas, muitas outras, como suas percepções pessoais, precisam ser apropriadas, compreendidas e respeitadas por nós (Elias, 2005; Elias; Assumpção Júnior, 2006).

Uma das principais limitações das medidas de QV e bem-estar na população infantil é que elas são, em grande parte, baseadas nos conceitos dos investigadores, cuidadores e dos profissionais que as assistem. Tratando-se de crianças, de acordo com alguns autores, a mensuração de QV deve ser feita, de preferência, pela própria criança (Eiser; Morse, 2001; Wallander; Schmit; Koot, 2001).

Para Assumpção Júnior e colaboradores (2000), as crianças são, e sempre foram, capazes de se expressarem conforme sua subjetividade. Dessa forma, não se concebe haver indivíduos, mesmo que autistas, não participativos na definição de sua visão de bem-estar. A visão desse autor dá subsídios para que pessoas, mesmo com necessidades especiais, também sejam tratadas de modo a respeitar sua percepção de mundo.

> Para Assumpção Júnior e colaboradores (2000), as crianças são, e sempre foram, capazes de se expressarem conforme sua subjetividade. Dessa forma, não se concebe haver indivíduos, mesmo que autistas, não participativos na definição de sua visão de bem-estar.

Em um estudo desenvolvido por Moes e Frea (2002), observou-se que a demanda de atenção associada à criação de uma criança com autismo pode ter influência importante no modo como as famílias constroem e organizam a vida diária da criança, muitas vezes alicerçada na visão familiar em detrimento da criança. Sprovieri e Assumpção Júnior (2001) enfatizam que a família é uma instituição social significativa na qual se insere a criança autista e suas interações.

Nesse contexto, o ambiente familiar é um fator de influência na percepção da QV na infância. Segundo Eiser e Morse (2001), a visão dos pais em relação à QV da criança pode ser influenciada por sua própria percepção e por suas preocupações sobre a doença da criança.

Isso sugere que atitudes comportamentais da família podem se apresentar de forma negativa para o desenvolvimento da criança ou mesmo ela pode estar desprovida de sensibilidade para entender a visão dessas crianças, restringindo seus avanços.

De acordo com Bryson, Rogers e Fombonne (2003), taxas de participação de crianças autistas em reuniões sociais não são apenas decorrentes dos prejuízos sociais do indivíduo, mas a extensão de sua família. Assim, o ajustamento da criança doente pode estar mais relacionado com o modo como a família lida com ela do que com seus próprios comportamentos (Castro; Piccinini, 2002).

Conforme Bullinge e Mackensen (2003), melhorias podem ser atingidas promovendo-se um ambiente no qual a criança e os pais se sintam entendidos e informados, pois a adaptação psicológica deles é condição importante quando é discutida a QV da criança.

Dessa forma, apesar das limitações de interação social da criança autista, a família, quando conhecedora dos interesses e da percepção da criança em termos de QV, poderá atuar como meio de maior ajustamento e atenuar os efeitos negativos do quadro, promovendo um ambiente facilitador para seu maior desenvolvimento em atividades sociais e, como consequência, estimulando a QV dessas crianças.

Na visão de Ruble (2001), o desenvolvimento social é crucial, sendo indicado para bons resultados em termos de QV no indivíduo autista quando adulto. Esse autor aponta a necessidade de métodos alternativos de avaliação para que se possa entender a complexidade do mundo autista, sugerindo ser a investigação de QV um dos meios viáveis na ampliação desse conhecimento.

No entender de Carpenter, Pennington e Roger (2002) e Bauminger (2002), se as intervenções focalizassem em facilitar as habilidades de compreensão social dessas crianças, elas poderiam desenvolver melhor a capacidade de realização de interpretações sociais de forma mais precisa, ampliando o repertório de alternativas de comportamento para tarefas sociais. Necessita-se, entretanto, conseguir escutá-las e compreendê-las para que seja possível estabelecer parâmetros que ultrapassem a mera questão da funcionalidade.

O estudo desenvolvido por Shear (2001), focalizado na perspectiva de QV dos pais e das crianças com inaptidões, educadas em ambiente escolar inclusivo, sugeriu uma boa QV na percepção da criança, independentemente da percepção familiar. As interações que a inclusão proporcionou pareceram aumentar a percepção de mundo da criança, apesar de suas condições incapacitantes.

Ao investigar QV na infância, consegue-se obter informações e fazer julgamentos dos maiores interesses das crianças (Jirojanakul; Skevington; Hudson, 2003), assim como estimular a conscientização delas mesmas, além de se ter um efetivo meio de reduzir problemas comportamentais no desenvolvimento da criança autista.

De acordo com Lima (1998), o diagnóstico muitas vezes se sobrepõe à criança autista. O aspecto patológico da criança é o que se destaca, e as relações entre as pessoas se constituem em uma margem de distanciamento e dúvidas. Dessa forma, as possibilidades e oportunidades, bem como as limitações impostas, refletem na interação pessoal e no ambiente em que a criança vive.

Landolt e colaboradores (2002), ao estudarem QV em crianças com fenilcetonúria, enfatizaram que o tratamento precoce em crianças com problemas crônicos, a coesão familiar e a adaptabilidade são fatores importantes no que se refere a percepção positiva de QV. Segundo esses autores, crianças que crescem com uma doença crônica diagnosticada ao nascimento podem se acostumar às penosas restrições causadas pela doença. Os pacientes e suas famílias podem aprender a lidar com os desafios específicos para não influenciar de modo negativo o desenvolvimento da criança. Assim, o ajuste emocional pode ser resultado de uma bem-sucedida adaptação das crianças e de suas famílias, lembrando que é essencial o equilíbrio entre o percebido e o desejado para que se tenha QV.

O maior questionamento quando se discute QV em crianças, de acordo com Assumpção Júnior e colaboradores (2000), é que as experiências de vida dos adultos diferem substancialmente das perspectivas das crianças, o que pode levar o observador a considerar características de sua vida que podem ou não ser importantes para ela, acarretando, segundo os autores, uma real necessidade de reflexão sobre a experiência subjetiva da criança.

Os pais estão mais aptos a julgar a QV das crianças em termos dos aspectos físicos do que dos emocionais, enquanto QV para a criança se relaciona aos atos singelos do seu cotidiano, como realizar as mesmas coisas que seus pares, brincar, ter amigos, ir à escola, etc. (Eiser; Morse, 2001).

As crianças diferem dos adultos em suas crenças, entendimento sobre a saúde e causas das doenças (Landgraf, 2001), portanto elas têm percepção de seus sintomas e podem aprender a conviver com eles, pois todo ser humano pode se dispor a isso.

Porém, é primordial estabelecer a melhoria da QV na infância como meta do processo de cuidar. Pois a criança, na visão de Barreire e colaboradores (2003), como um ser em contínuo processo de desenvolvimento e crescimento, ao apresentar limites de oportunidades para vivenciar situações que lhe permitam agir e descobrir o mundo, pode ter sua personalidade violentada por meio da perda de segurança e dano ao próprio desenvolvimento.

Não é o autismo em si que irá indicar o nível de QV, mas como a criança pode viver com ele. A adaptação psicológica entre pacientes com condições médicas crônicas independe do diagnóstico, depende da percepção que o paciente tem de si e de sua doença.

De acordo com Salgado e Souza (2002), o impacto das alterações percebidas na QV é, com frequência, influenciado não só pelo grau do déficit, mas também pela situação de vida das pessoas e pelas demandas que requerem suas habilidades adaptativas.

Contudo, a visão desse impacto, sua articulação entre a saúde e a QV, pode se impor de forma diferenciada na infância, porque é típico da criança dar importância à diferença, ao singular, ao novo, ao particular em sentido irredutível, sobretudo, segundo Assumpção e colaboradores (2000), em virtude de sua fase de desenvolvimento.

Pensar em QV na criança autista leva-nos a refletir sobre tudo aquilo que está relacionado com o grau de satisfação, felicidade e bem-estar da criança, pois, na visão de Mendlowicz e Stein (2000), QV refere-se aos aspectos complexos da vida, ou seja, à avaliação subjetiva da vida em geral, não só o senso subjetivo de bem-estar.

QV para a criança autista não significa necessariamente aquilo que os profissionais, ou seus pais, o consideram. Por isso, vale lembrar que é necessário tentar escutá-la e compreendê-la para que sejam estabelecidos parâmetros que ultrapassem o aspecto da funcionalidade e do desempenho.

Eiser (1997) destaca a atenção que é dada, no senso comum, às incapacidades e/ou a um ideal de conduta, aspirações e experiências, consideradas sinônimos de QV, enquanto, para crianças e adolescentes doentes, QV pode significar o quanto seus desejos e suas esperanças se aproximam do que realmente está acontecendo. Saúde e doença não se reduzem a uma experiência biológica, orgânica e objetiva. Nesse contexto, a visão da QV deve possibilitar abordagens que vão além do caráter biomédico, ou seja, daquele preocupado apenas com as causas e consequências das enfermidades sob perspectiva biológica e familiar. Há, portanto, necessidade de se relacionar os aspectos biológicos da doença com as condições gerais do ser humano (Fleck, 2000).

Segundo Eiser e Morse (2001), a investigação da QV na infância permite detectar mudanças na condição de vida e no ajuste da doença. Com isso, podem ser feitos julgamentos relativos aos melhores interesses da criança e, assim, mobilizar os recursos pessoais, sociais e do meio ambiente no sentido de seu bem-estar.

> Segundo Eiser e Morse (2001), a investigação da QV na infância permite detectar mudanças na condição de vida e no ajuste da doença. Com isso, podem ser feitos julgamentos relativos aos melhores interesses da criança e, assim, mobilizar os recursos pessoais, sociais e do meio ambiente no sentido de seu bem-estar.

De acordo com Buss (2000), a saúde não pode mais ser vista como um estado estático, definido, mas, sim, compreendida sob perspectiva biológica como sendo um estado dinâmico e socialmente produzido.

Por tudo o que foi exposto, esse tema nos parece relevante, pois a visão da QV da criança, pautada na visão social, médica e/ou familiar, faz com que, nos dias atuais, os modelos de reabilitação e abordagem sejam estruturados em função dos cuidadores e de suas famílias, mais preocupados com suas expectativas e desejos do que com a real situação e as verdadeiras perspectivas dessa população.

Por isso, entender melhor a forma particular e única da criança autista, respeitá-la e agir com melhor técnica pressupõe um conhecimento mútuo. Conforme salientou Cavalcante (2002), quando a vida é objeto de estudo, é preciso considerá-la em seu conjunto, para que as partes e o todo tenham sentido.

CASUÍSTICA E MÉTODO

Foram estudados dois grupos, constituídos da seguinte forma:

Grupo A: 20 crianças autistas do sexo masculino, entre 4 e 12 anos. Tais crianças já tinham um diagnóstico clínico segundo os critérios do DSM-IV, porém, foram avaliadas pela escala de traços autísticos-ATA (Ballabriga; Escude; Llaberia, 1984) traduzida e validada no Brasil (Assumpção Júnior, 1999b), para maior confiabilidade diagnóstica. Também foram submetidas à escala de comportamento adaptativo Vinneland (Sparrow; Balla; Ciccett, 1984), para que fossem incluídas na amostra somente crianças cujo índice de comportamento adaptativo tivesse pontuação igual e/ou acima de 70, visando assim obter um perfil de crianças capazes de responder de maneira adequada às questões que lhes foram propostas.

Grupo B: 20 crianças do grupo-controle, pareadas quanto a sexo e idade com o grupo anterior, avaliadas pela escala de comportamento adaptativo Vinnelad (Sparrow; Balla; Ciccett, 1984).

Posteriormente, ambos os grupos foram submetidos à escala de qualidade de vida AUQEI (Magnifcat; Dazord, 1997), traduzida e validada em nosso meio por Assumpção Júnior e colaboradores (2000). Trata-se de instrumento genérico, aplicável em crianças de 4 a 12 anos, que se baseia na perspectiva subjetiva da criança, servindo-se do suporte de figuras (faces) que exprimem diferentes estados emocionais, associadas a diversos domínios da vida, por meio de 26 questões que exploram relações familiares, atividade, saúde, funções corporais e separação (Assumpção Júnior et al., 2000; Magnificat; Dazord, 1997), apresentadas em quatro fatores distintos: funções, família, lazer e autonomia.

RESULTADOS

A princípio, utilizamos a ATA (escala de traços autísticos) para confirmação diagnóstica, com nota de corte de 15 pontos, obtendo um valor médio de 33,75 com desvio-padrão de 4,95 (Elias, 2005; Elias; Assumpção Júnior, 2006).

Para maior adequação do estudo, foi utilizada também a escala de comportamento adaptativo Vinneland. Os resultados obtidos foram, primeiro, organizados em banco dados e, em seguida, foi realizada uma análise preliminar resumindo as informações obtidas em gráficos representativos e tabelas, mantendo a separação entre os grupos de crianças autistas e de crianças não autistas.

Assim, os índices da Vinneland, nas avaliações parciais do domínio Comunicacional, da Atividade de vida cotidiana e Social e do escore total da Vinneland foram classificados como moderado baixo, adequado e moderado alto, de acordo com as quantificações obtidas na pesquisa.

Foram construídas tabelas de contingência, com o intuito de realizar testes que verificassem igualdade ou diferença entre os grupos de crianças. Com base nessas tabelas foi utilizado o teste binominal, bilateral, com 95% de significância, em hipótese nula de que a porcentagem de autistas com cada nível fosse igual à porcentagem de cada nível no total, ou seja, que não houvesse diferenças entre os grupos de crianças para cada índice.

Nos grupos estudados (Elias, 2005; Elias; Assumpção Júnior, 2006), os índices da Vinneland no domínio Comunicacional, embora tenham apresentado escores mais baixos em relação ao grupo-controle, não apresentaram diferenças significativas entre os grupos, de acordo com os níveis: testes com $p\_valor=0,8067$ para o nível moderado baixo e $p\_valor=0,2844$ para o adequado.

Quando comparamos com o grupo de crianças do grupo-controle, os índices da Vinneland na Atividade de vida cotidiana mostraram diferença relevante entre crianças autistas e não autistas nos níveis moderado baixo e adequado, por meio do teste exato realizado. Concluiu-se que a probabilidade de uma criança autista, dessa amostra, ter atividade de vida cotidiana moderada baixa é maior que a de uma criança não autista (teste com $p\_valor=0,0013$), e a probabilidade de uma criança não autista, dessa amostra, ter atividade de vida cotidiana adequada é maior do que a de uma criança autista (teste com $p\_valor=0,0104$).

No contexto desse estudo, o domínio social também revelou diferença importante nos níveis moderado baixo e adequado ao ser realizado o teste exato. Foi possível verificar maior probabilidade de uma criança autista apresentar domínio social moderado baixo do que uma criança não autista (teste com $p\_valor=0,0064$), e maior probabilidade de uma criança não autista ter domínio social adequado do que uma criança autista (teste com $p\_valor=0,0409$).

Os resultados dos domínios Verbal, de Atividade de vida cotidiana e Social permitiram-nos obter o escore total da Vinneland, ou seja, o nível de comportamento adaptativo da criança. Conforme esperado para uma amostra de crianças não autistas, os domínios da Vinneland foram avaliados abaixo dos níveis de comportamento adaptáveis do grupo-controle, mesmo considerando que as crianças autistas presentes nesse estudo apresentavam índices de comportamento adaptativo dentro dos padrões da normalidade (QI igual ou maior que 70).

Da mesma maneira, por meio dos testes, foi detectada diferença entre os grupos para os níveis moderado baixo e adequado no escore total da Vinneland. Da mesma forma, a probabilidade de crianças autistas apresentarem índice de comportamento adaptativo moderado baixo para essa amostra é maior do que a de crianças não autistas (teste com $p\_valor=0,0029$), e crianças não autistas têm maior probabilidade de apresentarem nível de comportamento adaptativo adequado do que as crianças autistas (teste com $p\_valor=0,0196$).

O Teste Binominal exato foi utilizado nesse estudo por ser o mais indicado (Agresti, 1990), uma vez que em todos os índices havia níveis que não tinham sido observados para um dos grupos, impossibilitando o uso de testes não exatos.

Visto que para todas as variáveis, apenas uma criança foi detectada com nível moderado alto, o teste de comparação dos grupos em relação a esse nível, para todos os índices, apontou diferença não significativa entre os grupos. Para uma melhor análise desse nível nos domínios Comunicacional e Social, na atividade de vida cotidiana e no índice total da Vinneland, deveria ser coletada nova amostra com mais observações de crianças que apresentassem esses índices em nível moderado alto.

Nos dados sobre QV (Elias, 2005; Elias; Assumpção Júnior, 2006) foi utilizada a escala de qualidade de vida AUQEI. Inicialmente, foi feito um teste t de comparação de médias, cujo objetivo foi comparar a pontuação média de um grupo com o outro, ou seja, verificar se existe diferença entre a média da pontuação da AUQEI para crianças autistas e não autistas. Com 95% de certeza, o teste t não rejeitou a hipótese inicial de que as médias da pontuação AUQEI eram as mesmas para os dois grupos ($p\_valor=0,910$).

A variável AUQEI também foi testada em forma de dois grupos, um de crianças com AUQEI abaixo de 48, caracterizando qualidade de vida prejudicada, e outro de crianças com AUQEI acima ou igual a 48.

Os resultados sugerem que crianças autistas e não autistas apresentam a mesma média de pontuação da AUQEI (Tabela 15.1). Realizando o teste de Qui-quadrado de Pearson, confirma-se, pela não rejeição da hipótese nula de

TABELA 15.1 Cruzada de AUQEI por grupo

Frequência		Grupo		
		Autistas	Não autistas	Total
AUQEI	<48	7	8	15
	≥48	13	12	25
	Total	20	20	40

que as médias sejam iguais, que não há diferença entre a média da pontuação da AUQEI de crianças autistas e não autistas ($p\_valor=0,744$). Verificou-se que os índices gerais de QV são iguais para ambos os grupos, indicando QV positiva.

Para avaliarmos melhor os resultados de QV, prosseguimos, analisando a relação entre os grupos nos escores parciais da AUQEI. Esses resultados são caracterizados por sentimento sobre funções (relativas às atividades na escola, às refeições, ao deitar-se e à ida ao médico), família (relativas à opinião sobre as figuras parentais e das crianças sobre si mesmas), lazer (férias, aniversários e relações com os avós) e autonomia (salientando a independência, a relação com seus pais). Para cada grupo também foi feito o teste t de comparação de médias, considerando a pontuação nas questões referentes a cada grupo.

O grupo de questões referente às "funções" não apresentou diferença significativa na média de pontuação ($p\_valor=0,321$), na percepção pessoal de crianças autistas e não autistas.

A pontuação média para o grupo de questões relativas à "família" para crianças autistas também não diferiu muito em relação às crianças não autistas ($p\_valor=0,385$).

Semelhante às pontuações supracitadas, a média da pontuação para respostas que caracterizam "lazer" não apresenta diferença relativa para crianças autistas em relação às não autistas ($p\_valor=0,826$).

Porém, a pontuação média das respostas caracterizando "autonomia", para crianças autistas, apresentou índices mais elevados do que aqueles de crianças normais, portanto, diferiu da média das crianças não autistas ($p\_valor=0,0048$).

DISCUSSÃO

As limitações, como todas as características humanas, constituem diversidade, e é dentro dessa diversidade que observamos o quanto pessoas com necessidades especiais mostram-se capazes de se adaptar às exigências da vida, ou pelo menos tentam (Elias, 2005; Elias; Assumpção Júnior, 2006). Cabe lembrar que essas pessoas deveriam ter os mesmos direitos dos demais ao decidirem sobre suas vidas. Nesse contexto, percebemos a importância de investigar a QV em crianças autistas, um transtorno sem fronteiras de raça, cor ou classe social.

As crianças desse estudo (Elias, 2005; Elias; Assumpção Júnior, 2006) apresentam em comum a maneira como vivenciam os diversos aspectos de suas vidas, observados a partir de suas percepções. Assim, os resultados devem ser compreendidos, sob o ponto de vista da criança autista, na busca de compreendermos a forma como o autismo se insere na ênfase a sua QV.

Um dos pontos importantes da pesquisa, após os cumprimentos das exigências éticas, baseou-se na avaliação diagnóstica. O uso da ATA possibilitou-nos um contato mais restrito com as mães ou responsáveis, muitas vezes permeados de exemplos e histórias de suas crianças, com informações bastante precisas do estado atual delas. Assim, permitiu-nos estabelecer uma suspeita diagnóstica bastante confiável do quadro em questão, obtendo uma média de 33,75, com desvio-padrão de 4,95, conforme sugerido por Assumpção Júnior e colaboradores (1999b), o que confirmou o diagnóstico clínico.

Para melhor adequação do estudo, fizemos uso da Vinneland. Esta, além de ajudar a definir o perfil das crianças autistas que foram incluídas na pesquisa (lembramos que foram incluídas na amostra crianças autistas cujo índice de comportamento adaptativo tivesse pontuação igual e/ou acima de 70, porque a pesquisa teria de envolver crianças cujo perfil fosse compatível com o grupo-controle), proporcionou-nos a compreensão de como o transtorno autista afeta a vida diária dessas crianças e nos ofereceu suporte para estabelecer o nível de desempenho funcional delas, pois, muitas vezes, as avaliações são baseadas nas visões médicas, familiares e sociais, adaptáveis a essas crianças como sinônimo de seu bem-estar.

De acordo com Sparrow, Balla e Ciccett (1984), o comportamento adaptativo é o desenvolvimento e uso das habilidades necessárias para a realização da independência pessoal e suficiência social.

> De acordo com Sparrow, Balla e Ciccett (1984), o comportamento adaptativo é o desenvolvimento e uso das habilidades necessárias para a realização da independência pessoal e suficiência social.

Nesse estudo, considerando que utilizamos uma amostra de alto funcionamento, comparada com crianças normais, pudemos observar que o índice da Vinneland, no domínio Comunicacional, não apresentou diferenças significativas. Porém, isso não exclui o prejuízo semântico inerente à criança autista. Na opinião de Liss e colaboradores (2001), as habilidades verbais presentes nessas crianças (alto funcionamento) são preditores de melhores níveis de comportamento adaptável, considerando que indivíduos autistas verbais apresentam índices mais elevados em habilidades de vida diária, quando comparados com autistas não verbais (Freeman et al., 1999).

Quando comparados aos índices da Vinneland na Atividade de vida cotidiana, os resultados sugeriram diferença relevante entre crianças autistas e não autistas. Esses déficits funcionais eram previstos na medida em que, segundo Carter e colaboradores (1998), independentemente do nível de funcionamento cognitivo, crianças autistas têm inabilidade de se relacionar com os outros, e esse déficit social afeta o desempenho cotidiano e adaptativo dessas crianças.

Porém, crianças de alto funcionamento podem ter um nível mais alto de relações sociais e emoções mais complexas, quando comparadas às crianças autistas com baixo funcionamento. Segundo Bauminger (2002), isso se deve ao fato de que os de alto fundamento, pelo menos parcialmente, compensam o déficit social utilizando-se de suas habilidades cognitivas relativamente mais altas.

Os resultados também mostram que crianças autistas apresentam déficits sociais e consequentes dificuldades na adaptação às exigências complexas das interações sociais. Volkmar e Cohen (1991) sugerem que os mais baixos índices de socialização difiram crianças autistas de não autistas.

Esses resultados são confirmados pelos achados de Burack e Volkmar (1992) e Fenton e colaboradores (2003), os quais descreveram que crianças com autismo apresentam comprometimento no perfil adaptável e, em particular, um menor grau de socialização.

Os resultados obtidos nos domínios Verbal, de Atividade de vida cotidiana e Social permitiram obter o escore total da Vinneland, ou seja, o nível de comportamento adaptativo da criança. Conforme esperado para uma amostra de crianças com autismo, comparadas com crianças normais, os domínios da Vinneland foram considerados abaixo dos níveis de comportamentos adaptáveis do grupo-controle, mesmo considerando que as crianças autistas amostradas nesse estudo apresentavam menores índices de comprometimento.

Portanto, os resultados sugerem que crianças autistas, quando avaliadas em termos de funcionalidade, apresentem índices de comportamento adaptativo comprometido ao serem comparadas a crianças normais. Isso permitiria pensar que essas crianças, ao apresentarem índices de adaptação comprometidos, teriam consequentemente pior QV, considerando que os déficits funcionais equivalem ao comprometimento das condições de bem-estar.

De acordo com Gupta, Aneja e Kohli (2004), durante a infância desenvolvem-se muitas das habilidades cognitivas e sociais e o fracasso para desenvolver essas habilidades pode prejudicar a QV das crianças. Porém, não podemos tomar por referencial apenas suas incapacidades ou seus déficits para decidir se existe ou não melhor QV, pois, na visão de Mendlowicz e Stein (2000), QV refere-se a aspectos complexos da vida, ou seja, a avaliação subjetiva da vida em geral; o que sugere a necessidade de considerar as preferências, as decisões e o olhar pessoal dessas crianças, e de avaliar a percepção que a criança tem de si mesma e de sua condição de vida.

No contexto desse estudo, o que esteve em questão não foi a natureza do ambiente no qual a criança vive e seu estado funcional, tampouco a percepção da família com todas as suas expectativas ou a visão dos profissionais que assistem a criança, mas a percepção delas, em sua visão de mundo e seus significados, conforme sugerido pelo WHOQOL Group (1997) e Fleck (2000).

Assim, de acordo com os resultados obtidos em nosso estudo (Elias; Assumpção Júnior, 2006) por meio da AUQEI, os índices gerais de QV foram iguais em ambos os grupos, indicando QV positiva. Esses resultados foram consistentes com estudos de QV realizados com amostragem infantil, desenvolvidos por Shear (2001), Landolt e colaboradores (2002) e Barreire e colaboradores (2003).

Nos escores parciais da AUQEI, verificamos que o grupo referente a "funções" não apresentou diferença relevante na percepção pessoal de crianças autistas, quando comparadas com o grupo-controle. Na visão de Barreire e colaboradores (2003), informações relacionadas à capacidade funcional não estariam completas se não levassem em conta o grau de satisfação do sujeito. Nesse sentido, os resultados no componente "funções" satisfizeram o esperado, pois nos permitiram verificar a magnitude do existir dessas crianças, em sua forma única e singular de ser e viver.

A pontuação média para o grupo referente a "família" também não diferiu muito em relação às crianças não autistas, possibilitando-nos concluir que a família foi percebida como fonte de bem-estar para ambos os grupos. Portanto, corresponde a uma instituição social significativa na qual se inserem a criança e suas interações (Sprovieri; Assumpção Júnior, 2001), com potencial de influência no processo de bem-estar subjetivo da criança autista.

Da mesma forma, os índices que caracterizam "lazer" não nos permitiram observar diferença importante entre os dois grupos, conforme índices encontrados no estudo de Assumpção e colaboradores (2000) e Barreire e colaboradores (2003). Porém, no que se refere a "autonomia", crianças autistas apresentaram índices mais elevados em relação ao grupo-controle.

Os índices normais obtidos pelas crianças autistas no escore total da AUQEI e nos subdomínios referentes a "função", "família" e "férias", e o índice mais elevado relacionado à "autonomia" (Elias, 2005; Elias; Assumpção Júnior, 2006), justificam-se pelo fato de que trabalhamos com a visão de que essas crianças possuem a teoria da mente alterada (Baron-Cohen; Leslie; Frith, 1985), ou seja, apresentam déficits na capacidade de considerar seu próprio estado mental, assim como o dos outros, com déficit na capacidade de inferir a respeito do que as pessoas pensam, sentem, importam, não possuindo crítica de si e do mundo. Isso permite que elas se autoavaliem de maneira mais positiva e satisfatória do que uma criança de mesma idade, não autista, pois a última, por ter uma teoria da mente preservada, vê-se e percebe que o outro a vê, fazendo, portanto, avaliações e reavaliações de si mesma. Isso satisfaz a visão de Anders (2004), ao relatar que todo indivíduo, nesse caso a criança autista, pode viver de forma saudável na sua condição de saúde ou doença, dependendo dos significados, das atitudes e dos valores que atribui às situações vivenciadas.

> Todo indivíduo, nesse caso a criança autista, pode viver de forma saudável na sua condição de saúde ou doença, dependendo dos significados, das atitudes e dos valores que atribui às situações vivenciadas.

Os resultados da AUQEI (Elias, 2005; Elias; Assumpção Júnior, 2006) permitem-nos questionar (não negando seus benefícios) os processos que envolvem a habilitação das crianças autistas, estando ela influenciada pelo nível de desenvolvimento adaptativo dessas crianças, ou seja, por seu nível de funcionalidade, incluindo o processo de educação, treinamento, motivação, características de personalidade, oportunidades sociais e condições médicas gerais. Isso nos permitiria indagar se o processo de habilitação serve para fazê-las iguais às expectativas dos outros ou felizes conforme sua visão.

Tais resultados nos remetem à necessidade de valorizar a perspectiva da criança autista, para que possamos projetar o melhor apoio para ela, para nos aproximarmos de suas prioridades e escolhas, pois tais pessoas têm sido negligenciadas na tomada de decisão sobre seus direitos humanos, bem-estar e saúde (*Declaração de Montreal sobre incapacidade intelectual*, outubro de 2004).

Segundo Schwartzman (1992), o desenvolvimento das habilidades e potencialidades das crianças autistas permite que elas tenham uma vida relativamente independente, por isso satisfatória.

Nessa perspectiva, podemos ajudá-las a entender o mundo que as cerca, estimulando habilidades de comunicação que irão habilitá-las a se relacionar com outras pessoas e proporcionar o quanto possível a competência necessária para serem capazes de fazer escolhas em relação as suas próprias vidas.

Muito além das expectativas dos outros e/ou das dificuldades funcionais, a criança autista, em sua percepção de mundo, mostra-nos que (Elias, 2005; Elias; Assumpção Júnior, 2006) QV é um aspecto singelo de bem-estar e que, para assisti-la melhor, basta ouvi-la um pouco mais, lançando um olhar além do transtorno.

CONCLUSÃO

Os resultados permitiram concluir que:

- Crianças autistas apresentam índices de desenvolvimento adaptativo inferior, quando comparadas com crianças do grupo-controle. Assim,

se as considerássemos em termos de funcionalidade, poderíamos supor que essas crianças apresentam QV comprometida.
– Crianças autistas, no entanto, quando avaliadas em termos de percepção pessoal, apresentam índices de QV iguais ao de crianças normais. Assim, o que importa não é o autismo em si, mas a forma como a criança o encara, redimensionando-nos para uma nova leitura dos modelos de atenção à criança autista.

REFERÊNCIAS

AGRESTI, A. *Categorical data analysis*. New York: John Wiley & Sons, 1990.

AMERICAN PSYCHIATRIC ASSOCIATION. *Diagnostic and statistical manual of mental disorders*. 4th ed. Washington, D.C., 1994.

AMERICAN PSYCHIATRIC ASSOCIATION. *Diagnostic and statistical manual of mental disorders*. 5th ed. Washington, D.C., 2000.

ANDERS, J. C. S. *O transplante de medula óssea e suas repercussões na qualidade de vida de crianças e adolescentes que o vivenciaram*. 2004. Tese (Doutorado em Enfermagem) - Escola de enfermagem de Ribeirão Preto, Universidade de São Paulo, Ribeirão Preto, 2004.

ASPERGER, H. Die "Autistichen Psychopathen" in Kindersalter. *Arch. Psychiatr. Nervenkrankheiten*, v. 99, n. 3, p. 105-115, 1944.

ASSUMPÇÃO JÚNIOR, F. B. et al. Reconhecimento facial e autismo. *Arq. Neuropsiquiatr.*, v. 57, n. 1, p. 944-949, 1999a.

ASSUMPÇÃO JÚNIOR, F. B. et al. Escala de Avaliação de Traços Autísticos (ATA): validade e confiabilidade de uma escala para a detecção de condutas autísticas. *Arq. Neuropsiquiatr.*, v. 57, n. 1, p. 23-29, 1999b.

ASSUMPÇÃO JÚNIOR, F. B. et al. Escala de avaliação da qualidade de vida (Autoquestionnaire qualité de vie enfant imagé): validade e confiabilidade de uma escala para qualidade de vida em crianças de 4 a 12 anos. *Arq. Neuropsiquiatr.*, v. 58, n. 1, p. 119-127, 2000.

ASSUMPÇÃO JÚNIOR, F. B.; KUCZYNSKI, E. Autismo infantil, transtorno bipolar e retardo mental em portadores de síndrome da rubéola congênita. *Arq. Neuropsiquiatr.*, v. 57, n. 1, p. 944-949, 2002.

BAIRD, G.; CASS, H.; SLONIMS, B. Clinical review: diagnosis of autism. *BMJ*, v. 327, p. 488-493, 2003.

BALLABRIGA, M. C. J.; ESCUDE, R. M. C.; LLABERIA, E. D. Escala d`avaluación dels trests autistes (ATA): Validez de una escala para el examen de las conductas autistas. *Rev. Psiquiatr. Infant. Juv.*, v. 4, p. 254-264, 1984.

BARREIRE, S. G. et al. Qualidade de vida de crianças ostomizadas na ótica das crianças e das mães. *J. Pediatr.*, v. 79, n. 1, p. 55-62, 2003.

BARON-COHEN, S.; LESLIE, A. E.; FRITH, D. Does the autistic child have a "Theory of mind? *Cognition*, 21, n. 1, p. 37-46, 1985.

BAUMINGER, N. The facilitation of social-emotional understanding and social interaction in high-functioning children with autism: Intervention outcomes. *J. Autism Dev. Dis.*, v. 32, n. 4, p. 283-298, 2002.

BRYSON, S. E.; ROGERS, S. J.; FOMBONNE, E. Autism spectrum disorders: early detection, intervention, education, and psychopharmacological management. *Can. J. Psychiatry*, v. 48, n. 8, p. 506-516, 2003.

BULLINGE, M.; MACKENSEN, S. Quality of life in children and families with bleeding disorders. *J. Pediatr. Hematol. Oncol.*, v. 25, n. 1, p. 64-67, 2003.

BURACK, J.; VOLKMAR, F. 'Development of Low and High Functioning Autistic Children', *J. Child Psychol. Psychiatry*, v. 33, n. 3, p. 607-616, 1992.

BUSS, M. Promoção da saúde e qualidade de vida. *Cienc. Saude Colet.*, v. 5, n. 1, p. 167-177, 2000.

CARPENTER, M.; PENNINGTON, B.; ROGER, S. Interrelations Among social-cognitive skillsin young children whith autism. *J. Autism Dev. Dis.*, v. 32, n. 4, p. 91-106, 2002.

CARTER, A. C. et al. The Adaptable Scales of the Behavior of Vineland: Supplemental norms for individuals with Autism. *J. Autism Dev. Dis.*, v. 28, n. 4, p. 55-59, 1998

CASTRO, E. K.; PICCININI, C. A. Implicações da doença orgânica crônica na infância para as relações familiares: algumas questões teóricas. *Psicol. Reflex. Crít.*, v. 15, n. 3, p. 625-635, 2002.

CAVALCANTE, F. G. *Pessoas muito especiais*: a construção social do portador de deficiência e a reinvenção da família. 2002. Tese (Doutorado em Saúde Pública) - Fundação Oswaldo Cruz, Rio de Janeiro, 2002.

CERVEIRA, J. A. *Influência da qualidade de vida na ocorrência de doença de cárie em pré-escolares*. 2003. Dissertação (Mestrado em Saúde Pública) - Escola de Enfermagem de Ribeirão Preto, Universidade de São Paulo, Ribeirão Preto, 2003.

CHAZIUDDIN, M.; MOUNTAIN-KIMCHI, M. Defining the intellectual profile of Asperger Syndrome with Higth Functioning Autism. *J. Autism Dev. Dis.*, v. 34, n. 3, p. 279-284, 2004.

EISER, C. Children's quality of life measures. *Arch. Dis. Child*, v. 77, n. 4, p. 350-354, 1997.

EISER, C.; MORSE, R. The measurement of quality of life in children: Past and future perspectives. *J. Dev. Behav. Pediatr.*, v. 22, n. 4, p. 248-256, 2001.

ELIAS, A. V. *Autismo e qualidade de vida*. 2005. Dissertação (Mestrado em Ciências Médicas) – Universidade Estadual de Campinas, Campinas, 2005.

ELIAS, A. V.; ASSUMPÇÃO JÚNIOR, F. B. Qualidade de vida e autismo. *Arq. Neuropsiquiatr.*, v. 64, n. 2, p. 295-299, 2006.

FENTON, G. et al. Vineland adaptive behavior profiles in children with autism and moderate to severe developmental delay. *Autism*, v. 7, n. 3, p. 269-287, 2003.

FLECK, M. Aplicação da versão em português do instrumento de avaliação de QV "WHOQL-bref". *Rev. Saude Publica*, v. 34, n. 2, p. 178-182, 2000.

FREEMAN, B. J. et al. Vineland adaptative behavior scale scores as a function of age e initial IQ in 210 autistic children. *J. Autism Dev. Dis.*, v. 29, n. 5, p. 379-384, 1999.

GADIA, C. A.; TUCHMAN, R.; ROTTA, N. T. Autismo e doenças invasivas do desenvolvimento. *J. Pediatr.*, v. 80, n. 2, p. 83-94, 2004.

GILLBERG, C. Asperger syndrome and high-functioning autism. *Br. J. Psychiatry*, v. 172, p. 200-209, 1998.

GUPTA, M.; ANEJA, S.; KOHLI, K. Add-on melatonin improves quality of life in epileptic children on valproate monotherapy: a randomized, double-blind, placebo-controlled trial. *J. Epilepsy Behav.*, v. 5, n. 1, p. 316-321, 2004.

JENNY, M. E. M.; CAMPBELL, S. Measuring quality of life. *Arch. Dis. Child.*, v. 77, n. 4, p. 347-349, 1997.

JIROJANAKUL, P.; SKEVINGTON, S. M; HUDSON, J. Predicting young children's quality of life. *Soc. Sci. Med.*, v. 57, n. 7, p. 1277-1288, 2003.

KANNER, L. Autistic disturbances of affective contact. *Nerv. Child*, v. 2, p. 217-250, 1943.

KLIN, A. Attributing social meaning to ambiguous visual stimuli in higher-functioning autism and Asperger syndrome: the social attribution task. *J. Autism Dev. Dis.*, v. 41, n. 1, p. 831-846, 2000.

LANDGRAF, J. M. Measuring and monitory quality of life in children and youth: a brief commentary International. *J. Public Health*, v. 46, n. 5, p. 181-182, 2001.

LANDOLT, M. A. et al. Quality of life and psychologic adjustment in children and adolescents with early treated phenylketonuria can be normal. *J. Pediatr.*, v. 140, n. 5, p. 516-521 2002.

LIMA, N. S. T. *"Era uma vez um castelo..."*: o confronto pessoalidade x impessoalidade no interior de uma instituição filantrópica de atendimento terapêutico-pedagógico para pessoas com autismo e quadros similares. 1998. Dissertação (Mestrado em Educação) - Universidade de Campinas, Campinas, 1998.

LISS, M. et al. 'Predictors and Correlates of Adaptive Functioning in Children with Developmental Disorders'. *J. Autism Dev. Dis.*, v. 31, n. 2, p. 219-230, 2001.

MAGNIFICAT, S., DAZORD, A. Évaluation de la qualité de vie de l'enfant: validation d'un questionnaire, premiers résultats. *Neuropsychiatr. Enfance Adolesc.*, v. 45, n. 3, p. 106-114, 1997.

MENDLOWICZ, M. V.; STEIN, M. B. Quality of life in individuals with anxiety disorders. *Am. J. Psychiatry*, v. 157, n. 5, p. 669-682, 2000.

MOES, D. R.; FREA, W. D. Contextual zed behavioural support in early intervention for children with autism and this families. *J. Autism Dev. Dis.*, v. 32, n. 6, p. 519-533, 2002.

PERSON, B. Brief Report: A longitudinal study of quality of life an independence among: Adult Men With autism. *J. Autism Dev. Dis.*, v. 30, n. 1, p. 61-66, 2000.

PREBIANCHI, H. B. Medidas de qualidade de vida para crianças: Aspectos conceituais e metodológicos. *Psicol. Teor. Prát.*, v. 5, n. 1, p. 57-69, 2003.

RAPIN, I. Appropriate investigations for clinical care versus research in children with autism. *J. Brain Dev.*, v. 21, n. 3, p. 152-156, 1999.

RUBLE, L. Analysis of social interactions as goal-directed behaviors in children with autism. *J. Autism Dev. Dis.*, v. 31, n. 5, p. 471-482, 2001.

SALGADO, P. C. B.; SOUZA, E. A. P. Impacto da epilepsia no trabalho: avaliação da qualidade de vida. *Arq. Neuropsiquiatr.*, v. 60, n. 2, p. 442-445, 2002.

SHEAR, J. Aspects of the quality of life of children with a disability who are in inclusive educational settings. *Int. J. Pract. Approach. Disabil.*, v. 25, n. 1, p. 40-41, 2001.

SCHWARTZMAN, J. S. Síndrome de Asperger. *Temas Sobre Desenvolvimento*, v. 2, p. 19-21, 1992.

SPARROW, S. S.; BALLA, D. A.; CICCETT, D. V. *Vineland adaptive behavior scales*. Circle Pines: American Guidance Service, 1984.

SPROVIERI, M. H. S.; ASSUMPÇÃO JÚNIOR, F. B. Dinâmica familiar de crianças autistas. *Arq. Neuropsiquiatr.*, v. 59, n. 2, p. 230-237, 2001.

SZATMARI, P. et al. Two outcome of preschool children with autism or asperger syndrome. *Am. J. Psychiatry*, v. 157, n. 12, p. 1980-1987, 2000.

GARCÍA-VILLAMISAR, D.G; MUELA, C. *Estrés y calidad de vida en personas adultas con autismo*. Madrid: Las Rozas, 2004. p. 25-28.

VOLKMAR, F. R.; COHEN, D. J. Co morbid Association of Autism and Schizophrenia. *Am. J. Psychiatry*, v. 148, n. 12, p. 1705-1707, 1991.

VOLKMAR, F. R. e al. Asperger's Disorder. *Am. J. Psychiatry*, v. 157, n. 2, p. 262-267, 2000.

WALLANDER, J. L.; SCHMIT, M.; KOOT, H. M. Quality of life measurement in children and adolescents: issues, instruments and application. *J. Clin. Psychool.*, v. 57, n. 4, p. 571-585, 2001.

WHOQOL GROUP. *Measuring quality of life: the development of the World Health Organization Quality of Life Instrument (WHOQOL)*. Geneva: World Health Organization, 1993.

WORLD HEALTH ORGANIZATION. Conference Montreal and Intellectual Disability (OPS). Montreal, 2004.

QUALIDADE DE VIDA DE CUIDADORES DE PORTADORES DE AUTISMO

Nívea de Macedo Oliveira Morales
Carlos Henrique Martins da Silva
Mariza Matheus Cuvero

O surgimento de uma doença crônica na infância tem impacto negativo substancial na vida do paciente e de sua família. Pais de crianças com doenças crônicas apresentam comprometimento na estabilidade emocional, no bem-estar e na função física diária, além de restringirem o tempo pessoal dedicado a seus companheiros, amigos e pessoas próximas (Goldbeck, 2006).

Em geral, uma doença crônica que necessite de grande cuidado e demande um longo tempo de dependência dos pacientes causa maior sobrecarga para a família e para os cuidadores, podendo resultar em prejuízo no bem-estar físico e mental dos mesmos (Glozman, 2004). Considera-se cuidador primário ou principal aquele indivíduo que tem a principal ou total responsabilidade no fornecimento de ajuda e cuidado à pessoa necessitada (Stone; Cafferata; Sangl, 1987).

Conforme Sales (2003), há dois tipos de sobrecarga a que são submetidos os cuidadores: a objetiva e a subjetiva. A primeira inclui o tempo que o cuidador oferece às necessidades concretas do cotidiano do paciente, como, por exemplo, a supervisão das necessidades diárias e financeiras. A sobrecarga subjetiva é definida como uma experiência que gera um grande estresse, de caráter emocional. Experiência essa que é constituída pelos sentimentos de culpa do cuidador, vergonha, baixa autoestima e preocupação excessiva com o familiar doente. Por vezes, essa sobrecarga é tão intensa e árdua que leva a transtornos emocionais, como a depressão, e também a problemas físicos, alterando a qualidade de vida (QV) de quem cuida, e não apenas de quem é cuidado.

De acordo com Westphal e colaboradores (2005), características socioculturais, como gênero, etnia, idade, escolaridade, e fatores relacionais interferem na vida do cuidador. Tais fatores associados resultam em sobrecarga objetiva e subjetiva.

> Cuidar de uma criança com problemas no desenvolvimento é bem diferente de cuidar de uma criança saudável. As necessidades especiais, as dificuldades em realizar tarefas da vida diária e a maior dependência ocasionam uma sobrecarga física e, principalmente, psicológica aos familiares (Sprovieri; Assumpção Júnior, 2001).

Cuidar de uma criança com problemas no desenvolvimento é bem diferente de cuidar de uma criança saudável. As necessidades especiais, as dificuldades em realizar tarefas da vida diária e a maior dependência ocasionam uma sobrecarga física e, principalmente, psicológica aos familiares (Sprovieri; Assumpção Júnior, 2001).

O CUIDADOR DA CRIANÇA PORTADORA DE AUTISMO

O autismo é considerado um transtorno do desenvolvimento de manifestação precoce, com início antes dos 3 anos de idade, e é caracterizado por comprometimento em três domínios: interação social, comunicação (verbal e não verbal) e comportamento, com interesse restrito e repetitivo. Os termos mais utilizados atualmente são: "transtorno autista", "autismo infantil precoce", "autismo da infância" ou "autismo de Kanner". O transtorno autista (TA) pertence à família dos transtornos invasivos do desenvolvimento (TID) (DSM-IV-TR, 2002) ou transtornos globais do desenvolvimento (Organização Mundial de Saúde, 2003), junto com o transtorno de Asperger, o transtorno de Rett, o transtorno desintegrativo da infância e o TID sem outra especificação.

Os portadores de autismo apresentam grandes repercussões em suas vidas em virtude das limitações impostas pela doença. Pelo prejuízo na socialização, o portador tem dificuldade em interagir com o outro; com isso, a criança parece ignorar os pais e não estabelece um contato visual, e, com o passar dos anos, percebe-se uma dificuldade para compartilhar suas emoções, o que restringe as atividades em grupo e as amizades. O comprometimento na linguagem, ou seja, na intenção de comunicar, reforça o isolamento social. A presença de padrões restritos, repetitivos e estereotipados de comportamentos e interesses limita ainda mais a possibilidade de convivência e de participação (Johnson; Myers, 2007).

Além disso, até o momento, não existe um tratamento de cura específico para o autismo. Medicações são utilizadas, quando necessário, para controlar as crises epilépticas ou para minimizar os sintomas de agressividade, agitação e irritabilidade, com a finalidade de favorecer a abordagem no ambiente domiciliar e nas atividades pedagógicas (Assumpção Júnior; Pimentel, 2000). Já as terapias alternativas têm por objetivo melhorar a socialização, a cognição e a independência dos portadores de autismo, porém, nesse aspecto, ainda há muito que progredir (Persson, 2000; Sigman; Spence; Wang, 2006).

Diante desse contexto de importantes limitações e poucos recursos clínicos objetivos disponíveis, ao receber o diagnóstico, os pais podem passar por várias reações, que vão desde choque, negação, sofrimento, depressão, sentimento de culpa, indecisão, raiva, vergonha, barganha, até a aceitação e a adaptação (Kearney; Grifin, 2001).

As mães, que são, em geral, as cuidadoras principais dessas crianças, apresentam maior grau de tristeza e estresse (Schieve et al., 2007), com significativo impacto na saúde mental (Montes; Halterman, 2007), e relatam prejuízo em sua vida social, profissional, bem como nas relações familiares após o nascimento do filho (Sen; Yurtsever, 2007). O maior nível de estresse nessas mães está associado à pouca manifestação afetiva e ao pouco interesse pelas pessoas por parte da criança, idade mais avançada da mãe e mais jovem da criança (Duarte et al., 2005) e maior comprometimento cognitivo da criança (Fávero; Santos, 2005).

Diante da situação de tensão que toda a família enfrenta, pode ocorrer uma mobilização na dinâmica familiar, na tentativa de enfrentar o problema e adaptar-se a este da melhor maneira (Fávero; Santos, 2005). Nesse sentido, foi demonstrado que algumas mães de crianças com autismo que conseguiram redirecionar suas expectativas e conviver com novos valores apresentaram maior satisfação em suas vidas como um todo. Isso foi observado em mães que se preocupavam menos com o sucesso profissional, despendiam mais tempo com a família e não se importavam tanto com a opinião das outras pessoas sobre o comportamento de seu filho (Tunali; Power, 2002).

Ainda que a família busque alternativas para minimizar o impacto da doença, o autismo pode afetar de forma significativa a qualidade de vida (QV) do próprio portador e de seus familiares e cuidadores. Com isso, verifica-se um interesse crescente da comunidade científica e dos profissionais da saúde em conhecer o impacto das doenças crônicas na QV dos pacientes e de seus familiares. Isso tem se estendido, também, para doenças que se manifestam na infância e comprometem o desenvolvimento da criança, como o autismo (Elias; Assumpção Júnior, 2006; Lee et al., 2007; Renty; Roeyers, 2006).

QUALIDADE DE VIDA EM CUIDADORES DE CRIANÇAS PORTADORAS DE AUTISMO

Embora a condição de saúde dos pais tenha sido motivo de preocupação tanto na prática clínica como em pesquisa (Little, 2002), poucos estudos avaliaram de maneira objetiva a QV ou a qualidade de vida relacionada à saúde (QVRS) dos pais de crianças e adolescentes com autismo (Allik; Larsson; Smedje, 2006; Mugno et al., 2007; Shu; Lung, 2005). Na Suécia, um estudo foi conduzido com mães e pais de crianças e adolescentes com autismo de alto funcionamento e síndrome de Asperger (Allik; Larsson; Smedje, 2006). Na Itália, foram incluídos mães e pais de crianças e adolescentes com TID do tipo autismo, síndrome de Asperger e TID não especificado (Mugno et al., 2007).

Mães de crianças com autismo ou outros TIDs apresentaram um prejuízo significativo em sua QV, sobretudo na dimensão física, em comparação aos pais dessas mesmas crianças e aos pais e mães de crianças saudáveis (Allik; Larsson; Smedje, 2006; Mugno et al., 2007), além de uma maior repercussão negativa na dimensão psicológica em relação às mães de indivíduos com deficiência intelectual (Mugno et al., 2007).

Em um dos estudos, a QVRS dos pais não se mostrou alterada, em comparação aos pais do grupo-controle e à população normativa (Allik; Larsson; Smedje, 2006). Porém, em outro trabalho, os pais de crianças/adolescentes com TID apresentaram maior comprometimento nas relações sociais, em comparação aos pais do grupo-controle, e maior prejuízo no domínio psicológico ao serem comparados aos pais do grupo com paralisia cerebral (Mugno et al., 2007).

Os sintomas relacionados com o autismo não tiveram relação com a QVRS dos pais ou das mães. No entanto, quanto maiores os problemas de comportamento da criança, como hiperatividade e transtorno da conduta, maior a repercussão negativa, física e mental, na QVRS das mães (Allik; Larsson; Smedje, 2006).

Considerando as formas clínicas do TID, as mães relataram uma pior percepção geral de QV em todos os subgrupos de TID avaliados, em comparação às mães de crianças e adolescentes com desenvolvimento normal, porém sem diferença entre as formas de TID entre si. Quanto aos outros domínios da QV, aquelas que cuidam de portadores de síndrome de Asperger apresentaram maior prejuízo físico e nas relações sociais; mães de pacientes com autismo mostraram maior repercussão negativa no domínio físico, comparadas ao grupo-controle. Pais de crianças e adolescentes com síndrome de Asperger e autismo relataram pior percepção geral de sua QV em relação ao grupo-controle, porém sem diferença entre as formas de TID. Na comparação entre os pais e as mães segundo o tipo de TID, foi observada diferença significativa apenas para o grupo com autismo, sendo detectado prejuízo no domínio físico das mães em comparação aos pais (Mugno et al., 2007).

Na maioria das vezes, os pais são os responsáveis pelos cuidados dispensados ao portador de autismo, e, em geral, a mãe assume a função de cuidador principal; todavia, apenas um estudo identificou e avaliou especificamente a QVRS do cuidador principal (Shu; Lung, 2005). Esse trabalho teve como objetivo verificar o efeito de um programa de apoio em grupo para mães de crianças com autismo que assumiam o papel de cuidador principal. Demonstrou-se o benefício do programa no bem-estar subjetivo e na situação ocupacional das participantes. Contudo, os resultados não possibilitaram conhecer por inteiro a QVRS dessas cuidadoras em virtude da ausência de um grupo-controle saudável.

RESULTADOS DE UM ESTUDO BRASILEIRO DE QUALIDADE DE VIDA EM CUIDADORES DE CRIANÇAS PORTADORAS DE AUTISMO

Até o momento, apenas um estudo de QVRS foi conduzido no Brasil em cuidadores de portadores de autismo e será relatado e discutido nesta seção (Cuvero, 2008). Esse estudo contou com a participação de cuidadores de crianças e adolescentes entre 5 e 18 anos, com diagnóstico de autismo, que frequentavam o CAPSi na cidade de Uberlândia (única instituição referência para o tratamento de portadores de autismo na cidade). O instrumento 36-item Short Form Health Survey Questionnaire (SF-36) foi respondido mediante entrevista pelo cuidador principal, e os escores foram comparados a um grupo-controle constituído por cuidadores de crianças e adolescentes saudáveis da mesma faixa etária. O estudo confirmou a hipótese de que cuidadores de crianças e adolescentes com autismo apresentam impacto negativo na QVRS nas dimensões física, psicológica e social.

> ... cuidadores de crianças e adolescente com autismo apresentam impacto negativo na QVRS nas dimensões física, psicológica e social.

O prejuízo no construto físico e mental pode refletir o elevado nível de angústia e sofrimento vivenciado pelo cuidador ante as limitações do paciente e a sobrecarga imposta pela atribuição de cuidar da criança ou do adolescente com autismo. Pacientes portadores de autismo, por sua dependência, requerem cuidados especiais para a realização de habilidades da vida diária, pela dificuldade de comunicar e expressar seus desejos e pela necessidade constante de serem monitorados, o que exige maior atenção do responsável (Sen; Yurtsever, 2007).

Ainda que as mães tenham constituído a maioria dos participantes desse estudo brasileiro, este objetivou apenas avaliar a QVRS do cuidador principal, cuja atribuição de maior responsabilidade, e consequentemente maior envolvimento com o paciente, justifica a possibilidade de maior sobrecarga e comprometimento na QVRS. Outros trabalhos avaliaram a QVRS de cuida-

> **O estudo brasileiro verificou uma tendência a um maior prejuízo na QVRS dos cuidadores de pacientes do sexo masculino em comparação aos de sexo feminino, tanto no componente físico como no mental [...] e dos cuidadores de adolescentes, em comparação aos de crianças [...]**

dores de crianças portadoras de outras doenças crônicas e também detectaram prejuízo multidimensional (Bastos, 2008; Chien et al., 2003; Cunha, 2007).

O estudo brasileiro verificou uma tendência a um maior prejuízo na QVRS dos cuidadores de pacientes do sexo masculino em comparação aos de sexo feminino, tanto no componente físico como no mental, embora apenas no domínio Dor essa diferença tenha sido significativa. Essa análise foi realizada porque as manifestações clínicas de pacientes com autismo diferem segundo o gênero. Nos meninos, elas são mais intensas (Posserud; Lundervold; Gillberg, 2006) – como a agressividade, a estereotipia e os interesses restritos –, enquanto, nas meninas, é mais comum o isolamento social com maior grau de comprometimento intelectual (Klin, 2006; Nicholas et al., 2008).

Em relação à idade, observou-se uma tendência a um maior prejuízo na QVRS de cuidadores de adolescentes com autismo, em comparação a cuidadores de crianças com autismo, sendo essa diferença significativa nos domínios Capacidade funcional e Aspectos emocionais. O maior prejuízo observado na Capacidade funcional sugere uma maior sobrecarga física, enquanto a maior repercussão no domínio Aspecto emocional indica maior comprometimento na saúde mental dos cuidadores de adolescentes, em comparação aos de crianças.

A relação entre a faixa etária do paciente e a QVRS do cuidador de pacientes com autismo ainda não havia sido estudada, mas, segundo Goldbeck (2006), os cuidadores de crianças de menor idade com doenças crônicas apresentaram maior impacto negativo na QVRS, uma vez que estas exigem maiores cuidados e necessitam de maior atenção e tempo de seus pais, em comparação a crianças maiores e adolescentes. Nesse aspecto, algumas particularidades devem ser ressaltadas em relação ao portador de autismo. Embora, com a progressão da idade, o paciente com autismo possa apresentar melhora quanto a autocuidado, capacidade de comunicação e desempenho social, na adolescência, alguns podem sofrer uma piora no comportamento, com o surgimento de comorbidades, como depressão e ansiedade, ao se tornarem conscientes de suas incapacidades (Nicholas et al., 2008). Isso pode justificar, em parte, o resultado aqui encontrado.

Estudos longitudinais devem fornecer maiores esclarecimentos sobre o impacto na QVRS do cuidador ao longo do tempo, desde o diagnóstico até a vida adulta do portador. Esse tipo de estudo também poderá verificar se (e como) possíveis mudanças no comportamento, nas necessidades do paciente e nas expectativas do cuidador, com o passar dos anos, poderiam influenciar na QVRS do cuidador.

Variáveis demográficas, como renda familiar e número de filhos, não se correlacionaram aos escores de QVRS do cuidador. Apenas a idade do cuidador teve correlação negativa com o domínio Capacidade funcional, sugerindo pior capacidade funcional quanto mais avançada for a idade do cuidador. Estudos longitudinais poderão esclarecer sobre possíveis mudanças na QVRS do cuidador ao longo do tempo e verificar se há relação entre essas mudanças e a evolução das manifestações clínicas no paciente.

CONCLUSÃO

Os resultados obtidos até o momento assumem particular importância para os profissionais da saúde, pois a repercussão negativa multidimensional na QVRS do cuidador principal de crianças e adolescentes portadores de autismo deve ser considerada no planejamento das ações primárias de saúde. Esses indivíduos necessitam de um suporte para superar as consequências da difícil tarefa de ser responsável pelos cuidados a portadores de autismo no período da infância e adolescência. Com isso, faz-se necessária uma abordagem direcionada não apenas ao paciente, mas também ao cuidador.

É possível que o profissional da saúde e o próprio cuidador estejam tão preocupados e envolvidos com as graves condições e demandas do paciente que o foco de atenção permaneça, na maior parte do tempo ou quase sempre, direcionado ao paciente. Todavia, novas medidas e perspectivas devem ser incorporadas pelos serviços de saúde e pelos profissionais que trabalham com portadores desse transtorno com o objetivo de promover melhores condições de saúde e bem-estar aos indivíduos que se responsabilizam por cuidar dessas crianças e adolescentes.

REFERÊNCIAS

ALLIK, H.; LARSSON, J. O.; SMEDJE, H. Health-related quality of life in parents of school-age children with Asperger syndrome or high-functioning autism. *Health Qual. Life Outcomes*, v. 4, n. 1, p. 1-8, 2006.

ASSUMPÇÃO JÚNIOR, F. B.; PIMENTEL, A. C. M. Autismo infantil. *Rev. Bras. Psiquiat.*, v. 22 (Supl. 1), p. 37-39, 2000.

BASTOS, C. P. *Qualidade de vida de cuidadores de crianças e adolescentes com doença falciforme.* 2008. Dissertação (Mestrado em Ciências da Saúde) – Universidade Federal de Uberlândia, Uberlândia, 2008.

CHIEN, L. et al. Quality of life among primary caregivers of Taiwanese children with brain tumor. *Cancer Nurs.*, v. 26, n. 4, p. 305-311, 2003.

CUNHA, C. M. *Avaliação transversal da qualidade de vida de cuidadores de crianças e adolescentes com câncer por meio de um instrumento genérico "36 item short form survey question-*

naire" (SF-36). 2007. Dissertação (Mestrado em Ciências da Saúde) – Universidade Federal de Uberlândia, Uberlândia, 2007.

CUVERO, M. M. *Qualidade de vida em cuidadores de crianças e adolescentes com autismo*. 2008. Dissertação (Mestrado em Ciências da Saúde) – Universidade Federal de Uberlândia, Uberlândia, 2008.

DUARTE, C. S. et al. Factors associated with stress in mothers of children with autism. *Autism*, v. 9, n. 4, p. 416-427, 2005.

DSM-IV-TM Manual diagnóstico e estatístico de transtornos mentais. 4. ed. rev. Porto Alegre: Artmed, 2002.

ELIAS, A. V.; ASSUMPÇÃO JÚNIOR, F. B. Qualidade de vida e autismo. *Arq. Neuropsiquiatr.*, v. 64, n. 2-a, p. 295-299, 2006.

FÁVERO, M. A. B.; SANTOS, M. A. dos. Autismo infantil e estresse familiar: uma revisão sistemática da literatura. *Psicol. Reflex. Crit.*, v. 18, n. 3, p. 359-369, 2005. Especial.

GLOZMAN, J. M. Quality of life of caregivers. *Neuropsychol. Rev.*, v. 14, n. 4, p. 183-196, 2004.

GOLDBECK, L. The impact of newly diagnosed chronic paediatric conditions on parental quality of life. *Qual. Life Res.*, v. 15, n. 7, p. 121-131, 2006.

JOHNSON, C. P.; MYERS, S. M. The council on children with disabilities. *Pediatrics*, v. 120, n. 5, p. 1183-1215, 2007.

KEARNEY, P. M.; GRIFIN, T. Between joy and sorrow: being a parent of a child with developmental disability. *J. Adv. Nurs.*, v. 34, n. 5, p. 582-599, 2001.

KLIN, A. Autismo e síndrome de Asperger: uma visão geral. *Rev. Bras. Psiquiat.*, v. 28 (Supl. 1), p. S3-S11, 2006.

LEE, L. C. et al. Children with autism: quality of life and parental concerns. *J. Autism Dev. Disord.*, v. 38, n. 6, p. 1147-1160, 2007. Disponível em: <http://www.springerlink.com/content/7451551812511577/>. Acesso em: 11 nov. 2007.

LITTLE, L. Differences in stress and coping for mother and fathers of children with Aspeger's syndrome and nonverbal learning disorders. *Pediatr. Nurs.*, v. 28, n. 6, p. 565-570, 2002.

MONTES, G.; HALTERMAN, J. S. Psychological Functioning and Coping Among Mothers of Children With Autism: A Population-Based Study. *Pediatrics*, v. 119, n. 5, p. e1040-e1046, 2007.

MUGNO, D. et al. Impairment of quality of life in parents of children and adolescents with pervasive developmental disorder. *Health Qual. Life Outcomes*, v. 5, p. 22, 2007.

NICHOLAS, J. S. et al. Prevalence and characteristics of children with autism-spectrum disorders. *Ann. Epidemiol.*, v. 18, n. 2, p. 130-136, 2008.

ORGANIZAÇÃO MUNDIAL DE SAÚDE. *Classificação estatística internacional de doenças e problemas relacionados à saúde (CID-10)*. Tradução do Centro Colaborador da OMS para a Classificação de Doenças em Português. São Paulo: USP, 2003.

PERSSON, B. Brief report: a longitudinal study of quality of life and independence among adult men with autism. *J. Autism Dev. Disord.*, v. 30, n. 1, p. 61-66, 2000.

POSSERUD, M. B.; LUNDERVOLD, A. J.; GILLBERG, C. Autistic features in a total population of 7-9-year-old children assessed by the ASSQ (Autism Spectrum Screening Questionnaire). *J. Child Psychol. Psychiatry*, v. 47, n. 2, p. 167-175, 2006.

RENTY, J.; ROEYERS, H. Quality of life in high-functioning adults with autis spectrum disorder. *Autism*, v. 10, n. 5, p. 511-524, 2006.

SALES, E. Family burden and quality of life. *Qual. Life Res.*, v. 12 (Supl. 1), p. S33-S41, 2003.

SCHIEVE, L. A. et al. The relationship between autism and parenting stress. *Pediatrics*, v. 119 (Supl. 1), p. S114-S121, 2007.

SEN, E.; YURTSEVER, S. Difficulties Experienced by Families With Disabled Children. *J. Spec. Pediatr. Nurs.*, v. 12, n. 4, p. 238-252, 2007.

SIGMAN, M.; SPENCE, S. J.; WANG, A. T. Autism from developmental and neuropsychological perspectives. *Ann. Rev. Clin. Psichol.*, v. 2, n. p. 237-255, 2006.

SHU, B. C.; LUNG, F. W. The effect of support group on the mental health and quality of life for mothers with autistic children. *J. Appl. Res. Intellect. Disabil.*, v. 49 (pt. 1), p. 47-53, 2005.

SPROVIERI, M. H. S.; ASSUMPÇÃO JÚNIOR, F. B. Dinâmica familiar de crianças autistas. *Arq. Neuropsiquiatr.*, v. 59, n. 2-A, p. 230-237, 2001.

STONE, R.; CAFFERATA, G. L.; SANGL, J. Caregivers of the frail elderly: a national profile. *Gerontologist.*, v. 27, n. 5, p. 616-26, 1987.

TUNALI, B.; POWER, T. G. Coping by Redefinition: Cognitive Appraisals in Mothers of Children With Autism and Children Without Autism. *J. Autism Dev. Disord.*, v. 32, n. 1, p. 25-34, 2002.

WESTPHAL, A.C. et al. Comparação da qualidade de vida e sobrecarga dos cuidadores de pacientes com epilepsia por esclerose mesial temporal e epilepsia mioclônica juvenil. *J. Epilepsy Clin. Neurophysiol.*, v. 11, n. 2, p. 71-76, 2005.

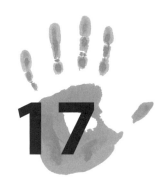

QUALIDADE DE VIDA E TDAH

María Teresa Moreno Valdés
Milena de Holanda Oliveira Bezerra
Egmar Longo Araújo de Melo

A melhor maneira de tornar as crianças boas é torná-las felizes.

(Oscar Wilde)

A diferença sempre desperta curiosidade e, muitas vezes, é um caminho para a incompreensão e a exclusão. E assim acontece com o transtorno de déficit de atenção/hiperatividade (TDAH): crianças incompreendidas e rejeitadas por não se adequarem aos padrões da sociedade, estigmatizadas e rotuladas por suas características peculiares, excluídas por não serem compreendidas.

O TDAH vem sendo objeto de estudos e pesquisas, sobretudo a partir das décadas de 1980 e 1990, e, apesar de ser classificado como o transtorno de neurodesenvolvimento mais frequente na infância, ainda é uma doença pouco conhecida e cercada de mitos e preconceitos.

> A diferença sempre desperta curiosidade e, muitas vezes, é um caminho para a incompreensão e exclusão. E assim acontece com o o transtorno de déficit de atenção/hiperatividade (TDAH): crianças incompreendidas e rejeitadas por não se adequarem aos padrões da sociedade, estigmatizadas e rotuladas por suas características peculiares, excluídas por não serem compreendidas.

As implicações do TDAH variam desde dificuldades no desempenho escolar até problemas psicológicos e de ordem social, o que exerce grande influência no processo de desenvolvimento e ocasiona impacto negativo em diferentes ambientes da vida da criança, de sua família e de seus colegas.

Nos Estados Unidos, a taxa de incidência desse transtorno na população infantil é de 3 a 6%, enquanto nos países anglo-saxônicos a prevalência gira em torno de 5% (Cardo Jalón; Servera-Barceló; Llobera, 2007). Em um estudo realizado com crianças em idade escolar na Espanha, a prevalência foi de 4,7% (Cardo Jalón; Servera-Barceló, 2005), e no Brasil, a prevalência média em crianças e adolescentes é de aproximadamente 5% (Rohde et al., 1999).

O TDAH é considerado um problema de saúde pública, já que pode acarretar desvantagem social e educativa, baixa autoestima, fracasso e evasão escolar, abuso de substâncias ilícitas, estresse familiar acrescido de práticas disciplinares severas, assim como possibilidade de ruptura da família (McArdle, 2004).

TDAH

> O transtorno de déficit de atenção/hiperatividade (TDAH) é um dos transtornos da infância mais estudados e mais controversos. É uma doença de causa desconhecida, caracterizada pela tríade sintomatológica desatenção, hiperatividade e impulsividade. Apesar de ser um problema que tende a se tornar crônico, estendendo-se para a vida adulta, existem hoje formas eficazes de controle, sobretudo por meio do uso de medicamentos. Entretanto, o primeiro obstáculo para o tratamento é a dificuldade em fazer o diagnóstico correto (Rohde; Benczic, 1999).

O transtorno de déficit de atenção/hiperatividade (TDAH) é um dos transtornos da infância mais estudados e mais controversos. É uma doença de causa desconhecida, caracterizada pela tríade sintomatológica desatenção, hiperatividade e impulsividade. Apesar de ser um problema que tende a se tornar crônico, estendendo-se para a vida adulta, existem hoje formas eficazes de controle, sobretudo por meio do uso de medicamentos. Entretanto, o primeiro obstáculo para o tratamento é a dificuldade em fazer o diagnóstico correto (Rohde; Benczic, 1999).

É especialmente difícil confirmar o diagnóstico em crianças menores de 5 anos, pelo fato de seu comportamento característico ser muito mais variável do que o de crianças mais velhas e, talvez, incluir aspectos similares aos sintomas do transtorno.

Segundo o *Manual diagnóstico e estatístico de transtornos mentais* – Texto revisado – DSM-IV-TR (American Psychiatric Association, 2002), a maioria dos pais observa pela primeira vez o excesso de atividade motora quando as crianças ainda estão engatinhando, frequentemente coincidindo com o desenvolvimento da locomoção independente. Porém, uma vez que muitos bebês hiperativos não desenvolvem TDAH, deve-se ter cautela ao diferenciar o excesso normal de atividade da hiperatividade característica do transtorno antes de fazer um diagnóstico precoce. Em geral, o transtorno é diagnosticado pela primeira vez durante as primeiras séries, quando o ajustamento à escola está comprometido.

Pesquisas revelam que o rendimento escolar do aluno com TDAH é inferior ao dos demais. Cerca de um terço ou mais dessas crianças tem história de repetência escolar, no mínimo uma série, e quase 35% não concluem o Ensino Médio. Apesar de permanecem atrasadas no desenvolvimento intelectual, se comparadas a indivíduos sem TDAH, isso não significa que sejam menos inteligentes ou capazes; apenas se encontram em desvantagem em decorrência do comprometimento de algumas estruturas cognitivas – atenção, motivação e memória. Assim, embora estejam sob as mesmas condições educacionais dos outros alunos, apresentam limitações específicas que interferem em sua capacidade geral de aprender. Dessa maneira, parte dos alunos que se evade certamente apresenta problemas comportamentais e não de ordem cognitiva; o TDAH é um transtorno do comportamento e não da aprendizagem (Barkley, 2000; Goldstein; Goldstein, 1998).

O TDAH é encontrado com maior frequência nos parentes biológicos em primeiro grau de crianças com o transtorno do que na população em geral. Evidências consideráveis atestam a forte influência de fatores genéticos nos níveis mensurados de hiperatividade, impulsividade e desatenção. No entanto, as influências da escola, da família e dos pares também são cruciais na determinação do grau de comprometimento e comorbidade (DSM-IV-TR).

Independentemente do sistema classificatório utilizado (DSM-IV-TR ou *Classificação internacional de doenças* – CID-10), as crianças com TDAH são reconhecidas com facilidade nas clínicas, nas escolas e em casa (American Psychiatric Association, 2002; Organização Mundial de Saúde, 1993). Os sintomas da desatenção, hiperatividade e impulsividade são descritos na sequência.

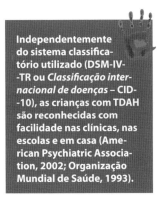

Independentemente do sistema classificatório utilizado (DSM-IV-TR ou *Classificação internacional de doenças* – CID-10), as crianças com TDAH são reconhecidas com facilidade nas clínicas, nas escolas e em casa (American Psychiatric Association, 2002; Organização Mundial de Saúde, 1993).

Desatenção

Frequentemente:

a) deixa de prestar atenção a detalhes ou comete erros por descuido em atividades escolares, de trabalho ou outras
b) tem dificuldade para manter a atenção em tarefas ou atividades lúdicas
c) parece não escutar quando lhe dirigem a palavra
d) não segue instruções e não termina seus deveres escolares, suas tarefas domésticas ou seus deveres profissionais
e) tem dificuldade para organizar tarefas e atividades
f) evita, antipatiza ou reluta em envolver-se em tarefas que exijam esforço mental constante
g) perde coisas necessárias para tarefas ou atividades
h) distrai-se por estímulos alheios à tarefa
i) apresenta esquecimento em atividades diárias

Hiperatividade

Frequentemente:

a) remexe as mãos ou os pés ou se remexe na cadeira
b) abandona sua cadeira em sala de aula ou em outras situações nas quais se espera que permaneça sentado
c) corre ou escala em demasia, em situações em que isso é inadequado
d) tem dificuldade para brincar ou se envolver silenciosamente em atividades de lazer
e) está "a mil" ou muitas vezes age como se estivesse "a todo vapor"
f) fala em demasia

Impulsividade

Frequentemente:

a) responde antes de as perguntas terem sido completadas
b) tem dificuldade para aguardar sua vez
c) interrompe ou se mete em assuntos alheios

Em geral, é mais fácil identificar o transtorno quando surgem problemas de convívio ou rendimento escolar, ou inadequações no comportamento social. Rohde e Benczik (1999) acreditam que as dificuldades em identificar o quadro são, basicamente, uma questão educativa, de falta de preparo do profissional, uma vez que o diagnóstico é clínico e não existem exames laboratoriais para detectar a doença.

Existem três tipos de TDAH. O primeiro é o transtorno de déficit de atenção/hiperatividade do tipo combinado, que ocorre quando tanto as características de desatenção quanto as de hiperatividade e impulsividade permanecem durante os últimos seis meses. O tipo combinado é mais comum (presente) em crianças com sintoma de conduta, tais como oposição e desafio. Além disso, esse tipo apresenta um maior prejuízo no funcionamento global quando comparado aos outros dois grupos.

O segundo é o transtorno de déficit de atenção/hiperatividade do tipo predominantemente desatento, que ocorre quando as características de desatenção estão presentes durante os últimos seis meses e, no entanto, as de hiperatividade e impulsividade não. É mais frequente em indivíduos do sexo feminino e parece apresentar, junto com o tipo combinado, uma taxa mais elevada de prejuízo acadêmico.

O último tipo é o transtorno de déficit de atenção/hiperatividade do tipo predominantemente hiperativo, que ocorre quando as características de hiperatividade e impulsividade se mantêm durante os últimos seis meses e, no entanto, as de desatenção não. As crianças com TDAH com predomínio de sintomas de hiperatividade e impulsividade são mais agressivas e mais impulsivas do que as portadoras dos outros dois tipos e tendem a apresentar altas taxas de impopularidade e rejeição pelos colegas (Kaplan; Sadock; Grebb, 1994).

A apresentação clínica pode variar de acordo com o estágio do desenvolvimento. Sintomas relacionados a hiperatividade/impulsividade são mais frequentes em pré-escolares com TDAH do que sintomas de desatenção. Visto que uma atividade mais intensa é característica de pré-escolares, o diagnóstico de TDAH deve ser feito com muita cautela antes dos 6 anos de idade. Por isso, entre outras razões, o conhecimento do desenvolvimento normal de crianças é fundamental para a avaliação dessa psicopatologia nessa faixa etária. A literatura indica que os sintomas de hiperatividade diminuem na adolescência, restando, de forma mais acentuada, os de desatenção e impulsividade.

As características do TDAH são: hiperatividade, comprometimento percepto-motor, instabilidade emocional, déficit geral da coordenação, distúrbios de atenção (fraco alcance da atenção, fácil distração), impulsividade, transtorno da memória e do pensamento, deficiências específicas do aprendizado, distúrbios da fala e da audição, e sinais e irregularidades neurológicas duvidosas ao eletroencefalograma (EEG) (Knap; Rohde, 2002).

Vários estudos criteriosos demonstram que mais de 70% das crianças e dos adolescentes com o transtorno apresentam melhoras significativas dos sintomas de desatenção, de hiperatividade e/ou impulsividade, na escola e em casa, com o uso correto de medicações. Infelizmente, ainda não se pode prever com certeza se a criança fará parte do grupo que irá responder ao tratamento medicamentoso (Cavadas; Pereira; Mattos, 2007; Rohde; Halpern, 2004).

O uso isolado de medicamentos poucas vezes satisfaz às necessidades terapêuticas das crianças com TDAH e, em geral, é apenas uma das facetas de um trabalho interdisciplinar. Psicoterapia individual e em grupo, modificação

> Vários estudos criteriosos demonstram que mais de 70% das crianças e dos adolescentes com o transtorno apresentam melhoras significativas dos sintomas de desatenção, de hiperatividade e/ou impulsividade, na escola e em casa, com o uso correto de medicações. Infelizmente, ainda não se pode prever com certeza se a criança fará parte do grupo que irá responder ao tratamento medicamentoso (Cavadas; Pereira; Mattos, 2007; Rohde; Halpern, 2004).

do comportamento, aconselhamento parental e tratamento de qualquer transtorno específico e do desenvolvimento podem ser necessários.

Uma exigência quase universal consiste em ajudar os pais a reconhecerem que a permissividade não é útil para a criança. Portanto, as crianças com TDAH não se beneficiam por serem dispensadas de exigências, expectativas e planejamentos aplicáveis às demais crianças (Rohde; Benczik, 1999).

Conforme reclamam com frequência os pais, crianças com TDAH não parecem aprender com os próprios erros e sucessos. Barkley (2000) acredita que, devido à rapidez em responder a um estímulo ou situação, não conseguem se transportar a experiências passadas e considerar o que essas teriam para acrescentar sobre os eventos presentes. Em essencial, isso significa que crianças portadoras de TDAH possuem uma visão míope do futuro. Prazos perdidos, encontros desmarcados, promessas quebradas, projetos inconclusos decorrem da deficiência em projetar ações futuras, podendo ter consequências negativas e devastadoras no âmbito social.

> Uma exigência quase universal consiste em ajudar os pais a reconhecerem que a permissividade não é útil para a criança.

> Conforme reclamam com frequência os pais, crianças com TDAH não parecem aprender com os próprios erros e sucessos. Barkley (2000) acredita que, devido à rapidez em responder a um estímulo ou situação, não conseguem se transportar a experiências passadas e considerar o que essas teriam para acrescentar sobre os eventos presentes.

QUALIDADE DE VIDA NA INFÂNCIA

Apesar de a qualidade de vida ter se tornado uma categoria do *index medicus* desde 1966, o interesse na QV de crianças não ganhou força até o início dos anos 1980, e, mesmo em uma perspectiva histórica, a qualidade de vida na infância tem recebido menos atenção do que em adultos (Eiser; Morse, 2001).

Os primeiros estudos sobre qualidade de vida na infância surgiram na área da oncologia, a partir da melhora nos recursos terapêuticos voltados para essa população, o que despertou interesse em avaliar o impacto do câncer na QV das crianças (Eiser; Eiser; Stride, 2005).

Em crianças, a qualidade de vida tem sido definida como um conceito subjetivo e multidimensional, que inclui a capacidade funcional e a interação psicossocial da criança e de sua fa-

> Para crianças e adolescentes doentes, bem-estar pode significar o quanto seus desejos se aproximam da realidade, refletindo sua prospecção, sendo influenciado por eventos cotidianos e de ordem crônica (Hinds, 1990).

mília (Brasil; Ferriani; Machado, 2003). Para crianças e adolescentes doentes, bem-estar pode significar o quanto seus desejos se aproximam da realidade, refletindo sua prospecção, sendo influenciado por eventos cotidianos e de ordem crônica (Hinds, 1990).

Em particular, o estudo da QV na infância apresenta uma série de dificuldades práticas e metodológicas, tais como: dados escassos acerca dos domínios e indicadores para cada grupo de idade, poucos instrumentos válidos e confiáveis que possam ser aplicados em vários grupos e contextos, e dificuldades nos processos de avaliação da percepção subjetiva da própria criança (Sabeh, Verdugo; Prieto, 2006).

Eiser e Morse (2001) chamaram a atenção para a diferença que existe entre o que é qualidade de vida infantil na visão de um adulto e na da própria criança e mostraram, de forma clara, que existe um bom nível de concordância entre crianças e seus pais no que diz respeito à avaliação de uma ampla variedade de aspectos, incluindo funcionamento físico, psicossocial e sintomas gerais que afetam diretamente a QV de crianças.

Torna-se essencial entender a percepção da própria criança sobre a doença e como esta afeta sua vida no dia a dia. Sobretudo quando a cura não é possível, é importante estabelecer se o tratamento possibilita bem-estar ao paciente. Entretanto, como medir esse fator de bem-estar, principalmente em crianças, permanece sendo um desafio (Eiser, 2004). Obter dados da QV da própria criança pode ser a opção mais desejável, mas é preciso admitir situações em que isso não seja possível, como, por exemplo, em crianças com déficit cognitivo grave ou profundo, agravado ou não por distúrbios da comunicação, pouca idade da criança, ou quando ainda não há comunicação efetiva.

É justamente nesse contexto que surge a figura do representante (*proxy*) da criança, em geral pais, professores ou profissionais, cujo papel é avaliar a QV infantil quando a criança não pode fazê-lo. Também se preconiza, sempre que possível, entrevistar a criança e seu *proxy*, pois assim é possível considerar as percepções de ambos, que, embora diferentes, darão contribuições valiosas para guiar os programas de intervenção.

É normal que o conhecimento dos pais sobre seus filhos seja limitado, em particular no que diz respeito a relacionamentos existentes fora de casa e a estados de sentimentos internos. Essa afirmação é sustentada pela constatação de níveis de concordância mais baixos para itens em que pais e crianças têm acesso a diferentes informações (p. ex., interação entre os amigos) e para aqueles mais abstratos (p. ex., emoções) (Jokovic; Locker; Guyatt, 2004).

Upton, Lawford e Eiser (2008) afirmam que a discordância entre pais e filhos com respeito a QV infantil não significa que um deles esteja certo ou errado, e sim reflete perspectivas e crenças diferentes sobre saúde e bem-estar das crianças.

Em especial no que se refere ao TDAH, Klassen, Miller e Fine (2004) estudaram a qualidade de vida relacionada à saúde em 165 crianças portadoras do transtorno, utilizando o Child Health Questionnaire (CHQ). Os resultados evidenciaram que as crianças com TDAH tinham uma saúde física comparável à das crianças ditas normais, porém, mostrando déficits importantes nos seguintes domínios: limitações nos papéis sociais, como resultado de problemas emocionais e de conduta, problemas de saúde mental e de autoestima. Segundo esses autores, os problemas da criança com TDAH tiveram um impacto significativo na saúde emocional dos pais e interferiram nas atividades do dia a dia e na coesão familiar.

No Brasil, a QV de crianças com TDAH ainda é um tema pouco explorado, o que motivou o desenvolvimento dessa pesquisa, cujo objetivo foi avaliar a QV de crianças portadoras do transtorno utilizando um grupo-controle pareado por sexo, idade e condição socioeconômica. A relevância desse estudo baseia-se na escassez de pesquisas publicadas sobre o tema, já que se trata de um problema de saúde pública cuja incidência cresce a cada dia. Além disso, pretende fornecer subsídios para reflexão sobre as estratégias para melhorar a qualidade de vida de crianças com TDAH.

> No Brasil, a QV de crianças com TDAH ainda é um tema pouco explorado, o que motivou o desenvolvimento dessa pesquisa, cujo objetivo foi avaliar a QV de crianças portadoras do transtorno utilizando um grupo--controle pareado por sexo, idade e condição socioeconômica.

Com base em estudos sobre o tema (Escobar et al., 2005; Flapper; Schoemaker, 2008; Varni; Burwinkle, 2006), formulamos as seguintes hipóteses: 1) as crianças com TDAH terão níveis mais baixos de QV do que as sem TDAH, de mesma idade, sexo e condição socioeconômica; 2) haverá diferenças entre ambos os grupos nos itens do AUQEI (Autoquestionnaire Qualité de Vie Enfant Imagé), instrumento utilizado para avaliar QV, que poderiam ser impactados pelo TDAH; e 3) os domínios mais comprometidos da QV das crianças com TDAH serão Autonomia e Lazer.

METODOLOGIA

Trata-se de um estudo transversal, de desenho misto (abordagem quantitativa e qualitativa), que incluiu 30 crianças com diagnóstico de TDAH em acompanhamento no Centro de Atenção Psicossocial (CAPS), que faz parte da rede de assistência do Serviço Único de Saúde (SUS) no município de Quixadá, Ceará-Brasil. Todos os portadores de TDAH foram diagnosticados por um psiquiatra do CAPS de acordo com os critérios do DSM-IV. Essa pesquisa foi aprovada pelo Comitê de Ética em Pesquisa da Universidade de Fortaleza (UNIFOR).

Antes do início da coleta, foram explicados os objetivos da pesquisa, sendo apresentado o termo de consentimento livre e esclarecido aos responsáveis pela criança.

Foi utilizado um grupo-controle de 30 crianças sem TDAH, pareadas por sexo, idade e condição socioeconômica.

Cada criança foi entrevistada individualmente pela segunda autora deste capítulo, que administrou os instrumentos para auxiliar na compreensão da criança, sem interferir nas respostas. A coleta dos dados foi realizada no período de fevereiro de 2005 a março de 2006.

Para avaliação quantitativa, foi utilizado o instrumento AUQEI (Autoquestionnaire Qualité de Vie Enfant Imagé), um questionário genérico que avalia a qualidade de vida de crianças de 4 a 12 anos de idade. Foi desenvolvido na França, validado no Brasil por Assumpção Júnior e colaboradores (2000) e considerado válido e confiável segundo revisão de instrumentos de QV infantil (Davis et al., 2006).

A versão original do AUQEI inclui quatro perguntas abertas ("Algumas vezes você está muito infeliz? Diga por quê; Algumas vezes você está infeliz? Diga por quê; Algumas vezes você está feliz? Diga por quê; Algumas vezes você está muito feliz? Diga por quê") acompanhadas de imagens de faces que simbolizam esses quatro estados emocionais descritos.

Para avaliação qualitativa, utilizamos as quatro perguntas abertas do AUQEI, convencionalmente denominado AUQEI qualitativo. Todas as respostas da avaliação qualitativa foram gravadas e transcritas. Os nomes das crianças não foram revelados para assegurar o anonimato.

Além dos instrumentos para coleta dos dados, também foi preenchida uma ficha individual de anamnese com o objetivo de estabelecer o perfil das crianças com TDAH e do grupo-controle.

Os dados quantitativos foram analisados por meio do programa estatístico SPSS (Statistical Package for the Social Sciences) versão 13, enquanto os qualitativos foram submetidos à análise de conteúdo segundo Bardin (2006).

RESULTADOS E DISCUSSÃO

Os dados do perfil da amostra estudada encontram-se na Tabela 17.1. A idade das crianças variou de 6 a 11 anos (média de 8,1 anos), com predominância do sexo masculino, que correspondeu a 93,4% da amostra.

Em relação às características socioeconômicas da família, foi observado que 63,3% possuíam casa própria, e a média da renda familiar correspondeu a um salário mínimo (que na ocasião correspondia a 350 reais). Brincar foi a atividade de lazer mais relatada tanto pelas crianças com TDAH (44,83%) quanto por aquelas sem o transtorno (50%).

Para o contraste da primeira hipótese, foi utilizado o teste F de Snedecor, seguido do teste de Tukey, para comparar a média dos escores das crianças com e sem TDAH, sendo considerado um intervalo de confiança de 95%. Conforme recomendado, posteriormente foi calculado o tamanho do efeito (Leonhart; Wirtz; Bengel, 2008). Considerou-se a nota de corte estabelecida na validação brasileira do instrumento que determina boa qualidade de vida quando a soma dos escores é igual ou superior a 48.

A média da QV das crianças com TDAH foi de 43,5, e a das crianças sem TDAH foi de 47,5, como pode ser visualizado na Figura 17.1, ambas consideradas prejudicadas. Entretanto, quando comparadas as médias dos dois grupos por meio do teste de Tukey, foi observada uma diferença significativa a favor das crianças do grupo-controle (p=0,0001), com tamanho do efeito de -0,97, sinalizando maior desvantagem para o grupo das crianças com TDAH.

TABELA 17.1 Características das crianças com e sem TDAH

	Crianças com TDAH	Crianças sem TDAH
Idade média (anos)	8,1	8,1
Gênero (%)		
Masculino	93,4	93,4
Feminino	6,6	6,6
Série (%)		
2º ano	26,6	26,6
3º ano	23,3	23,3
4º ano	20	20
5º ano	16,6	16,6
6º ano	13,3	13,3
Possui casa própria (%)	63,3	36,6
Média da renda familiar	1 salário mínimo	1 salário mínimo
Atividades de lazer (%)		
Brincar	44,83	50,0
Sair para passear	6,9	13,7
Jogar *videogame*	5,17	12,06
Andar de bicicleta	6,9	5,17
Ver televisão	17,24	10,34
Ir à praia ou viajar com a família	1,72	6,9
Jogar bola	10,34	1,72
Dançar	1,72	0
Andar de moto	3,45	0
Andar a cavalo	1,72	0

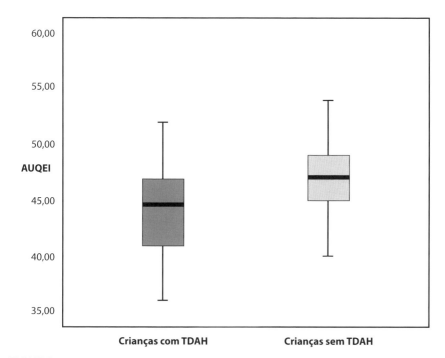

FIGURA 17.1
Box-plot dos resultados do AUQEI: crianças com e sem TDAH.

Na Figura 17.2, é possível observar como se comportaram ambos os grupos em relação às médias do AUQEI. Tais resultados confirmam a primeira hipótese de que as crianças com TDAH teriam níveis mais baixos de QV do que aquelas sem o transtorno, corroborando com as pesquisas anteriores (Escobar et al., 2005; Flapper; Schoemaker, 2008).

É importante ressaltar que ambos os grupos provêm de uma região do Nordeste do Brasil cuja condição socioeconômica é precária, o que pode influenciar de forma negativa a qualidade de vida das crianças. Em ocasião anterior já se tentou estabelecer uma associação entre TDAH e a presença de adversidades sociais, porém os resultados foram controversos. Biederman e colaboradores (1995) mostraram haver relação entre o transtorno e a baixa condição social. Cardo Jalón e Servera-Barceló (2005), ao contrário, afirmam que a hiperatividade não parece estar diretamente relacionada a problemas de ordem social, em especial se o componente de agressividade for controlado.

Em seguida, a fim de contrastar a segunda hipótese, foi utilizado o teste de Mann-Whitney na comparação das médias de cada grupo, para cada

■ TDAH
▪ Controle

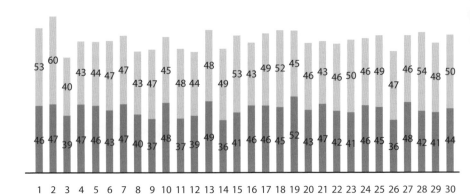

FIGURA 17.2
Médias do AUQEI das crianças com e sem TDAH.

item que compõe o AUQEI, sendo considerado um intervalo de confiança de 95%.

Na Tabela 17.2 podem ser apreciadas as questões do AUQEI cujas médias mostraram diferenças significativas entre as crianças com e sem TDAH. Nessas questões, as portadoras do transtorno tiveram pontuação bem inferior ao grupo-controle, o que demonstra o impacto negativo do TDAH, levando à confirmação da segunda hipótese, de que existiriam diferenças entre ambos os grupos nos itens do instrumento que poderiam ser impactados pelo TDAH.

Quando se analisa de forma isolada algumas questões do AUQEI (Tabela 17.2), é possível observar a influência desse transtorno na QV das crianças. As questões Q8 (Quando você vai a uma consulta médica), Q14 (Quando você fica internado em um hospital) e Q20 (Quando você toma os remédios) mostraram diferenças relevantes entre ambos os grupos, com escores mais baixos para as crianças com TDAH, o que evidencia a influência negativa de aspectos relacionados ao tratamento. Embora estudos recentes demonstrem melhora nos escores de QV após a introdução de medicação estimulante (Flapper; Schoemaker, 2008), muitos pais não aceitam facilmente a indicação desses medicamentos (Miranda-Casa; Garcia-Costellar; Presentación-Herrero, 2002), talvez demonstrando falta de conhecimento ou medo de piorar a rotulação sofrida pelas crianças.

TABELA 17.2 Questões do AUQEI que mostraram diferenças significativas entre as crianças com TDAH e o grupo-controle

Número da questão	Z de Mann-Whitney	P
Q4 À noite, ao dormir	-2,364	,018
Q8 Quando você vai a uma consulta médica	-4,403	,000
Q9 Quando você pratica um esporte	-2,173	,030
Q14 Quando você fica internado em um hospital	-3,14	,002
Q15 Quando você brinca sozinho	-2,8	,006
Q20 Quando você toma os remédios	-4,651	,000

O impacto do TDAH no domínio Psicossocial tem sido comprovado por vários estudos (Escobar et al., 2005; Flapper; Schoemaker, 2008; Varni; Burwinkle, 2006). Nessa pesquisa, as questões do AUQEI relacionadas aos aspectos sociais e interpessoais das crianças mostraram diferenças importantes entre ambos os grupos, demonstrando uma influência negativa sobre a QV das crianças com TDAH: Q9 (Quando você pratica um esporte), Q15 (Quando você brinca sozinho) e Q21 (Durante as férias). García-Castellar e colaboradores (2006) afirmam que o comportamento intrusivo, o baixo controle emocional e problemas de comportamento são fatores que influenciam na rejeição sofrida pelas crianças com TDAH por parte de seus companheiros. As dificuldades de relacionamento que essas crianças experimentam com seus pares interferem de maneira negativa e afetam o desenvolvimento da personalidade, da maturidade social e as relações interpessoais ao longo da vida.

Com respeito à terceira e última hipótese, na Figura 17.3, são apresentadas as pontuações dos domínios do AUQEI, permitindo observar que as maiores médias foram alcançadas nos domínios Função e Família para ambos os grupos; entretanto, as crianças com TDAH obtiveram valores inferiores. Conforme se supunha, Lazer e Autonomia foram os domínios que tiveram pontuações mais baixas; contudo, ambos os grupos se comportaram de maneira similar. É importante destacar que, nas fases pré-escolar e escolar, aspectos como autonomia e independência podem estar comprometidos pela presença de patologias de curso crônico, como o TDAH (Cramer, 2002), e, em virtude de sua relevância, tais fatores devem ser mais explorados pelos pesquisadores.

Quanto aos resultados qualitativos, todas as respostas do AUQEI qualitativo foram lidas várias vezes pelas pesquisadoras, que, após análise exaustiva dos dados, estabeleceram as seguintes categorias temáticas:

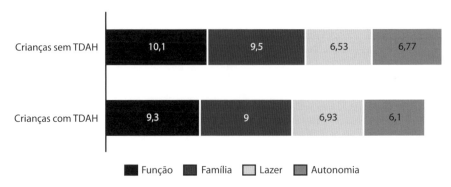

FIGURA 17.3
Média dos escores dos domínios do AUQEI.

1. estigma sofrido em razão do transtorno (preconceito vivenciado pela criança que, devido à tríade sintomatológica, é percebida como diferente pelos adultos e pelas outras crianças, a ponto de ser rotulada em sentido negativo)
2. situações relacionadas à saúde (uso de medicamentos e frequência às instituições de saúde)
3. situações relacionadas à escola (rejeição por parte dos colegas, dificuldades nas relações com professores e outros alunos, e dificuldades de aprendizagem)
4. castigos e punições (castigos sofridos pelas crianças em decorrência do mal comportamento)
5. situações familiares (atividades e situações vividas no contexto familiar)
6. situação econômica (falta de acesso aos bens materiais e dificuldades econômicas vividas pela criança)
7. lazer (participação das crianças em atividades de lazer)

Essas subcategorias foram agrupadas em três grandes categorias:

1. estigma sofrido em razão do transtorno (situações relacionadas à saúde/escola)
2. castigos e punições
3. questões familiares (conflitos parentais, situação econômica e lazer)

Entre as crianças com TDAH, houve predomínio da categoria Castigos e Punições, como se pode observar nos relatos das crianças a seguir:

Meu pai me bate por qualquer coisa... (criança de 8 anos com TDAH)

... Só sabe me bater... (criança de 9 anos com TDAH)

Eu vou é fugir de casa... Se ele ainda me bater, quando eu crescer vou bater nele... (criança de 7 anos com TDAH)

> Entre as crianças com TDAH, houve predomínio da categoria Castigos e Punições

A alta prevalência dessa categoria está associada aos castigos e às agressões físicas que as crianças recebem por serem indisciplinadas e pela dificuldade dos pais para lidar com esse comportamento. Essa categoria também foi citada por crianças sem TDAH, já que muitas delas ligam as punições físicas à indisciplina e à dinâmica familiar conturbada, fatores que poderiam estar relacionados às condições socioculturais das famílias, mas que diferentes estudos associam ao TDAH.

Em estudo realizado com 631 crianças pré-escolares com TDAH, Stormshak e colaboradores (2000) concluíram que a hiperatividade se relacionava com níveis elevados de disciplina punitiva e castigo físico.

Alizadeh e Andries (2002) conduziram uma pesquisa cujo objetivo foi examinar a relação entre o modo de educar dos pais de crianças com TDAH e os efeitos que o transtorno exerce sobre a relação pais-filhos. Os autores evidenciaram que os pais de crianças com TDAH atuavam de forma mais autoritária e superprotetora, fazendo comentários negativos sobre o comportamento dos seus filhos, ao contrário dos pais de crianças sem TDAH, que lhes permitiam maior independência.

A segunda categoria mais frequente foi Estigma, sofrido como consequência do transtorno. No relato da criança, pode-se observar uma reação negativa ante a necessidade de uso contínuo da medicação, assim como *bullying* por parte dos companheiros na escola.

> A segunda categoria mais frequente foi Estigma, sofrido como consequência do transtorno.

Eu detesto tomar remédio, odeio ir ao médico... os meninos dizem que eu não sou normal. (criança de 7 anos com TDAH)

Quando me chamam de Gardenal ou dizemque sou perturbado... (criança de 10 anos com TDAH)

Todo mundo diz que eu sou doido.... (criança de 7 anos com TDAH)

Meu pai diz que eu só posso ser filho do diabo, porque normal eu não sou... (criança de 8 anos com TDAH)

> **Eiser e Morse (2001) afirmam que o modo como as crianças reagem diante de sua enfermidade está relacionado com as estratégias de enfrentamento da família.**

Eiser e Morse (2001) afirmam que o modo como as crianças reagem diante de sua enfermidade está relacionado com as estratégias de enfrentamento da família. A falta de informação dos pais, professores e da sociedade em geral sobre o TDAH pode piorar o estigma sofrido pelas crianças, pela própria condição de serem hiperativas, desatentas e impulsivas, assim como por necessitarem de uso constante de medicamentos e frequentarem instituições de saúde. A rotulação por serem percebidas como diferentes em sentido negativo é causa de sofrimento psíquico, como evidenciado nas respostas dadas pelas crianças com TDAH durante a avaliação qualitativa.

> **Uma pesquisa realizada pelas autoras, no período de fevereiro a junho de 2007, mostrou que a escola exerce influência negativa na qualidade de vida de crianças com TDAH, pois é nesse ambiente que elas começam a ser estigmatizadas [...]**

Uma pesquisa realizada pelas autoras, no período de fevereiro a junho de 2007, mostrou que a escola exerce influência negativa na qualidade de vida de crianças com TDAH, pois é nesse ambiente que elas começam a ser estigmatizadas, em virtude da própria hiperatividade, pelo uso de medicamentos ou por frequentar os Caps, o que interfere em outros aspectos de suas vidas (Moreno-Valdés; Bezerra; Melo, 2008). Essa questão também foi analisada por Cardo Jalón e Servera-Barceló (2008), os quais afirmam que os sintomas do TDAH geram um grande impacto no desenvolvimento da criança e interferem em seu funcionamento social, emocional e escolar, trazendo consequências negativas não somente para ela, como para sua família e seus companheiros.

Outros autores mostraram que a presença de diferentes doenças e transtornos, junto a fatores sócio-históricos e culturais, está associada a estigmas. Os indivíduos afetados recebem atributos negativos e podem ser isolados socialmente, o que aumenta os efeitos da doença, provoca falta de adesão ao tratamento e dificulta o enfrentamento da doença ou do transtorno (Keush; Wilentz; Kleinman, 2006).

Uma pesquisa que acaba de ser publicada avaliou as atitudes de estigmatização de 1.318 crianças e adolescentes para com crianças que apresentavam diagnóstico de TDAH, depressão e asma. Os resultados indicaram que as crianças portadoras de depressão e TDAH são mais estigmatizados por seus companheiros do que aquelas com asma. Também foi observado que os adolescentes percebiam as crianças com TDAH como perigosas e antissociais (Walker et al., 2008). Esses achados apontam para a importância de desenvolver estratégias de combate à estigmatização dos companheiros para com as crianças que apresentam TDAH, e destacam o papel da escola como espaço propício para tais estratégias.

A terceira categoria mais citada pelas crianças com TDAH foi Questões familiares, sendo, também, a mais citada pelas crianças sem TDAH. No depoimento dessas crianças está explicitada sua tristeza devido aos conflitos parentais.

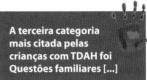

> Eu fico muito triste quando meu pai bate na minha mãe e eles começam a brigar.
> (criança de 8 anos com TDAH)
>
> Minha mãe diz que tudo é culpa minha quando meu pai bate nela.
> (criança de 6 anos com TDAH)

Nessa categoria foram incluídos os problemas familiares presenciados pelas crianças, como alcoolismo de um dos pais, violência doméstica, dificuldades financeiras e restrições a atividades de lazer. Em pesquisa realizada anteriormente com outro grupo de crianças com deficiência, também foi evidenciado que as dimensões Família e Lazer são importantes preditores para a QV infantil (Melo; Moreno-Valdés, 2007).

CONCLUSÕES E RECOMENDAÇÕES

Esse é um dos primeiros estudos conduzidos no Brasil para avaliar a QV de crianças com TDAH que utiliza um grupo-controle pareado por idade, sexo e condição socioeconômica. Em síntese, é possível afirmar que os resultados quantitativos, ratificados pelos dados qualitativos, estão em consonância com a literatura internacional, evidenciando prejuízo da QV em crianças com TDAH.

Os resultados apresentados permitem estabelecer um perfil da QV de crianças portadoras desse transtorno que vivem em uma região do Nordeste do Brasil. Trata-se de um grupo pertencente a uma realidade social marcada pelos baixos níveis socioculturais, o que pode ter influenciado os resultados. Entretanto, mesmo considerando esse aspecto, é necessário e urgente o desenvolvimento de estratégias e políticas educacionais e de saúde pública que

[...] é necessário e urgente o desenvolvimento de estratégias e políticas educacionais e de saúde pública que possam atuar e melhorar os níveis de QV das crianças com esse transtorno, desde um enfoque de Escola Promotora de Saúde. Também há evidência do papel da família como ponto fundamental para a QV das crianças aqui estudadas, sugerindo a necessidade de programas educativos dirigidos à estrutura familiar como um todo. Por último, faz-se necessário proporcionar estratégias voltadas para as atividades de lazer, já que são requisitos essenciais para uma infância saudável e feliz.

possam atuar e melhorar os níveis de QV das crianças com esse transtorno, desde um enfoque de Escola Promotora de Saúde. Também há evidência do papel da família como ponto fundamental para a QV das crianças aqui estudadas, sugerindo a necessidade de programas educativos dirigidos à estrutura familiar como um todo. Por último, faz-se necessário proporcionar estratégias voltadas para as atividades de lazer, já que são requisitos essenciais para uma infância saudável e feliz.

As limitações dessa pesquisa estão relacionadas ao tamanho reduzido da amostra e às características homogêneas do grupo de crianças com TDAH. Outro aspecto não avaliado foi o uso da medicação pelo grupo das crianças com TDAH, assim como a diferenciação dos subtipos do transtorno.

Atualmente, está em andamento uma pesquisa desenvolvida pelas autoras, cujo objetivo é replicar a mesma metodologia com uma amostra mais significativa, utilizando outro instrumento de QV infantil, o PedsQL, válido e confiável do ponto de vista psicométrico e muito utilizado internacionalmente. Isso possibilitará estabelecer comparações com crianças que vivem em outros países e, por isso, inseridas em diferentes contextos culturais.

REFERÊNCIAS

ALIZADEH, H.; ANDRIES, C. Interactions of parenting styles and attention deficit hyperactivity disorder in Iranian parents. *Child. Fam. Behav. Ther.*, v. 24, n. 3, p. 37-52, 2002.

AMERICAN PSYCHIATRIC ASSOCIATION. *Manual diagnóstico e estatístico de transtornos mentais*: texto revisado, DSM-IV-TR. 4. ed. Porto Alegre: Artmed, 2002.

ASSUMPÇÃO JÚNIOR, F. B. J. et al. Escala de avaliação da qualidade de vida (autoquestionnaire qualité de vie enfant imagé): validade e confiabilidade de uma escala para qualidade de vida em crianças de 4 a 12 anos. *Arq Neuropsiquiatr*, v. 58, n. 1, p. 119-127, 2000.

BARDIN, L. *Análise de conteúdo*. 3. ed. Lisboa: Ed. 70, 2006.

BARKLEY, R. *Transtorno de déficit de atenção/hiperatividade*. Porto Alegre: Artmed, 2000.

BIEDERMAN, J. et al. Family-environment risk factors for attention-deficit hyperactivity disorder: a test of Rutter's indicators of adversity. *Arch. Gen. Psychiatry*, v. 52, n. 6, p. 464-470, 1995.

BRASIL, T. B.; FERRIANI, V. P. L.; MACHADO, C. S. M. Inquérito sobre a qualidade de vida relacionada à saúde em crianças e adolescentes portadores de artrites idiopáticas juvenis. *J. Pediatr.*, v. 79, n. 1, p. 63-68, 2003.

CARDO JALÓN, E.; SERVERA-BARCELÓ, M. Prevalencia del trastorno de déficit de atención e hiperactividad. *Rev. Neurol.*, v. 40 (Supl. 1), p. S11-S15, 2005.

CARDO JALÓN, E.; SERVERA-BARCELÓ, M.; LlOBERA, J. Estimación de la prevalencia del trastorno por déficit de atención em población normal de la isla de Mallorca. *Rev. Neurol.*, v. 44, n. 1, p. 10-14, 2007.

CARDO JALÓN, E.; SERVERA-BARCELÓ, M. Trastorno por déficit de atención/hiperactividad: estado de la cuestión y futuras líneas de investigación. *Rev. Neurol.*, v. 46, n. 6, p. 365-372, 2008.

CAVADAS, M.; PEREIRA, L. D.; MATTOS, P. Efeito do metilfenidato no processamento auditivo em crianças e adolescentes com transtorno de déficit de atenção/hiperatividade. *Arq. Neuropsiquiatr.*, v. 65, n. 1, p. 138-143, 2007.

CRAMER, J.A. Principles of health-related quality f life: assessment in clinical trials. *Epilepsia*, v. 43, n. 2, p. 1084-1095, 2002.

DAVIS, E. et al. Paediatric quality of life instruments: a review of the impact of the conceptual framework on outcomes. *Dev. Med. Child Neurol.*, v. 48, n. 4, p. 311-318, 2006.

ESCOBAR, R. et al. Worse quality of life for children with newly diagnosed attention-deficit/hyperactivity disorder, compared with asthmatic and healthy children. *Pediatr.*, v. 116, n. 6, p.3 64-369, 2005.

EISER, C. Use of QOL-measures in clinical trials. *Ambul. Pediatr.*, v. 4, n. 4 (Supl.), p. 395-399, 2004.

EISER, C.; MORSE, R. Can parents rate their child's health-related quality of life? Results of a systematic review. *Qual. Life Res.*, v.10, n. 4, p. 347-357, 2001.

EISER, C.; EISER, J. R.; STRIDE, C. B. Quality of life in children newly diagnosed with cancer and their mothers. *Health Qual. Life Outcomes*, v. 3, p. 29, 2005.

FLAPPER, B. C.; SCHOEMAKER, M. M. Effects of methylphenidate on quality of life in children with both developmental coordination disorder and ADHD. *Dev. Med. Child Neurol.*, v. 50, n. 4, p. 294-299, 2008.

GARCÍA-CASTELLAR, R. et al. Estado sociométrico de los niños con trastorno por déficit de atención con hiperactividad subtipo combinado. *Rev. Neurol.*, v. 42, n. S02, p. S13-S18, 2006.

GOLDSTEIN, S.; GOLDSTEIN, M. *Hiperatividade. Como desenvolver a capacidade de atenção da criança.* Campinas: Papirus, 1998.

HINDS, P. Quality of life in children and adolescents with cancer. *Semin. Oncol. Nurs.*, v. 6, n. 4, p. 285-291, 1990.

INTERNATIONAL SOCIETY FOR QUALITY OF LIFE RESEARCH, 15., 2008, Montevideo, Uruguai. *[Abstract]*. Montevideo: ISOQOL, 2008. Disponível em: <http://www.isoqol.org/2008_conference/AbstractsForBooklet_2008v3.pdf>. Acesso em: 20 jun. 2009.

JOKOVIC, A.; LOCKER, D.; GUYATT, G. How well do parents know their children? Implications for proxy reporting of child health-related quality of life. *Qual. Life Res.*, v. 7, n. 13, p. 1297-1307, 2004.

KAPLAN, H. I.; SADOCK, B. J.; GREBB, J. A. *Compêndio de psiquiatria*: ciências do comportamento e psiquiatria clínica. Porto Alegre: Artmed, 1994.

KEUSCH, G. T.; WILENTZ, J.; KLEINMAN, A. Stigma and global health: developing a research agenda. *Lancet*, v. 367, n. 9509, p. 525-527, 2006.

KLASSEN, A. F.; MILLER, A.; FINE, S. Health-related quality of life in children and adolescents who have a diagnosis of attention – deficit/hyperactivity disorder. *Pediatr.*, v. 144, n. 5, p. 541-547, 2004.

KNAP, P.; ROHDE, L. A. *Terapia cognitivo comportamental*: manual do terapeuta. Porto Alegre: Artmed, 2002.

LEONHART, R.; WIRTZ, M.; BENGEL, J. Measuring effect sizes using manifest versus latent variables: consequences and implications for research. *Int. J. Rehabilit. Res.*, v. 31, n. 3, p. 207-216, 2008.

McARDLE, P. Attention-deficit hyperactivity disorder and life-span development. *Br. J. Psychiatry*, v. 184, p. 468-469, 2004.

MELO, E. L. A.; MORENO-VALDÉS, M. T. Evaluación de la calidad de vida de los niños con distrofia muscular progresiva de Duchenne. *Rev. Neurol.*, v. 45, n. 2, p. 81-87, 2007.

MIRANDA-CASAS, A.; GARCÍA-CASTELLAR, R.; PRESENTACIÓN-HERRERO, M. J. Factores moduladores de la eficacia de una intervención psicosocial en niños con trastorno por déficit de atención con hiperactividad. *Rev. Neurol.*, v. 34, p. 91-97, 2002.

MORENO-VALDÉS, M. T.; BEZERRA, M. H. O.; MELO, E. L. A. Quality of life and wishes of children with attention deficit hyperactivity disorder. In: ANNUAL CONFERENCE OF THE INTERNATIONAL

ORGANIZAÇÃO MUNDIAL DE SAÚDE. *Classificação internacional de doenças – CID-10*. Porto Alegre: Artmed, 1993.

ROHDE, L. A.; HALPERN, R. Transtorno de déficit de atenção/hiperatividade: atualização. *J. Pediatr.*, v. 80, n. 2 (Supl.), p. s61-s70, 2004.

ROHDE, L. A. et al. ADHD in a school sample of Brazilian adolescents: a study of prevalence, comorbid conditions and impairments. *J. Am. Acad. Child Adolesc. Psychiatry*, v. 38, n. 6, p. 716-722, 1999.

ROHDE, L. A.; BENCZIK, E. B. *Transtorno de déficit de atenção hiperatividade*: o que é? como ajudar? Porto Alegre: Artmed, 1999.

SABEH, E.; VERDUGO, M. A.; PRIETO, G. Dimensiones e indicadores de la calidad de vida en la infancia. In: VERDUGO, M. A. (Org.). *Como mejorar la calidad de vida de las personas con discapacidad*: instrumentos y estrategias de evaluación. Salamanca: Amarú, 2006. p. 61-76.

STORMSHAK, E. A. et al. Parenting pratices and child disruptive behavior problems in early elementary school. *J. Clin. Psychol.*, v. 29, n. 1, p. 17-29, 2000.

UPTON, P.; LAWFORD, J.; EISER, C. Parent-child agreement across child health-related quality of life instruments: a review of the literature. *Qual. Life Res.,* v. 17, n. 6, p. 895-913, 2008.

VARNI, J. W.; BURWINKLE, T. M. The PedsQL^M as a patient-reported outcome in children and adolescents with attention-deficit/hyperactivity disorder: a population-based study. *Health Qual. Life Outcomes*, v. 4, p. 26, 2006.

WALKER, J. S. et al. Children's stigmatization of childhood depression and ADHD: magnitude and demographic variation in a national simple. *J. Am. Acad. Child Adolesc. Psychiatry,* v. 47, n. 8, p. 912-920, 2008.

PARTE 3
Propostas de intervenção em qualidade de vida

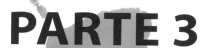

18

O PAPEL DA PSIQUIATRIA E DA PSICOLOGIA HOSPITALAR NA QUALIDADE DE VIDA NA INFÂNCIA E NA ADOLESCÊNCIA: UMA EXPERIÊNCIA EM HOSPITAL ONCOLÓGICO

Célia Lídia da Costa

Avaliações em relação à qualidade de vida dos pacientes oncológicos vêm sendo incorporadas de forma progressiva às práticas da saúde. Nos últimos 30 anos, o construto tem emergido como um atributo importante da investigação clínica e da formulação de políticas de saúde. Exemplo disso é a expansão de seu uso em ensaios clínicos e na avaliação do impacto das políticas de saúde. Assim, a avaliação da qualidade de vida tem sido usada para distinguir diferentes pacientes ou grupos de pacientes e avaliar intervenções terapêuticas também diversas.

O atendimento médico foi historicamente focalizado no diagnóstico e tratamento de doenças, e o resultado foi medido durante décadas por meio de indicadores objetivos: morbidade e mortalidade. Em época recente, esse enfoque tem mudado, e o resultado das condutas médicas também tem sido avaliado por variáveis subjetivas, que incorporam as percepções dos pacientes sobre seu bem-estar e sua qualidade de vida.

Há, basicamente, três razões para oferecer um tratamento oncológico aos pacientes: o tratamento aumenta a longevidade, previne morbidade futura e os ajuda a se sentir melhor. As duas primeiras razões são bastante fáceis de medir, ao contrário da terceira. Em razão da dificuldade em medi-la, clínicos, por muitas décadas, tentaram fazê-lo mediante testes fisiológicos ou laboratoriais (capacidade vital, pressão arterial, frequência cardíaca, glicemia, etc.). Entretanto, os médicos têm reconhecido a importância de medir diretamente o bem-estar. Desse modo, nas últimas décadas, em diversas áreas da medicina, surgiram inúmeros instrumentos, genéricos e específicos, com essa finalidade.

Discutir qualidade de vida do ponto de vista do paciente significa refletir sobre o que é importante em sua vida; significa mensurar a distância que o separa da melhor vida que estaria a seu alcance e as razões que o afastam dela. Nessa perspectiva, qualidade de vida tem relação com escolhas e também com possibilidades.

O projeto iluminista da conquista da qualidade de vida por meio do progresso científico e material tem conduzido à criação de condições para prolongar vidas que teriam sido abreviadas em muitos anos. Há alguns anos, o diagnóstico de um câncer só poderia ser entendido como certeza de uma morte aterrorizante. Sem nenhuma sombra de dúvida, o progresso científico trouxe condições para a realidade de vidas mais livres e dignas de serem vividas quando há um diagnóstico oncológico.

Qualidade de vida também tem relação com os significados atribuídos às experiências, uma vez que seu conceito se aproxima do ideal de felicidade do ponto de vista do indivíduo.

Em conjunto com o desenvolvimento técnico-científico que a medicina tem alcançado, questões relativas à qualidade de vida dos portadores de doenças graves, entre elas o câncer, têm sido efetivamente consideradas. Porém, novas questões surgem com o avanço tecnológico, trazendo dúvidas sobre quanto o poder de "prever o futuro" pode condená-los à infelicidade antecipada e desnecessária.

Quando o tema câncer ultrapassa a fronteira do diagnóstico individual e atinge o âmbito familiar, torna-se necessária a realização do aconselhamento genético (AG), com o intuito de organizar as informações em um universo mais amplo (Achatz; Noronha; Lima, 2006).

> Quando o tema câncer ultrapassa a fronteira do diagnóstico individual e atinge o âmbito familiar, torna-se necessária a realização do aconselhamento genético (AG), com o intuito de organizar as informações em um universo mais amplo (Achatz; Noronha; Lima, 2006).

Câncer hereditário e teste genético devem ser considerados assuntos familiares (Achatz; Noronha; Lima, 2006). O AG para o câncer familiar inicia a partir do reconhecimento do indivíduo em risco e da informação das estimativas desse risco para um potencial acometido. Partindo dessa premissa, uma vez identificada a "suspeita diagnóstica de síndrome de suscetibilidade hereditária ao câncer" (SSHC), o AG tem o propósito de transmitir as informações em relação ao diagnóstico, ao prognóstico e a como proceder com esses pacientes considerados de risco.

Seja pela história familiar, seja pela realização do teste genético, o AG proporciona a identificação de indivíduos com um maior risco para desenvolver câncer em relação à população em geral.

Os testes genéticos são realizados quando a história da família e/ou as características clínicas (como bilateralidade ou aparecimento do tumor em idade precoce) preenchem os critérios para alguma síndrome de câncer hereditária. Devido à variedade de reações promovidas pelos testes genéticos em famílias de alto risco, alguns aspectos importantes devem ser abordados no AG pré-teste e pós-teste.

Em um momento anterior ao teste, é importante discorrer sobre seu propósito; as características possíveis da doença; o diagnóstico, incluindo informações sobre estimativa de risco; possíveis resultados do teste genético; transmissibilidade da mutação; risco de estresse psicológico; risco de discriminação; opções de prevenção; confidencialidade e opção pela não realização do teste.

Diante desse quadro pleno de aspectos relevantes do ponto de vista emocional e rico em informações novas a serem assimiladas, é necessário perceber a importância do AG na vida desse paciente e dessa família, e pensar nos aspectos psicológicos envolvidos em todo o processo. Pode-se citar como exemplo de como o avanço tecnológico submete o conceito de qualidade de vida em oncologia a atualizações as seguintes questões: como é a qualidade de vida de um indivíduo que sabe ter uma mutação para câncer, apesar de não saber se vai desenvolvê-lo? O que significa, nesse contexto, a informação de uma porcentagem de risco para esse paciente?

Tipos particulares de câncer também podem resultar em dificuldades adicionais relacionadas à qualidade de vida dos indivíduos acometidos, após o tratamento. Os cânceres de cavidade oral, faringe e laringe são os tipos mais comuns de câncer de cabeça e pescoço. Cerca de 41 mil novos casos surgem nos Estados Unidos todos os anos, sendo os homens acima de 50 anos os mais afetados (World Health Organization; International Agency for Research on Cancer, 1999).

O uso do álcool e do tabaco contribui para o desenvolvimento do câncer de cabeça e pescoço. Esses fatores de risco também favorecem o desenvolvimento de um segundo tumor primário nessa região (Rapoport et al., 2001).

No que se refere ao tipo de tumor, o carcinoma espinocelular de cabeça e pescoço é o sexto tipo de câncer mais comum no mundo e representa 6% de todos os tipos de cânceres. Em relação ao tratamento, a combinação de cirurgia, radioterapia e quimioterapia é com frequência a mais indicada (Menden Hall; Riggs Jr.; Cessisi, 2005).

As mudanças psicossociais do paciente acometido por um câncer nesse local começam no diagnóstico. Esses pacientes são confrontados com a perda, bem como com o medo da morte e da dor. Além disso, a antecipação de desfiguramento e o tratamento incapacitante/mutilante podem desencadear uma reação emocional peculiarmente grave. Essa reação emocional intensa pode resultar em comportamento regressivo, em depressão e até em ideação suicida e isolamento social (Lotempio et al., 2005).

A região da cabeça e do pescoço tem um papel fundamental na autoimagem e expressão da própria pessoa. O câncer nessa região impõe um desafio à identidade (Braz et al., 2005; Wunsch-Filho; Camargo, 2001).

> A região da cabeça e do pescoço tem um papel fundamental na autoimagem e expressão da própria pessoa. O câncer nessa região impõe um desafio à identidade (Braz et al., 1995; Wunsch-Filho; Camargo, 2001).

Tromp e colaboradores (2004) investigaram a associação entre a demora do paciente em procurar ajuda, situação que tem sido bastante verificada em associação a esse grupo específico de pacientes acometidos por um câncer de cabeça e pescoço, e fatores psicológicos em 277 pacientes e observaram correlações significativas entre esses fatores. Identificaram que os pacientes (26%) que esperaram mais de três meses para buscar ajuda relataram menos otimismo, menos resistência física, menos atitude de enfrentamento e menos busca de suporte como estilo de reação do que aqueles que buscaram ajuda em menos de três meses. Também foi observado que aqueles que bebiam em excesso demoraram mais tempo para buscar ajuda em relação aos que não bebiam ou bebiam de forma moderada.

Por conta da demora e do diagnóstico avançado, os pacientes podem enfrentar alterações significativas de autoimagem, dependendo do tratamento. O desfiguramento cirúrgico da face resulta na remoção de grandes partes de estruturas ósseas e partes moles como, por exemplo, mandíbula, olho, orelha, língua e laringe.

Assim, a cirurgia, a radioterapia e a quimioterapia podem levar a um prejuízo de funções físicas muito valiosas, como visão, audição, fala, paladar, olfato, respiração e alimentação, e, ainda, a sintomas como boca seca, sangramento, tosse, sensibilidade ao frio e ao calor, rouquidão, coriza, vômitos, fadiga e dor.

Por todas essas razões, o paciente com câncer de cabeça e pescoço é especialmente suscetível em relação à necessidade de apoio emocional. Qualidade de vida nessas condições muitas vezes é considerada a possibilidade de dispor de todos os recursos terapêuticos necessários ou mesmo do dinheiro para ir ao hospital cumprir as sessões de fonoterapia, como observamos em recente levantamento, ainda em fase de conclusão.

> Por todas essas razões, o paciente com câncer de cabeça e pescoço é especialmente suscetível em relação à necessidade de apoio emocional.

QUALIDADE DE VIDA: ASPECTOS GERAIS

Conceito

Qualidade de vida tem sido conceituada de formas diferentes, como a realização de um plano de vida, satisfação de necessidades, entendida como senso de bem-estar subjetivo. Há inúmeros fatores que podem ter influência na qualidade de vida.

O pesquisador "inventa" uma explicação científica no plano teórico e, a seguir, com a intenção de lhe atribuir valores de verdade fatual, submete sua explicação a testes de falseabilidade. Ele trabalha, nesse plano, com teorias e hipóteses, que inter-relacionam variáveis, as quais, por sua vez, são expressas sob a forma de conceitos.

Assim, conceitos são "palavras que expressam a abstração intelectualizada da ideia de uma coisa ou fenômeno observados". Exemplos: o conceito de "pedra" fornece a ideia de um mineral duro, sólido, etc.; o conceito de "inteligência", a ideia de habilidade de resolver a contento uma situação-problema (Ferreira, 1986).

Os conceitos pelos quais a ciência opera são chamados de construtos. Os construtos são adotados ou idealizados para corresponder a um significado específico. São uma construção lógica de um conjunto de propriedades aplicáveis a elementos reais.

Evolução do conceito de qualidade de vida

Após a Segunda Guerra Mundial, o conceito de "boa vida" foi usado para se referir à conquista de bens materiais: possuir casa própria, carro, aparelhos eletrônicos (televisão, rádio, máquina de lavar, aspirador de pó, etc.), ter aplicações financeiras, uma boa aposentadoria, poder viajar. A seguir, o conceito foi ampliado para medir o quanto uma sociedade havia se desenvolvido economicamente, não importando se tal riqueza estava bem distribuída. Indicadores econômicos surgiram e tornaram-se instrumentos importantes para medir e comparar qualidade de vida entre diferentes cidades, regiões, países e culturas (Bowling, 1995).

Passaram a ser usados termos como produto interno bruto (PIB), renda *per capita*, taxa de desemprego e outros. Inferia-se que os países cujos indicadores econômicos fossem os melhores teriam suas populações usufruindo de uma melhor qualidade de vida. Os anos passaram, e o conceito foi ampliado para significar, além do crescimento econômico, o desenvolvimento social (saúde, educação, moradia, transporte, lazer, trabalho, crescimento individual).

Os indicadores de saúde e sociais também se ampliaram: mortalidade infantil, expectativa de vida, taxa de evasão escolar, nível de escolaridade, taxa de violência (suicídios, homicídios, acidentes), saneamento básico, nível de poluição, condições de moradia e trabalho, qualidade do transporte, lazer, etc., a quantidade de indicadores sendo infinita em potencial. Muitos países estabeleceram políticas de bem-estar social. O estado de bem-estar social seria uma maneira de equacionar o progresso social que acompanha o desenvolvimento econômico (Ebrahim, 1995; Musschenga, 1994).

A partir da década de 1960, percebeu-se que esses indicadores, embora fossem importantes para avaliar e comparar qualidade de vida entre países, regiões e cidades (qualidade de vida objetiva), não eram suficientes para medir a qualidade de vida dos indivíduos, pessoas que se inseriam diferentemente naquela sociedade e que podiam se distanciar de forma importante do índice médio para a população como um todo. Era necessário e fundamental avaliar a qualidade de vida percebida pela pessoa, o quanto as pessoas estão satisfeitas ou insatisfeitas com a qualidade de suas vidas (qualidade de vida subjetiva). Passou-se a valorizar, então, a opinião dos indivíduos. O dono da vida é quem deveria avaliar a qualidade de sua vida. O pesquisador/planejador não poderia construir *a priori* um modelo do que julgasse ser boa qualidade de vida e tentar enquadrar os indivíduos em seu modelo. Era necessário ouvir os indivíduos. Esse novo conceito foi denominado de qualidade de vida subjetiva (Neugarten; Havighurst; Tobin, 1999).

> Era necessário e fundamental avaliar a qualidade de vida percebida pela pessoa, o quanto as pessoas estão satisfeitas ou insatisfeitas com a qualidade de suas vidas (qualidade de vida subjetiva).

Definição de qualidade de vida

Em uma primeira tentativa de definir qualidade de vida, poderíamos decompor a expressão em suas duas palavras – qualidade e vida. Ferreira (1986) define qualidade como: substantivo feminino abstrato, empregado em nossa língua com diversos sentidos ou significados; disposição moral ou intelectual das pessoas, o seu dote, o dom, a virtude; um atributo, uma propriedade, uma condição das coisas ou pessoas capaz de distingui-las umas das outras e de lhes determinar a natureza; escala de valores que permite avaliar e, consequentemente, aprovar, aceitar ou recusar qualquer coisa. E, vida, definimos como: o espaço de tempo que decorre desde o nascimento até a morte; biografia; conjunto de propriedades e qualidades, graças às quais animais e plantas, ao contrário dos organismos mortos ou de matéria bruta, mantêm-se em contínua atividade, manifestada em funções orgânicas, tais como metabolismo, crescimento, reação a estímulos, adaptação ao meio, reprodução e outras; estado ou condição dos organismos, que se mantêm nessa atividade desde o nascimento até a morte; o tempo da existência.

Nordenfelt (1994), ao falar de vida, faz distinção importante entre vida completa e vida parcial, e diz que sua completude apresenta duas dimensões, uma relacionada ao tempo e outra à totalidade dos aspectos da vida. A série contínua de eventos vitais que determinada pessoa vivencia durante sua existência, do nascimento à morte, é uma vida completa na dimensão relacionada ao tempo. Já a soma total de todos os aspectos de sua existência, em um determinado momento ou durante um certo período de tempo, é uma vida completa na dimensão relacionada à totalidade dos aspectos experienciais da vida.

Então, uma vida maximamente completa é a soma de todos os aspectos da existência de uma pessoa durante sua existência inteira (tempo total de vida). Como não se consegue estudar todos os aspectos da vida de uma pessoa, deve-se fazer alguma seleção, a melhor possível. A seleção deve ser guiada pelo propósito particular que a avaliação de qualidade de vida tem. Pelo menos, os seguintes aspectos principais da vida devem ser considerados:

a) o aspecto "experiencial" da vida, isto é, a soma das sensações, percepções, emoções, humores e atos cognitivos de uma pessoa
b) as atividades realizadas na vida, isto é, o total das ações de uma pessoa
c) as realizações na vida, ou seja, a soma dos resultados das ações de uma pessoa
d) os eventos na vida, aqueles que o indivíduo conhece ou que lhe são atribuídos
e) circunstâncias da vida, aquelas de que o indivíduo está ciente ou que lhe são atribuídas

Uma vida máxima conteria todos os elementos mencionados, ou seja, seria a soma das referidas experiências, atividades, realizações, bem como de todos os eventos e circunstâncias atribuídos à pessoa.

Pode haver uma proporção diferente das combinações dessas categorias, existindo, portanto, um número enorme, se não infinito, de interpretações de noção de vida. Dessa forma, Nordenfelt (1999) reforça que as diferentes teorias de qualidade de vida têm focalizado aspectos diferentes da vida. Além disso, haveria a necessidade de fazer distinção entre os aspectos da vida de uma pessoa que podem ser atribuídos de forma objetiva a ela e aqueles que o próprio indivíduo percebe ou pelos quais está sendo influenciado (objetivo *versus* subjetivo).

Musschenga (1994) acrescenta a ideia de que, como o termo qualidade de vida foi apenas um veículo para a crítica (ao conceito de bem-estar econômico), não houve, a princípio, necessidade de uma definição mais precisa de seu construto.

Falta de consenso sobre o significado da expressão

A natureza abstrata do termo qualidade explica por que "boa qualidade" tem significados diferentes para diferentes pessoas, em lugares e ocasiões diferentes. É por isso que existem inúmeros conceitos de qualidade de vida. Talvez cada indivíduo tenha seu próprio conceito. Assim, qualidade de vida é um conceito que está submetido a múltiplos pontos de vista e que tem variado de época para época, de país para país, de cultura para cultura, de classe social para classe social e, até mesmo, de indivíduo para indivíduo. E mais, tem variado para um mesmo indivíduo, conforme o decorrer do tempo. O que hoje, para mim, é uma boa qualidade de vida, pode não ter sido há algum tempo; poderá não ser amanhã ou daqui a algum tempo. Talvez possa mesmo variar, de acordo com meu estado de espírito ou de humor. Essa multiplicidade de conceitos, colocados de forma tão heterogênea, dificulta comparações.

> Por isso, apesar do uso disseminado do termo, qualidade de vida é um conceito utilizado por muitas disciplinas, vago, multidimensional e que incorpora, teoricamente, todos os aspectos da vida humana (Bowling, 1995).

Por isso, apesar do uso disseminado do termo, qualidade de vida é um conceito utilizado por muitas disciplinas, vago, multidimensional e que incorpora, teoricamente, todos os aspectos da vida humana (Bowling, 1995).

Uma complicação adicional à compreensão do significado do construto foi a criação de um novo termo, de significado também impreciso e de aplicação variada, qualidade de vida relacionada à saúde (QVRS). Grande parte da estrutura conceitual do termo na pesquisa em saúde derivou da definição de saúde da OMS (1941, apud Organização Mundial de Saúde, 1999): "Saúde é o estado de completo bem-estar físico, psíquico e social e não meramente ausência de doença ou enfermidade".

O conceito de promoção de saúde é o foco mais relevante da avaliação da qualidade de vida no âmbito da saúde, centrando-se na capacidade de viver sem doenças ou de superar as dificuldades dos estados ou das condições de morbidade. No entanto, alguns autores fazem uma crítica a essas avaliações, pois, apesar de reconhecer que muitos determinantes de qualidade de vida se situam em outros setores (que não o da saúde), o sistema de saúde não age sobre eles.

Características do construto

O grupo de especialistas em qualidade de vida da OMS elaborou um instrumento genérico de avaliação de qualidade de vida, construído por meio de um método transcultural, e, em 1995, afirmou que, embora não haja definição consensual de qualidade de vida, existe concordância considerável entre os pesquisadores acerca de algumas características do construto. Eles citam três características: subjetividade, multidimensionalidade e bipolaridade. Quanto à primeira, cada vez se reconhece mais que o construto é subjetivo. Não é subjetividade pura e total, pois existem condições externas às pessoas, presentes no meio ambiente e nas condições de vida e trabalho, que influenciam sua qualidade de vida de forma absoluta e considerável para todo indivíduo. Assim, distinguem percepções das condições objetivas (p. ex., recursos materiais) e subjetivas (p. ex., satisfação com os recursos).

Saúde e qualidade de vida

Musschenga (1994), referindo-se à situação de saúde dos ingleses, afirmava que a saúde era afetada, para melhor ou para pior, pelo estado dos ambientes social e físico, reconhecendo ainda que a pobreza era muitas vezes a consequência de doenças pelas quais os indivíduos não podiam ser responsabilizados, e que a doença era um fator importante no aumento do número de pobres.

Da mesma forma, há muito tempo tem sido questionado o papel da medicina, da saúde pública e, em um sentido mais genérico, do setor saúde no enfrentamento do que seriam as causas mais amplas e gerais dos problemas de saúde, aquelas que fugiriam ao objeto propriamente médico da questão saúde.

Uma ideia já clássica é que as melhorias na nutrição e no saneamento (aspectos relativos ao meio ambiente), bem como as modificações nas condutas de reprodução humana (sobretudo a diminuição no número de filhos por família) foram os fatores responsáveis pela redução da mortalidade na Inglaterra e no País de Gales, no século XIX e na primeira metade do século XX. As intervenções médicas eficazes, como as imunizações e a antibioticoterapia, tiveram influência tardia e de menor importância relativa.

Em especial no caso de países como o Brasil e outros da América Latina, a péssima distribuição de renda, o analfabetismo e o baixo grau de escolaridade, assim como as condições precárias de habitação e ambiente, têm um papel muito importante nas condições de vida e saúde. Em um amplo estudo publicado sobre as tendências da situação da saúde na região das Américas, Eiser (1997) mostra que os diferenciais econômicos entre os países são determinantes para as variações nas tendências dos indicadores básicos de saúde e desenvolvimento humano. A redução na mortalidade infantil, o aumento na expectativa de vida, o acesso à água e ao saneamento básico, o gasto em saúde, a fecundidade global e o aumento na alfabetização de adultos foram função direta do produto nacional bruto dos países.

Intervenções que visam a elevação da qualidade de vida são palco para que diversos atores sociais atuem na promoção do bem-estar humano e na organização de uma sociedade cada vez melhor, considerando o caráter multidimensional desse conceito. Uma proposta que implique elevação da qualidade de vida deve envolver políticas que incentivem e proporcionem condições de bem-estar e desenvolvimento individual e coletivo. Nesse contexto, as ações dirigidas à saúde, em particular, adquirem grande relevância. Uma boa saúde é o melhor recurso para o progresso pessoal, econômico e social e uma dimensão importante da qualidade de vida. Os fatores políticos, econômicos, sociais, culturais, de meio ambiente, de conduta e biológicos podem intervir a favor ou contra a saúde. O objetivo da ação pela saúde é fazer com que essas condições sejam favoráveis para *promover* a saúde (Brasil, 2008).

No contexto da atenção à saúde, o uso aumentado do termo na pesquisa social foi seguido por um incremento de seu uso em ensaios clínicos na metade dos anos 1970, em particular nas áreas de oncologia, reumatologia e psiquiatria. Chegava-se à conclusão de que uma vida longa não era necessariamente uma boa vida (Bowling, 1995).

Assim, os estudos sobre dor, seguidos de estudos nas áreas de oncologia, reumatologia e psiquiatria, deram início à pesquisa de qualidade de vida no campo da saúde. A seguir, a pesquisa estendeu-se para avaliações de resultados de tratamentos de doenças crônicas.

Com o desenvolvimento das ciências médicas e sociais nos últimos 60 anos, levando ao aumento da longevidade do ser humano, com expectativas de vida cada vez maiores, e, quase paralelamente, com a mudança do perfil de morbimortalidade das populações de todo o planeta, em ritmo diferente, dependendo do estágio de desenvolvimento socioeconômico, a prevalência de doenças crônico-degenerativas vem aumentando de forma progressiva. Para os portadores de tais afecções crônicas, o principal objetivo não é a cura, pelo menos no estágio atual de desenvolvimento da ciência, e sim o controle dos sintomas desagradáveis, impedindo que ocorram sequelas e complicações. Estas são responsáveis por deterioração rápida da capacidade funcional, surgindo perda de autonomia, necessidade de cuidados de longa duração e institucionalização.

As expectativas com relação à saúde e à habilidade para enfrentar as limitações e incapacidades podem afetar de forma significativa a percepção de saúde e a satisfação com a vida de uma pessoa. Portanto, duas pessoas com o mesmo estado de saúde podem ter qualidades de vida muito diferentes.

Existem ainda aspectos da vida muito valorizados, mas que, em geral, não são relacionados à saúde, como renda, liberdade e qualidade do meio ambiente.

A aplicação de medidas de qualidade de vida tem ainda como função avaliar o resultado de uma conduta ou de um tratamento (medicação, terapia, dieta, atividade, etc.); fazer levantamentos populacionais de problemas de saúde percebidos; realizar auditoria médica (medir a qualidade do serviço prestado); conseguir evidência valiosa sobre os efeitos das intervenções em ensaios clínicos; fornecer uma medida-padrão única para expressar os resultados de intervenções em cuidados de saúde, como análises de custo-utilidade.

Medidas de preferência (*utility*) e sua combinação com expectativa de vida, gerando o QALY (Quality-adjusted life years – anos de vida ajustados pela qualidade), são dois indicadores propostos por economistas para a avaliação do estado de saúde atual e esperado de um indivíduo. Têm como objetivo maximizar a saúde de uma população e otimizar a alocação de recursos (Ebrahim, 1995; Guillemin, 1999).

Avaliação e mensuração da qualidade de vida

As dificuldades de conceituar a qualidade de vida somam-se às referentes a sua mensuração. Sob o ponto de vista assistencial, o desenvolvimento tecnológico da prática médica propiciou a análise do bem-estar de pessoas doentes ou idosas, à guisa de complementação dos estudos de morbidade e mortalidade. De forma geral, daí têm resultado medidas que podem ser consideradas como objetivas e subjetivas. É fácil compreender que as primeiras se fundamentam em indicadores concretos, a exemplo da taxa de desemprego e da densidade habitacional.

Quanto às subjetivas, decorrem do uso de indicadores abstratos, com base em informações obtidas diretamente dos indivíduos que compõem a população em estudo. É óbvio que qualquer desses procedimentos, considerado de forma isolada, não poderá fornecer estimativa satisfatória do grau da qualidade de vida de determinada comunidade. O estado de satisfação ou de insatisfação constitui, em verdade, experiência de caráter pessoal.

Tal aspecto intrínseco projeta-se extrinsecamente no propósito de obtenção de melhores condições de vida. Assim, o grau de ajustamento às situações existentes ou, então, o desejo de mudança poderão servir para avaliar a presença ou a ausência de satisfação.

Há um interesse geral crescente em saber como alcançar a "boa vida", que também é denominada "satisfação de vida" ou "qualidade de vida". Esse interesse surgiu como consequência da ênfase do mundo ocidental em bens materiais, abundância, fartura, para alcançar a "boa vida" e, também, em razão da longevidade cada vez maior das populações de todo o mundo.

A avaliação da qualidade de vida tem ganhado espaço crescente no tratamento de portadores de doença oncológica, pois esta pode levar a significativo comprometimento estético e funcional, com a prática dos protocolos de preservação de órgãos e estruturas, tornando-se um argumento para justificar terapêuticas menos mutiladoras quando os resultados oncológicos são equivalentes.

Nas últimas décadas, tem sido destacada a reabilitação funcional, sendo que várias técnicas foram idealizadas para possibilitar uma melhor qualidade de vida ao paciente.

Nesse contexto, houve avanço em tratamentos capazes, sobretudo, de prolongar a vida. Porém, percebeu-se que aumentar de maneira quantitativa a sobrevida dos pacientes nem sempre produzia um impacto qualitativo que garantisse uma recuperação significativa do seu estado físico, emocional e social. Assim, medir esse impacto passou a ser importante na seleção de tratamentos mais efetivos e, portanto, na distribuição de recursos e implementação de programas de saúde.

Com o aumento da expectativa de vida e decorrente prevalência de doenças crônicas, bem como diante das evidências, surgiu o conceito de qualidade de vida relacionada à saúde como um componente importante do cuidado médico. O termo qualidade de vida é cada vez mais citado, nas mais variadas publicações sobre evolução e terapêutica em diversas condições clínicas. A ideia de desenvolver um parâmetro mais sensível e universal para detectar e comparar o impacto psicossocial de condições clínicas e esquemas terapêuticos diversos é de fundamental importância. Infelizmente, até o momento, o que se percebe é a dificuldade em avaliar essa condição, pois, sob a insígnia de "qualidade de vida", jazem as mais variadas concepções, desde capacidade física até desempenho social, passando por ideias subjetivas de bem-estar e inserção satisfatória em um contexto cultural.

Essa definição é abrangente e integradora, mas utópica, talvez porque não seja possível alcançar um completo estado de bem-estar. Do ponto de vista operacional, porém, é uma definição de extrema importância, pois é nosso norte, dá-nos o rumo e a direção, aponta para onde deveremos direcionar nossos esforços. Saúde transformou-se, assim, em um conceito multidimensional, incorporando os diversos aspectos de nossas vidas. Também em um conceito dinâmico e pessoal, pois, se a perspectiva de vida, as relações, os papéis sociais e as expectativas mudarem, o estado de saúde também será alterado. Por isso, medir o estado de saúde deve ter por base o conceito de saúde. A partir de sua redefinição, saúde deixou de ser "ausência de doença", e seu conceito, hoje, está fortemente ligado a um estado positivo de bem-estar.

Aqui, bem-estar físico, psíquico e o social são domínios de saúde, que seria o construto principal.

Entretanto, demonstrar que a qualidade/condição de vida afeta a saúde, e que esta influencia a qualidade de vida não é o único desafio. Ainda restam muitas questões a serem resolvidas e respondidas nesse campo de investigação, até mesmo no que diz respeito às intervenções que, a partir do setor saúde, possam, com mais eficácia, influenciar de forma favorável a qualidade de vida. Nessa articulação entre saúde e condição/qualidade de vida, pode-se identificar mais recentemente, com flagrante inspiração nos pensadores e nos movimentos pioneiros da saúde pública e da medicina social já mencionados, o desenvolvimento da promoção de saúde como campo conceitual e de prática que busca explicações e respostas que pretendem ser integradoras para essa questão.

De maneira geral, abordar os efeitos provenientes de uma nova proposta de intervenção nas condições de vida das populações, tais como mudanças no modelo de assistência, oferta de novos serviços, incentivo à participação e organização comunitária, entre outros, adquire grande importância, visto que as transformações estruturais, conceituais e práticas consequentes envolvem condições primárias de sobrevivência, como é o caso da assistência básica à saúde. Qualquer aspecto relativo à saúde, por sua importância inerente ao ser humano, tem, portanto, relevância social.

A qualidade de vida tem de ser considerada como condição biopsicossocial de bem-estar, relativa a experiências humanas objetivas e subjetivas e no contexto das particularidades individuais e sociais da situação singular. Refere-se, pois, a uma definição de caráter contextual, devendo ser entendida conforme as especificidades de cada situação, e multidimensional, considerando os vários determinantes da condição humana.

Todos esses aspectos, além de vários outros, têm sido utilizados na elaboração de indicadores objetivando determinação quantitativa. Todavia, como é inevitável ocorrer, eles se inter-relacionam de forma íntima, e tal sistematização por categorias definidas se torna bastante discutível. Diante disso, prefere-se adotar orientação geral, que consiste em considerá-los em conjunto como sendo de caráter social. Embora as medidas utilizadas na avaliação da qualidade de vida coletiva tendam ao uso de indicadores concretos, a questão apresenta particular complexidade quando o objetivo é avaliar determinadas situações e comportamentos. Em decorrência, as soluções postas em prática para elevar o nível da qualidade de vida populacional costumam ser parciais, ainda que estejam fundamentadas em indicadores específicos para cada caso.

Em suma, as taxas de incidência e mortalidade de câncer demonstraram aumento no mundo, sobretudo nas regiões com estilos de vida essencialmente urbanos. As análises alertam e reforçam a importância da adoção de medidas de prevenção, capazes de reverter a situação, ou pelo menos auxiliar a população por meio de conhecimentos a respeito do assunto, e de estar à disposição para oferecer o apoio necessário em situações diversas, em especial as de crise.

Como parte das responsabilidades dos profissionais da saúde, essa é uma tarefa muitas vezes difícil que exige conhecimentos e habilidades compromissadas com a humanização do tratamento. A complexidade e a extensão da dificuldade inerente à vivência da cronicidade da doença e/ou da sequela, aqui especialmente representada pelo câncer, têm levado vários autores a desenvolverem estudos com o objetivo de analisar o impacto dessas condições sobre a qualidade de vida, em diferentes aspectos.

> A questão relacionada aos sobreviventes de câncer, sem dúvida exacerbada pela presença do componente estigmatizante, tem sido fonte de estímulo para aprofundar o conhecimento sobre o universo desse grupo. O tratamento de pacientes com câncer está voltado para o aumento das possibilidades de cura e sobrevida, bem como para melhorar a qualidade de vida.

A questão relacionada aos sobreviventes de câncer, sem dúvida exacerbada pela presença do componente estigmatizante, tem sido fonte de estímulo para aprofundar o conhecimento sobre o universo desse grupo. O tratamento de pacientes com câncer está voltado para o aumento das possibilidades de cura e sobrevida, bem como para melhorar a qualidade de vida. Apesar disso, a experiência da doença costuma ter outros efeitos secundários importantes na vida desses pacientes.

Por essa razão, tem-se observado, nos últimos anos, um crescente interesse em investigar a qualidade de vida de pacientes submetidos a tratamento oncológico. Ao contrário do que se poderia esperar em relação a especificidades, grande parte dos estudos que envolvem doentes com dor e câncer não caracterizam o fenômeno álgico nos seus diversos elementos. Isso acarreta lacunas na compreensão das síndromes dolorosas, no diagnóstico etiológico da dor, na programação terapêutica e na avaliação da resposta obtida.

Em nosso meio, uma parcela significativa dos pacientes apresenta baixo nível de escolaridade e rendimentos insuficientes para atender as suas necessidades básicas. O efeito da doença no cotidiano desses indivíduos e a utilidade dos instrumentos de avaliação da qualidade de vida ainda não foram definidos nessa população.

Nesse momento de crise, são apresentados, tanto pelo paciente quanto por sua família, sentimentos de negação, culpa, angústia e outros, que demonstram a necessidade de uma abordagem terapêutica emocional capaz de acolhê-los e de tentar aplacar esses sentimentos para que possam elaborar os acontecimentos de forma saudável.

Esse processo de culpa é afirmado psiquicamente pelo próprio portador ou por sua família, quando ele, em seu processo de repensar o porquê do aparecimento do câncer, se depara com sua prática de comportamentos de risco para o desenvolvimento dessa condição, como o uso de tabaco e álcool, por exemplo. Isso torna a aceitação e a elaboração da situação mais complicadas e carregadas de mais culpa pelos comportamentos que poderiam ter sido evitados, confirmando mais uma vez a necessidade do profissional da saúde mental nesse processo.

A criança com câncer e a avaliação da qualidade de vida

A cada ano, nos Estados Unidos, mais de 12.000 crianças e adolescentes são diagnosticados com câncer. Aproximadamente 80% desses, hoje, superam a expectativa de sobrevida de cinco anos (Organização Mundial de Saúde, 1999).

No Brasil, estimava-se que, no ano de 2008, ocorreriam 351.720 casos novos de câncer, à exceção dos tumores de pele não melanoma, sendo que cerca de 9.890 desses casos seriam em crianças e adolescentes até os 18 anos (Brasil, 2008b).

De acordo com dados do Instituto Nacional do Câncer (INCA), 70% das crianças que desenvolvem a doença podem ser curadas caso sejam diagnosticadas de maneira precoce e tratadas em centros especializados (Brasil, 2008a).

Os procedimentos médicos buscam preservar a vida, o que inclui cirurgia, quimioterapia, radioterapia e transplante de células hematopoiéticas que podem ter efeitos danosos no funcionamento normal do organismo humano muito depois dos efeitos do tratamento de câncer (Schwartz, 2003).

O aumento de sobrevida, já mencionado, significa que a maioria das crianças com câncer tem uma expectativa de vida maior; no entanto, elas podem experienciar múltiplos problemas tardios de saúde. Uma das mais alarmantes consequências de câncer infantil a longo prazo é a ocorrência de uma segunda malignidade primária. Um risco excedente de malignidades subsequentes de tireoide, mama, ossos, tecidos moles e sistema nervoso central causado por tratamento de radiação para câncer infantil tem sido reportado, considerando-se que leucemia secundária é a principal malignidade associada à quimioterapia (Bhatia; Landier, 2005).

Infelizmente, a experiência de câncer infantil predispõe os sobreviventes, a longo prazo, a uma variedade de problemas de saúde crônicos (Oeffinger et al., 2006), *status* de saúde diminuído – incluindo enfraquecimento funcional e limitações em atividades (Ness et al., 2006) –, déficits em qualidade de vida e transtornos psicossociais (Schultz et al., 2007) e maior risco de mortalidade precoce (Bradlyn; Ritchey; Harris, 1996; Mertens, 2007).

Embora avanços em cuidados para o suporte e as terapêuticas desenvolvidas nos últimos 30 anos tenham reduzido de forma significativa a incidência de eventos de ameaça à vida de crianças, o impacto da experiência de câncer após terapia contemporânea não pode ser, de fato, apreciado antes de completada a sobrevida a longo prazo na fase adulta.

O acompanhamento de sobreviventes de câncer infantil é recomendado para definir morbidade relacionada ao câncer, o que facilita o diagnóstico oportuno de uma segunda doença e implementa intervenções medicamentosas e preventivas que otimizem resultados de saúde (Bhatia; Meadows, 2006; Tedeschi; Calhoun, 1999, 2004; Tedeschi; Park; Calhoun, 1998).

Os efeitos adversos do câncer e seu tratamento no funcionamento do sistema orgânico têm sido o foco de revisão de inúmeras literaturas e são bem descritos. Crianças que sobreviveram ao câncer têm maior risco de mortalidade precoce, segunda malignidade, supressão do sistema imune, enfraquecimento cardíaco, disfunção pulmonar, problemas gastrintestinais, transtornos geniturinários, perda sensorial, déficits neurocognitivos, anormalidades musculoesqueléticas, infertilidade, doenças infecciosas e deficiências endócrinas (Weiss; Beyer, 2006).

Essas sequelas podem resultar em limitações de objetivos educacionais, bem-estar emocional e psicossocial, desempenho físico (Ness et al., 2005), déficit de atenção em sobreviventes de neuroblastoma infantil e dificuldades no domínio comportamental e social em sobreviventes de leucemia, tumores no SNC e neuroblastoma (Schultz et al., 2007). Tais comprometimentos podem dificultar o autocuidado pessoal, atividades de rotina diária, atividades no trabalho ou na escola e relacionamentos interpessoais.

Portanto, problemas crônicos de saúde são considerados como um desafio maior para sobreviventes de câncer infantil, nos quais os efeitos tardios médicos e psicossociais não apenas contribuem para a doença, mas também impedem a participação em atividades que poderiam modificar seus riscos para uma doença futura.

Alguns estudos apontam para o aparecimento de transtorno de estresse pós-traumático (TEPT) ou de seus sintomas. Contudo, além das controvérsias em relação à confiabilidade do diagnóstico de TEPT em crianças, a experiência de câncer infantil representa um estressor traumático distinto por sua natureza multifacetada.

Estudos de TEPT e seus sintomas relacionados ao câncer diferem de forma considerável com respeito a suas metodologias, o que pode explicar a variabilidade em ambas as taxas de TEPT e de seus sintomas e para vários fatores de risco.

Estudos futuros devem atentar às diferenças relacionadas a populações de câncer distintas, estilos de enfrentamento, interações pais-filho e sua potencial interferência em relação aos parâmetros de TEPT e seus sintomas.

Nos últimos anos, surgiu um novo construto que se relaciona à evolução da forma de o indivíduo lidar com eventos traumáticos após uma vivência relacionada ao que podemos definir como "trauma". Chamaram-no de crescimento pós-traumático (*posttraumatic growth*).

Estudos sobre o crescimento pós-traumático já foram realizados com a população de pacientes portadores de câncer, porém ainda não são encontrados na população específica de sobreviventes de câncer infantil.

Crescimento pós-traumático (CPT) – *posttraumatic growth* (PTG)

Trauma é definido como um estado físico ou psíquico desordenado, resultante de um estresse emocional ou ferimento físico, cuja etimologia provém de ferimento. Na verdade, uma ferida pode cicatrizar, e a parte machucada pode mesmo tornar-se mais forte; por essa razão, talvez o estresse não seja apenas desagradável, mas também necessário para o desenvolvimento saudável da personalidade (Tedeschi; Calhoun, 1998; Tedeschi; Calhoun, 2004).

Um tema central de desafios de vida é sua natureza sísmica. Muitos desafios, como terremotos, podem impactar o ambiente físico; circunstâncias traumáticas, caracterizadas por suas qualidades incomuns, incontroláveis, potencialmente irreversíveis e ameaçadoras, podem produzir uma mudança em sobreviventes de trauma em relação a suposições sobre o mundo, seu lugar nele e como entendem suas vidas (Tedeschi; Calhoun, 2004; Tedeschi; Park; Calhoun, 1998).

O resultado das experiências pode incluir autoaprimoramento, o que leva o indivíduo a maior fortalecimento e desenvolvimento pessoais. O crescimento pós-traumático é a tendência de sobreviventes de crises a reportar melhora no funcionamento e mudança positiva após passar por um trauma, e inclui desenvolvimento da espiritualidade, aprimoramento nos relacionamentos e/ou maior habilidade em apreciar a vida (Tedeschi; Calhoun, 1996).

Indivíduos que passam por trauma podem ser mais propensos a se tornar cognitivamente engajados em questões existenciais sobre a morte e o propósito da vida. Uma mudança em geral relatada é a maior valorização das coisas mais simples na vida, e também a apresentação de importantes mudanças em componentes religiosos, espirituais e existenciais de filosofias de vida (Tedeschi; Calhoun, 2004; Tedeschi; Park; Calhoun, 1998).

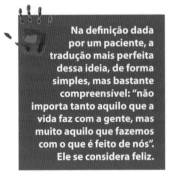

Na definição dada por um paciente, a tradução mais perfeita dessa ideia, de forma simples, mas bastante compreensível: "não importa tanto aquilo que a vida faz com a gente, mas muito aquilo que fazemos com o que é feito de nós". Ele se considera feliz.

Essa discussão nos remete de novo à questão relativa ao que seria, então, a felicidade. Seria esta a capacidade individual de obter aprendizado com as experiências?

Aristóteles acreditava firmemente na noção de propósito relacionada à felicidade. Para ele, todos teriam um propósito na vida, e a noção de felicidade duradoura viria da intenção de sua realização, custe o que custar e apesar dos obstáculos que a vida nos imponha como forma de aprimoramento pessoal.

Na definição dada por um paciente, a tradução mais perfeita dessa ideia, de forma simples, mas bastante compreensível: "não importa tanto aquilo que a vida faz com a gente, mas muito aquilo que fazemos com o que é feito de nós". Ele se considera feliz.

REFERÊNCIAS

ACHATZ, M. I. W.; NORONHA, S.; LIMA, F. T. Oncogenética: avaliação das síndromes de predisposição hereditária ao câncer. In: KOWALSKI, L. P. et al. *Manual de condutas diagnósticas e terapêuticas em oncologia*. 3. ed. São Paulo: Âmbito, 2006. p. 52-59.

BHATIA, S.; LANDIER, W. Evaluating survivors of pediatric cancer. *Cancer J.*, v. 11, n. 4, p. 340-354, 2005.

BHATIA, S.; MEADOWS, A. T. Long-term follow-up of childhood cancer survivors: future directions for clinical care and research. *Pediatr. Blood Cancer*, v. 46, n. 2, p. 143-148, 2006.

BOWLING, A. *Measuring disease*. Buckingham: Open University, 1995.

BRADLYN, A. S.; RITCHEY, A. K.; HARRIS, C. V. Quality of life research in pediatric oncology: research methods and barriers. *Cancer*, v. 78, n. 6, p. 1333-1339, 1996.

BRASIL. Ministério da Saúde. Instituto Nacional de Câncer. *Estimativa 2008*. Brasília, DF, 2008a. Disponível em: <http://www.inca.gov.br/estimativa/2008/>. Acesso em: 03 abr. 2008.

BRASIL. Ministério da Saúde. Instituto Nacional de Câncer. *Particularidades do câncer infantil*. Brasília, DF, 2008b. Disponível em: <http://www.inca.gov.br/conteudo_view.asp?id=343>. Acesso em: 03 abr. 2008.

BRAZ, D. S. et al. Quality of life and depression in patients undergoing total and partial laryngectomy. *Clinics*, v. 60, n. 2, p. 135-142, 2005.

EBRAHIM, S. Clinical and public health perspectives and applications of health-related quality of life measurement. *Soc. Sci. Med.*, v. 41, n. 10, p. 1383-1394, 1995.

EISER, C. Children's quality of life measures. *Arch. Dis. Child.*, v. 77, n. 4, p. 350-354, 1997.

GUILLEMIN, F. The value of utility: assumptions underlying preferences and quality adjusted life years. *J. Rheumatol.*, v. 26, n. 9, p. 1861-1863, 1999.

FERREIRA, A. B. H. *Novo dicionário Aurélio da língua portuguesa*. 2. ed. rev. e aum. São Paulo: Nova Fronteira, 1986.

LOTEMPIO, M. M. et al. Comparison of quality of life outcomes in laryngeal cancer patients following chemoradiation vs. total laryngectomy. *Otolaryngol. Head Neck Surg.*, v. 132, n. 6, p. 948-953, 2005.

MENDENHALL, W. M.; RIGGS JR., C. E.; CASSISI, N. J. Treatment of head and neck cancer. In: DE VITTA JR., V. T.; HELLMANN, S.; ROSENBERG, S. A. (Ed.). *Cancer*: principles & practice of oncology. 7th ed. Philadelphia: Lippincott Williams & Wilkins, 2005. p. 662-732.

MERTENS, A. C. Cause of mortality in 5-year survivors of childhood cancer. *Pediatr. Blood Cancer*, v. 48, n. 7, p. 723-726, 2007.

MUSSCHENGA, A. W. Quality of life and handicapped people. In: NORDENFELT, L. (Ed.). *Concepts and measurement of quality of life in health care*. London: Kluwer Academic, 1994. p. 181-197.

NESS, K. K. et al. Limitations on physical performance and daily activities among long-term survivors of childhood cancer. *Ann. Intern. Med.*, v. 143, n. 9, p. 639-647, 2005.

NESS, K. K. et al. Physical performance limitations and participation restrictions among cancer survivors: a population-based study. *Ann. Epidemiol.*, v. 16, n. 3, p. 197-205, 2006.

NEUGARTEN, B. L.; HAVIGHURST, R. J.; TOBIN, S. S. The measurement of life satisfaction. *J. Gerontol.*, v. 16, p. 134-143, 1999.

NORDENFELT, L. Introduction. In: _____ . *Concepts and measurement of quality of life in health care*. London: Kluwer Academic, 1994. p. 1-15.

NORDENFELT, L. Towards a theory of Happiness: a subjectivist notion of quality of life. In: _____ . *Concepts and measurement of quality of life in health care*. London: Kluwer Academic, 1999. p. 35-57.

OEFFINGER, K. C. et al. Chronic health conditions in adult survivors of childhood cancer. *N. Engl. J. Med.*, v. 355, n. 15, p. 1572-1582, 2006.

ORGANIZAÇÃO MUNIDAL DA SAÚDE. Agência Internacional para Pesquisa do Câncer. *Cancer mondial*: information on cancer incidence, mortality and survival. Lyon, 1999. Disponível em: <http://www-dep.iarc.fr>. Acesso em: 12 jul. 2006.

RAPOPORT, A. et al. *Rastreamento, diagnóstico e tratamento do câncer de boca*. São Paulo: Sociedade Brasileira de Cirurgia de Cabeça e Pescoço, 2001. Projeto Diretrizes da Associação Médica Brasileira e Conselho Federal de Medicina. Disponível em: <http://www.projetodiretrizes.org.br/projeto_diretrizes/023.pdf>. Acesso em: 10 jul. 2006.

SCHULTZ, K. A. et al. Behavioral and social outcomes in adolescent survivors of childhood cancer: a report from the childhood cancer survivor study. *J. Clin. Oncol.*, v. 25, n. 24, p. 3649-3656, 2007.

SCHWARTZ, C. L. Health status of childhood cancer survivors: cure is more than the eradication of cancer. *JAMA*, v. 290, n. 12, p. 1641-1643, 2003.

TEDESCHI, R. G.; CALHOUN, L. G. Posttraumatic growth: conceptual foundations and empirical evidence. *Psychol. Inquiry*, v. 15, n. 1, p. 1-18, 2004.

TEDESCHI, R. G.; CALHOUN, L. G. The posttraumatic growth inventory: Measuring the positive legacy of trauma. *J. Traumat. Stress*, v. 9, n. 3, p. 455-471, 1996.

TEDESCHI, R. G.; CALHOUN, L. G. *Trauma & transformation*: growing in the aftermath of suffering. London, New Delhi: SAGE Publications, 1999.

TEDESCHI, R. G.; PARK, C. L.; CALHOUN, L. G. Posttraumatic growth: Conceptual issues. In: TEDESCHI, R. G.; PARK, C. L.; CALHOUN, L. G. (Ed.). *Posttraumatic growth*: positive changes in the aftermath of crisis. Mahwah, NJ: Erlbaum, 1998. p. 1-22.

TROMP, D. M. et al. Psychological factors and patient delay in patients with head and neck cancer. *Eur. J. Cancer*, v. 40, p. 1509-1516, 2004.

WEISS, T.; BERGER, R. Reliability and Validity of a Spanish Version of the Posttraumatic Growth Inventory. *Res. Soc. Work Pract.*, v. 16, n. 2, p. 191-199, 2006.

WÜNSCH-FILHO, V.; CAMARGO, E. A. The burden of mouth cancer in Latin America and the Caribbean: epidemiologic issues. *Semin. Oncol.*, v. 28, n. 2, p. 158-168, 2001.

LEITURAS RECOMENDADAS

BARAKAT, L. P.; ALDERFER, M. A.; KAZAK, A. E. Posttraumatic growth in adolescent survivors of cancer and their mothers and fathers. *J. Pediatr. Psychol.*, v. 31, n. 4, p. p. 413-419, 2006.

BRUCE, M. A systematic and conceptual review of posttraumatic stress in childhood cancer survivors and their parents. *Clin. Psychol. Rev.*, v. 26, n. 3, p. 233-256, 2006.

FUNG, K. et al. Voice and swallowing outcomes of an organ-preservation trial for advanced laryngeal cancer. *Int. J. Radiat. Oncol. Biol. Phys.*, v. 63, n. 5, p. 1395-1399, 2005.

GERHARDT, C. A. et al. Brief report: post-tralumatic stress during emerging adulthood in survivors of pediatric cancer. *J. Pediatr. Cancer*, v. 32, n. 8, p. 1018-1023, 2006.

KALAPURAKAL, J. A. et al. Management of Wilms' tumor: current practice and future goals. *Lancet Oncol.*, v. 5, n. 1, p. 37-46, 2004.

MCADAMS, A. H. *The stories we live by*: personal myths and the making of the self. New York: W. Morrow, 1993.

NESS, K. K.; GURNEY, J. G. Adverse late effects of childhood cancer and its treatment on health and performance. *Ann. Rev. Public. Health.*, v. 28, p. 279-302, 2007.

OEFFINGER, K. C.; HUDSON, M. M. Long-term complications following childhood and adolescent cancer: foundations for providing risk-based health care for survivors. *CA Cancer J. Clin.*, v. 54, n. 4, p. 208-236, 2004.

SÃO PAULO (Estado). Prefeitura Municipal. Secretaria Municipal de Saúde. Programa de Aprimoramento das Informações de Mortalidade no Município de São Paulo [PROAIM]. São Paulo, SP, [2006]. Disponível em: <http://www.prodam.sp.gov.br/prodam/projetos/proaim.htm>. Acesso em: 23 jul. 2009.

SCHWARTZ, L.; DROTAR, D. Posttraumatic stress and related impairment in survivors of childhood cancer in early adulthood compared to healthy peers. *J. Pediatr. Psychol.*, v. 31, n. 4, p. 356-366, 2006.

YABROFF, K. R. et al. Burden of illness in cancer survivors: findings from a population-based national sample. *J. Natl. Cancer Inst.*, v. 96, n. 17, p.1322-1330, 2004.

PSIQUIATRIA DE LIGAÇÃO E QUALIDADE DE VIDA EM PEDIATRIA

Evelyn Kuczynski
Francisco B. Assumpção Jr.

Historicamente, a influência da pediatria sobre a psiquiatria infantil é marcante desde seus primórdios como especialidade (Hersov, 1986), embora, mesmo com objetivos comuns e semelhanças quanto a vários conceitos, uma colaboração efetiva entre as duas disciplinas tenha sido difícil, em termos de prática, ensino e pesquisa. Winnicott (1958, apud Hersov, 1986) deplorava o desvio entre a pediatria e a psicologia, considerando uma grande perda o fato de a psiquiatria infantil haver se "divorciado" da pediatria (Winnicott, 1963). No Brasil, a relação com a pediatria caracterizou-se a partir da constituição, por Stanislau Krynski, do Serviço de Higiene Mental, no Departamento de Pediatria da Faculdade de Medicina da Universidade de São Paulo, então serviço do professor Pedro de Alcântara (Assumpção Júnior, 1997).

No Pós-Guerra, o surgimento dos antibióticos e a generalização dos processos de imunização, aliados à consequente redução da morbimortalidade (e o consequente aparecimento de evoluções crônicas em quadros que antes evoluíam para a morte), permitiram que fosse possível privilegiar não mais a mera sobrevivência da criança, mas o processo de adaptação social, com a resultante preocupação com seu desenvolvimento e sucesso acadêmico e profissional.

A divulgação e a vulgarização de noções de psicanálise entre a classe média disseminou a crença de que a maneira pela qual a criança é criada tem implicações sobre o adulto no qual

> A divulgação e a vulgarização de noções de psicanálise entre a classe média disseminou a crença de que a maneira pela qual a criança é criada tem implicações sobre o adulto no qual ela virá a se transformar e, assim, os pediatras passaram a ser chamados a opinar sobre questões relativas ao bem--estar (em sentido mais amplo) da criança.

ela virá a se transformar e, assim, os pediatras passaram a ser chamados a opinar sobre questões relativas ao bem-estar (em sentido mais amplo) da criança.

Em 1955, o Congresso Americano aprovou o Mental Health Study Act, e, em 1960, duas recomendações da Joint Comission on Mental Illness and Health foram cruciais ao Congresso ao estabelecer que os Institutos Nacionais de Saúde Mental (National Institutes of Mental Health – NIMH) deveriam fornecer formação em saúde mental aos pediatras, tornando a formação em regime de Residência Médica em Psiquiatria Infantil uma prioridade nacional (Schowalter; Solnit, 1998).

Em 1984, após cerca de 20 anos, o American Board of Pediatrics e o American Board of Psychiatry and Neurology definiram a exigência mínima de currículo dos assim chamados residentes *Triple Board* (que incluía cinco anos de residência básica e sucinta em pediatria, psiquiatria geral e psiquiatria infantil), concomitantemente ao surgimento de legislação específica, que defendia os direitos do menor, bem como à criação de aparelhos governamentais com a atenção voltada a essa fase da vida (Schowalter; Solnit, 1998).

Dessa maneira, a história da interconsulta psiquiátrica infantil difere daquela voltada ao paciente adulto (Friedman; Molay, 1994), uma vez que seu propulsor inicial foi o surgimento dos métodos objetivos de mensuração da inteligência, bem como o advento da psiquiatria dinâmica, o movimento da higiene mental e a criação de juizados específicos para essa faixa etária.

Charles West, fundador do Hospital for Sick Children, em Londres, foi o primeiro pediatra a descrever sintomas de doença mental e deficiência na criança (Schowalter; Solnit, 1998). Posteriormente, Adolf Meyer, em 1930, estabeleceu uma atitude pioneira ao nomear Leo Kanner como psiquiatra interconsultor pediátrico em tempo integral na Harriet Lane Home for Invalid Children.

No entanto, muitos pediatras receavam as ações da psicologia comportamental, pois acreditavam que esta tentava "convencer" os pais a condicionar o comportamento de seus filhos. Em 1931, um influente pediatra publicou um artigo intitulado *A ameaça da psiquiatria* (Brenneman, 1931), mas, apesar dessas dificuldades, a interconsulta psiquiátrica infantil vem gradualmente se consolidando em muitos países como o próprio futuro da psiquiatria infantil (Ahsanuddin; Adams, 1982), com um corpo teórico próprio, constituído com a finalidade de embasar essa área de atuação (Burket; Hodgin, 1993; Lewis; Leebens, 1996; Philips; Sartes; Friedman, 1980; Rothenberg, 1979), que cresceu a ponto de se tornar um aspecto importante na formação do psiquiatra infantil e do pediatra (Lewis, 1994), sendo considerada hoje (Brodie, 1983) o terceiro lado do triângulo dimensional da psiquiatria atual, ao lado de uma interface biológica e de outra "não médica".

Assim, com relação à interação do paciente com as doenças de evolução crônica, questões relativas ao impacto do diagnóstico, formas de enfrentamento e adaptação, e convívio passaram a ser amplamente estudadas e discutidas (Breslau, 1985; Cadman et al., 1987; Mattsson, 1972). Apesar de algumas dessas questões serem comuns a várias condições clínicas, com características semelhantes, passou a ser essencial a compreensão existente entre fatores psicossociais e a doença em si, uma vez que suas relações variam de acordo com a condição da qual sofre o paciente (suas consequências inerentes e as repercussões do tratamento), os fatores pessoais preexistentes e as peculiaridades de seu núcleo familiar (Graham; Turk, 1996). Essas especificidades caracterizarão os sistemas de suporte, de importância fundamental no desenrolar da própria história natural da doença.

Considerando que a epidemiologia da doença crônica mudou de forma extraordinária nos últimos 30 anos (Coupey, 1998, apud Abraham; Silver; Lyan, 1999), observamos que, infelizmente, a formação profissional tradicional não acompanhou essa transformação, passando a não fornecer o treinamento necessário para que o profissional saiba lidar com essas delicadas questões (Abraham; Silver; Lyon, 1999),o que não o isenta de ser responsável pela promoção de sistemas de suporte e apoio a essa população, por meio de um canal de comunicação aberto com o paciente, sua família e seu médico, com vistas à conquista de uma melhor qualidade de vida.

Dentre as muitas e variadas definições de doença crônica existentes, consideramos que podemos conceituá-la, de maneira satisfatória, como qualquer condição clínica cujos sintomas perdurem por mais que três meses em um ano, ou que leve à hospitalização contínua por pelo menos um mês em um ano (Hobbs; Perrin; Treys, 1985, apud Meleiros, 1994; Stein, 1992). Engloba, assim, de síndromes genéticas (e suas repercussões clínicas) a doenças infecciosas, autoimunes e neoplásicas (Meleiros, 1994), bem como quadros psiquiátricos e transtornos do desenvolvimento. São ainda um grande fator de risco para transtornos psíquicos (Gortmaker et al., 1990), e aspectos individuais e familiares podem prejudicar seu curso, influenciando nos cuidados com a saúde física, com a adesão aos tratamentos propostos ou mesmo mediante efeito fisiopatológico direto sobre o processo mórbido (Campo et al., 2000).

Assim, com o progressivo aumento das taxas de sobrevida e cura, a perspectiva da sobrevivência, embora ameaçada por iminente perigo, cresceu em importância, mesmo considerando as repercussões clínicas e psicológicas para os sobreviventes (Mattsson, 1972). Isso porque tanto o indivíduo acometido quanto sua família passam a conviver com a ameaça constante de recaídas, complicações clínicas, efeitos colaterais adversos e toda uma batalha constante contra a própria doença ou contra seus medos diante das fantasias e do estresse dela decorrentes. Por consequência, muitas condições passam a acompanhar a criança e o adolescente durante anos, ocasionando efeitos muitas vezes negativos sobre o paciente e seu núcleo familiar, produzindo um elemento marcante em sua constituição como indivíduo em construção, ponto de vista esse que tem sido exaustivamente investigado entre os "sobreviventes" de tais condições (Holmes; Holmes, 1975).

Considerando que vivemos em um momento no qual tecnologias médicas sofisticadas acompanham uma superespecialização profissional, não é incomum que sejam esquecidas as necessidades psíquicas do paciente, subestimando-se o impacto que tais inovações acarretam no indivíduo e em sua família (Cataldo; Maldonado, v. 2, 1987; Westbom, 1992). Além disso, as exigências sociais, as aspirações e as competências individuais e residuais para que a pessoa se conduza em uma vida considerada "normal" não são necessariamente semelhantes nem precisam ter os mesmos significados para diferentes pessoas (Somerville, 1990), o que ocasiona limitações, inadaptações e sofrimentos diversos.

DOENÇA CRÔNICA E DESEMPENHO PSICOSSOCIAL

O homem é um ser social, que depende de uma complexa rede de relações não apenas para sua sobrevivência biológica, mas também para sua sobrevivênvia psíquica, por meio de sentimentos de segurança, proteção e pertencimento. A criança doente vive mudanças em todos os níveis de sua vida, mesmo antes de ter sua doença confirmada, o que repercute em seu processo de desenvolvimento, sobretudo no que diz respeito a autoimagem, expectativa e projetos de vida. A percepção de que algo não está bem com seu corpo é acompanhada pela observação das reações daqueles que a cercam, transformando sua rotina de vida e fazendo com que seu processo de adaptação às novas situações geradas pela doença imponha variáveis diversas, em intensidade e extensão (Françoso; Valle, 1999), sobretudo no primeiro ano após o diagnóstico.

Essas ameaças vividas pela criança, reais ou imaginárias, passam a ser expressas por figuras ou símbolos (Torres, 1999) adequados ao seu momento de desenvolvimento. Dessa maneira, segundo Neerwein (1981, apud Torres, 1999), as emoções e imagens trazidas, por exemplo, pelo câncer correspondem, metaforicamente, à ideia de um caranguejo, animal noturno que vive quase sempre em profundidade, invisível, e que se desloca de maneira característica, andando de lado, sem coordenação e imprevisível. Agressivo, de olhos fixos, apodera-se da presa de forma inexorável, a qual tortura até a morte. Assim, o termo câncer passa a designar um grupo de doenças que parece vir de lugar nenhum, ataca de repente e pode, potencialmente, localizar-se em qualquer lugar. Em consequência, é desgastante, corrupto, traidor, invisível e de "gravidade demoníaca" (Sontag, 1984, apud Torres, 1999), devido ao crescimento desordenado. Como decorrência, quando os tratamentos são muito agressivos, eles são também denominados por meio de metáforas de guerra, tais como guerra química (quimioterapia), guerra de mísseis (radioterapia), etc.

Todas essas considerações caracterizam a doença como fator estressor para o paciente e sua família em diversas vertentes relacionadas tanto à convivência quanto à doença propriamente dita e seus sintomas, assim como em relação aos procedimentos diagnósticos e terapêuticos, dolorosos e com efeitos colaterais indesejáveis (p. ex., cicatrizes, deformidades físicas e o imenso fantasma da esterilidade) (Brun, 1996), todos gerando dificuldades no relacionamento com os pares, sobretudo para os adolescentes.

As demandas relativas ao tratamento são uma sobrecarga no relacionamento com os demais, posto que interferem na prática esportiva e de atividades de lazer, com o resultante prejuízo na socialização. O absenteísmo também pode afetar as perspectivas educacionais e profissionais (Garralda; Palanca, 1994), e a própria família torna-se restrita, limitando suas perspectivas existenciais, além das óbvias sobrecargas financeira e conjugal.

Assim, o ambiente familiar pode se constituir em uma fonte de recursos no enfrentamento da doença, mas também em uma fonte adicional de estresse (Scrutton, 2000) e de dificuldades no estabelecimento do processo diagnóstico. É frequente a doença crônica interferir nas atitudes entre os membros da família, seja mediante negligência relativa, seja por exigências compensadoras, com a negação de oportunidades de lazer aos membros da família ou como impedimento da expressão das rivalidades, comuns entre seus membros. Dessa maneira, a ansiedade ante o futuro pode ser avaliada pelas reações a incidentes ocasionais do cotidiano, que passam a ser supervalorizados como sendo de risco à vida, independentemente de notícias de cura (Kazak et al., 1998).

Em decorrência, é possível observar a incerteza e a solidão no discurso dos pais (Van Dongen-Melman, 1995), com maior risco de ansiedade (Hoekstra-Weebers et al., 1999). Entretanto, não se pode inferir uma associação direta entre incapacidade física e transtorno mental durante o processo de cura, embora deva-se considerar que experiências traumatizantes na infância aumentam a vulnerabilidade a problemas de ajustamento (Van Dongen-Melman; Sanders-Woudstra, 1986), com significativa influência do nível de estresse experimentado pelos familiares, desde a fase diagnóstica, sobre o ajustamento psicológico desses indivíduos em fases mais tardias. Assim, a adaptação da família a esse processo e a possível psicopatologia desencadeada pelo estresse resultante (Kazak et al., 1998) podem influenciar o grau de capacitação para o cuidado que essas mães devem manter enquanto vivenciam sua própria dor (Sawyer et al., 1998).

Os efeitos de um processo crônico podem parecer silentes, mas marcam de forma tão profunda o cotidiano dos familiares que esses, não raramente, referem-se ao sobrevivente como se estivesse morto, persistindo o pesadelo. Por longos anos, povoou seu sono (Brun, 1996). Em consequência, muitos familiares apresentam sintomas de estresse pós-traumático durante anos, necessitando de atenção especializada (Kazak et al., 1998). Inúmeros estudos apontam para a maior suscetibilidade a transtornos mentais gerada pelas doenças crônicas (Breslau, 1985; Cadman et al., 1987; Garralda; Bailey, 1989). Mecanismos de defesa, reações indesejáveis ao diagnóstico, problemas com a adesão ao tratamento, impacto do diagnóstico e do prognóstico para o paciente e sua família, bem como para a equipe envolvida, tudo isso é de extrema importância e vem sendo minuciosamente descrito e discutido, com o objetivo de melhorar a abordagem e o manejo dessas condições.

Repetidas internações hospitalares podem aumentar o potencial impacto negativo da doença crônica na vida do paciente (Mrazek, 1995), sendo a hospitalização um risco importante na evolução do desempenho psicossocial – fato constatado pela avaliação dessas populações. É indiscutível a relação observada entre doenças crônicas e desempenho social da população afetada e suas famílias, contribuindo, assim, de maneira indiscutível, para maior ou menor qualidade de vida dos envolvidos.

SOBREVIVENTES DE DOENÇAS PEDIÁTRICAS CRÔNICAS

Quando pensamos na evolução de crianças portadoras de doenças crônicas e suas vidas, essa perspectiva, enfocada por diversos pesquisadores, envolve a evolução psicossocial, na idade adulta, de indivíduos enfermos desde a infância e que conviveram com a doença durante longos períodos, como uma medida de saúde mental. Assim, o grau e a qualidade da inserção desse indivíduo na comunidade, bem como sua visão do processo da doença em sua vida, tudo isso representado pelo desempenho acadêmico, profissional e social, estado civil, constituição de prole e outros, podem caracterizar uma melhor ou pior qualidade de vida decorrente do processo mórbido e de suas repercussões.

Holmes e Holmes (1975), ao entrevistarem 124 sobreviventes com mais de 10 anos de sobrevida e que tinham menos de 15 anos quando do diagnóstico de câncer, constataram que 50% não apresentavam sequelas, mas 14,5% tinham algum tipo de prejuízo funcional, físico ou mental – dado considerável, embora não fosse possível caracterizar qualquer síndrome psiquiátrica. Assim, apenas 14 pacientes tiveram algum tipo de problema na esfera escolar, e 36 dos que não se casaram (eram ao todo 41) consideraram a doença como responsável. Dos 124 pacientes, 90 não apontaram o câncer como causa de qualquer efeito sobre sua vida presente, embora 12 o tenham considerado gerador de efeitos graves e 13 o considerassem um fator positivo em suas vidas, dado esse que surpreendeu os autores.

Somerville (1990), em um levantamento com 2.000 indivíduos entre 15 e 65 anos, com antecedentes de cardiopatia congênita (transposição de grandes vasos ou tetralogia de Fallot) submetidos a cirurgia cardíaca, 75% deles durante a infância, observou que 86% dos 28 operados por transposição de grandes vasos, com idades entre 15 e 29 anos, levavam vidas normais ou com prejuízo mínimo, havendo duas gestações de sucesso, com prole normal. Dentre os 211 com correção da tetralogia de Fallot, o desempenho global foi melhor. Dos pacientes que necessitaram de internação mais tardia na vida, três quartos sofreram intervenções cardíacas "radicais" ou "paliativas" durante a infância, sobretudo devido a arritmias (e marcapassos), endocardites, complicações de doença vascular pulmonar e disfunção miocárdica, além da indicação de nova intervenção cirúrgica.

Estudo de coorte britânico (Pless, 1989) incluindo indivíduos com grande variedade de condições clínicas crônicas não detectou diferenças significativas na incidência de acompanhamento psiquiátrico nessa população, quando comparada a controles normais, aos 26 anos. Aos 36 anos, quando submetidos à aplicação do Present State Examination (PSE), foi observada leve tendência à presença de maiores índices de psicopatologia nas mulheres com doença crônica desde a infância.

> Quando pensamos na evolução de crianças portadoras de doenças crônicas e suas vidas, essa perspectiva, enfocada por diversos pesquisadores, envolve a evolução psicossocial, na idade adulta, de indivíduos enfermos desde a infância e que conviveram com a doença durante longos períodos, como uma medida de saúde mental. Assim, o grau e a qualidade da inserção desse indivíduo na comunidade, bem como sua visão do processo da doença em sua vida, tudo isso representado pelo desempenho acadêmico, profissional e social, estado civil, constituição de prole e outros, podem caracterizar uma melhor ou pior qualidade de vida, decorrente do processo mórbido e de suas repercussões.

Outro estudo, utilizando o mesmo instrumento (PSE), não detectou variações significativas nas taxas de prevalência de transtornos mentais em indivíduos de 18 a 25 anos, ao comparar doentes crônicos a controles sadios (20%), mas também ressaltou a presença de quadros de maior gravidade em mulheres cujo comprometimento físico era mais intenso (Kokkonen; Kokkanen, 1993).

Jonovska e Jengic (2008) avaliaram 135 pacientes com fraturas ósseas, em três hospitais croatas, considerando autoestima, depressão, ansiedade, qualidade de vida e percepção dos suportes sociais. Esses autores apontaram a influência de variáveis psicológicas no tratamento dessas fraturas de ossos longos, sugerindo, assim, que a preparação psicológica desses pacientes possa diminuir as reações aos tratamentos cirúrgicos. As consultas de psiquiatria de ligação devem ser realizadas durante esse mesmo tratamento, de acordo com as necessidades individuais.

É difícil, portanto, tirar conclusões dos estudos realizados, tendo em vista as dificuldades metodológicas inerentes, tais como a heterogeneidade das amostras, as medidas de evolução variáveis e os diferentes grupos-controle (Gledhill; Rangel; Garralda, 2000). Entretanto, é possível depreender que a presença de limitações físicas na idade adulta está associada a transtornos mentais mais graves, além de uma melhor evolução "psiquiátrica" entre os homens, embora a evolução possa ser apenas decorrente da qualidade do atendimento clínico e psicológico. Além disso, a constatação de prejuízos nas aquisições acadêmicas e profissionais, bem como a independência desses indivíduos, não considera indicadores subjetivos, os quais sugerem que a vivência da doença crônica possa alterar a visão do indivíduo (sobre quais objetivos são significativos na vida), como parte de um processo maturacional e adaptativo (Cousens et al., 1988). Seria, assim, alterado o próprio projeto existencial, bem como as características do próprio ser no mundo.

A INTERCONSULTA NO CONTEXTO INTERPROFISSIONAL: FATORES DE RISCO E A BUSCA DE UMA RELAÇÃO SATISFATÓRIA

Alguns autores consideram haver claras diferenças entre interconsulta e psiquiatria de ligação quanto a suas características. A psiquiatria de ligação, assim, é considerada como a abordagem direta ao médico assistente e à equipe que atende o paciente (Chan, 1996), proporcionando uma visão conjunta do doente e de sua família e valendo-se de exposições educacionais, seminários psicossociais e planos de tratamento holísticos (Wellisch; Pasnau, 1979). Em contrapartida, a interconsulta diz respeito à atuação voltada diretamente ao paciente, sendo definida por Caplan (1970, apud Dubois; Nugent; Broder, 1991) como

> [...] o processo de interação entre dois profissionais – o interconsultor, ou consulente (*consultant*), que é o especialista, e o solicitante, ou con-

sultante (*consultee*), que solicita auxílio para um problema em curso, com o qual o último vem enfrentando dificuldades e considera ser da competência do primeiro.

Dessa forma, em sentido mais amplo, a teoria da interconsulta é baseada em um modelo ecológico de sistemas, no qual cada parte do sistema interage (indivíduo, doença, família, equipe). Assim, entender essas inter-relações é indispensável para a compreensão do problema e também para permitir que o interconsultor atenda não só o paciente, mas as pessoas que se relacionam com ele. O interlocutor integra as informações relativas a parâmetros biológicos, constitucionais, psicológicos, familiares e socioculturais, sugerindo métodos de intervenção a serem utilizados pelos demais profissionais envolvidos. Por isso, embora não tenha envolvimento direto obrigatório com o paciente ou sua família, age de forma indireta através dos outros membros da equipe ou por meio de programas (Dubois; Nugent; Broder, 1991).

Considerando essa ideia, torna-se importante que ambas as partes do processo de interconsulta tenham clareza quanto a suas indicações, objetivos e possibilidades. Em decorrência, esse processo deve sempre apresentar como características (Kuczynski, 2003):

a) ser um processo de auxílio ou resolução de problemas
b) ocorrer entre um profissional que dispense o auxílio (*help-giver*) e um que o solicita (*help-seeker*), tendo o último a responsabilidade pelo bem-estar do outro indivíduo (no caso, o paciente)
c) ser uma relação voluntária
d) ser um trabalho conjunto entre ambos os participantes (*help-giver* e *help-seeker*), objetivando solucionar o problema
e) o objetivo do solicitante (*help-seeker*) é solucionar o problema em curso
f) o solicitante (*help-seeker*) deve obter proveito da relação, de forma que possa manejar futuros problemas com maior sensibilidade e habilidade

Assim, podemos dizer que a psiquiatria de ligação e a interconsulta apresentam vários modelos (Lewis; King, 1994):

a) modelo antecipatório: útil quando graves reações psicológicas são esperadas no curso de procedimentos programados (p. ex., atendimento ao paciente e a sua família prévio a transplante cardíaco, ou a biópsia aspirativa, etc.)
b) modelo de detecção dos casos: instituição de reuniões periódicas com a equipe pediátrica para detecção precoce e antecipação de problemas psicológicos
c) modelo de educação e treinamento da equipe pediátrica: na forma de palestras e discussões de casos

d) modelo de atendimento a intercorrências: frequente na cobertura de unidades de emergência (prontos-socorros, unidades de terapia intensiva, etc.)
e) modelo de atendimento colaborativo e continuado, como nos transtornos da alimentação, dor crônica ou recorrente, etc.

A maior identificação de pacientes com problemas psicossociais e psicossomáticos, bem como a crescente utilização de serviços de saúde mental, têm incrementado o interesse pela colaboração entre a psiquiatria e outras áreas (Bergman; Fritz, 1985; Dulcan et al., 1990; Schowalter; Solnit, 1998), embora somente uma pequena porcentagem dessa população seja identificada pelos médicos-assistentes, sendo observadas cifras que vão desde 1 a 2% (Jellinek; Murphy, 1988) até cerca de um quarto dos acometidos (Cadman et al., 1987). A falta de comunicação interdisciplinar é, com frequência, responsabilizada por esse fato (Enzer et al., 1986; Fritz; Bergman, 1985; Oke; Mayer, 1991; Vandvik, 1994), ainda que algumas das dificuldades que podem interferir com a resolução da interconsulta em saúde mental possam ser descritas como (Lewis; Vitulano, 1988):

a) a incapacidade de alguns profissionais da saúde mental em entender a prática clínica (e vice-versa)
b) a falta (real ou percebida) de disponibilidade do profissional da saúde mental
c) problemas de identidade profissional em ambas as disciplinas
d) diferentes percepções dos pacientes (saúde *versus* doença)
e) diferentes técnicas de entrevista (anamnese *versus* escuta)
f) a ansiedade dos clínicos em lidar com os problemas emocionais dos pacientes e de suas famílias
g) questões de transferência e contratransferência
h) a limitação de tempo, tanto nas agendas ambulatoriais quanto nas internações
i) considerações financeiras, incluindo pagamento por parte dos planos de saúde à interconsulta psiquiátrica em pediatria
j) o amparo ambivalente ao conceito de cuidados mutidisciplinares coordenados à criança e sua família
k) oportunidades limitadas para continuidade do treinamento pediátrico
l) a pesquisa compartimentalizada, orientada para a doença, em vez de pesquisa biopsicossocial colaborativa e estudos de evolução inadequados

A maior viabilidade em identificar pacientes com problemas psicossociais e psicossomáticos, bem como a crescente utilização de serviços de saúde mental por crianças, têm incrementado o interesse na colaboração entre pediatra e psiquiatra infantil (Bergman; Fritz, 1985; Dulcan et al., 1990; Schowalter; Solnit, 1998). Estudos comprovam que, apesar de até 20% das crianças e dos adolescentes apresentarem transtornos mentais (Cassidy; Jellinek, 1998), sem incluir os que sofrem os efeitos do divórcio dos pais, de doenças crônicas, da adoção e da miséria (Cox, 1993), apenas uma pequena porcentagem dessa população é identificada por seus pediatras, com cifras que vão desde um quarto dos acometidos (Cadman et al., 1987) até cerca de 1 a 2% (Jellinek; Murphy, 1988). A falta de comunicação entre as duas disciplinas é, com frequência, responsabilizada por esse fato (Enzer et al., 1986; Fritz; Bergman, 1985; Oke; Mayer, 1991; Vandvik, 1994). Quando consideramos esses dados da literatura especializada, somos obrigados a pensar na precariedade do atendimento em psiquiatria infanto-juvenil em nosso país.

> A maior viabilidade em identificar pacientes com problemas psicossociais e psicossomáticos, bem como a crescente utilização de serviços de saúde mental por crianças, têm incrementado o interesse na colaboração entre pediatra e psiquiatra infantil (Bergman; Fritz, 1985; Dulcan et al., 1990; Schowalter; Solnit, 1998).

Chan (1996) acredita que as dificuldades da interconsulta em psiquiatria da infância são, sobretudo, decorrentes das diferenças na ênfase profissional, bem como dos déficits de comunicação e do estigma ligado, invariavelmente, à psiquiatria. Entretanto, a psiquiatria de ligação e a interconsulta consistem em uma oportunidade para o estabelecimento de uma ponte entre ambas as especialidades em benefício da criança, embora os pediatras, mesmo valorizando e necessitando dessa consultoria, costumem demonstrar um baixo nível de satisfação com os serviços de interconsulta psiquiátrica (Knapp, 1998a, 1998b; Ozbayrak; Coskun, 1993). Insatisfação essa, provavelmente, decorrente das dificuldades de colaboração entre psiquiatras e pediatras, relacionadas à falta de conhecimento da interação entre as doenças somáticas e os processos psicopatológicos (Vandvik, 1994). Ainda que consideremos todas essas dificuldades, a gradual aceitação dos modelos de psiquiatria de ligação, em especial nos hospitais terciários, é uma das grandes inovações nessas estruturas (Harden; Stathis; Wagner, 2005).

Estudo realizado por Heneghan e colaboradores (2008), objetivando abordar cuidados primários efetuados por pediatras e psiquiatras infantis, relata em seus resultados que os psiquiatras de crianças e adolescentes, com exce-

> Estudo realizado por Heneghan e colaboradores (2008), objetivando abordar cuidados primários efetuados por pediatras e psiquiatras infantis, relata em seus resultados que, com exceção dos que trabalham com aqueles acometidos por TDAH, concordavam que o próprio pediatra poderia ser responsável por identificar quadros relativos à saúde mental, até mesmo quando estavam envolvidas situações como ansiedade e depressão, embora mantendo o psiquiatra na retaguarda, ainda que este não fosse o encarregado do projeto terapêutico. Entretanto, ressaltam a fragilidade na formação pediátrica quanto a essas responsabilidades.

ção dos que trabalham com aqueles acometidos por TDAH, concordavam que o próprio pediatra poderia ser responsável por identificar quadros relativos à saúde mental, até mesmo quando estavam envolvidas situações como ansiedade e depressão, embora mantendo o psiquiatra na retaguarda, ainda que este não fosse o encarregado do projeto terapêutico. Entretanto, ressaltam a fragilidade na formação pediátrica quanto a essas responsabilidades.

Também nas escolas, a psiquiatria de ligação passa a ser importante, uma vez que procura estabelecer parâmetros que permitam introduzir desde um vocabulário específico até conhecimento referente a padrões de desempenho e possibilidades para que sejam feitos os encaminhamentos especializados (Walter; Berkowitz, 2005).

Contudo, as dificuldades com o treinamento e mesmo o desenvolvimento de projetos de interconsultas têm levado ao estudo de projetos de telepsicologia e telepsiquiatria que se prestam à discussão de problemas por meio de videoconferências, as quais oferecem retaguarda e facilidades maiores para o desenvolvimento desses recursos (Keilman, 2005).

Os psiquiatras são, com frequência, criticados por não serem "diretos", bem como por se valerem de um "dialeto" técnico, muitas vezes incompreensível aos profissionais das demais áreas. Também são responsabilizados por realizarem formulações longas e usarem jargões que prejudicam a comunicação. Por isso, durante o processo de interconsulta, sugere-se a elaboração de relatos concisos e direcionados, que incluam dados a respeito do diagnóstico, dos objetivos do tratamento e considerações de ordem prática sobre o manejo e prognóstico do caso (Chan, 1996).

Dubois, Nugent e Broder (1991) sugerem que o interconsultor deve lembrar de que não é a "autoridade em comando", mas alguém convocado a compartilhar sua experiência e conhecimento para auxiliar a equipe responsável pelo caso na resolução de um problema. Assim, com sua formação médica, pode dispor de um papel inigualável na relação com as demais disciplinas, no sentido de oferecer um diagnóstico diferencial e uma hipótese mais provável. Ele está em posição de oferecer à equipe uma perspectiva das influências biológicas e psicossociais sobre a condição que trouxe o paciente ao atendimento.

Em consequência, ele não deve conduzir diretamente os procedimentos terapêuticos, mas recomendar as propostas de intervenção que sejam mais efetivas. Havendo indicação de psicofarmacoterapia, pode prescrever e supervisionar um teste terapêutico para avaliar a tolerância e eficácia da medicação, podendo encaminhar por escrito ao médico que acompanha o paciente (ou que virá a acompanhá-lo, quando da alta) as orientações relacionadas ao prosseguimento do tratamento.

Caso tenha experiência na administração de centros de tratamento ou programas de atendimento em maior escala, pode oferecer supervisão e gerência à chefia da equipe. Isso porque o desenvolvimento profissional é de extrema importância para garantir um "efeito multiplicador" das ações instituídas a longo prazo.

Subotsky e Brown (1990) ressaltam que, apesar de não dispensar a demanda de equipes multidisciplinares em saúde mental, o psiquiatra interconsultor oferece uma oportunidade aceitável e acessível a pacientes com problemas psicossociais de serem avaliados e atendidos, dada a maior possibilidade de comunicação entre ele e o médico solicitante. Benierakis (1995) insiste na obrigação desse profissional em promover, desenvolver e manter a dimensão psicossocial e pessoal no ensino e na prática da medicina.

Podemos dizer que, habitualmente, cabe ao pediatra a função essencial de diagnosticar a psicopatologia associada (Vandvik, 1994), em razão do pequeno número de profissionais habilitados a trabalhar com psiquiatria. Entretanto, mesmo diagnosticando a ausência de transtornos mentais em cerca de 84% dos pacientes, o que demonstra uma alta especificidade, os pediatras detectam apenas em torno de 17% dos transtornos mentais e do comportamento, o que representa uma baixa sensibilidade (Costello et al., 1988). Dessa maneira, o problema consiste em desenvolver maneiras mais efetivas de utilizar as habilidades do psiquiatra, uma vez que seu número dificilmente atingirá a quantidade necessária (sobretudo em nosso meio) para que ele mesmo efetue o atendimento direto dos pacientes, na maioria dos casos (Froese; Dwyer-Sepic; Parker, 1997; Rae-Grant, 1986).

Considerando que o interconsultor atua em numerosos domínios, sendo seu cliente não só o paciente, mas também os pais e demais membros da equipe, faz-se necessário o "efeito multiplicador" descrito por Dubois, Nugent e Broder (1991), no qual o psiquiatra deve, a partir da consultoria e da supervisão a outros profissionais envolvidos diretamente nos cuidados, introduzir conceitos de prevenção, diagnóstico e tratamento aos demais membros da equipe.

FATORES DE RISCO

Há maior probabilidade de ocorrer transtornos mentais durante um seguimento clínico (ambulatorial ou sob internação) quando na vigência dos seguintes fatores de risco (Gortmaker et al., 1990; Lewis, 1994):

a) lactentes (pelo alto grau de imaturidade e dependência)
b) sexo masculino
c) família de figura parental única (em geral, a genitora)
d) baixa renda familiar
e) psicopatologia pré-mórbida
f) distúrbios nas relações familiares
g) algum dos membros da família com diagnóstico psiquiátrico
h) tipo e gravidade da doença de base e suas repercussões
i) doença crônica e hospitalizações múltiplas (Sauceda Garcia; Maldonado Duran; Angel Montoya Cabrera, 1994)
j) tipo de preparo para a hospitalização (impacto sobre a rotina de vida do paciente e de sua família)
k) percepção cognitiva parental da doença, com envolvimento de expectativas fantasiosas e reações familiares, incluindo sentimentos de desesperança e pessimismo
l) prejuízo de função, imobilização, desfiguração e perda da autonomia
m) sentimentos parentais de perda e luto, culpa, depressão e ansiedade, exaustão, isolamento, atritos conjugais e problemas financeiros

Algumas situações e certos diagnósticos envolvem dificuldades especiais quanto à detecção e/ou abordagem referentes a paciente/família/equipe. Assim, observamos essas dificuldades específicas quando (Krener; Wasserman, 1994):

a) há discrepância relacionada às informações colhidas de diferentes informantes (paciente, pais, outros familiares, professores, etc.) durante o processo diagnóstico, visto que o médico avalia um indivíduo dependente e tutelado, que é trazido à avaliação, nem sempre com "as melhores intenções" por parte do cuidador. Tem-se, então, os riscos consequentes porque muitos desses relatos discrepantes refletem, de fato, condições clínicas muito mais delicadas e significativas do que aparentam a princípio (Jensen et al., 1999)
b) há dificuldades diagnósticas sobre a origem da demanda diagnóstica inicial (ou piora do quadro): se orgânica (pelo mesmo diagnóstico clínico ou por uma comorbidade) ou de base psicossomática (influenciada pelos mecanismos de defesa do paciente e de sua família ante

o processo mórbido, e estresse resultante, de acordo com as características de seu sistema familiar)
c) ocorrem sintomas comportamentais em condições orgânicas (p. ex., porfiria, doença de Wilson, lúpus eritematoso sistêmico, síndrome da imunodeficiência adquirida, etc.)
d) há efeitos colaterais das intervenções terapêuticas (p. ex., esteroides, anticonvulsivantes, etc.) interferindo no comportamento do paciente
e) ocorrem casos de síndrome de Munchausen por procuração (*by proxy*), que vem a ser a indução persistente de sintomas ou doenças (em geral infligida pela mãe) na criança (Meadow, 1977), com vistas a gerar um diagnóstico e obter atenção médica, com graus variados de sofrimento impingidos ao menor
f) há ausência de confirmação diagnóstica, apesar de exaustiva investigação, gerando insatisfação e deterioração da relação médico-paciente

Em virtude de todos esses aspectos, o papel do psiquiatra é intervir, atuando junto à equipe, com o intuito de contribuir com sua experiência específica na abordagem de tais situações; junto à família, criando um canal para que as angústias e ansiedades que afloram sejam identificadas e abordadas; e, sobretudo, advogando em prol do paciente pediátrico, ao ressaltar suas necessidades e seu sofrimento, valorizando sua opinião ante os pais e profissionais que o atendem.

QUADRO CLÍNICO

Cerca de 20% da população pediátrica sofrem de doenças crônicas *minor* (otites de repetição, asma e distúrbios alérgicos), e 10% padecem de alguma doença crônica de maior gravidade (Neff; Anderson, 1995). Assim, crianças e adolescentes portadores de dificuldades emocionais e comportamentais costumam apresentar ao pediatra sintomas físicos inexplicáveis do ponto de vista clínico (Campo; Fritsch, 1994), além de visitarem com mais frequência seus atendimentos (Zuckerman; Moore; Glei, 1996).

O *Ontario Child Health Study* (Cadman et al., 1987), levantamento populacional conhecido e considerado, graças à riqueza de informações que obteve a partir de um interrogatório baseado no DSM-III, foi realizado em quatro regiões administrativas e geográficas de Ontário (Canadá). O levantamento mostrou que crianças portadoras de doenças crônicas e in-

> O *Ontario Child Health Study* (Cadman et al., 1987) [...] mostrou que crianças portadoras de doenças crônicas e incapacitantes apresentavam taxas significativamente maiores de diagnósticos psiquiátricos, assim como isolamento e baixa competência em atividades recreacionais.

capacitantes apresentavam taxas significativamente maiores de diagnósticos psiquiátricos, assim como isolamento e baixa competência em atividades recreacionais. Nos seis meses anteriores ao levantamento, viu-se que 27,5% do grupo com diagnóstico psiquiátrico haviam utilizado serviços de saúde mental, contra 7,6% dos que não apresentavam transtorno mental. Além disso, apesar de ser uma população que comparecia amiúde ao médico, apenas um quarto dos incapacitados com sintomas psíquicos frequentavam algum serviço de saúde mental.

Breslau (1985) descreveu, ao investigar crianças com variadas condições incapacitantes, aumento na probabilidade de surgimento de transtornos mentais nessa população, principalmente se houvesse associação a retardo mental (presente em 40% da amostra), o que duplicava o risco. Entretanto, o transtorno mental grave secundário à incapacidade física era similar ao de crianças da população geral.

Garralda e Bailey (1989) avaliaram, por meio de questionários respondidos pelos pais na primeira visita à clínica, pacientes pediátricos entre 7 e 12 anos, seguidos em regime ambulatorial no período entre 1986 e 1987. Eles detectaram 28% de transtornos mentais em uma amostra com alta prevalência de enxaqueca, asma, dores abdominais, enurese, cefaleias e encoprese, entre outras condições, diagnósticos pediátricos sabidamente associados a bases psicossomáticas.

Estima-se que fatores psíquicos desempenhem um papel importante na etiologia de mais de 50% das condições mórbidas que ocasionam atendimento ambulatorial. Entre as restantes, muitas desenvolvem "sequelas" emocionais em virtude da condição orgânica (Lask, 1994), principalmente quando há presença de uma condição clínica crônica e/ou incapacitante, muitas vezes associada a múltiplas internações, procedimentos invasivos, desestruturação familiar e absenteísmo. Nessas condições, essas cifras sobem de forma vertiginosa.

Assim, os sintomas mais presentes na vigência de estresse psíquico associado à doença são (Lewis, 1994):

a) sintomas biopsicológicos, como mal-estar, dor, irritabilidade, distúrbios do apetite e do sono
b) comportamento de maior apego, caracterizado por necessidade de maior contato físico, colo, pedidos ou exigências constantes; maior ansiedade de separação

c) comportamentos de regressão, tais como sugar o dedo, regressão na linguagem e no controle esfincteriano, e atitudes imaturas
d) atitudes de passividade, com aparecimento de sentimentos de desesperança e impotência
e) fantasias aterrorizantes sobre a doença e os procedimentos, que ocasionam ideias de punição, medo de mutilação e lesões físicas
f) ansiedade e mobilização de defesas, tais como negação, sintomas fóbicos e sintomas conversivos
g) precipitação e agravamento de sintomas psiquiátricos pré-mórbidos

Cabe ressaltar que tanto a família quanto o clínico costumam demonstrar indignação, identificando a interconsulta como uma ofensa ao paciente ou um "atestado" de incompetência da família ou do próprio médico-assistente, o qual muitas vezes seleciona como indicação de interconsulta somente aqueles casos em que já se instalaram profundas dificuldades no relacionamento médico-paciente/família, ou pacientes ou famílias que demonstram seu sofrimento psíquico por meio dos chamados sintomas *externalizadores* (agressividade, ansiedade, agitação psicomotora, conduta desafiadora e de oposição, etc.). Impede-se, desse modo, que outros pacientes com sintomas internalizadores (apatia, inapetência, inibição psicomotora, etc.) sejam auxiliados em decorrência da ausência de uma avaliação.

Em uma avaliação retrospectiva (Ferreira et al., 2003) da demanda de atendimento e forma de atuação do Setor de Interconsultas, a partir de levantamento das interconsultas solicitadas por diversas clínicas do Hospital das Clínicas da Faculdade de Medicina da Universidade de São Paulo (HC-FMUSP) e levadas a termo pelo Serviço de Psiquiatria da Infância e da Adolescência do Instituto de Psiquiatria do Hospital das Clínicas da Faculdade de Medicina da Universidade de São Paulo (SEPIA-IPq-HC-FMUSP), foram avaliadas 83 interconsultas de pacientes de ambos os sexos, com idades de até 18 anos, durante o período de março de 1993 a dezembro de 1999, obedecendo aos critérios diagnósticos do DSM-III-R e da CID-9 (então vigentes), sendo feitas comparações com dados da literatura internacional pertinente.

Foi possível verificar que a idade média obtida se diferenciava das citadas por outros autores (Gortmaker et al., 1990; Lai; Wong, 1994; McFadyen; Broster; Black, 1991), uma vez que foi encontrada uma idade média de 12,79 anos +/- 3,05, enquanto aqueles, em diferentes amostras analisadas, observaram idade média de 9,8 (Lai; Wong, 1994) e 10,4 anos (McFadyen; Broster; Black, 1991) para todos os pacientes estudados, com 40% dos estudados por Sauvage e colaboradores (1989) apresentando idade inferior a 5 anos. Em relação ao sexo, os resultados também diferiram dos relatados por outros autores. Assim, enquanto McFadyen, Broster e Black (1991) observam uma relação homem:mulher de 1,5/1, e Lai e Wong (1994), de 1,2/3,5, encontramos em nosso meio proporção semelhante em ambos os sexos.

O encaminhamento, também de forma diferente da descrita por outros autores, teve como principal fonte o pronto-socorro, embora a pediatria (em conjunto com a neuropediatria) também apresentasse número considerável de encaminhamentos. Entretanto, mesmo sendo substancial, esse número não chegou a atingir os índices de 55% referidos por McFadyen, Broster e Black (1991), nem foi duas vezes maior das unidades pediátricas, conforme o referido por Vandvik (1994). Essa diferença talvez seja decorrente de o Instituto da Criança do HC-FMUSP possuir um serviço específico de higiene mental, com características próprias, capaz de atender a demanda apenas em parte, uma vez que, conforme destaca Rae-Grant (1986), uma grande proporção dos casos de transtornos mentais e da conduta é tratada primeiro pelo próprio pediatra. Isso se deve, principalmente, à escassez de psiquiatras dedicados ao atendimento da infância e da adolescência.

Considerando as queixas, não foram verificadas diferenças significativas quando comparadas às provenientes de outros serviços, ou seja, da mesma maneira que o observado por Hong e Lim (1999), Vandvik (1994), Lai e Wong (1994) e McFadyen, Broster e Black (1991), pôde-se constatar predomínio de depressão, sintomatologia somática associada a doenças físicas e distúrbios comportamentais associados à conduta agressiva e destrutiva, caracterizando categorias relacionadas a crises psiquiátricas propriamente ditas (tentativa ou risco de suicídio, comportamento violento, psicoses agudas) e condutas com predomínio emocional, ou reações vivenciais (Chan, 1996).

No que se refere ao diagnóstico clínico, essa amostra se caracterizou por doenças crônicas (epilepsia, lúpus) ou acidentes (traumatismos físicos e elétricos, queimaduras), não sendo observada grande frequência de quadros como asma, diabete ou paralisia cerebral, conforme salienta Lai e Wong (1994). Os diagnósticos psiquiátricos envolvidos mostraram predomínio de síndromes mentais orgânicas agudas (21,7%), quadros depressivos (19,3%), reações de ajustamento (12%), quadros dissociativos (12%) e reações de estresse pós-traumático (6%). Cabe lembrar que diagnósticos sem elucidação, embora altos nessa amostragem (6%), não correspondem aos encontrados por Lai e Wong (1994) e McFadyen, Broster e Black (1991), que referem, respectivamente, 19,7 e 22% como casos sem diagnóstico psiquiátrico.

Por fim, a intervenção realizada foi, em essência, a psicofarmacológica (42,2%), o que caracteriza abordagem bem diversa daquela citada por outros autores, que relatam como principal método de intervenção a terapia familiar (McFadyen; Broster; Balck, 1991). Essa diferença provavelmente se deve à própria filosofia institucional, que privilegia a abordagem medicamentosa, em detrimento de outras intervenções de caráter psicossocial.

SERVIÇOS DE PSIQUIATRIA DE LIGAÇÃO E INTERCONSULTA PSIQUIÁTRICA

Quando é chamado a prestar seus serviços em uma enfermaria clínica, o psiquiatra visa:

a) ajudar o paciente e sua família a lidar com o estresse implicado no processo (doença, internação, procedimentos, etc.)
b) identificar os transtornos mentais que possam coexistir com a doença clínica
c) avaliar as possíveis causas de sintomas psíquicos que emergem durante uma doença clínica, sugerindo a terapêutica, principalmente se a abordagem clínica não puder atender a essas questões ou não se obtiver uma adequada abordagem ao estresse do processo *per se*
d) proporcionar melhoria de situações de baixa adesão ao tratamento (Krener; Wasserman, 1994)

Dessa forma, o processo de interconsulta em psiquiatria envolve o conhecimento da psicopatologia e do desenvolvimento normal, seu diagnóstico e tratamento, bem como a familiaridade com a clínica e as práticas hospitalares (Lewis, 1994). Assim, as solicitações de interconsulta psiquiátrica, em geral, pertencem a uma (ou mais) das seguintes categorias (Lewis, 1994):

a) emergências, como as tentativas de suicídio (Press; Khan, 1997), e *delirium* (o chamado "estado confusional agudo"), etc.
b) diagnóstico diferencial de sintomas somatoformes (ante a investigação clínica pertinente sem uma elucidação diagnóstica satisfatória)
c) atendimento conjunto (Godding; Kruth; Jamart, 1997; Hansen, 1997) de indivíduos com doenças suscetíveis ao estresse (asma, artrite reumatoide, retocolite ulcerativa, etc.)
d) diagnóstico e atendimento de sintomas psiquiátricos na evolução de doença clínica (p. ex., sintomas depressivos após uma síndrome *mono-like,* ou durante tratamento de leucemia)
e) doenças crônicas (North; Eminson, 1998) e suas repercussões psicossociais
f) reações a intervenções terapêuticas (transplante de medula óssea, enxertos cutâneos para queimaduras extensas, etc.)
g) reações a doenças (involução do desenvolvimento, secundário a uma encefalite)

TRATAMENTO

Após realizar o diagnóstico, o papel do psiquiatra durante abordagem terapêutica deverá se guiar por princípios que são caracterizados como (Lask, 1994):

a) a definição clara e concisa dos objetivos terapêuticos a curto, médio e longo prazos, baseados em uma abordagem compreensiva
b) a escolha da melhor opção terapêutica, a partir da avaliação das necessidades e particularidades de cada paciente, sempre de forma individualizada
c) o estabelecimento de uma conduta terapêutica flexível
d) a atuação incisiva, com a finalidade de atingir os objetivos propostos

A variedade de técnicas passíveis de utilização é grande, e seu detalhamento, item a item, foge ao escopo deste capítulo. Podemos, contudo, citar como partes do arsenal terapêutico do psiquiatra de ligação:

a) orientação e terapia familiar
b) técnicas comportamentais (frequentes no preparo para a hospitalização, na antecipação de possíveis reações a procedimentos invasivos, em casos de vômitos, fobias por objetos hospitalares como agulhas, etc.)
c) psicoterapia individual (em geral, de difícil aplicação, dadas as características do *setting*)
d) psicofarmacoterapia (quando indicada e possível, diante das condições clínicas)
e) manejo (farmacológico e comportamental) da dor

> É importante ressaltar o papel do psiquiatra também junto à equipe, oferecendo suporte às questões e angústias que surjam no grupo, identificando e abordando as repercussões emocionais que apareçam diante de casos mais delicados ou temas mais polêmicos, quer mediante exposições de cunho psicoeducacional, quer a partir de reuniões periódicas para discussão dos casos.

É importante ressaltar o papel do psiquiatra também junto à equipe, oferecendo suporte às questões e angústias que surjam no grupo, identificando e abordando as repercussões emocionais que apareçam diante de casos mais delicados ou temas mais polêmicos, quer mediante exposições de cunho psicoeducacional, quer a partir de reuniões periódicas para discussão dos casos.

CONCLUSÕES

Podemos considerar que o psiquiatra interconsultor permite a expressão de vivências, angústias, conflitos e mecanismos de defesa do paciente, da família e da equipe envolvidos, que interferem ou são desencadeados pela doença. Ele intervém utilizando não somente medidas psicofarmacológicas, mas também abordagens psicoterápicas (individuais ou familiares), bem como favorecendo o relacionamento entre a equipe e o paciente, para que se possa observar uma melhor evolução dos quadros (Cramer, 1992).

Apesar de a psiquiatria de ligação e a interconsulta psiquiátrica serem hoje uma área de atuação ainda tímida e incipiente em nosso meio, não há dúvidas, diante do exposto, sobre a importância de implementar cada vez mais esses esforços interdisciplinares para garantir uma abordagem mais integral do paciente e de sua família, assegurando, desse modo, condições mais favoráveis para a resolução dos problemas que surjam no decorrer de um tratamento médico de longa duração.

REFERÊNCIAS

ABRAHAM, A.; SILBER, T. J.; LYON, M. Psychosocial aspects of chronic illness in adolescence. *Indian J. Pediatr.*, v. 66, n. 3, p. 447-453, 1999.

AHSANUDDIN, K. M.; ADAMS, J. E. Setting up a pediatric consultation-liaison service. *Psychiatr. Clin. North Am.*; v. 5, n. 2, p. 259-270, 1982.

ASSUMPÇÃO JÚNIOR, F. B. *A psiquiatria infantil brasileira*: um esboço histórico. São Paulo: Lemos, 1997.

BENIERAKIS, C. E. The function of the multidisciplinary team in child psychiatry: Clinical and educational aspects. *Can. J. Psychiatry*, v. 40, n. 6, p. 348-353, 1995.

BERGMAN, A. S.; FRITZ, G. K. Pediatricians and mental health professionals. Patterns of collaboration and utilization. *Am. J. Dis. Child.*, v. 139, n. 2, p. 155-159, 1985.

BRENNEMAN, J. The menace of psychiatry. *Am. J. Dis. Child.*, v. 42, p. 376-402, 1931.

BRESLAU, N. Psychiatric disorder in children with physical disabilities. *J. Am. Acad. Child Psychiatr.*, v. 24, n. 1, p. 87-94, 1985.

BRODIE, H. K. H. Presidential address: psychiatry – its locus and its future. *Am. J. Psychiatry*, v. 140, n. 8, p. 965-968, 1983.

BRUN, D. *A criança dada por morta*. Riscos psíquicos da cura. São Paulo: Casa do Psicólogo, 1996.

BURKET, R. C.; HODGIN, J. D. Pediatricians' perceptions of child psychiatry consultations. *Psychosomatics*, v. 34, n. 5, p. 402-408, 1993.

CADMAN, D. et al. Chronic illness, disability, and mental and social well-being: Findings of the Ontario Child Health Study. *Pediatrics*, v. 79, n. 5, p. 805-813, 1987.

CAMPO, J. V. et al. Child and adolescent psychiatry in general children's hospitals: a survey of chairs of psychiatry. *Psychosomatics*, v. 41, n. 2, p. 128-133, 2000.

CAMPO, J. V.; FRITSCH, S. L. Somatization in children and adolescents. *J. Am. Acad. Child Adolesc. Psychiatry*, v. 33, n. 9, p. 1223-1235, 1994.

CASSIDY, L. J.; JELLINEK, M. S. Approaches to recognition and management of childhood psychiatric disorders in pediatric primary care. *Pediatr. Clin. North Am.*, v. v. 45, n. 5, p. 1037-1052, 1998.

CATALDO, M.; MALDONADO, A. J. Psychological effects of paediatric intensive care on staff, patient & family. In: ROGERS, M. C. (Ed.). *Textbook of paediatric intensive care*. Maryland, USA: Williams & Wilkins, 1987. v. 2, p. 1461-1481.

CHAN, S. Child psychiatric consultation and liaison in pediatrics. *Singapore Med. J.*, v. 37, n. 2, p. 194-196, 1996.

COSTELLO, E. J. et al. Psychopathology in paediatric primary care: the new hidden morbidity. *Paediatrics*, v. 82, n. 3, p. 415-424, 1988.

COUSENS, P. et al. Cognitive effects of cranial irradiation in leukaemia: A survey and meta-analysis. *J. Child Psychol. Psychiat.*, v. 29, n. 6, p. 839-852, 1988.

COX, A. D. Preventive aspects of child psychiatry. *Arch. Dis. Child.*, v. 68, n. 5, p. 691-701, 1993.

CRAMER, B. Le rôle du psychiatre de liaison dans le cadre de la maladie chronique. *Schweiz Med. Wschr.*, v. 122, p. 83-87, 1992.

DUBOIS, J. R.; NUGENT, K.; BRODER, E. Psychiatric consultation with children in under-serviced areas: lessons from experiences in Northern Ontario. *Can. J. Psychiatry*, v. 36, n. 6, p. 456-461, 1991.

DULCAN, M. K. et al. The pediatrician as gatekeeper to mental health care for children: Do parents' concerns open the gate? *J. Am. Acad. Child Adolesc. Psychiatry*, v. 29, n. 3, p. 453-458, 1990.

ENZER, N. B. et al. Interferences in collaboration between child psychiatrists and pediatricians: A fundamental difference in attitude toward childhood. *J. Dev. Behav. Pediatr.*, v. 7, n. 3, p. 186-193, 1986.

FERREIRA, A. R. et al. Interconsulta psiquiátrica infantil: análise de um serviço. *Pediatr Mod.*, v. 39, n. 6, p. 194-201, 2003.

FRANÇOSO, L. P. C.; VALLE, E. R. M. A criança com câncer: estudo preliminar. *Pediatr. Mod.*, v. 35, n. 5, p. 320-331, 1999.

FRIEDMAN, R. S.; MOLAY, F. A history of psychiatric consultation in America. *Psychiatr. Clin. North Am.*, v. 17, n. 3, p. 667-681, 1994.

FRITZ, G. K.; BERGMAN, A. S. Child psychiatrists seen through pediatricians' eyes: Results of a national survey. *J. Am. Acad. Child. Adolesc. Psychiatry*, v. 24, n. 1, p. 81-86, 1985.

FROESE, A.; DWYER-SEPIC, P.; PARKER, K. Child psychiatric consultation service to community agencies: A collaborative approach involving three community agencies. *Can. J. Psychiatry*, v. 42, n. 6, p. 656-858, 1997.

GARRALDA, M. E.; BAILEY, D. Psychiatric disorders in general paediatric referrals. *Arch. Dis. Child.*, v. 64, n. 12, p. 1727-1733, 1989.

GARRALDA, M. E.; PALANCA, M. I. Psychiatric adjustment in children with chronic physical illness. *BJHM*, v. 52, n. 5, p. 230-234, 1994.

GLEDHILL, J.; RANGEL, L.; GARRALDA, E. Surviving chronic physical illness: Psychosocial outcome in adult life. *Arch. Dis. Child.*, v. 83, n. 2, p. 104-110, 2000.

GODDING, V.; KRUTH, M.; JAMART, J. Joint consultation for high-risk asthmatic children and their families, with pediatrician and psychiatrist as co-therapists: Model and evaluation. *Fam. Process*, v. 36, n. 3, p. 265-280, 1997.

GORTMAKER, S. L. et al. Chronic conditions, socioeconomic risks, and behavioral problems in children and adolescents. *Pediatrics*, v. 85, n. 3, p. 267-276, 1990.

GRAHAM, P. J.; TURK, J. Psychiatric aspects of pediatric disorders. In: LEWIS, M. (Ed.). *Child and adolescent psychiatry*: a comprehensive textbook. Baltimore: Willians & Wilkins, 1996. p. 989-1005.

HANSEN, R. C. Pediatric psychocutaneous disorders. *Curr. Opin. Pediatr.*, v. 9, n. 4, p. 367-371, 1997.

HARDEN, S.; STATHIS, S.; WAGNER, I. Redevelopment of a consultation-liason service at a tertiary paediatric hospital. *Australas Psychiatry*, v. 3, n. 2, p. 169-172, 2005.

HENEGHAN, A. et al. Pediatrician´s role in providing mental health care for children and adolescents: do pediatricians and child and adolescent psychiatrists agree? *J. Dev. Behav. Pediatr.*, v. 29, n. 4, p. 262-269, 2008.

HERSOV, L. Child Psychiatry in Britain: the last 30 years. *J. Child Psychol. Psychiatry*, v. 27, n. 6, p. 781-801, 1986.

HOEKSTRA-WEEBERS, J. E. H. M. et al. Risk factors for psychological maladjustment of parents of children with cancer. *J. Am. Acad. Child Adolesc. Psychiatry*, v. 38, n. 12, p. 1526-1535, 1999.

HOLMES, H. A.; HOLMES, F. F. After ten years, what are the handicaps and life styles of children treated for cancer? *Clin. Pediatr.*, v. 14, n. 9, p. 819-823, 1975.

HONG, C. P.; LIM, L. C. Child psychiatric consultations in a general hospital. *Singapore Med. J.*, v. 40, n. 9, p. 584-586, 1999.

JELLINEK, M. S.; MURPHY, J. M. Screening for psychosocial disorders in pediatric practice. *Am. J. Dis. Child.*, v. 142, n. 11, p. 1153-1157, 1988.

JENSEN, P. S. et al. Parent and child contributions to diagnosis of mental disorder: Are both informants always necessary? *J. Am. Acad. Child Adolesc. Psychiat.*, v. 38, n. 12, p. 1569-1579, 1999.

JONOVSKA, S.; JENGIC, V. S. The role of importance of consulting psychiatry in paediatric surgery. *Psychiatr. Danub.*, v. 20, n. 3, p. 426-428, 2008.

KAZAK, A. E. et al. Predicting posttraumatic stress symptoms in mothers and fathers of survivors of childhood cancers. *J. Am. Acad. Child Adolesc. Psychiatry*, v. 37, n. 8, p. 823-831, 1998.

KEILMAN, P. Telepsychiatry with child welfare families referred to a family service agency. *Telemed. J. E. Health*, 11, n. 1, p. 98-101, 2005.

KNAPP, P. K.; HARRIS, E. S. Consultation-liaison in child psychiatry: a review of the past 10 years: part I: clinical findings. *J. Am. Acad. Child Adolesc. Psychiatry*, v. 37, n. 1, p. 17-25, 1998a.

KNAPP, P. K.; HARRIS, E. S. Consultation-liaison in child psychiatry: a review of the past 10 years: part II: research on treatment approaches and outcomes. *J. Am. Acad. Child Adolesc. Psychiatry*, v. 37, n. 2, p. 139-146, 1998b.

KOKKONEN, J.; KOKKONEN, E. R. Prevalence of mental disorders in young adults with chronic physical diseases since childhood as identified by the Present State Examination and the CATEGO program. *Acta Psychiatr. Scand.*, v. 87, n. 4, p. 239-243, 1993.

KRENER, P. K. G.; WASSERMAN, A. L. Diagnostic dilemmas in pediatric consultation. *Child Adolesc. Psychiat. Clin. North Am.*, v. 3, n. 3, p. 485-512, 1994.

KUCZYNSKI, E. Psiquiatria de ligação e interconsulta psiquiátrica na infância e na adolescência. In: ASSUMPÇÃO JÚNIOR, F. B.; KUCZYNSKI, E. *Tratado de psiquiatria da infância e adolescência*. São Paulo: Atheneu, 2003.

LAI, K. Y. C.; WONG, C. K. Patterns of refferal to child psychiatry in Hong Kong. *Aust. N. Zeal. J. Psychiat.*, v. 28, n. 3, p. 412-417, 1994.

LASK, B. Paediatric liaison work. In: RUTTER, M.; TAYLOR, E.; HERSOV, L. (Ed.). *Child and adolescent psychiatry*: modern approaches. 3rd Edn. Oxford: Blackwell, 1994. p. 996-1005.

LEWIS, M. Consultation process in child and adolescent psychiatric consultation-liaison in Pediatrics. *Child. Adolesc. Psychiat. Clin. North Am.*, v. 3, n. 3, p. 439-448. 1994.

LEWIS, M.; KING, R. A. Preface. *Child. Adolesc. Psychiat. Clin. North Am.*, v. 3, n. 3, p. xi-xii, 1994.

LEWIS, M.; LEEBENS, P. K. The consultation process in child and adolescent psychiatric consultation-liaison in Pediatrics. In: LEWIS, M. (Ed.). *Child and adolescent psychiatry*: a comprehensive textbook. 2nd Edn. Baltimore: Willians & Wilkins, 1996. p. 935-939.

LEWIS, M.; VITULANO, L. A. Child and adolescent psychiatry consultation-liaison services in pediatrics: what messages are being conveyed? *J. Dev. Behav. Pediatr.*, v. 9, n. 6, p. 388-390, 1988.

MATTSSON, A. Long-term physical illness in childhood: a challenge to psychosocial adaptation. *Pediatrics*, v. 50, n. 5, p. 801-811, 1972.

McFADYEN, A.; BROSTER, G.; BLACK, D. The impact of a child psychiatry liaison service on patterns of referral. *Br. J. Psychiat.*, v. 158, p. 93-96, 1991.

MEADOW, R. Munchausen syndrome by proxy: the hinterland of child abuse. *Lancet*, v. 2, n. 8033, p. 343-345, 1977.

MELEIROS, A. M. A. S. Aspectos psicológicos nas doenças somáticas infantis. In: ASSUMPÇÃO JÚNIOR, F. B. *Psiquiatria da infância e da adolescência*. São Paulo: Santos-Maltese, 1994. p. 355-366.

MRAZEK, D. A. Doenças pediátricas crônicas e hospitalizações múltiplas. In: LEWIS, M. (Ed.). *Tratado de psiquiatria da infância e adolescência*. Porto Alegre: Artes Médicas, 1995. p. 1054-1063.

NEFF, J. M.; ANDERSON, G. Protecting children with chronic illness in a competitive marketplace. *J. Am. Med. Assoc.*, v. 274, n. 23, p. 1866-1869, 1995.

NORTH, C.; EMINSON, M. A review of a psychiatry-nephrology liaison service. *Eur. Child. Adolesc. Psychiatry*, v. 7, n. 4, p. 235-245, 1998.

OKE, S.; MAYER, R. Referrals to child psychiatry: a survey of staff attitudes. *Arch. Dis. Child.*, v. 66, n. 7, p. 862-865, 1991.

OZBAYRAK, K. R.; COSKUN, A. Attitudes of pediatricians toward psychiatric consultations. *Gen. Hosp. Psychiatry*, v. 15, n. 5, p. 334-338, 1993.

PHILLIPS, S.; SARLES, R. M.; FRIEDMAN, S. B. Consultation and referral: when, why, and how. *Pediatr. Ann.*, v. 9, n. 7, p. 269-275, 1980.

PLESS, I. B. et al. Chronic physical illness in childhood: psychological and social effects in adolescence and adult life. *Dev. Med. Child. Neurol.*, v. 31, n. 6, p. 746-755, 1989.

PRESS, B. R.; KHAN, S. A. Management of the suicidal child or adolescent in the emergency department. *Curr. Opin. Pediatr.*, v. 9, n. 3, p. 237-241, 1997.

RAE-GRANT, Q. Child psychiatrists in the 90's: who will want us, who will need us. *Can. J. Psychiat.*, v. 31, n. 6, p. 493-498, 1986.

ROTHENBERG, M. B. Child psychiatry consultation-liaison services in the hospital setting: a review. *Gen. Hosp. Psychiatry*, v. 1, n. 4, p. 281-286, 1979.

SAUCEDA GARCIA, J. M.; MALDONADO DURAN, J. M.; ANGEL MONTOYA CABRERA M. Nuevas perspectivas en la psiquiatría de enlace: la experiencia del Hospital de Pediatría del Centro Médico Nacional Siglo XXI. *Gac. Med. Mex.*, v. 130, n. 2, p. 72-74, 1994.

SAUVAGE. D. et al. Psychiatrie de consultation-liaison à l'hôpital pédiatrique. *Arch. Fr. Pediatr.*, v. 46, p. 559-565, 1989.

SAWYER, M. G. et al. Influence of parental and family adjustment on the later psychological adjustment of children treated for cancer. *J. Am. Acad. Child. Adolesc. Psychiatry*, v. 37, n. 8, p. 815-822, 1998.

SCHOWALTER, J. E.; SOLNIT, A. J. Working with the primary care physician. *Child. Adolesc. Psychiatr. Clin. N. Am.*, v. 7, n. 3, p. 599-613, 1998.

SCRUTTON, D. The pediatric clinic: disability and the family [Editorial]. *Dev. Med. Child. Neurol.*, v. 42, p. 75, 2000.

SOMERVILLE, J. "Grown-up" survivors of congenital heart disease: who knows? who cares? *BJHM*, v. 43, n. 2, p. 132-136, 1990.

STEIN, R. E. K. Chronic physical disorders. *Ped. Rev.*, v. 13, n. 6, p. 224-229, 1992.

SUBOTSKY, F.; BROWN, R. M. Working alongside the general practitioner: a child psychiatric clinic in the general practice setting. *Child. Care Health Dev.*, v. 16, n. 3, p. 189-196, 1990.

TORRES, W. C. *A criança diante da morte*: desafios. São Paulo: Casa do Psicólogo, 1999.

VAN DONGEN-MELMAN, J. E. W. M. et al. Late consequences for parents of children who survived cancer. *J. Pediatr. Psychol.*, v. 20, n. 5, p. 567-586, 1995.

VAN DONGEN-MELMAN, J. E. W. M.; SANDERS-WOUDSTRA, J. A. R. Psychosocial aspects of childhood cancer: a review of the literature. *J. Child. Psychol. Psychiatry*, v. 27, n. 2, p. 145-180, 1986.

VANDVICK, I. H. Collaboration between child psychiatry and pediatrics: the state of the relationship in Norway. *Acta Paediatr.*, v. 83, n. 8, p. 884-887, 1994.

WALTER, H. J.; BERKOWITZ, I. H. Practice parameter for psychiatric consultation to schools. *J. Am. Acad. Child. Adolesc. Psychiatry*, v. 44, n. 10, p. 1068-1083, 2005.

WELLISCH, D.; PASNAU, R. Psychology interns on a consultation: liaison service. *Gen. Hosp. Psychiatry*, v. 1, n. 4, p. 287-294, 1979.

WESTBOM, L. Impact of chronic illness in children on parental living condition: a population-based study in a Sweddish primary care district. *Scand. J. Prim. Health Care*, v. 10, n. 2, p. 83-90, 1992.

WINNICOTT, D. W. Symposium: training for child psychiatry. *J. Child. Psychol. Psychiatry*, v. 17, p. 85-91, 1963.

ZUCKERMAN, B.; MOORE, K. A.; GLEI, D. Association between child behavior problems and frequent physician visits. *Arch. Pediatr. Adolesc. Med.*, v. 150, n. 2, p. 146-152, 1996.

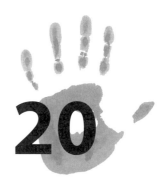

BRINQUEDOTECA TERAPÊUTICA NO ÂMBITO HOSPITALAR

Drauzio Viegas
Marisa Silva Laranjeira

A qualidade de vida ganha um novo sentido com a humanização

AMIZADE

Joãozinho e Pedro ficaram muito tempo internados no hospital infantil de Vila Luzita, em Santo André, Grande São Paulo, onde nossos alunos e residentes do curso de pediatria da Faculdade de Medicina do ABC estagiavam. Os dois tornaram-se muito amigos e brincavam todos os dias, principalmente na brinquedoteca do hospital.

Joãozinho teve alta, mas se recusou a sair do hospital:

– Só vou embora se o Pedro for também!

Pedro ainda não tinha condições de alta... E Joãozinho não aceitava sair sem o amigo. A situação ficou complicada. A solução foi deixar que Joãozinho, que morava perto do hospital, viesse todos os dias brincar na brinquedoteca com Pedro. Deu certo.

Isso aconteceu já faz algum tempo. Continuam amigos. A brinquedoteca facilitou o encontro dos dois, e eles souberam cultivar a amizade.

A brinquedoteca terapêutica é sinônimo de qualidade de vida para a criança e o adolescente hospitalizados. Nessas circunstâncias, existem também outros exemplos de humanização – como a presença de contadores de histórias

> A brinquedoteca terapêutica é sinônimo de qualidade de vida para a criança e o adolescente hospitalizados.

e palhaços, teatro, música, artes plásticas, terapia com animais – mas todos eles podem ser incorporados à brinquedoteca, que envolve a participação da família e dos amigos do paciente.

E por que não simplesmente *brinquedoteca*, mas também *terapêutica*? Porque é um método de tratamento que pretende não apenas encontrar a cura, mas, se possível, também proporcionar uma sobrevida com boa qualidade. No caso de crianças e adolescentes, é continuar seu desenvolvimento pelo exercício, por meio da inteligência, da criatividade e da emoção, com o sentido de vida na humanização (Goldenberg, 2008).

Embora seja um procedimento bastante comentado em nossos dias, poucos médicos (até mesmo pediatras) têm ideia de seus objetivos e funcionamento: *é um lugar com brinquedos para que as crianças doentes se distraiam.* Essa é a visão simplista não apenas dos médicos, mas de grande parte da equipe de saúde, sendo um espaço difícil de ser cedido pelos administradores, sob a argumentação de que no hospital existem outras prioridades, embora seja obrigatoriedade em todos os hospitais que oferecem atendimento pediátrico em suas dependências, pela lei federal 11.104/05 (Souza, 2008). Em nossa opinião, a razão principal é a falta de conhecimento e compreensão de sua importância.

Na prática, temos verificado que as brinquedotecas são mais valorizadas em hospitais com internações em oncologia, provavelmente pelas internações prolongadas e pela maior compreensão do sentido humanitário do risco de morte. Também são bastante valorizadas em vários programas universitários, sobretudo na psicologia e na terapia ocupacional.

O QUE É BRINQUEDOTECA TERAPÊUTICA HOSPITALAR?

É um espaço no hospital, com brinquedos e jogos, tendo por objetivo proporcionar à criança e ao adolescente distração e alegria, por meio do brincar, jogar e encontrar parceiros, bem como do estudar, dando continuidade à estimulação de seu desenvolvimento mental e psicológico. Esse espaço possibilita a adaptação a uma nova situação de sua vida, que é o sofrimento e o risco de morte, com todos os esforços para minimizá-los ou afastá-los de forma definitiva (Viegas; Cunha, 2008).

> Na humanização, além do conhecimento utilizado, é fundamental a sensibilidade – perceber a possibilidade de continuar crescendo e amadurecendo em um momento muito difícil da vida, o do sofrimento (Lindquist, 1993; Viegas, 2008b).

Conforme sua idade, apoiados nos estudos do desenvolvimento de Piaget (1977), cada paciente tem seu espaço, denominado *canto* – canto dos bebês, do faz de conta, do teatro, da leitura, da informática, dos adolescentes, da oficina de artes. De acordo com seus recursos e planejamento local, cada brinquedoteca cria os espaços que julgar adequados, mas todos conforme a mesma filosofia de humanização.

Na humanização, além do conhecimento utilizado, é fundamental a sensibilidade – perceber a possibilidade de continuar crescendo e amadurecendo em um momento muito difícil da vida, o do sofrimento (Lindquist, 1993; Viegas, 2008b). Tudo isso acontece por intermédio de intervenção bem orientada por brinquedistas, psicólogos, educadores, terapeutas ocupacionais, fisioterapeutas, enfermeiros, arteterapeutas, animadores culturais, psicomotricistas, artistas (palhaços, contadores de histórias, artistas plásticos, músicos), médicos, voluntários – um grupo com programas variados e bem definidos, a fim de dar qualidade de vida ao paciente e sua família, com novas ideias e recursos (Friedman et al., 1996; Viegas; Cunha, 2008).

OBJETIVOS DA BRINQUEDOTECA TERAPÊUTICA HOSPITALAR

Há um planejamento para as brinquedotecas fornecido pela Associação Brasileira de Brinquedotecas (ABBri), filiada à International Library Association (ITLA), esta com sede em Pretória, África do Sul, e com grupos semelhantes em vários países, sendo mais comum o termo *Toy Library*. O termo *brinquedoteca* foi criado em 1981 pela pedagoga Nylse Helena Silva Cunha, com a primeira brinquedoteca do País na escola Indianópolis, em São Paulo. Em 1984, o termo foi adotado pela ABBri, que é responsável por um curso para formação de brinquedistas, jornadas, revistas, livros, baseados na experiência de diferentes grupos nacionais e internacionais (Pecoraro; Saggese; Mittempergergher, 2002; Oliveira, 2008; Viegas, 2008a; Viegas; Cunha, 2008).

Os objetivos da brinquedoteca terapêutica hospitalar podem ser assim resumidos:

1. Preservar a saúde emocional da criança ou do adolescente, por meio do brincar, jogar e encontrar parceiros na hospitalização – nesses momentos da vida em que surgem a ansiedade, a angústia e a dor, causadas pelo sofrimento
2. Planejar locais atraentes, com decorações coloridas e alegres, conforme sua faixa etária
3. Também conforme a idade, dividir os locais em *cantos*, de acordo com a teoria do desenvolvimento cognitivo e emocional de Piaget (1977; Mazzon; Ferrer; Paccker; Lisboa, 2008; Viegas; Cunha, 2008):
   – *Canto dos bebês* – para crianças até os 2 anos, com atividades sensoriais e motoras: brinquedos e objetos que estimulem a sucção, a visão, o tato, a audição e movimentos
   – *Canto do faz-de-conta* – para crianças de 2 a 6 anos (período pré-operatório) estimulando a fantasia e a criatividade: bonecas,

carrinhos, blocos de encaixe e montagem, casinha, cozinha com seus utensílios, almofadas, sofás, televisão, supermercado, banco, consultório médico com equipamentos em miniatura, etc.
- *Canto da leitura* – estantes com livros ilustrados e histórias em quadrinhos, almofadas para assistir à televisão e ouvir histórias, mesas e cadeiras para atividades psicopedagógicas
- *Canto do teatro* – camarim, fantasias, palco, cenários, teatro de fantoches, etc.
- *Canto da informática* – com computadores, jogos eletrônicos, *videogames*
- *Canto dos adolescentes* – utilização dos jogos do *canto da informática*, tabuleiro para jogos, revistas e livros adequados a sua idade e local para receber os amigos
- *Canto ou oficina de artes* – para os próprios pacientes e acompanhantes, facilitando a criatividade por meio de objetos descartáveis, sucatas, artes plásticas, bordados, etc. Aos acompanhantes também são oferecidos cursos, palestras e reuniões sobretudo para orientação das situações atuais e futuras, após a alta hospitalar.

Especial atenção é dada aos pacientes que não podem sair do leito e ir à brinquedoteca. Há um transporte especial para os jogos e brinquedos adequados à situação dessas crianças e desses adolescentes, que são atendidos por intermédio de técnicas apropriadas às suas necessidades (Moscardi, 2008).

Existem também outros cuidados com os pacientes e suas famílias, como continuar estimulando o paciente a se desenvolver, mesmo em um local diferente de seu cotidiano e em condições físicas e psicológicas desfavoráveis (Steinberg; Gold, 2004). Dar apoio pedagógico para evitar defasagens em sua escolarização, se a internação for prolongada, e, dependendo das condições do adolescente, iniciar sua profissionalização são exemplos desse estímulo. À família e aos amigos, proporcionar um ambiente acolhedor e alegre, sem clima depressivo.

A brinquedoteca também pode estar localizada em áreas livres (solário), conforme as possibilidades do hospital e de seus pacientes. Além disso, é importante o empréstimo de brinquedos, livros, CDs e DVDs para crianças e adolescentes que, após a alta hospitalar, tenham necessidade de retorno para controles clínicos, laboratoriais e procedimentos como quimioterapia.

Com o objetivo de continuar o desenvolvimento dos pacientes, conforme suas condições, são programados passeios e a presença em espetáculos culturais. Enfim, com a visão de que a vida continua e pode ser enriquecida, independentemente das alterações no percurso.

Havendo recursos, muitas vezes oriundos de patrocinadores, é importante a existência de *casas de apoio* (sobretudo para os pacientes oncológicos), nas quais crianças, adolescentes e suas famílias fiquem hospedados durante a realização de certos exames e procedimentos. Essas casas devem contar com brinquedotecas e empréstimo de brinquedos, livros, DVDs, salas para reuniões com as famílias a fim de avaliar a evolução do paciente no lar e dar-lhes orientações, etc. (Marques Filho, 2008).

Uma função importante das brinquedotecas terapêuticas hospitalares é a formação universitária, com a presença de alunos de cursos superiores, em graduação e pós-graduação, em particular de psicologia e terapia ocupacional, resultando em monografias, dissertações, teses e pesquisas importantes.

No Brasil, já existem numerosas brinquedotecas terapêuticas hospitalares, mas não em número suficiente como seria o desejado. Poucas conseguiram se estruturar segundo as normas preconizadas pela Associação Brasileira de Brinquedotecas e os padrões internacionais. A maioria é mais simples, conforme os recursos locais. Mas o importante é que, simples ou mais completas, elas existam, com seu principal objetivo, a humanização.

FUNCIONAMENTO DA BRINQUEDOTECA TERAPÊUTICA HOSPITALAR

Para que o projeto dê certo, é importante o apoio da direção do hospital. Isso nem sempre acontece. Não que a direção se manifeste contra – o hospital tem de cumprir uma lei federal –, mas a iniciativa não é suficientemente valorizada (*é apenas uma área de lazer*...), não existem verbas, sobretudo pelos encargos trabalhistas de novas contratações e a visão é de que existem outras prioridades no hospital. Quando os administradores compreendem os benefícios da brinquedoteca, como a redução do tempo de internação, a participação de voluntariado, as ONGs, o patrocínio por empresas interessadas em projetos sociais, além da boa repercussão na sociedade, o apoio torna-se factível (Pecoraro; Saggese; Mittempergher, 2008).

Haverá despesas com o planejamento dos espaços, como colocação de vasos sanitários e pias, uma sala para a chefia da brinquedoteca, salas de aula para o projeto psicopedagógico, telefones, instalação elétrica para som e computadores, bem como local para serem higienizados e guardados os brinquedos. Em tudo isso, a colaboração de ONGs e patrocinadores pode colaborar e depende muito dos espaços físicos e recursos materiais preexistentes. Na prática, o que temos verificado é que a maior dificuldade está na contratação da equipe responsável pelo atendimento aos pacientes e suas famílias, pelos desdobramentos trabalhistas envolvidos.

Nessa equipe, desempenha papel importante a pessoa encarregada da coordenação geral, que pode ser até a própria brinquedista – profissional que conheça as particularidades clínicas das patologias dos pacientes, como lidar com suas características e intercorrências, facilitando o trabalho dos demais membros da equipe no atendimento adequado de cada usuário, paciente, familiar ou amigos. Da sensibilidade de toda a equipe, mas sobretudo da brinquedista, dependerá, em muito, o sucesso da brinquedoteca.

E surgem também algumas perguntas importantes: em um país como o nosso, com tantas dificuldades socioeconômicas e culturais, como funcionam, na maioria dos hospitais, as brinquedotecas terapêuticas? Relativamente bem, sem os recursos exigidos pela ABBri, mas cumprindo o objetivo de humanização. Essa realidade mostra-nos a necessidade de lutar para que as brinquedotecas se organizem melhor, permitindo que nossas crianças e suas famílias sejam mais bem atendidas.

Outra questão não menos importante é: quais doenças e suas repercussões nossas crianças e adolescentes apresentam que possibilitam um adequado atendimento nas brinquedotecas terapêuticas?

RAZÕES DA HOSPITALIZAÇÃO DE CRIANÇAS E ADOLESCENTES

De acordo com a faixa etária, as razões podem ser assim resumidas:

- **Período neonatal** – recém-nascidos prematuros e com baixo peso, com patologias e malformações congênitas graves – a maioria das internações são por desconforto respiratório, asfixia perinatal, infecções, distúrbios metabólicos e cirurgias, e ocorrem, sobretudo, em unidades de terapia intensiva neonatal (UTIN)
- **Infância e adolescência** – nas situações exigindo maior complexidade em seus processos de diagnóstico. Doenças agudas e crônicas, clínicas ou cirúrgicas, cuja gravidade não permita tratamento em nível de cuidados primários, exigindo até mesmo UTI. A maior parte das internações ocorre por doenças respiratórias, entre elas pneumonias e bronquites, além de doenças diarreicas, renais, cardiológicas, neurológicas e os acidentes, sobretudo os traumas craniencefálicos

REPERCUSSÕES DA HOSPITALIZAÇÃO

Durante a infância e a adolescência, a mudança da casa para o hospital é muito difícil, dure ela pouco ou muito tempo. Isso significa deixar a família, os brinquedos, a escola, os livros, as músicas, os amigos, os animais de estimação, pequenos detalhes que constroem o cotidiano do seu mundo.

No hospital – um ambiente diferente, com pessoas que não conhece, com sintomas que alteram seu humor, sobretudo a dor, a presença de outras crianças doentes, instrumentos e equipamentos que só conhecia pela televisão ou por filmes, sujeitos a procedimentos invasivos e tratamentos dolorosos –, surgem ansiedade, angústia, medo, mudanças de comportamento, com agressividade ou depressão, inapetência, insônia, desinteresse e apatia. Nas internações repetidas ou prolongadas, aparecem sinais de carência afetiva e hospitalismo, chegando ao nanismo psicossocial. São comuns as sequelas emocionais.

O medo está sempre presente, por meio de fantasias ou da noção de uma nova realidade, manifestando-se por vários comportamentos, conforme a idade do paciente:

- 2 a 3 anos – impressão de abandono pelos pais
- 4 a 5 anos – sensação de castigo por prováveis erros cometidos
- 10 a 12 anos – ansiedade e noção de proximidade da morte em parte semelhante à do adulto

Hoje, pela presença da mãe-acompanhante nas internações, há necessidade de maiores estudos dessas reações, sobretudo nas crianças de menores faixas etárias. É sempre importante compreendermos que cada paciente e cada família reage de um modo particular e nós, profissionais, ou pessoas ligadas à equipe da brinquedoteca, precisamos estar sempre atentos a essas modificações.

Uma terceira e fundamental pergunta é: quais as vantagens da brinquedoteca terapêutica hospitalar?

VANTAGENS DA BRINQUEDOTECA TERAPÊUTICA HOSPITALAR

A brinquedoteca terapêutica hospitalar existe em vários países, com valiosa experiência, o que tem impulsionado a implantação de unidades semelhantes (Oliveira, 2008). Pesquisas científicas, dissertações, teses, livros, depoimentos pessoais, estágios em graduação e pós-graduação universitárias, repercussão na comunidade, possibilidade de sua avaliação pela participação em programas de humanização por entidades com preocupação social – todo esse acúmulo de resultados positivos tem demonstrado as vantagens de sua existência (Nascimento, 1999-2000; Pecoraro; Saggese; Mittemperher, 2008).

Por meio das atividades lúdicas, tem-se verificado melhor aceitação e maior cooperação das crianças e dos adolescentes hospitalizados não apenas na realização de procedimentos e tratamentos médicos, mas também nas atividades oferecidas pelos demais membros da equipe de saúde (psicólogos, fisioterapeutas, educadores, etc.).

É claro que, apesar da sensação de continuar vivo e sendo feliz enquanto for possível, o sofrimento persiste, mas agora modificado. A fantasia continua presente por meio do brincar, do sorrir e da risada, do sonhar, do fazer amigos. Um menino, Vítor, chegou a escrever um livro sobre os amigos que conquistou em suas várias internações hospitalares... E a amizade entre Joãozinho e Pedro, contada no início deste capítulo, não foi maravilhosa?

A brinquedoteca oferece inúmeras oportunidades. O desenvolvimento físico, psíquico e espiritual continua nessas crianças e nesses adolescentes. Conforme suas condições, os adolescentes podem até iniciar uma profissionalização. E um aspecto muito importante, porque é a nossa realidade – crianças muito pobres realizam seus sonhos e suas fantasias no hospital com brinquedos que não poderiam ter em sua vida; parece um paradoxo, mas não é.

Trabalho valioso tem sido realizado pelos educadores, ao possibilitarem a continuação do aprendizado escolar durante as internações prolongadas, propiciando a inserção adequada do paciente, após a alta hospitalar, em suas atividades escolares, sem defasagem em relação aos demais alunos.

Vários outros aspectos foram verificados: a maior tranquilidade, em razão da maior compreensão dos familiares em relação às indicações terapêuticas (antes consideradas mais agressivas pela dificuldade em compreender o diálogo médico), demonstrando que a brinquedoteca tem papel importante na aproximação entre os familiares e a equipe de saúde. Isso tem de ser bem compreendido e aproveitado pelos médicos na criação e no desenvolvimento de uma melhor relação médico-paciente-família, hoje tão fragilizada. Os pais passam a perceber as dificuldades dos médicos em realizar diagnósticos e tomar decisões, o que pode ser entendido com um contato mais próximo (Berard-Siqueira, 2002).

A família passa a desempenhar um papel diferente no hospital – participa do cotidiano das atividades hospitalares, colabora de maneira ativa na atenção ao paciente, ganha até um espaço em que passa de simples acompanhante a protagonista, o *canto e oficina de artes*, onde pode realizar atividades artesanais e domésticas, bem como adquirir conhecimento por meio de palestras, cursos e passeios. Sente-se mais integrada ao hospital, porque compreende ser um de seus elementos, ao lado dos profissionais. Aprende técnicas de cuidados com a saúde, que irão facilitar os seus procedimentos com o paciente após a alta. Além disso, desenvolve um aspecto muito importante (e valorizado), o afetivo, mediante parcerias com outras famílias, vínculos com a equipe de saúde e outros pais.

Muito importante tem sido a menor duração do tempo de hospitalização proporcionado pela brinquedoteca terapêutica hospitalar.

Na prática, outros aspectos também devem ser considerados, como a significativa falta de retorno ao seguimento evolutivo dos pacientes após a alta hospitalar. No Instituto de Oncologia Pediátrica da Universidade Federal de São Paulo (UNIFESP), por exemplo, foi verificado que a adesão ao tratamento passou de 29% em 1991, para 100% em 2001 com a introdução da Brinquedoteca Senninha (Pecoraro; Saggese; Mittempergher, 2008).

SUGESTÃO AOS PEDIATRAS

Esta não é apenas uma sugestão, mas um apelo: conheçam melhor as brinquedotecas terapêuticas hospitalares e, se possível, façam parte delas. Os pacientes e suas famílias ficarão muito agradecidos. E vocês irão aumentar seus conhecimentos terapêuticos. Com uma vantagem: irão associar sensibilidade ao seu conhecimento.

Humanização = conhecimento + sensibilidade.

REFERÊNCIAS

BERARD-SIQUEIRA, F. M. *Hospital é lugar de brincadeira?*: um estudo sobre as características do brincar de crianças em tratamento oncológico. São Carlos: Universidade de São Carlos, 2002.

CUNHA, N. H. S. *Brinquedoteca*: um mergulho no brincar. São Paulo: Vetor, 2000.

FORTUNA, T. R. Brincar, viver e aprender: educação e ludicidade no hospital. In: VIEGAS, D. *Brinquedoteca hospitalar*: isso é humanização. Rio de Janeiro: Wak, 2008. p. 33-44.

FRIEDMANN, A. et al. *O direito de brincar*: a brinquedoteca. 4. ed. São Paulo: Scritta, 1996.

GOLDENBERG, M. A importância da humanização do hospital: brinquedotecas terapêuticas: Instituto Ayrton Senna. In: VIEGAS, D. *Brinquedoteca hospitalar*: isso é humanização. Rio de Janeiro: Wak, 2008. p. 85-89.

LINDQUIST, Y. Brincar no hospital. In: FRIEDMANN, A. et al. *O direito de brincar*: a brinquedoteca. São Paulo: Scritta, 1993. p. 127-137.

MARQUES FILHO, J. Casa de apoio oncológico: um espaço para brincar. In: VIEGAS, D. *Brinquedoteca hospitalar*: isso é humanização. Rio de Janeiro: Wak, 2008. p. 161-165.

MAZZON, N. et al. Brinquedoteca terapêutica Ayrton Senna: Centro Infantil Boldrini – Campinas/SP. In: VIEGAS, D. *Brinquedoteca hospitalar*: isso é humanização. Rio de Janeiro: Wak, 2008. p. 129-132.

MOSCARDI, M. C. Sonhos que se tornam realidade: o programa "Nossos sonhos são possíveis" da Sanofi-Aventis. In: VIEGAS, D. *Brinquedoteca hospitalar*: isso é humanização. Rio de Janeiro: Wak, 2008. p. 91-97.

NASCIMENTO, G. *Relatório de atividades do Instituto Ayrton Senna*: qualidade em saúde: o direito à sobrevivência: brincar é coisa séria, ainda mais em hospitais. São Paulo: Instituto Ayrton Senna, 1999-2000.

OLIVEIRA, V. B. Brinquedoteca hospitalar: algumas experiências internacionais. In: VIEGAS, D. *Brinquedoteca hospitalar*: isso é humanização. Rio de Janeiro: Wak, 2008. p. 77-84.

PECORARO, P.; SAGESE, D.; MITTEMPERGHER, R. Brinquedoteca terapêutica Senninha: um projeto pioneiro na área de humanização hospitalar. *Sinopse Pediatr.*, v. 2, p.8-13, 2002.

PIAGET, J. As regras do jogo. In: _____ . *O julgamento moral na criança*. São Paulo: Mestre Jou, 1977.

SOUZA, L. H. Prefácio. In: _____ . *Brinquedoteca hospitalar*: isto é humanização. Rio de Janeiro: Wak, 2008. p. 13-14.

STEINBERG, E.; GOLD, P. W. A interação corpo-mente nas doenças. *Sci. Am.*, v. 2, n. 24, p. 84-91, 2004. Edição Especial n° 4 – Segredos da Mente.

VIEGAS, D. *Brinquedoteca hospitalar*: isso é humanização. Rio de Janeiro: Wak, 2008a.

VIEGAS, D. O que o médico deve saber sobre brinquedoteca hospitalar. In: VIEGAS, D. *Brinquedoteca hospitalar*: isso é humanização. Rio de Janeiro: Wak, 2008b. p. 109-114.

VIEGAS, D.; CUNHA, N. H. S. Normas para a brinquedoteca hospitalar. In: VIEGAS, D. *Brinquedoteca hospitalar*: isso é humanização. Rio de Janeiro: Wak, 2008c. p. 101-108.

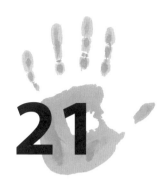

DOUTORES DA ALEGRIA

Wellington Nogueira Santos Júnior
Soraya Ocanha Age Saide Moura
Morgana Machado Masetti

O TRIUNFO DA ALEGRIA NA ADVERSIDADE, POR MEIO DE ENCONTROS ENTRE CRIANÇAS E PALHAÇOS NOS HOSPITAIS

Por Wellington Nogueira

> Toda criança hospitalizada tem um ponto em comum: querem todas estar lá fora, brincando, levando uma vida saudável.

O estalo

A primeira vez que vi uma dupla de palhaços entrar no quarto de uma criança hospitalizada entendi por que uma sociedade precisa de artistas.

O ano era 1988, e o local, Nova York. Em 1983, eu havia ido para lá com o objetivo de estudar teatro musical, pois queria ser um artista completo, aquele que canta, dança e representa. Minha meta: ser um *superstar* na Broadway... Afinal, eu sempre tive pequenas ambições!

Depois de me formar, comecei a ter oportunidades de trabalho e, quanto mais perto da Broadway chegava, mais me perguntava: "Quando é que vou começar a me divertir? Quando é que ser ator vai ser prazeroso como quando eu fazia peças no fundo do quintal de casa?".

Foi nessa época que uma amiga me convidou para fazer um teste a fim de ingressar nesse grupo de palhaços que visitava hospitais, a Big Apple Circus Clown Care Unit (trocadilho com Intensive Care Unit), fundado pelo palhaço e ator Michael Christensen, em 1986.

Achei a ideia estapafúrdia. "Crianças precisam de bons médicos e bons hospitais", disse eu; ao que ela respondeu: "Veja o trabalho primeiro e julgue depois".

E lá fui eu para o Hospital da Universidade de Columbia, o Columbia Presbyterian Babies' Hospital. Mal sabia o que me esperava!

Quando vi os dois palhaços – profissionais que haviam recebido treinamento para atuar dentro do hospital – vestidos com jalecos brancos, apresentando-se como "doutores", visitando a primeira criança, entendi tudo!

Desempenhando seu trabalho com total maestria e profissionalismo, sem nenhuma condescendência, vi a dupla olhar nos olhos da criança, que, de prostrada, começou sutilmente a demonstrar tônus; em pouco tempo conseguiu se sentar e, em seguida, saiu da cama e brincou com eles, atraída pelas bolhas de sabão que haviam sido habilmente apresentadas como "detergente esterilizador de ambientes". Nunca vi uma superprodução da Broadway ou de Hollywood ter esse impacto sobre uma plateia de uma pessoa e nem tinha vivenciado o oposto, a plateia de uma pessoa tocar a vida dos artistas de maneira tão marcante. E inesquecível.

Essa troca palpável foi o estopim da revolução em meus conceitos: em vez de uma casa lotada, uma plateia de um integrante; aprendi que, no hospital, uma pessoa na plateia é 100% da lotação! Em vez de apresentar uma cena bem ensaiada para essa plateia, eles entravam no quarto sem ensaio e sem um texto anterior para, junto com a criança, escrever, em tempo real, uma cena com começo, meio e fim, única e totalmente personalizada! Isso representou, para mim, uma quebra total de paradigma das artes cênicas.

"Não é esse o papel da arte?", pensei.

E assim entendi que, ali, estava presenciando o nascimento de uma nova geração de artistas, em uma forma de evolução do fazer teatral e circense.

> Da mesma forma que o advento da internet nos permitiu encurtar distâncias e romper barreiras de comunicação, o artista passou a libertar-se do confinamento do tradicional espaço cênico, adentrando, com técnica e metodologia, espaços inusitados como o hospital, levando seu trabalho a um novo público que, até então, não havia experimentado qualquer coisa semelhante devido a sua involuntária condição de exclusão.

Da mesma forma que o advento da internet nos permitiu encurtar distâncias e romper barreiras de comunicação, o artista passou a libertar-se do confinamento do tradicional espaço cênico, adentrando, com técnica e metodologia, espaços inusitados como o hospital, levando seu trabalho a um novo público que, até então, não havia experimentado qualquer coisa semelhante devido a sua involuntária condição de exclusão.

Garanto que, ao fazer minha opção pela carreira de "artista completo", nunca havia cogitado uma possibilidade de atuação como essa; quando me dei conta, todos os rumos que havia planejado para minha vida haviam mudado: da Broadway para os hospitais.

O "Clown Doctor" vira besteirologista:
Doutores da Alegria chega ao Brasil

Em 1991, voltei ao Brasil para acompanhar meu pai em seu processo terminal de doença. Ao visitá-lo na UTI em que estava internado, foi inevitável a comparação com os hospitais norte-americanos nos quais havia trabalhado, tanto públicos quanto privados. Não se tratava de hotelaria ou instalações, mas de atitude: ficou claro que havia muito trabalho a ser feito por aqui, no sentido de proporcionar um acolhimento mais amplo ao paciente e seus familiares em um momento tão delicado como é o da doença que impacta o ritmo de uma vida.

A pedido de meu pai, concordei em fazer um dia de trabalho como palhaço para as crianças internadas, com a devida autorização da chefia de enfermagem. Como o número de crianças não era muito grande, resolvi visitar outras alas, interagindo com pacientes adultos, familiares e funcionários; o resultado era o mesmo que nos Estados Unidos: alegria não tem contraindicação! Tudo o que havia aprendido com as crianças e os palhaços nos hospitais de Nova York pude colocar em prática junto ao público brasileiro e ao meu pai, encerrando minha relação com ele em paz e serenidade. Tudo isso me trouxe uma sede de gratidão muito grande. Como agradecer à vida por essa oportunidade? Iniciando aqui, no Brasil, um programa semelhante, para que mais artistas pudessem viver essa experiência única da alegria na adversidade e ampliá-la para mais pessoas e hospitais.

Assim, em setembro de 1991, nasceu Doutores da Alegria, a organização pioneira em levar alegria a crianças hospitalizadas, seus pais e profissionais da saúde, por meio da arte do palhaço em caráter profissional e contínuo.

A organização

Doutores da Alegria é uma organização da sociedade civil que tem por missão:

> Promover a experiência da alegria como fator potencializador de relações saudáveis por meio da atuação profissional de palhaços junto a crianças hospitalizadas, seus pais e profissionais de saúde. E compartilhar a qualidade desse encontro com a sociedade através da produção de conhecimento, formação e criações artísticas. (2007)

Quarenta e oito semanas por ano, duas vezes por semana, seis horas por dia, cada criança é visitada individualmente, leito a leito, por uma dupla de "besteirologistas", palhaços que brincam de ser médico para crianças que fingem que acreditam.

Os artistas são remunerados, mas o hospital não paga pelo trabalho. A organização busca recursos com doadores, pessoas físicas e jurídicas, para manter suas atividades em 14 hospitais: 8 em São Paulo, 4 em Recife e 2 em Belo Horizonte, com um elenco de 47 palhaços profissionais que passaram por rigoroso processo de seleção e treinamento para desempenhar suas funções com total segurança no hospital.

Como toda a sociedade nos pedia resultados, investimos em pesquisa para verificar o impacto dessa atuação sobre o ambiente hospitalar.

A pesquisa – documentada em dois livros: *Soluções de palhaços – transformações na realidade hospitalar* e *Boas misturas*, ambos de Morgana Masetti – levou-nos a ver que tínhamos apenas encontrado a ponta do *iceberg*, revelando um mundo inteiro de possibilidades que precisava ser descoberto, desvendado e compartilhado. O conhecimento gerado pela atuação nos hospitais – a relação entre saúde e alegria, médicos e palhaços – é organizado e disseminado para o público externo por meio de:

a) publicações
b) espetáculos teatrais
c) palestras, cursos e programas de formação
d) eventos
e) filmes
f) *website*
g) projetos especiais

A partir de 2006, foi criado o Núcleo de Formação, Pesquisa e Desenvolvimento (NUFO), para integrar todas essas atividades e iniciativas. Cerca de 70 estudantes universitários vêm, mensalmente, consultar o acervo para fazer trabalhos de conclusão de cursos e pesquisa.

Por todo esse trabalho, Doutores da Alegria foi reconhecido com o Prêmio Criança 97, outorgado pela Fundação Abrinq, e considerado pelo Habitat da ONU como uma das 100 Melhores Práticas Globais em 1998 e 2000, além de ter recebido o Prêmio Bem Eficiente em 2003 e o Prêmio USP de Direitos Humanos 2005.

Impacto e resultados

Em quase 18 anos de atuação, visitamos mais de 650 mil crianças hospitalizadas, ministramos oficinas de formação para mais de 930 profissionais da saúde, mapeamos mais de 180 grupos semelhantes e palestramos para mais de 80 mil pessoas.

Como ninguém trabalha sozinho, temos muito orgulho em ver também a mudança física que ocorreu nos hospitais, em termos de ambientação nas unidades pediátricas, tornando os espaços mais coloridos e interativos, favorecendo a implantação de brinquedotecas, classes hospitalares, e abrindo mesmo o espaço para a criança brincar, apesar da enfermidade. Um belo movimento coletivo de mudança que também foi se ampliando para o âmbito das relações médico-paciente, estimulando o refinamento das capacidades de relação. Todo mundo sai ganhando com isso!

Besteirologia como profissão de futuro

Fizemos a escolha de crescer em profundidade, sempre procurando saber mais sobre essa atuação do besteirologista, buscando entender seu papel no mundo contemporâneo. Afinal, palhaços em hospitais é uma iniciativa que tomou conta do mundo, mas particularmente pensamos que só há dois caminhos possíveis: essa atividade torna-se um recurso interessante nas prateleiras dos hospitais OU pode nos levar a uma mudança de cultura; afinal, palhaços – principalmente junto de seus mestres, as crianças – nos convidam sempre a revisitar crenças, explorar novos pontos de vista e pensar o papel da alegria em nossas vidas.

Ao longo da história da humanidade, dois arquétipos sempre se encontraram para aguçar nossa percepção: o do palhaço e o do curador. Um exemplo concreto é a figura do pajé, o homem reconhecido pelas tribos indígenas como aquele por meio do qual os deuses falam, curam e questionam.

O que temos hoje a aprender nos encontros entre crianças e palhaços em hospitais? O que reserva o futuro para este trabalho?

Bem, de nossa parte, resolvemos encarar o desafio de elevar nossa atividade à condição de profissão de futuro. Hoje temos o Programa de Formação de Jovens Palhaços – que até já nos deu o primeiro residente – e estamos gradualmente estruturando Doutores da Alegria para se tornar uma escola semeadora de uma cultura de alegria que nos convida a cultivar a saúde ampla em nossas relações com a vida.

Queremos que o jovem possa escolher a besteirologia como profissão, de modo a continuar nos provocando, sempre em cumplicidade com as crianças, a rever os conceitos de saúde, hospital e tratamento.

Cultura? Arte? Social? Saúde? Todas as anteriores? Qual a importância da alegria na vida de uma criança hospitalizada, seus pais e profissionais da saúde? Qual é o papel do palhaço no mundo de hoje ante suas necessidades? Qual a importância da alegria em nossa vida e nosso trabalho?

Ainda não temos as respostas, mas temos a vida inteira para buscá-las. Para o palhaço, a diversão está na jornada dessa busca.

> Alguns palhaços têm poderes que se encerram na apresentação de seus truques e piadas; outros compartilham funções mágicas e religiosas com sacerdotes e curadores, que têm uma responsabilidade direta pelo bem-estar da sociedade. Em qualquer um desses casos, seus impactos dependem da atenção que recebem de nós.
>
> (Willeford, 1969)

DO QUE SE ALIMENTA UM PALHAÇO

Por Soraya Ocanha Age Saide Moura (Dra. Sirena)

Palhaços, dois, uma dupla, saem de uma enfermaria grande, ocupada por oito leitos, todos ocupados por pequenos pacientes, crianças entre 5 e 9 anos, que ficam rindo, comentando com suas mães ou ainda arremedando a dupla de bobos médicos. Os doutores mantêm a pose no corredor, a visita surtiu bom efeito, deixou eco. E não é que um menino sai atrás da dupla querendo mais? Chama para conversar e, meio rindo, meio falando, Dr. Charlito (Ronaldo Aguiar) se agacha para entender a história, que já perdeu importância; mãozinhas espertas arrancam o nariz de borracha do palhaço e aí vem a surpresa do menino: "Eita, ele é humano!".

Em nosso trabalho, recolhemos muitos relatos, os mais desconcertantes, sem dúvida, são dos nossos pacientes mirins. À queima roupa exclamam elogios: "Palhaço, teu nariz é bonito!". Críticas: "Gostei, achei divertido, mas tem uma coisa... eles tomaram banho?". Ou o recado é mais simples, com voz tremida de medo: "Tchau!". Ou ainda: "Ui, que susto!". Susto maroto, na verdade um chamado para uma brincadeira na qual o assustado será o palhaço que a criança escolher para assombrar por detrás do lençol.

Seja qual for o pretexto, a ideia na construção do trabalho dos Doutores da Alegria é potencializar, por meio do jogo cênico que se dá em tempo real, o desejo de brincar da criança internada; ela é a dona do quarto, quando uma dupla de palhaços, travestidos de médicos, abre a porta de um quarto, de uma enfermaria, ao pé de um leito, e pede permissão para entrar; é a partir dos sinais, que são muitos, nem sempre verbais, mas, enfim, a partir do que cada criança aponta, que se tece uma história com começo, meio e fim, na qual os papéis de cada um vão se delineando, sempre em função da criança, ela é o regente, determina quem terá poder, quem perderá o jogo, ao mesmo tempo em que escolhe o lugar que quiser ocupar. Construímos relações de confiança por meio da graça. Ri-se com quem se confia.

Dra. Bifi (Juliana Balsalobre) entrava no quarto de Dani, uma menina de 9 anos, e invariavelmente levava um banho cirúrgico – de seringa, com água. Dra. Sirena (Soraya Saide) achava graça, pois tudo era pretexto para Bifi levar água, até que a Dani ficou incomodada com a folga da outra e não teve dúvida, passou a molhar as duas doutoras. Empolgou-se tanto com a história e com outras possibilidades de ataque que chegou a pedir ovo cru para a nutricionista. Por sorte, ovo estava fora da dieta de nossa paciente!

Os sinais que as crianças apontam são nosso norte, muitas vezes estão escondidos, pelo menos à luz da obviedade. Nem sempre recebemos na porta de um quarto um sonoro *sim*! Ou um *não*.

A maioria dos sinais surge pela respiração que acelera ou estanca por um segundo, a mão que procura o colo da mãe, o olhar que acende, a boca que interroga, sorri, chora.

Trabalhamos com crianças cegas, surdas, mudas, com bebês que ainda não verbalizam a permissão e com crianças que não tiveram o direito de exercer escolhas, vítimas da violência dos adultos.

Uma vez entramos em um quarto, Dra. Sirena e Dra. Emily (Vera Abbud), e encontramos Camila, uma menina de 7 anos que estava deitada com o soro ligado ao punho e, na tala, um monte de etiquetinhas coloridas, base de nosso receituário. Surpresas, perguntamos se algum outro besteirólogo havia passado por ali e deixado a medicação, e ela respondeu: "Não, eu guardei os remédios da outra vez". A outra vez a que ela se referia tinha sido uma visita três meses antes; a mãe dela mostrou um caderno com as etiquetas já gastas. Nova surpresa! Camila não demonstrava gostar muito das consultas, não sofria qualquer grande mudança de humor, sorria, interagia com timidez.

Claro que tamanha sutileza tocou fundo as doutoras, que reviram todo o protocolo; nem a mãe da Camila escapou das pílulas.

Abro um parêntese para avisar que os nomes das crianças estão sendo inventados e os dos hospitais, omitidos, mas as histórias vividas impregnam a memória e habitam nos corações dos palhaços.

João, 2 anos, de tanto apanhar do pai e da mãe, estava internado. Seu aspecto não impressionava muito; quem olhasse desavisadamente, poderia dizer que, brincando, havia caído e se machucado. O que de fato impressionava em João era o medo que tinha de gente grande, de adulto. Entrava em pânico, desespero, ao menor sinal de aproximação.

A primeira vez que chegamos, Dra. Ferrara (Thais Ferrara) e eu, para trabalhar com ele, porta fechada, o vimos do pequeno vidro da porta e ficamos pensando em uma estratégia, mais gente que palhaças, sabendo da história, contada pela enfermagem. E se tocássemos uma música, com a porta fechada mesmo, deixando o som vir do vento, ou se usássemos fantoches e escondidas...? nem deu tempo de escolher. Aquele menino assustado inspirava tamanha solidariedade dos seus pares que fomos cercadas por um pequeno bando, cheio de iniciativa. Uma das crianças abriu a porta, duas outras nos puxaram pela mão: "Vem, entra! Vem conhecer o João".

"João, ó, as palhaças..." Só deu tempo de agachar, em um segundo e estávamos na Terra do Nunca. João sentiu-se seguro, no berço, em pé, mais alto que todos, riu, brincou a valer.

Crianças são passaportes para crianças. Em situações dramáticas, densas, e em muitas circunstâncias bem mais leves em que uma ou outra criança fica desconfiada da presença dos palhaços, um "velho amigo" internado há mais tempo ou uma criança mais confiante é a chave de entrada, é quem dá a permissão, e, com o tempo, o desconfiado fica à vontade, pois é ignorado pelos palhaços, que só se deixam ver. A criança é o juiz, ela olha, vê; se mudar de ideia, estamos lá, duas vezes por semana, disponíveis. Mas nada é imposto. Um palhaço não é imprescindível, respeito é.

O trabalho dos palhaços começa no olho, constrói-se sobre bases sutis.

Durante a seleção de elenco exige-se muito, os candidatos precisam ter uma boa bagagem artística, a condição é ser palhaço profissional ou ator profissional com especialização na máscara. Há que ter alguma habilidade circense ou musical, e tudo isso para que o artista dentro do hospital esteja disponível, encante em uma situação pertinente ou, o mais difícil, aprenda a prescindir de um virtuosismo, da própria presença, quando não for uma necessidade da criança.

A adaptação do repertório individual de cada artista e sua transposição para o ambiente hospitalar, a formação, que chamamos treino, dura 10 meses, podendo chegar a um ano, justamente para ele ganhar calma, aprender a trabalhar em dupla, a abandonar o território do conforto, no qual domina todas as ferramentas, e partir para o risco, em que seu virtuosismo não é mais o foco principal. Aprender a permissão, a buscar o outro, sempre a partir da delicadeza, por mais que depois, permissão ganha, confiança estabelecida, ele se pendure no teto.

A coisa toda é muito simples: atender ao sinal, buscar o contato, a relação com o outro, deixar espaços, deixar-se levar e construir, por meio do delicado fio da imaginação, uma história que faça sentido naquela hora e, se possível, se a inspiração permitir, que tenha graça!

O palhaço é a máscara da inadequação do homem ante o mundo que ele mesmo criou. Nasce na era industrial, da massificação, e vem para dizer do um. Tanto que não se substitui um palhaço; quando imitam Carlitos – dizemos – é uma imitação. A máscara é singular, fala da indignação, da impotência ante as estruturas de poder e da utopia em derrubá-las. O palhaço carrega o erro, aponta em si próprio as mazelas do mundo, vulnerável, risível, patético, trágico. Por identificação, ele nos toca, reagimos, rimos, encantamo-nos.

Palhaços não educam, são péssimos exemplos. Em muitas situações, mães, enfermeiras apelam para a dupla direta e indiretamente: "Se você não comer, os palhaços não vão voltar, não é doutores?!". Ao que prontamente respondemos: "Não é não, a gente volta sim, daqui a dois dias, e se você quiser a gente vem te ver".

Uma vez, Dr. Lambada (Raul Figueiredo) e Dra. Sirena passavam pelo corredor e uma mãe os chamou, queria porque queria que ralhassem com seu filho, Samuel, de 5 anos, que havia desmontado um brinquedo no chuveiro. Depois de nossa explicação, ela se arrependeu, porque, como fazer para se limpar de maneira correta? Cantos, dobrinhas, só desatarraxando tudo, desmontando pedaço por pedaço. Samuel dava um banho na mesmice.

Diz-se que Palhaço *é* a máscara, o que ela simboliza, sim, o genuíno, o primitivo, o espontâneo, a sombra reveladora, mas o artista para chegar a Ser tem um longo caminho; os palhaços, feitos de carne que São, são curtidos, velhos, habitados, plenos, podem se dar ao luxo de se abandonar e ser; de tão concretos viram ficção. O elo com as crianças é feito nessa região, da possibilidade, da confiança. A partir daí, constrói-se um mundo imaginário. Quando um palhaço aparece na porta de um quarto e pede permissão para entrar, por maior que seja a expectativa, o desejo de fazer bonito, de ser aceito, de dar um espetáculo, ali, por um momento, ele tem de esvaziar e se deixar vazar, ele tem de estar inteiro e desprovido. Aí, a criança vê o palhaço e escolhe dar a permissão ou não, e criança pode voltar atrás quando quiser, ela não tem de arcar com um sim dado às vezes por pura concessão, gentileza, nem amargar um não impensado.

A dupla de palhaços encontrou um menino de 4 ou 5 anos, reticente, desconfiado. Os doutores iniciaram uma brincadeira simples, a de fazer uma faxina no pedaço; começaram bem longe, na porta, daí para a maçaneta; o menino foi esticando o braço, as bolhas estouravam nos dedos dele fazendo barulho, ele devia ser muito forte, já que elas gritavam a cada toque seu; com cuidado, delicadeza, palhaços agachados, na altura do menino, um mais perto, outro mais longe, foram conquistando espaço. Então, um doutor arriscou e, de dentro da bolha, saiu um mosquitinho; o menino olhou maravilhado, procurou com os olhos os olhos da mãe, e rindo pediu mais; então, um peixinho saiu de outra, e ele encantado, entregue... já não havia divisão de território, ele corria atrás da próxima bolha para ver o que viria de lá, e pim! veio uma lagartixa; o menino tinha pavor do bicho, abriu um bocão imediatamente, um choro sentido; malogrado bolso, justo uma lagartixa. Camelô vende cada coisa! Daí para resgatar a confiança levou um tempo.

> A formação, dentro do hospital, para o artista é uma experiência riquíssima em vários aspectos. Primeiro, porque não existe um texto determinado, tudo pode acontecer, até mesmo o temível nada.

A formação, dentro do hospital, para o artista é uma experiência riquíssima em vários aspectos. Primeiro, porque não existe um texto determinado, tudo pode acontecer, até mesmo o temível nada. Seis horas por dia, 12 por semana, uma dupla de palhaços, portando jalecos brancos, com todas as traquitanas que a sátira ao personagem Doutor permitem: estetoscópios, bulas, diagnósticos fantásticos, exames fabulosos, procedimentos esquisitos. Vale tudo para construir o seu Doutor. Lembrança de alguma consulta ou internação infeliz, feliz, medo de injeção, homenagem a algum médico muito especial, fora a linguagem rebuscada e carimbo. Médicos carimbam! Dão alta! Examinam, operam, receitam!... Um mar de possibilidades.

O Doutor e a crítica a esse personagem social montado no topo da hierarquia, poderoso e sabido, têm no mínimo 500 anos, isso se nos fixarmos na *commedia dell'arte*. É material farto para ser explorado.

Uma vez, uma criança desconcertou um médico de verdade. Ele era amigo da família, viu a menina que chegava para uma sessão de quimioterapia e perguntou: "Quem é que está cuidando de você?", querendo saber o nome do oncologista. E a menina respondeu: "Todo mundo, ué!". O médico então se deu conta, a menina estava cercada pela família, pais, irmãos, tios, e completamente sem graça se desculpou: "Você tem razão, que pergunta boba a minha, não é?! Claro, tem um monte de gente cuidando de você, é que eu queria saber o nome do médico que também está cuidando de você".

As crianças são os maiores mestres que um palhaço pode ter. A curiosidade que têm pelas coisas, pelos outros, as reações, as ações. O mundo já é tão desajeitado para elas, as portas são pesadas, as maçanetas, altas; dentro do hospital, então, a coisa toda piora muito. Lá, estão no exílio, há uma mudança de cenário, estão longe de casa, dos irmãos, do cachorro, às vezes, a mãe trabalha e não pode ficar, às vezes, o hospital não comporta acompanhantes, e elas têm só aquela uma hora entre as 14 e as 15 horas para serem visitadas. E ainda estão lá porque estão doentes.

Palhaço também está no exílio dentro de um hospital, com a diferença que ele quis estar lá, roubou um título de Doutor para não ter de ficar se justificando e foi buscar novo sentido para seu ofício.

Na formação de um Doutor da Alegria, trabalha-se muito a percepção do outro.

Sobre o olhar, que é o primeiro contato, e ele tem de dar o recado todo, conseguir a permissão; sobre a escuta: a dupla de palhaços, quando entra em um quarto, vai em direção ao que a criança aponta, buscar o encontro; sobre o espaço e as circunstâncias, que dizem dos estímulos ou da falta deles: quando uma mãe está sentada na cadeira do acompanhante e seu bebê sentado no berço voltado para parede, isso pode dizer do desânimo, da solidão, do desamparo que estão vivendo; são sinais diferentes quando encontramos mãe e filho perto, ou a mesma cena, mãe sentada, bebê no berço, mas virado para a porta, para a mãe, para o que vem de fora. Aliás, a porta de uma enfermaria, de um quarto, é uma moldura importante. As novidades vêm pela porta, da injeção ao lanche, do médico à voluntária, da faxineira ao palhaço. O batente da porta é muitas vezes o espaço em que as crianças nos permitem ficar. Um palco e tanto!

A tônica do trabalho de formação, do treinamento, ocorre sobre a relação em dupla, os conflitos gerados pela convivência, oposições e contrapontos, as crises, contradições, mandos, desmandos, afetos e dissabores inerentes de ser gente. A dupla configura no espaço, na ação, no silêncio, a necessidade irremediável que temos de nos comunicar, de ser aceitos, amados e de amar. É um trabalho que demanda refinamento, um faz a base para o outro realçar. É um trabalho de apoio, de escuta; quando entramos em um quarto, a história não está pronta, nem sabemos qual vai ser, vamos delineando uma narrativa, levando em conta a confiança da criança, o ambiente que encontramos, inserindo os familiares, o espaço de ação e o tempo; é um trabalho que implica ação, retórica, silêncios; a ideia é explorar o imaginário, mas ele só funciona se todos estiverem na mesma viagem; para isso, é preciso estabelecer o jogo e encaminhá-lo degrau por degrau.

> A tônica do trabalho de formação, do treinamento, ocorre sobre a relação em dupla, os conflitos gerados pela convivência, oposições e contrapontos, as crises, contradições, mandos, desmandos, afetos e dissabores inerentes de ser gente.

A dupla define a ação dos Doutores da Alegria nos hospitais, as intervenções são feitas sempre por uma dupla. Durante o período de formação, o artista vai adaptar seu repertório pessoal ao hospital, ele vai acompanhado por um palhaço formador. Eles constituem a dupla. No início, a exemplo do que acontece no circo, o mais experiente toma a iniciativa, introduz a dupla no quarto e faz a primeira proposta de ação.

Trabalha-se a iniciativa, a condução e a finalização de uma intervenção, que consideramos boa quando há uma mudança de humor na criança, em seus familiares, nas equipes de saúde, nos funcionários dos hospitais e em nós.

O tempo empreendido em cada intervenção varia em relação direta à necessidade da criança. Um minuto pode ser um tempo longo demais e, em algumas situações, meia hora não é suficiente.

Uma mãe disse uma vez: "É muito legal a visita de vocês, porque o tempo que passam com meu filho, parece que ele é a única criança do mundo!".

> Uma mãe disse uma vez: "É muito legal a visita de vocês, porque o tempo que passam com meu filho, parece que ele é a única criança do mundo!".

O palhaço é dispensável, precisa tomar cuidado para não se estender para além do fim; a hora boa de sair é na crista da onda, como quando se enche uma taça de champanhe e a bebida, no momento em que é entornada, borbulha fresca. Essa é a hora de sair.

Quando uma criança deixa de olhar para o palhaço e busca o olhar da mãe, e brincam, essa é a hora borbulhante, em que os palhaços foram esquecidos, essa é a hora de sair. Geralmente, com bebês e crianças pequenas, essa é uma finalização para a qual nos preparamos. Bebês são terríveis, um segundo e já desfocam; o que segura o olhar de um bebê são os olhos: o palhaço escolhido mantém os olhos nos olhos da criança. Em geral um palhaço a quem o bebê focalizou primeiro fica em primeiro plano, e o parceiro faz a moldura, com música ou outro recurso.

Quando perdemos o tempo de saída de um quarto, via de regra tendemos a "coisa", as crianças perdem o distanciamento da surpresa e querem saber o que levamos nos bolsos, puxam nossos instrumentos e ganhamos uma concretude que empobrece o jogo cênico; a relação que se pode estabelecer mediada pela ficção, a possibilidade de criar beleza, encantamento e graça fica reduzidíssima. Daí para pedirem bala ou brinquedo é um passo, como palhaços de porta de loja. Voltando ao champanhe, é como tomar uma taça esquecida na bandeja, já não faz coceira no nariz, está choca.

A ficção é um fio frágil na caixa preta de um teatro, uma buzina na rua pode nos tirar da narrativa; muitas vezes a lista do supermercado nos assalta e pronto, o que foi que o ator disse? No ambiente hospitalar, por definição urgente, disperso, esse fio é um sopro. Às vezes, no meio de uma história incrível, chega a máquina de raio X, a bandeja com o lanche, dá o horário do seriado do Chaves.

Durante o período de formação, temos pelo menos um dia de trabalho no hospital e outro de treino no galpão, para aprofundar a linguagem, trabalhar sobre as diferenças entre a formação do palhaço de teatro, de teatro físico, de rua e de circo; fortalecer a relação da dupla, dar foco às questões pertinentes à maturação do trabalho: entender o funcionamento do hospital, adaptar as habilidades artísticas a esse contexto; desenvolver uma construção dramática satirizando a medicina, o sistema de saúde, em dupla; discutir o impacto do trabalho em nossa vida, nossa emoção. Na escola de teatro, no circo, não somos preparados para conviver com a maioria das cenas com as quais convivemos no hospital, crianças presas ao soro, algumas lutando bravamente pela vida. Testemunhamos muito sofrimento, que passa batido, invisível. Um belo dia, como diz minha parceira de hospital, a Thaís Ferrara, abrimos a dispensa e constatamos que a bolacha acabou! Pronto, vem um choro sentido que deixa marido e filhos perplexos.

Não há como se proteger do sofrimento de uma criança, primeiro, porque sofrimento e morte não combinam com criança; segundo, porque são nossos amigos. Claro que não vamos chorar diante de uma situação dramática, desmanchar o palhaço e deixar a emoção vazar, porque, como se sente uma criança se um palhaço chora diante dela, lamentando seu estado de saúde? Como ficam seus pais, a equipe de saúde, a faxineira, a copeira, todos que cuidam dela? Não seria justo; o palhaço evoca uma memória primitiva, fala de infância, do instante, é presença. E estar presente em um hospital é falar de esperança.

Então, quando a emoção é muito forte, um parceiro reconhece muita coisa do outro, ainda mais tristeza; daí a importância de atuar junto, trabalhar com profissionais, dominar a linguagem para, em momentos urgentes, antecipar o final de uma visita, de uma atuação; usando do domínio da linguagem, fechar com beleza, e aí sim, interromper a trajetória do dia, parar para um café, conversar, silenciar, chorar, recompor-se e retomar o trabalho.

Uma das marcas dos Doutores da Alegria é a constância, o fato de a mesma dupla de artistas voltar ao mesmo hospital faz toda a diferença do mundo, não para as crianças que ficam dois, três dias internadas, mas para aquelas que ficam muito tempo, para seus acompanhantes, para os profissionais daquele hospital e também para a dupla de palhaços.

> Uma das marcas dos Doutores da Alegria é a constância, o fato de a mesma dupla de artistas voltar ao mesmo hospital faz toda a diferença do mundo, não para as crianças que ficam dois, três dias internadas, mas para aquelas que ficam muito tempo, para seus acompanhantes, para os profissionais daquele hospital e também para a dupla de palhaços.

As crianças sabem disso, muitas se preparam para esses encontros.

Isabela, 9 anos, morava na UTI, tinha uma doença degenerativa na musculatura, mas nos esperava sentada com um colete que a mantinha ereta, mesinha de apoio à sua frente, cabelos penteados, cheio de fivelas, linda! Muito madura; para ela não escondíamos mais os segredos que carregávamos nos bolsos, pelo contrário, despejávamos tudo na mesinha, e ela era a responsável pelos sons incidentais e pelas músicas de xilofone na UTI. Cúmplice; quando

Dra. Ferrara dava uma bolha para uma criança estourar, ela, no tempo justo da bolha explodir, soltava uma nota musical; mágica, era encantadora.

Carlos, 7 anos, punha uma máscara de jacaré no rosto e ficava plantado na porta do quarto, imóvel, esperando que a dupla de palhaços chegasse; corredor comprido, e ele firme na missão de dar um susto. Variava a máscara; tinha uma porção delas e sempre propunha um jogo que era a própria surpresa do encontro. Ou então nos seguia, carregando seu porta-soro; sentava na base dele e nos aguardava no corredor, esperando que saíssemos de mais um quarto. As mãos sobre o queixo, nosso pequeno Jó tinha uma paciência cheia de graça!

As crianças são sempre surpreendentes, faz parte do recheio delas.

Mais que qualquer máscara, a do palhaço deve surpreender; é o que todos esperam quando topam com um palhaço, um gracejo, um salto, uma mágica, uma imagem poética, uma música.

Então, nosso trabalho corre em um fio de navalha, entre o treino, a repetição para levar a um refinamento constante e a espontaneidade. Deixar-se levar e reagir, para manter o frescor, a curiosidade sobre as coisas e as pessoas, responder aos acontecimentos.

Dra. Quinam estava empolgada com a última visita a Marcos, 6 anos. A história do Batman tinha sido motivadora. Na visita seguinte, quando cheguei para me vestir em nosso esconderijo, ela já estava pronta, enrolada em gaze, vilã da história, tinha sofrido com os bat-raios enviados pelo bat-controle remoto do Batman. Fomos para a ala onde o Batman estava internado, mas, para surpresa da doutora, ele tinha ido embora, de bat-alta! Quinam ficou completamente desarmada e sem-graça.

Pode parecer estranho, mas tem a ver com amizade; às vezes, precisamos nos preparar também para os finais felizes, sentimos falta de nossos parceiros mirins; às vezes, de férias na praia ou no meio de uma *tournée* teatral, sonhamos com as crianças; preocupados, nós telefonamos; será algum presságio? É saudade mesmo.

Estávamos no meio de uma visita quando Pedro, um menino de 5 anos, perguntou à Dra. Valentina (Beatriz Sayad): "Onde você mora?".

Valentina respondeu: "Num guarda-roupa". Só que, para chegar nessa casa de palhaço, demorava, tinha de pegar carona nas asas de um pássaro, andar a cavalo, sacudir em um trem. O longo caminho de volta despertou no menino a saudade de casa, ele lembrou do cachorro, dos amigos, nome e sobrenome, do jogo de bola, da avó.

Pedro: "Eu também moro lá longe na minha casa. Eu já tô bom, vou pra casa amanhã".

A convivência com as crianças e os adolescentes internados é uma das experiências mais ricas e transformadoras que um artista pode ter o privilégio de viver. As mudanças atingem nossa vida de forma irremediável, tanto artística como pessoalmente.

As histórias traduzem o dia a dia de nosso trabalho, dimensionam o quanto precisamos nos aprimorar para honrar nossos pequenos mestres, generosos, que compartilham conosco o sentimento da vida, nos preenchem com seu mundo imaginário e de quebra ainda nos dão moradia – em seus corações, que é o lugar que todo palhaço deseja habitar.

Guilherme, 6 anos, estava de alta, não quis ir embora antes da visita dos palhaços. Dr. Boeing (Cláudio Carneiro) e eu entramos no quarto, fizemos alguns exames e constatamos que ele devia sair com a dona Alta; daí, o menino reclamou de dor no pé, examinamos, fechamos a história, ele veio com outra; até uma bobografia foi feita no garoto... A mãe, brava, chamava o menino, que nos usava como desculpa: "A consulta não acabou ainda, mãe...". E a mãe olhando feio para os palhaços, mala no chão, na porta do quarto, papel da alta nas mãos.

E o menino inventando história: "Olha lá no banheiro, palhaço".

Criança faz isso como ninguém, elas sabem brincar de faz de conta, como sabem jogar! Depois vamos esquecendo e, adultos, precisamos ir à escola para aprender o "se fosse eu" de novo.

Depois de uns 20 minutos de pura malandragem do menino, tentei chamá-lo para a realidade: "Guilherme, a dona Alta já está de braços dados com a tua mãe, e nós temos de visitar as outras crianças". Ao que ele respondeu: "Palhaça, não vai embora não, por favor, sabe o que que é? É que eu descobri que gosto de dar risada!".

DOUTORES DA ALEGRIA
Por Morgana Machado Masetti

Ofício das relações

O trabalho dos Doutores da Alegria fala sobre encontros. É partindo deles que palhaços (como entendemos) existem para o exercício de seu ofício. Profissão. Palhaços não nascem por dom divino e não existem exclusivamente a partir de suas maquiagens, seus sapatos grandes e seus narizes. Seu ofício é construído com treinamento contínuo, aprendizado, tropeços, recomeço. Aprendizados para o encontro.

Praticamos encontros todos os dias. Dizemos "oi", "como vai?", "tchau". Olhamos, escutamos, percebemos, reagimos, interagimos. Estruturamos nosso cotidiano sob essa rede de acontecimentos. É deles que se formula o exercício profissional de palhaços e profissionais da saúde. Para o palhaço, o encontro não é pano de fundo para que execute suas competências. O encontro precisa ser construído. Delicadamente. Com frequência, em nossos afazeres no hospital, colocamos o foco de nossa atenção na ação a ser desenvolvida: a medicação, os exames, a preparação para a cirurgia. Essas ações devem ser assertivas para um bom funcionamento hospitalar e um bom desempenho profissional. O encontro é meio para que isso se realize.

O palhaço prepara-se dentro de outra lógica. A ação a ser desenvolvida é desconhecida. Ela será construída a partir do encontro. Não que o palhaço desconheça as ações inerentes a sua profissão. Ele é preparado tecnicamente para executar música, mágica, acrobacias, *gags*, etc. Leva tudo isso dentro de sua maleta médica, mas a técnica não é a finalidade da ação. Ela é pano de fundo para o principal acontecimento: o encontro. Como profissional da saúde, fui preparada para estar no encontro do hospital a partir de hipóteses diagnósticas. Com isso, estava pronta para me relacionar com pacientes deprimidos, ansiosos, agressivos, defensivos. De fato, mantinha relacionamento com minhas hipóteses e meu conhecimento profissional. Aprendi com palhaços a valorizar as sutilezas, o não dito, o imprevisto, o vazio, o silêncio. Assim, quando a proposta de ação se apresenta, mas o tronco da criança inclina-se levemente para trás ou sua mãozinha tímida busca a da mãe, a proposta de ação logo ganhará um outro rumo (hipóteses diagnósticas rolam ladeira abaixo). Com palhaços fui aprendendo que uma série de nomenclaturas que utilizamos, como hospitalismo, depressão, resistência, falam mais da dificuldade dos profissionais da saúde para estabelecer um determinado tipo de relação com o paciente do que algo sobre o que efetivamente esteja acontecendo com ele.

Humanização, medicina e palhaços

Por que palhaços ocupam atualmente o cenário hospitalar? O que sua presença tem a nos dizer sobre o momento que vivemos?

> A palhaços e outras atividades como brinquedotecas, leituras, pintura, etc., demos o nome de humanização. Palavra polêmica. Mas veio e ficou. É com ela que buscamos falar das necessidades do momento.

A palhaços e outras atividades como brinquedotecas, leituras, pintura, etc., demos o nome de humanização. Palavra polêmica. Mas veio e ficou. É com ela que buscamos falar das necessidades do momento. O trabalho do Doutores da Alegria não nasceu com o objetivo de humanizar. É uma ação que visa, por meio da arte do palhaço, estabelecer uma relação artística com a criança, os pais e os profissionais da saúde. Mas, ao longo dos anos, passamos a ser reconhecidos como uma atividade humanizadora e, então, passamos a pensar sobre nosso papel nesse movimento. Uma de nossas considerações é cuidar para que a ação do palhaço não se departamentalize, mas contamine as relações no ambiente hospitalar. Se você perguntar para um palhaço por que entrou para o hospital, ele dirá: "Porque a porta estava aberta". Fellini diz que o palhaço é a sombra do homem, que ele se insere em momentos e situações em que seja necessário entrar em contato com alguns aspectos da natureza humana. Quais seriam esses aspectos no hospital?

Sobre as paixões

Quando pensamos no trabalho dos Doutores da Alegria, a primeira associação que surge está ligada ao riso e ao humor. Mas muitas vezes eu ia ao hospital e não ria, muitas vezes chorava de emoção com as interações que observava. Em minhas pesquisas, deparei-me com uma definição sobre alegria que, acredito, fala muito da ação dos palhaços: a visão de saúde definida por Espinosa a partir do conceito das paixões alegres e paixões tristes. Ele diz que, quando um corpo encontra um outro corpo, uma ideia uma outra ideia, é possível acontecer que tal encontro se componha para formar um corpo mais potente ou que um decomponha o outro, diminuindo sua potência de agir (Funganti, 1990). Os efeitos dessas composições e decomposições geram paixões alegres ou tristes. A alegria é o efeito de composição resultante de uma ideia que se encontra com nossa alma e aumenta nosso poder de ação, nossa potência. A tristeza é o que nos habita quando um corpo ou ideia ameaça nossa própria coerência, diminuindo nossa potência. O medo e a piedade são exemplos de paixões tristes na medida em que capturam o desejo do indivíduo e o levam à passividade. Espinosa fala que tudo o que existe são corpos compostos da qualidade de afetar e serem afetados por outros corpos. Quanto mais um corpo pode expressar sua potência, mais próximo ele está de sua essência. A potência repete-se nos encontros, manifestando sua intensidade. Quando os encontros permitem aos indivíduos em mistura coexistirem sem que um destrua a natureza do outro, deixando que a potência de cada um se expresse, temos as boas misturas.

O que eu encontrei no trabalho dos Doutores da Alegria, por meio da figura do palhaço, foi uma forma de pensar sobre saúde, porque eles são capazes de desenvolver encontros de qualidade, que despertam potência de ação, por intermédio de paixões alegres. São promotores de boas misturas.

Essa possibilidade de boas misturas deriva das características desse personagem, o palhaço, por sua forma de enxergar o mundo e de relacionar-se com as pessoas. Ele atua sobre uma lógica de pensamento complexa, não linear; suas ações estão pautadas na possibilidade de ser ridículo, em situações que via de regra poderiam trazer constrangimento ou ansiedade, mas se transformam em material de diversão. O palhaço existe emocionalmente como um reagente ao que o mundo e o outro lhe causam. Ele é livre para expressar suas emoções e interage com as pessoas sem um julgamento prévio de certo ou errado. Em geral, atua nas situações quebrando padrões de comportamento estabelecidos. Por trás da menor máscara que existe – o nariz vermelho – o palhaço adquire permissão da comunidade para agir sob essa ótica, funcionando como um espelho que reflete aspectos reprimidos ou sombrios das pessoas. A criança é quem determina a possibilidade de encontro entre palhaços e profissionais. A impossibilidade de exercer plenamente a relação com o saber médico e com as diretrizes de cuidados hospitalares como está instituída é ocasionada por sua presença. Ela, com sua maneira específica de ver o mundo, suas demandas pouco racionais ou articuladas, pede que o profissional busque um modelo específico de interação. Ela coloca-se como uma fenda nos alicerces em que foi sendo construído, até então, o saber das relações hospitalares. Mostra que algo precisa ser revisto, interrompe a atividade cotidiana, automática, faz pensar. É nessa fenda que profissionais e palhaços podem se olhar e autenticamente trocar algo. Nesse pequeno espaço, quase imperceptível na complexidade do saber médico, reflexões sobre o cotidiano hospitalar podem ser construídas.

Sobre a confiança

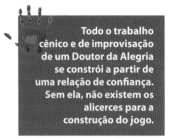

Todo o trabalho cênico e de improvisação de um Doutor da Alegria se constrói a partir de uma relação de confiança. Sem ela, não existem os alicerces para a construção do jogo.

Todo o trabalho cênico e de improvisação de um Doutor da Alegria se constrói a partir de uma relação de confiança. Sem ela, não existem os alicerces para a construção do jogo. A criança pode dizer não para o palhaço. Às vezes, o não pode ser revertido. Em outras, é absoluto e será respeitado. Se a criança continuar por ali, em dois dias uma nova tentativa, um novo caminho. Às vezes, o jogo se estabelece via mãe ou da porta, respeitando a distância que cada criança estabelece para a relação. Para Winnicott (1975), a magia do jogo nasce na intimidade de um relacionamento digno de confiança. Nesse contexto, a criança brinca de maneira rudimentar, um estado que ele chama de não integrado, mas essencial para que o viver criativo possa emergir. Assim, se a mãe é capaz de cumprir algumas etapas de necessidade do bebê, o brincar poderá se instalar na vida dessa criança. A confiança funciona como um elemento-chave para que as experimentações possam acontecer. Segundo Winnicott (1975), a experimentação em um contexto de confiança constitui a base para o desenvolvimento saudável e criativo do indivíduo. O atendimento médico está imerso nessas questões; entre elas, a confiança que é vital para o cotidiano hospitalar. Quantas cirurgias ocorrem sem que o paciente saiba quem o operou? Quantos procedimentos são efetuados sem que conheça os pormenores do que vai acontecer? Quantos medicamentos são ministrados sem que saiba com detalhes o que está ingerindo? Tudo isso requer uma grande dose de confiança. Como está sendo vivido esse espaço de confiança hoje nos hospitais? Pensar em saúde implica tornar a qualidade do encontro com o paciente tão importante como qualquer outro procedimento médico. Essa é a região em que se insere o trabalho do profissional dentro do hospital. É dessas questões que se constrói o tratamento. A grande e difícil tarefa é desprender-se do conceito de ausência de sintomas para o fascinante tema da vida humana. Ao atuar no hospital, o palhaço, com sua experiência lúdica, oferece a oportunidade de nos aproximarmos desse tema.

> A grande e difícil tarefa é desprender-se do conceito de ausência de sintomas para o fascinante tema da vida humana. Ao atuar no hospital, o palhaço, com sua experiência lúdica, oferece a oportunidade de nos aproximarmos desse tema.

Sobre o tempo

O trabalho dos Doutores da Alegria acontece no tempo da interação artística. O aqui e agora é vital para o palhaço. Ele vive por aquilo que acontece naquele momento, o passado e o futuro não existem. São almas voláteis ao fluxo do tempo e dos acontecimentos. Como estão no aqui e agora, conseguem desenvolver um alto grau de qualidade de relação, porque toda atenção e energia é investida na situação que está sendo vivida. Essa forma de interação reinsere aspectos importantes no hospital. Faz acordar para nossa condição de humanos, na qual o tempo de existência está no presente. Para o paciente, essa noção é recolocada pela situação de doença. Para o profissional da saúde, em geral é sufocada pela luta contra a morte. Muitas vezes, quando o prognóstico é fechado, o profissional deixa de investir na relação, se desconecta do presente e entende que seu papel profissional com aquele paciente está finalizado. Desse modo, deixa de viver o ciclo daquela relação. Ciclos de começo, meio e fim que nos permitem viver integralmente (com saúde) experiências e relações.

Sobre o erro

Palhaços e médicos nutrem-se dos mesmos elementos para suas atuações: olhar, ouvir, compreender necessidades, interagir. O médico

> Palhaços e médicos nutrem-se dos mesmos elementos para suas atuações: olhar, ouvir, compreender necessidades, interagir. O médico é preparado para o acerto. O erro é fatal. O palhaço é preparado para o erro. Ele treina para o tropeço, cair bem no chão, bater com a cara na porta.

é preparado para o acerto. O erro é fatal. O palhaço é preparado para o erro. Ele treina para o tropeço, cair bem no chão, bater com a cara na porta. É do erro que se constrói graça e cumplicidade com o palhaço. Acolhemos sua fragilidade, suas trapalhadas. Rimos delas e, com isso, podemos acolher nossas fragilidades. A situação do erro é vivida pela dupla que atua no hospital mediante a caracterização do que chamamos de branco e augusto. O branco é o palhaço que se acha muito inteligente, que faz tudo certo, que tem poder e dá as ordens. O augusto, ao contrário, quer fazer certo mas não consegue, seu sonho é ser como o branco. A relação entre branco e augusto gera tensões e resoluções que evidenciam a questão do erro e do ridículo. Às vezes, na interação com a criança, ela é o branco, dando ordens e ditando soluções, e os dois palhaços são o augusto. Essa dinâmica, muitas vezes, reconduz a criança a uma situação de controle que ela perde com a hospitalização. Acolher o erro no espaço hospitalar ajuda a reinserir aspectos humanos de nossa natureza. O palhaço nos lembra da vulnerabilidade da condição humana em um ambiente no qual se exige perfeição. Dessa forma, favorece a solução de conflitos e a expressão de dificuldades.

O palhaço nos leva diretamente ao sentimento, sem análises. Aumenta nossa capacidade de sentir, estimula que se aceitem diversas reações, expandindo os limites do comportamento. Sua ação é caracterizada pela imprevisibilidade, contando-nos que nada persiste, favorecendo nossa ligação com o presente. Ele nos ajuda a desconstruir hierarquias hospitalares ao se apropriar do jaleco médico e da proposta de jogo em que é a figura de maior autoridade dentro do hospital. Brincando, sem alarde ou bandeiras ideológicas, propõe uma ética de relação. Essa ética será possível se pensarmos em profissionais da saúde que não estejam interessados em separar vida profissional e pessoal, que tenham a coragem de abandonar esse esforço, misturando-se a cada novo olhar que encontram. Isso exige reinvenções educativas. Deve ultrapassar as paredes da escola e nos ultrapassar.

Resultados da ação dos Doutores da Alegria

Os efeitos da ação dos Doutores da Alegria vêm sendo pesquisados desde 1993 (Masetti, 1998). Os primeiros estudos apontaram para alguns resultados importantes. A atuação dos artistas tem efeitos sobre crianças, pais e profissionais da saúde. Com relação às crianças, mudanças comportamentais significativas acontecem. Elas passam a falar mais, alimentar-se melhor, aceitar melhor exames e procedimentos, comunicar-se melhor com pais e profissionais da saúde. Os pais referem uma diminuição de ansiedade em relação à internação, tendem a ficar mais participativos no tratamento de seus filhos. Referenciam uma melhor imagem do hospital e um atendimento mais personalizado. Os profissionais da saúde percebem como resultados redução do estresse do dia a dia de trabalho, uma melhor imagem do hospital em que trabalham e uma melhor autoimagem como profissionais na relação com a criança.

Em uma segunda etapa da pesquisa (Masetti, 2003) foram aprofundados os efeitos da interação sobre o profissional da saúde que convive com o trabalho da dupla de palhaços. Verificou-se que a atuação dos Doutores da Alegria é inspiradora para que médicos e enfermeiras revejam sua forma de aproximação da criança, de familiares e demais profissionais da saúde. Esses resultados confirmaram nossa proposta de seguir investindo no treinamento de palhaços, acompanhamento das duplas nos hospitais por um coordenador artístico, relatórios, encontros com mestres. Em 2008, uma nova pesquisa foi realizada. Seus resultados são apresentados a seguir.

Resultados de pesquisa realizada em 2008

Em 2006, nossa área de pesquisa passou a contar com a colaboração do Instituto Fonte para o Desenvolvimento Social, organização que desenvolve avaliação de projetos sociais, para reavaliar os resultados da atuação dos Doutores da Alegria nos hospitais. O trabalho de avaliação considerou as seguintes etapas:

1. trabalho interno com a equipe dos Doutores da Alegria no sentido de estabelecer diálogos sobre os indicadores de resultados que definem nossa atuação;
2. avaliações qualitativas semestrais de resultados que aconteceram com equipes de profissionais da saúde de dois hospitais (São Paulo e Rio de Janeiro) onde nosso trabalho foi implementado;
3. avaliações quantitativas: elaboração de instrumentos de avaliação a partir dos indicadores levantados. Todo esse processo possibilitou a análise de questionários aplicados a 567 profissionais da saúde que acompanham nosso trabalho em 13 hospitais em que atuamos.

Metodologia

Avaliação qualitativa

A avaliação qualitativa do trabalho dos Doutores da Alegria foi realizada em dois hospitais (Hospital Universitário, em São Paulo, e Hospital dos Servidores, no Rio de Janeiro) desde 2007, por ocasião da implementação do trabalho da dupla de artistas. A metodologia prevê encontros semestrais com um grupo de profissionais (médicos, enfermeiras, auxiliares de enfermagem, etc.) que trabalham nas unidades em que os Doutores da Alegria atuam (enfermarias, UTI, ambulatórios). Esses encontros começaram no marco zero da atuação (hospital sem Doutores da Alegria) e devem acontecer até o final do terceiro ano de atuação. Um roteiro de perguntas permeia as conversas estabelecidas nos encontros. O objetivo é mapear indicadores de resultados da atuação das duplas ao longo desse período. As observações e os resultados dos grupos realizados contribuíram para a formulação dos questionários aplicados na avaliação quantitativa.

Avaliação quantitativa

A avaliação quantitativa do trabalho dos Doutores da Alegria foi realizada durante o mês de setembro de 2008 nos hospitais de São Paulo (8) e Rio de Janeiro (5) em que o grupo atua, por meio de questionários estruturados para os profissionais da saúde. A opção por esses profissionais foi feita em razão de sua presença constante nos hospitais, o que possibilita observarem de forma contínua o trabalho dos palhaços, qualificando as informações que essa avaliação buscava. A maioria das crianças e seus familiares, em contraposição, tem presença esporádica nesses espaços.

Foram respondidos 567 questionários. Entre os profissionais que responderam a essa avaliação, 16,3% são médicos(as), 15,5% são enfermeiros(as), 28,1% auxiliares e 5,2% residentes. Outras pessoas dos hospitais que atuam em departamentos administrativos ou em serviços de apoio (p. ex., limpeza) também participaram da avaliação e compõem 24,3% da amostra. Os profissionais da saúde entrevistados atuam na enfermaria dos hospitais (47,9%), na UTI (15,2%) e no ambulatório (7,6%), entre outros. Entre os participantes, 24% trabalham no hospital há menos de um ano e 43,5% atuam há cinco anos ou mais. As respostas aos questionários foram analisadas estatisticamente e permitiram consolidar resultados em oito indicadores foco dessa avaliação: relação das crianças com o tratamento médico, relação dos profissionais da saúde com as crianças, permanência da atuação dos palhaços para as crianças, relação da família com o tratamento das crianças, relação dos profissionais da saúde com as famílias, com equipe de trabalho e consigo e participação em atividades culturais.

Resultados

Para 96,3% dos profissionais da saúde, as crianças ficam mais à vontade com o ambiente hospitalar a partir das visitas dos Doutores da Alegria, 95,4% acreditam que elas ficam mais ativas e 89,2% que se tornam mais colaborativas com os membros da equipe. Desses profissionais, 77% concordam que as crianças passam a se alimentar melhor e 74,3% afirmam que elas aceitam melhor exames e procedimentos médicos. Ainda, 85,4% afirmam que elas apresentam evidências clínicas de melhora a partir da interação com os Doutores da Alegria.

Sobre a permanência da atuação dos palhaços para as crianças, 95,7% dos profissionais da saúde relatam que elas pedem a volta dos palhaços, 91% dizem que recordam e relatam as brincadeiras realizadas e 87,6% contam que imitam e reproduzem as brincadeiras realizadas pelos palhaços.

Com relação a famílias/acompanhantes, 90,1% dos profissionais afirmam que a atuação dos artistas contribui para o aumento da confiança das famílias sobre a melhora das crianças e 72,1% dizem que elas ficam mais confiantes no tratamento médico oferecido. Ainda, 89,5% dizem que as famílias passam a brincar mais com as crianças e 85,3% referem que elas ficam mais calmas. Para 77,8% dos profissionais, as famílias ficam mais colaborativas com a equipe. Para 56,3%, a atuação dos Doutores da Alegria colabora para que eles possam compreender melhor as famílias e tenham mais facilidade de conversar com elas (56,3%).

Sobre a relação dos profissionais da saúde com as crianças a partir das visitas dos palhaços, 76,1% afirmam que passaram a brincar mais com as crianças, 75,5% passaram a buscar novas formas para aproximarem-se delas, 75,2% passaram a reconhecê-las como sendo mais do que apenas pacientes e 69% passaram a conversar mais com elas.

Sobre a relação dos profissionais com sua atuação profissional, 83% concordam que se sentem mais calmos com o trabalho no hospital a partir do contato com a atuação dos Doutores da Alegria, 76,3% dizem que se sentem mais satisfeitos com o trabalho e 63,7% afirmam que realizam as rotinas de trabalho com melhor qualidade.

Sobre a relação do profissional da saúde com a equipe de trabalho, 56,8% dos profissionais afirmam que passaram a ter mais disponibilidade para escutar

> Para 96,3% dos profissionais da saúde, as crianças ficam mais à vontade com o ambiente hospitalar a partir das visitas dos Doutores da Alegria, 95,4% acreditam que elas ficam mais ativas e 89,2% que se tornam mais colaborativas com os membros da equipe. Desses profissionais, 77% concordam que as crianças passam a se alimentar melhor e 74,3% afirmam que elas aceitam melhor exames e procedimentos médicos. Ainda, 85,4% afirmam que elas apresentam evidências clínicas de melhora a partir da interação com os Doutores da Alegria.

> Sobre a relação dos profissionais da saúde com as crianças a partir das visitas dos palhaços, 76,1% afirmam que passaram a brincar mais com as crianças, 75,5% passaram a buscar novas formas para aproximarem-se delas, 75,2% passaram a reconhecê-las como sendo mais do que apenas pacientes e 69% passaram a conversar mais com elas.

os colegas a partir do contato com os Doutores da Alegria, 49,5% dizem que a equipe está mais coesa e 45,8% concordam que se abriu espaço na equipe para falar de questões delicadas e sensíveis.

Sobre a participação em atividades culturais, 28,8% dos profissionais afirmam que passaram a ouvir mais música a partir do contato com o trabalho dos artistas, 24,4% passaram a ler mais livros, 20,1% a frequentar mais cinema, 17,6% a ir mais ao teatro e 15,4% ao circo.

REFERÊNCIAS

DOUTORES DA ALEGRIA. Relatório 2008. São Paulo, c2007.

FUGANTI, L. A. *Saúdeloucura*. São Paulo: Hucitec, 1990.

MASETTI, Morgana. *Boas Misturas*: a ética da alegria no contexto hospitalar. São Paulo: Palas Athenas, 2003.

MASETTI, Morgana. *Soluções de palhaços*: transformações na realidade hospitalar. São Paulo: Palas Athenas, 1998.

WILLEFORD, William. *The fool and his scepter*. USA: Northwestern University Press, 1969.

WINNICOTT, D. W. *O brincar e a realidade*. Rio de Janeiro: Imago, 1975.

LEITURAS RECOMENDADAS

DELEUZE, G. *Espinosa e os signos*. Porto: Reis, 1978.

DERDYK, E. *As formas de pensar o desenho*: desenvolvimento do grafismo infantil. São Paulo: Scipione, 1994.

DILTS, R. *Crenças*: caminhos para a saúde e o bem-estar. São Paulo: Summus, 1993.

FOUCAULT, M. *Microfísica do poder*. Rio de Janeiro: Graal, 2000.

GARDNER, H. *As artes e o desenvolvimento humano*. Porto Alegre: Artes Médicas, 1997.

GLASERSFELD, E. von. Introdução ao construtivismo radical. In: WATZLAWICK, P. (Org.). *A realidade inventada*. Campinas: PsyII, 1994. p. 24-45.

GROSSMAN, E. *As narrativas em medicina*: contribuições à prática clínica e ao ensino médico. Rio de Janeiro: SOBRAMFA, 2003.

MACHLINE, V. C. *François Rabelais e a fisiologia do século XVI*: a terapêutica médico-satírica de Gargântua e Pantagruel. 1992. Tese (Doutorado em Comunicação e Semiótica) – Pontifícia Universidade Católica de São Paulo, São Paulo, 1992.

MARTINS, P. H. *Contra a desumanização da medicina*: critica sociológica das práticas médicas modernas. Petrópolis: Vozes, 2003.

MASETTI, M. *Boas misturas*: possibilidades de modificações da prática do profissional da saúde a partir do contato com os Doutores da Alegria. 2001. Dissertação (Mestrado em Psicologia Social) – Pontifícia Universidade Católica de São Paulo, São Paulo, 2001.

MILLER, H. *O sorriso aos pés da escada*. Lisboa: Asa, 1997.

NIETZSCHE, F. *Humano, demasiadamente humano*: um livro para espiritos livres. Rio de Janeiro: Companhia da Letras, 2001.

OSTROWER, F. *Acasos e criação artística*. Rio de Janeiro: Campus, 1995.

_____. *A sensibilidade do intelecto*: visões paralelas de espaço e tempo na arte e na ciência. Rio de Janeiro: Campus, 1998.

PELBART, P. P. *A vertigem por um fio*: políticas de subjetividade contemporânea. São Paulo: Iluminuras, 2000.

RAMOS, D. G. *A psique do corpo*: uma compreensão simbólica da doença. São Paulo: Summus, 1994.

ROSENHAM, D. L. A sanidade num ambiente doentio. In: WATZLAWICK, P. (Org.). *A realidade inventada*. Campinas: PsyII, 1994.

SARCEY. *Clown, o termo*. Clownews: Boletim informativo dos Doutores da Alegria, São Paulo, 1999.

SIMONTON, C.; STEPHANIE, M.; CREIGHTON, J. L. *Com a vida de novo*. São Paulo: Summus, 1987.

SPINK, M. J. *"Rigor e visibilidade: a explicitação dos passos da interpretação."*: práticas discursivas e produção do sentido do cotidiano: aproximações teóricas e metodológicas. São Paulo: Cortez, 1999.

WATZLAWICK, P. (Org.). *A realidade inventada*. Campinas: PsyII, 1994.

WINNICOTT, D. W. *A criança e seu mundo*. Rio de Janeiro: Guanabara Koogan, 1982.

WINNICOTT, D. W. *Natureza humana*. Rio de Janeiro: Imago, 1990.

_____ *Tudo começa em casa*. São Paulo: Martins Fontes, 1996.

WUO, A. E. *Clown visitador no tratamento de crianças hospitalizadas*. 1999. Dissertação (Mestrado em Psicologia) – UNICAMP, Campinas, 1999.

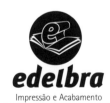

Impressão e Acabamento
E-mail: edelbra@edelbra.com.br
Fone/Fax: (54) 3520-5000

Impresso em Sistema CTP